ACTES

DU

PREMIER CONGRÈS INTERNATIONAL

D'ANTHROPOLOGIE CRIMINELLE

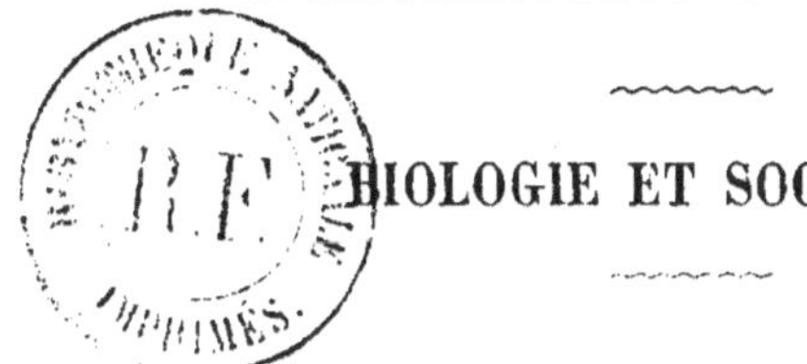

BIOLOGIE ET SOCIOLOGIE

(Rome, novembre 1885)

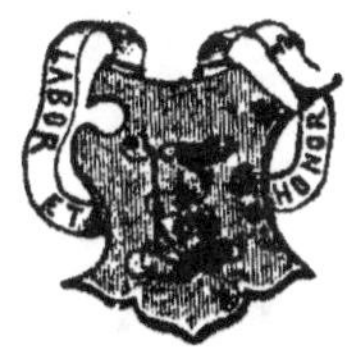

TURIN-ROME-FLORENCE

BOCCA Frères, Éditeurs-Libraires

1886-1887

INDEX

PRÉFACE

Dans une de ses dernières séances, le 1er Congrès international d'anthropologie criminelle, qui siégea à Rome du 17 au 23 novembre 1885, nommait une Commission appelée à lui survivre et chargée de préparer la deuxième réunion des anthropologues criminalistes.

Les membres désignés pour former cette Commission permanente étaient MM. Moleschott, Roussel, Lombroso, Lacassagne, Motet, Ferri, Sergi, Garofalo et Mayor.

Le Congrès cessant d'exister, le soin d'en publier les actes revenait à la Commission. Ceux de ses membres qui résident à Rome acceptèrent cette tâche délicate, à laquelle des collègues éloignés voulurent bien prêter leur concours et dont l'unité de direction immédiate se trouva confiée à celui qui écrit ces lignes. Il met fin au mandat dont ses collègues ont bien voulu l'honorer, en présentant au public, en leur nom, le volume des actes du Congrès.

La publication de ce volume n'a pas été aussi rapide que nous l'eussions souhaitée. Un double devoir s'imposait à la Commission et, en son lieu et place, à celui à qui elle avait bien voulu déléguer une partie de ses pouvoirs. Il s'agissait, en effet, 1° d'assurer le succès matériel de la publication, en réunissant, avant de l'entreprendre, un nombre suffisant de souscripteurs ; 2° d'en garantir, autant que possible, aux yeux de tous, la valeur scientifique, en reproduisant, dans leur intégrité et avec une scrupuleuse exactitude, les débats du Congrès. C'est à ce dernier point qu'est dû le retard de la publication, car, je m'empresse de le dire, les souscripteurs ont répondu avec empressement à notre appel, témoignant ainsi de l'intérêt que les travaux de l'école positive d'anthropologie criminelle éveillent dans le public.

Le meilleur moyen d'assurer l'exactitude de nos comptes rendus était de laisser à la pensée de chacun sa forme et son expression originales, et, pour atteindre plus sûrement ce but, de demander à chaque orateur l'énoncé de ses discours et le texte de ses communications. Le rôle du compilateur se trouvait, dès lors, singulièrement facilité. Sa tâche se réduisait, ou peu s'en faut, à celle de l'orfévre qui sertit des pierres précieuses ou, pour mieux dire, à celle du mosaïste réunissant des marbres de prix par un ciment sans valeur. Les membres du Congrès avaient bien voulu prendre d'avance l'engagement de se prêter à ce procédé si simple et dont la mise en pratique devait décharger MM. les Secrétaires d'une lourde responsabilité. Malheureusement l'engagement avait été pris de bonne grâce, mais sans échéance fixe. C'est probablement pourquoi, tandis que quelques orateurs nous communiquaient sans délai leurs discours — citons, honoris causa, MM. Moleschott, Benedikt, Magitot, Lacassagne, Garofalo, Bianchi, Ferri —, d'autres ne répondaient que tardivement à nos appels réitérés; il en est même qui n'y ont pas encore répondu. La science y perd et nous le regrettons, mais il eût été impossible d'attendre indéfiniment ces derniers retardataires. Le mouvement scientifique est constant et progressivement accéléré, et le volume devait paraître, sous peine de se voir devancé et distancé par d'autres publications qui en auraient diminué la valeur.

Le Congrès s'étant divisé en deux sections, les matinées du Congrès furent consacrées à la biologie criminelle; les après-midi à la sociologie criminelle. Ainsi donc, dans le fait, les séances d'une section s'alternaient avec celles de l'autre. Nous n'avons pas cru devoir nous conformer à un ordre purement chronologique, bien qu'il eût expliqué quelque point des débats. On trouvera donc réunis à la suite les uns des autres les comptes rendus des cinq séances tenues par la section de biologie criminelle, et, plus loin, ceux des quatre séances consacrées à la sociologie.

Il n'est que de stricte justice de donner ici quelques détails de compilation assignant à chacun sa part de mérite et de responsabilité. Les discours guillemetés sont ceux qui nous ont été communiqués *in extenso* par les orateurs, ou ceux que les orateurs ont revus et corrigés. Relativement à cette partie du volume, la tâche du Secrétariat s'est bornée à quelques retouches de rédaction, aussi peu nombreuses que possible. Il en est de même pour les monographies qui font suite aux actes. On nous reprochera peutêtre d'avoir manqué parfois de sévérité dans la révision du texte des manuscrits. Ainsi nous avons admis des néologismes, comme *paranoïe*, *mattoïde*, etc. Mais tel de ces mots que l'on ne trouverait pas dans Littré et Robin, exprime une idée nouvelle ; tel autre, par sa dérivation directe du grec, a droit de cité dans le langage scientifique de tous les pays. Un reproche plus grave pourrait nous être attiré par les incorrections de style et de langue que nous craignons fort d'avoir laissé passer. Mais il est toujours dangereux de toucher aux écrits des autres. Pour se contenter soimême, on s'expose à mécontenter autrui. En caressant l'expression, ou court parfois le risque de blesser l'idée. D'ailleurs il nous a semblé que dans un volume tel que celui-ci, le lecteur s'attacherait à la substance plutôt qu'à la forme. Les discours non guillemetés ont été compilés ou traduits sur des notes fournies par les orateurs ou, à défaut, sur les résumés pris, au courant de la plume, par les membres du Secrétariat ou par des collègues de bonne volonté. Je ne saurais assez remercier MM. l'avocat Fioretti et le docteur Couette de leur précieux concours. M. Fioretti, notamment, a suffi à lui seul à la plus grande partie du travail de secrétariat pour la section de sociologie. J'ajouterai que ce volume s'est fait, presque feuille à feuille, sous la haute direction de MM. le sénateur Moleschott et le professeur Sergi, les seuls membres de la Commission qui résident à Rome avec M. Aguglia et celui qui signe ces lignes ; j'ajouterai aussi que, de Naples, M. le baron Garofalo, - de Sienne, M. le député Ferri, - de Turin, M. le professeur Lombroso n'ont cessé de nous prêter l'assistance la plus utile et la plus empressée.

La première idée d'un Congrès d'anthropologie criminelle remonte à l'année 1882. L'illustre S. Tommasi, sénateur du royaume d'Italie, venait de publier dans la *Rassegna critica* que dirige M. le prof. Angiulli, un de ces articles qui valent plus que maints volumes, dans le but de démontrer que la prétendue *force irré-sistible*, si souvent invoquée par les avocats pénalistes pour faire remettre dans la circulation sociale les pires coquins, se retrouve dans tous les crimes indistinctement et pourrait être invoqué en faveur de tous les criminels, le libre arbitre n'étant qu'un rêve de métaphysicien. M. Puglia, un des premiers adhérents de la nouvelle école italienne, écrivait là-dessus à M. Lombroso, jetant dans ce creuset à idées, celle de la réunion d'un Congrès où ces hautes questions, mises en discussion, offriraient à l'école positive l'occasion d'affirmer ses tendances et d'indiquer les réformes qu'elle réclame dans la législation pénale. M. Lombroso n'est pas sceptique: c'est là son moindre défaut. Cette fois-là, cependant, il le fut et eut tort (l).

Un de nos jeunes collègues, M. Pavia, reprit l'idée de M. Puglia, sans meilleur succès du reste. Cependant la bonne semence n'était pas tombée sur un terrain stérile. Il lui fallait le temps de germer, d'étendre dans le sol ses racines. Ce travail se fit en quelques mois.

On put croire un moment que le projet de MM. Puglia et Pavia recevrait son accomplissement à l'époque de l'Exposition nationale italienne de Turin, c'est-à-dire en 1884. L'*Archivio di psichiatria, scienze penali ed antropologia criminale* (2) annon-çait déjà quelles seraient les thèses mises en discussion : classifica-tion des criminels ; détermination de leurs caractères organiques, psychiques et sociaux; nouveau Code pénal italien et nouvelle di-rection de la science criminelle ; récidive et moyens de s'en dé-fendre. Le Congrès devait se tenir à Turin, du 24 au 28 septembre, être exclusivement italien, les membres de la nouvelle école vou-lant se compter, mesurer leurs forces et se ceindre les reins avant d'engager la lutte. Certaines parties du programme qui avaient un cachet plutôt italien qu'international, se trouvaient côte à côte avec des thèses d'un caractère scientifique et général. L'occasion était bonne; l'idée allait se traduire en acte. Malheu-reusement les conditions sanitaires de l'Italie empêchèrent au Con-grès de se réunir.

---

(1) Voir l'*Archivio di psichiatria, antropologia criminale e scienze penali*, III, p 208.
(2) Vol. V. p. 150-151.

Ceux qui ont visité dans ses détails l'exposition de Turin se souviennent cependant qu'une section (la XIVe *bis*) était consacrée à l'anthropologie aux points de vue psychiatrique, historique, paléontologique, littéraire, etc. L'exposition anthropologique, comme exposition générale, n'était peut-être pas des plus abondantes. Mais, à défaut du nombre, elle contenait des pièces remarquables au point de vue anatomique et biologique. Voici ce que disait dans ses notes à la Relation générale, M. Edouard Daneo, membre et secrétaire général du comité exécutif, au sujet de la partie d'anthropologie criminelle: « Les études contemporaines et presque « nouvelles, ou tout au moins renouvelées, sur les délinquants, les « aliénés, etc., trouvaient dans l'Exposition d'anthropologie des « matériaux précieux..... Ceux qui étudient les pathologies morales « y puisaient de nombreuses observations sur les maladies et les « difformités de l'intelligence et de la volonté dans l'homme » (1). L'exposition de Rome nous réservait bien d'autres richesses, dont nous dirons quelques mots tout à l'heure.

Mais à quelque chose malheur est bon, et le retard que le Congrès eut à souffrir, ne fut qu'un demi-mal. Le temps aurait probablement manqué pour une préparation suffisante, et le Congrès n'eût été qu'italien, de même que l'Exposition n'était que nationale. Le Congrès se serait donc vu privé de la présence, si désirable à tous les égards, d'éminents savants étrangers. Il n'aurait eu ni cette solennité ni ce retentissement qui ont comblé d'aise les membres et les amis de la nouvelle école et dont ses adversaires ont éprouvé, pour ne rien dire de trop, quelque surprise.

On attendit donc une autre occasion propice, qui ne tarda pas à se présenter. Le IIIe Congrès pénitentiaire international allait s'ouvrir à Rome; le gouvernement italien le préparait depuis de longs mois. Or, si comme l'a dit un ancien, *omnes scientiæ sororio quodam vinculo inter se continentur*, ce lien sororial, dont parle Cicéron, est surtout évident entre les sciences pénitentiaires et l'anthropologie criminelle.

Parmi les hommes adonnés à l'étude de la pénalité, un grand

---

(1) *Esposizione generale italiana in Torino, 1884. — Relazione generale* compilata da Edoardo Daneo, I, note, pag. 121.

nombre s'intéressaient déjà à l'école positive italienne d'anthro-
logie criminelle. C'étaient des théoriciens de génie, comme Holtzendorff, ou des praticiens observateurs, souvent en contact, dans
l'exercice de leur profession, avec les criminels, et par conséquent
en mesure de constater, chaque jour, de leurs yeux ce que certaines
théories classiques, telles que les théories de la correction et de
l'amendement, ont de fallacieux et ce que les enseignements de l'école
positive ont de fondé et de pratique. En réunissant les deux Congrès
dans la même ville, à la même époque, on mettait ces savants, ces
professionistes à même de contrôler les travaux de la nouvelle
école, de s'aboucher avec ses chefs, d'échanger des idées, de préparer des rapports personnels, et de faire ainsi que, par la connaissance
réciproque et l'estime qui en devaient naître, les oppositions d'idées
ne devinssent pas, comme il n'arrive que trop souvent, des inimitiés
de personnes. Le Congrès pénitentiaire étant officiel, on s'adressa
au Comité institué par le Gouvernement italien. L'école d'anthropologie criminelle n'eut qu'à se louer de cet appel. Amis et adversaires (peut-être avec des pensées différentes) mirent le même
empressement à accorder toutes les facilitations désirables.

Le 16 Novembre, 1885, la séance d'inauguration des deux
Congrès avait lieu. Ce même jour, le Congrès d'anthropologie criminelle se mettait à l'œuvre.

Nous n'avons pas à dire ici ce que furent ses travaux:
on le verra plus loin. Le programme méritait quelques reproches
et donna lieu à plusieurs inconvénients. En devenant international,
d'italien qu'il devait être auparavant, le Congrès aurait dû laisser
de côté quelques thèses d'un intérêt exclusivement italien et sur
lesquelles des étrangers ne pouvaient se prononcer qu'avec beaucoup de retenue. On aurait pu, même au dernier moment, remédier
à cet inconvénient en constituant au sein du Congrès, une section
purement italienne. Mais le temps pressait; les discussions se suivaient avec rapidité. Quelques parties même du programme durent
être écourtées.

De même que le Congrès pénitentiaire, le Congrès d'anthropologie criminelle avait son exposition. MM. Sergi, Porto et Laschi
avaient consacré leurs soins à l'installation des collections, avec
une activité et une abnégation personnelle auxquelles tous ont

rendu justice. On pourra juger de l'importance de l'exposition par le catalogue complet que nous publions à la suite des actes et par le rapport de M. le Dr. Motet. Recevant la lumière par une large baie, l'exposition occupait une vaste galerie du premier étage du Palais des Beaux-Arts, siège du Congrès. On se rappelle la saisissante et curieuse exhibition de crânes d'assassins, à l'Exposition universelle de 1878, exhibition qui fut pour M. le Dr. Bordier l'objet d'un travail consciencieux. L'exposition de Rome laissa loin derrière elle l'exhibition de Paris, qui ne lui était comparable ni par la richesse ni par la variété. Une seule lacune y fut signalée; à part le crâniographe de M. Rieger, le crâniomètre de M. Marchiafava et quelques instruments d'usage courant de la collection Ferri, aucun instrument anthropométrique ne figurait à l'exposition. Beaucoup l'ont regretté : une section d'instruments eût été de la plus grande importance et aurait permis les plus utiles comparaisons. Cette lacune doit être attribuée à ce que l'on négligea d'inviter les fabricants d'instruments anthropométriques d'Italie et du dehors à envoyer les objets de leur fabrication. Nous savons, par exemple, que l'*Officina Galileo*, de Florence, qui a plusieurs fois exposé et dont les compas d'épaisseur rivalisent, peut-être avec avantage, avec ceux de Mathieu de Paris, aurait envoyé ses instruments à Rome, si on l'eût invitée à le faire. Remarquons encore que, de même que le Congrès, l'exposition était due à l'initiative privée et au concours obligeant des particuliers. Aucun institut de l'Etat, aucun musée, aucun établissement public n'y avaient concouru, sauf les pénitenciers de Gênes, Alexandrie, Oneglia et Savone, et les manicomes des provinces de Coni, Macerata, Pérouse, Alexandrie. Tous les frais ont été supportés par le Congrès.

Des critiques de détail ont été adressées à l'ordre des travaux du Congrès et à l'exposition. Nous venons d'en reproduire quelques-unes, en les acceptant. Mais il en est une d'ordre plus général à laquelle peu d'entre nous se seraient attendus. On nous permettra d'y répondre en peu de mots. Cette critique vient d'un anthropologue éminent dont nous avions salué le nom avec empressement comme celui d'un maitre que nous aimions à compter au nombre de nos présidents honoraires. M. P. Topinard s'est demandé si réellement l'épithète que le Congrès a emprunté à l'école d'anthropologie criminelle est légitime, et même si ce n'est pas abuser de l'étendue que comporte l'anthropologie que d'intituler la science que nous cultivons du nom d'anthropologie criminelle. M. Topinard eût donné plus de poids à son objection s'il eût dit quel nom plus propre et plus adapté substituer à celui contre lequel il argumente. Il semblerait que tant que l'homme criminel devra s'appeler l'homme criminel, la science qui fait de l'homme criminel l'objet de ses études pourra très légitimement s'appeler l'anthropologie criminelle. C'est même là un *truism* que l'on regrette d'énoncer. « La criminalité, dit M. Topinard, a parfaitement le droit et le devoir même de constituer une branche nouvelle de la science; elle se rattache d'une part à la médecine, de l'autre à l'économie et à l'hygiène sociales, puis à la science administrative; mais se rattache-t-elle à l'histoire naturelle de l'homme par un pédicule assez large pour qu'on la baptise du nom d'anthropologie criminelle? Les lésions que présentent les criminels sont d'ordre tératologique ou pathologique, c'est incontestable, et se relient par là à la physiologie. Les accidents qu'ils produisent dans l'ordre social méritent d'attirer l'attention des philosophes, c'est encore vrai. Mais l'anthropologie n'est pas là. Elle est dans les rapports des races entre elles et des hommes avec les animaux (1). » Voilà, nous semble-t-il, restreindre singulièrement le domaine de l'anthropologie! Nous ne savons trop ce que cette science gagne à ce qu'on fasse d'elle une sorte d'ethnologie, ou même, l'homme n'étant après tout qu'un primate, de zoologie comparée. Oublie-t-on que si la fondation de la Société d'anthropologie de Paris obtint un succès si prompt et si inespéré, surtout comparé au sort peu brillant de la *Société ethnologique* qui l'avait précédée, c'est, comme l'a dit Broca dans une préface que M. Topinard doit connaitre, parce que « la nouvelle société, agrandissant tout à coup le programme de l'ethnologie, groupant autour de l'étude des races humaines les sciences médicales, l'anatomie comparée et la zoologie, l'archéologie préhistorique et la paléontologie, la linguistique et l'histoire, et désignant enfin sous le nom d'*anthropologie* la science dont elle élargissait ainsi le domaine — la nouvelle Société... ouvrit ses portes à tous ceux qui

______

(1) *Revue d'anthropologie*, 15 avril 1886.

cultivaient les nombreuses branches du savoir humain. L'ethnologie était restée jusqu'alors une spécialité peu fréquentée; l'anthropologie, au contraire, faisait appel aux savants les plus divers ». Nous serions tenté d'en appeler non seulement de M. Topinard à Broca, « son maitre », mais aussi de M. Topinard polémiste, à M. Topinard professeur, et à bien d'autres encore, à commencer par W. Edwards qui, en 1839, faisait rentrer dans l'anthropologie la connaissance de l'homme sous les rapports du physique et du moral. Mais à quoi bon insister ici? Anthropologie criminelle notre science s'appelle: anthropologie criminelle elle continuera à s'appeler car, quoi qu'on en aie, aucun autre nom ne lui est mieux approprié. Il n'y a guère là, d'ailleurs, qu'une question de mots, et d'importance bien secondaire auprès de tant de questions de choses qui méritent à plus de titres notre attention. Autant en dirons-nous du reproche que d'autres nous adressent, de réduire l'anthropologie à l'anthropométrie. Nous pourrions peut-être rappeler ici le mot de Kepler: *Scire est mensurare*, mais nous préférons renvoyer ces derniers critiques aux actes du Congrès, qui ne sont qu'une longue réfutation de leur dire.

EDMOND MAYOR

Secrétaire général du Congrès et de la Commission permanente.

ACTES

DU

PREMIER CONGRÈS INTERNATIONAL

D'ANTHROPOLOGIE CRIMINELLE

PROGRAMME

DU

PREMIER CONGRÈS INTERNATIONAL D'ANTHROPOLOGIE CRIMINELLE

THÈSES.

Ire SECTION — (*Biologie criminelle*)

1. En quelles catégories doit-on diviser les délinquants et par quels caractères essentiels organiques et psychiques peut-on les distinguer? (*Rapporteurs*: Bertillon, Romiti, Marro, Lombroso, Ferri).

2. Y a-t-il un caractère général biopathologique qui prédispose au crime? différentes origines et modalités de ce caractère. (*Rapporteurs*: Sergi, Taverni).

3! Comment doit-on classifier les actions humaines par rapport aux affections qui les déterminent? Comment l'éducation morale peut-elle influer sur l'intensité des accès des passions et indirectement sur les actions criminelles (*Rapporteurs*: Sciamanna, Sergi).

4. Si le nombre des suicides augmente en raison inverse de celui des homicides. (*Rapporteur*: Morselli).

5. De l'épilepsie et de la folie morale dans les prisons et dans les asiles d'aliénés. (*Rapporteurs*: Tonnini, Frigerio, Lombroso).

6. De la simulation chez les fous. (*Rapporteurs*: Venturi, Marro, Solivetti).

7. De l'utilité de fonder en Italie un musée d'anthropologie criminelle. (*Rapporteur*: Sergi).

8. De l'influence des conditions météoriques et économiques sur la criminalité en Italie. (*Rapporteur*: Rossi).

2me SECTION. — *Sociologie criminelle.*

1. Si les théories de l'anthropologie criminelle peuvent être acceptées dans la rédaction du nouveau Code pénal italien, et de quelle utilité elles peuvent être. (*Rapporteurs*: Garofalo, Pavia, Puglia, Porto).

2 Applications et conséquences des doctrines positives dans les procès criminels d'aujourd'hui. (*Rapporteurs :* Ferri, Porto, Pugliese).

3. De l'action de l'expert-médecin dans les procès judiciaires. (*Rapporteurs:* Pasquali, Tamassia, Giuriati, Fil'ppi).

4. Des meilleurs moyens pour obtenir le dédommagement du crime. (*Rapporteurs :* Pasquali, Venezian, Fioretti).

5. Des meilleurs moyens pour combattre la récidive. (*Rapporteurs :* Barzilai, Benelli, Brusa).

6. Du délit politique. (*Rapporteurs :* Laschi, Lombroso).

7. Si et comment l'on doit admettre dans les établissements pénitentiaires ceux qui s'adonnent aux études du droit pénal. (*Rapporteurs :* Tarde, Ferri, Aguglia).

Le Comité :

C. LOMBROSO — E. FERRI — R. GAROFALO — E. SCIAMANNA — E. MORSELLI — LACASSAGNE — KRAEPELIN — TARDE — FRIGERIO — ALBRECHT — DRILL — LUNIER — PASQUALI — G. SERGI — ROMITI — F. PUGLIA — V. PORTO.

CONCLUSIONS DES RAPPORTEURS

Section de biologie criminelle.

I. — En quelles catégories doit-on diviser les délinquants et par quels caractères essentiels, organiques et psychiques, peut-on les distinguer?

L'étude de l'anomalie organique du délit est à ses débuts.

Dans un examen comparatif, fait avec le docteur Marro, entre des crânes de délinquants et des crânes normaux, nous n'avons constaté que chez les premiers la fréquence des mâchoires énormes, des sinus frontaux, de la plagiocéphalie, de l'oxycéphalie, des fronts fuyants, de la sténocrotaphie, de la dépression de la glabelle, de l'asymétrie de la face, des anomalies des dents et de la saillie de l'angle orbital de l'os frontal.

La plus grande fréquence de la fossette occipitale médiane et la capacité orbitale plus considérable avaient été déjà mises hors de doute par mes précédentes études.

Quant au cerveau, le fait le plus important qui résulte des recherches entreprises, est la fréquence plus grande des anomalies du *vermis,* et, en général, le volume plus considérable du cervelet, ainsi qu'une plus grande richesse de sillons et de plis, surtout dans l'hémisphère cérébral droit. Et pour ce qui est du volume du cerveau, la fréquence plus grande de volumes inférieurs et la moindre proportion des volumes supérieurs.

La fréquence de méningites, pachyméningites, rammollissements et d'ostéomes probables, de maladies du cœur et du foie est mise hors de doute.

Les études faites sur des personnes vivantes m'ont démontré, relativement à la physionomie, une plus grande fréquence d'asymétries, de zygomas et de mâchoires volumineux, d'absence de barbe, de pâleur innée, de fronts fuyants, de croisements des dents, de nez tors; la couleur foncée du poil, et en général une plus grande fréquence des caractères qu'on est convenu de nommer dégénératifs.

Chez les femmes, la fréquence de physionomie virile, de poils sur le visage; mais, en général, une fréquence d'anomalies moindre que chez les hommes.

Quant au poids et à la taille, j'ai trouvé une prépondérance des hautes statures et augmentation du poids ; mais ces résultats ne concordent pas tout à fait avec ceux d'autres observateurs; ce qui porte à croire que ces caractères ne sont pas constants dans les formes diverses sous lesquelles se manifeste la délinquance, ou bien que ces différences sont l'effet de la vie de prison chez les récidivistes.

Par contre, les altérations dans les fonctions biologiques, dans la sensibilité du tact et de la douleur — ce qui explique le tatouage et la fréquence du suicide — sont communes à toutes les catégories de délinquants. On trouve également plus fréquent le *mancinisme,* et moins fréquente l'acuité visive et acoustique ; les altérations en plus ou en moins de l'activité réflexe et la moins grande réaction des vaisseaux.

Généralement les affections font défaut et sont remplacées par des éruptions passionnelles ou impulsives. Vanité, ivrognerie, vice du jeu et lasciveté précoce ; tantôt de la religiosité et tantôt du cynisme. Imprévoyance, légèreté et paresse qui s'alternent avec de la malice, mais sans exclure, dans certains cas, la pénétration.

Ces caractères varient selon les espèces (V. *le tableau qui suit*) et les formes de délinquance, avec prépondérance tantôt des uns, tantôt des autres. Parfois il y a absence des caractères physiques, comme chez certains délinquants de talent : Lacenaire, Carbone, Ciardullo, et, en général, chez les faussaires et les banqueroutiers ; tandis qu'ils abondent chez les assassins. Mais, en général, l'insensibilité ne fait jamais défaut, et la grande fréquence d'épileptiques et l'analogie de tous les caractères dégénératifs et biologiques qui sont, au contraire, exagérés chez les épileptiques, la fréquence chez eux de très-grands crimes et du *raptus*, qui est une espèce de criminalité portée à son extrême limite, nous font considérer les épileptiques comme placés au premier degré de l'échelle dont les fous moraux occupent le deuxième degré, les criminels-nés le troisième, tous ayant cette irascibilité et cette intermittence de symptômes qui forment le vrai fond de l'épilepsie.

Le caractère des délinquants par impulsion est, pour nous, d'avoir une physionomie normale ; facile, hyperesthésie tant physique que morale, et cause correspondante au délit.

Les délinquants d'occasion sont ceux qui auraient un nombre inférieur de caractères organiques et, par contre, un nombre supérieur de causes impulsives ; causes qui pourtant, en se répétant, donnent lieu aux délinquants habituels, chez lesquels les tendances psychiques se font peu à peu semblables à celles des criminels-nés.

Quant aux délinquants aliénés et aux *mattoïdes,* ils sont du ressort de la psychiâtrie pure ; il y en a d'innés et d'acquis. Il importe de faire remarquer que les *mattoïdes* ne sont pas affectés, comme beaucoup de personnes semblent le croire, d'une folie atténuée : ils diffèrent des fous par la physionomie, par la sensibilité normale, tandis qu'ils sont plus qu'aliénés dans leurs écrits, dans l'exagération de l'altruisme et de l'ambition ; et ils ne passent à des actes délictueux que dans certaines circonstances.

Prof. C. LOMBROSO.

CRIMINALITÉ PAR DÉFAUT ORGANIQUE

DÉFAUT ORGANIQUE INNÉ

	ÉPILEPTIQUES	-FOUS MORAUX	PSYCHOSE INNÉE
CARACTÈRES — PHYSIQUES	Caractères dégénératifs, etc. Oxycéphalie Asymétrie du crâne Oblitération du tact et de la douleur Daltonisme	Caractères dégénératifs Oreilles à anse Asymétrie (moins fréquente) Manque de barbe Chevelure touffue et foncée Microcéphalie frontale	Imbéciles, idiots, crétins Monomaniaques nés *Mattoïdes*
CARACTÈRES — PSYCHIQUES	Férocité précoce Lasciveté précoce Affectivité éteinte ou intermittente Irascibilité extraordinaire Religiosité et cynisme Complications fréquentes avec délire et impulsions très violentes.	(Les mêmes que chez les épileptoïdes, mais à un degré plus faible).	

DÉFAUT ORGANIQUE ACQUIS

MALADIES CÉRÉBRO-SPINALES	MALADIES COMMUNES	PSYCHOSE ACQUISE
Paralysie générale progressive Pélagre Méningite chronique Hystérisme	Décrépitude sénile Empoisonnement par l'opium, le mercure Syphilis Tuberculose Phthisie	Monomanie acquise *Raptus* mélancolique Manie Démence Epilepsie acquise

CRIMINELS-NÉS

(Les mêmes que chez les fous moraux, mais à un degré plus faible et variant selon qu'il s'agit de cas ayant très peu de caractères communs – Violateurs : microcéphalie fréquente, gracilité – Assassins : crânes et mâchoires volumineux, développement exagéré – Voleurs : microcéphalie frontale, mancinisme).

CAUSES { Fréquence *maxima* des lésions traumatiques
Hérédité, alcoolisme

CRIMINALITÉ PAR CAUSES EXTERNES À L'ORGANISME

INFLUENCES SOCIALES ET MORALES			INFLUENCES DE CLIMAT			INFLUENCES DIÉTÉTIQUES
Famille	Etat	Société	Sol (vallées)	Chaud	Froid, etc.	Alcool. Alimentation excessive, insuffisante. Tabac.

DÉLINQUANTS PAR OCCASION

Délinquants politiques Contrebandiers Banqueroutiers Adultères	Délinquants habituels (condamnés plusieurs fois)

DÉLINQUANTS PAR IMPULSION ET PASSION

Délinquants politiques	Hyperesthétiques, mais honnêtes

Prof. C. LOMBROSO.

§ 1. — Au point de vue psychologique, comme au point de vue physiologique, les criminels doivent être distingués, d'abord, en deux types caractéristiques : le *criminel instinctif* (delinquente nato) et le *criminel passionné* (delinquente per impeto di passione).

Au premier type appartient, comme variété anthropologique, le *criminel aliéné*, et au second le *criminel d'occasion*. Le *criminel d'habitude*, qui, étant d'abord un criminel d'occasion, a fait ensuite du délit son industrie habituelle, est une sorte de trait d'union entre les deux variétés du premier type et les deux du second.

Les caractères psychologiques diffèrent, plus ou moins, dans chaque variété anthropologique de criminels.

§ 2. — Le *criminel instinctif*, dont l'assassin et le voleur sont les figures les plus communes, est caractérisé par l'*absence innée* (congenita) *du sens moral* et par l'*imprévoyance* des conséquences de ses actions.

Du premier caractère dérivent l'*insensibilité physique et morale* pour les souffrances ou les dommages des victimes, de soi-même et des complices et le *cynisme ou l'apathie* du criminel au cours du procès et dans les pénitenciers, faits qui déterminent plusieurs autres symptômes psychologiques secondaires. D'où la *non répugnance à l'idée et à l'action délictueuse* avant le crime, et l'*absence de remords* après le crime.

Du second caractère fondamental, - l'imprévoyance, - dérivent les *manifestations imprudentes*, tant avant qu'après le crime et l'*insouciance des peines* menacées par les lois.

En dehors de ces caractères psychologiques, le criminel instinctif peut avoir des sentiments égo-altruistes et même altruistes, qui n'ont d'autre anormalité que celle d'être toujours à la merci de l'insensibilité morale fondamentale.

§ 3. — Le *criminel par emportement d'une passion sociale*, comme l'amour, l'honneur, etc., présente, relativement au sens moral, le tableau psychologique opposé à celui du criminel instinctif. Il présente aussi l'imprévoyance avec les manifestations du crime et l'insouciance des peines, mais la genèse de ces symptômes est bien différente.

L'imprévoyance du criminel instinctif provient de l'absence héréditaire de sens moral, tandis que celle du criminel passionné est déterminée par l'*étouffement momentané du sens moral*, qui, après le crime, se réveille puissamment et se relève par la confession spontanée et le remords sincère.

§ 4. — Le *criminel d'occasion* et le *criminel d'habitude* se rapprochent psychologiquement de leur type principal.

Le criminel d'occasion est caractérisé par la *faiblesse du sens moral*, qui, cependant, grâce à la constitution individuelle et aux circonstances favorables du milieu social, ne finit pas par s'effacer complètement; tandis que le criminel d'habitude, qui était d'abord un criminel d'occasion, par suite d'une plus grande faiblesse du sens moral et de circonstances moins favorables, finit dans la complète insensibilité morale que le criminel instinctif présente dès sa naissance.

De sorte que la *précocité* et la *récidive* du crime servent à distinguer davantage ces quatre variétés de criminels : le criminel instinctif est presque toujours précoce, et peut être ou n'être pas récidiviste, selon la durée des peines subies ; le criminel d'habitude est souvent précoce et il devient récidiviste chronique. Le criminel d'occasion et le criminel passionné ne sont pas précoces ; leur premier crime est commis presque toujours dans la jeunesse (20 à 30 ans), presque jamais dans l'adolescence (10 à 20 ans). Le criminel d'occasion n'est pas ou est rarement récidiviste ; le criminel passionné ne l'est jamais.

§ 5. Le *criminel aliéné* est anthropologiquement identique au criminel instinctif, comme dans les cas de folie ou d'imbécillité morale et d'épilepsie, ou bien il en diffère, non seulement par le désordre *intellectuel*, mais aussi par plusieurs symptômes psychologiques.

Quant à la *délibération du crime*, il y a deux types de criminels aliénés : ceux qui exécutent le crime après une *lente invasion de l'idée délictueuse*, souvent avec la conscience d'être fous et après des précautions pour ne pas céder à l'obsession maladive ; et ceux qui sont entraînés par une *impulsion soudaine et imprévue*.

Quant aux *motifs du crime*, il n'est pas exact, comme on répète depuis Esquirol, que, pour l'aliéné, le crime est le but de soi-même, tandis que, pour le criminel, il est le moyen pour atteindre un autre but, ou que le criminel a toujours un motif pour commettre le crime et l'aliéné n'en a jamais. Il y a des criminels qui agissent sans aucun motif, et il y a des aliénés qui agissent par des motifs même anti-sociaux, comme la haine, la vengeance, la lasciveté, etc.

Quant au *mode d'agir avant, pendant et après le crime*, le criminel aliéné ressemble quelquefois au criminel instinctif, par les caractères de la *préméditation - préparation de l'alibi - fuite après le crime - insouciance pendant le procès - indifférence à la vue des victimes - absence de remords - chagrin de n'avoir pas achevé le crime*, etc.; mais le plus souvent le criminel aliéné présente des symptômes caractéristiques, qui suffisent pour le distinguer du criminel instinctif.

Tels sont, entre autres : *l'idée fixe et impulsive au crime - la conscience d'être fou*, avant le crime - *les précautions pour subjuguer l'impulsion pathologique - la fureur extrême dans l'accomplissement de l'acte - le but du suicide ou du sacrifice dans le meurtre - le choix des victimes parmi les parents affectionnés*, et sans motif délictueux, tels que la vengeance, la cupidité, etc., — *le massacre de plusieurs personnes inconnues et sans relation avec le crime - l'insouciance des choses volées - la somnolence immédiate - l'amnésie du fait — la tentative immédiate et sincère du suicide après le crime — le remords vrai et profond*.

Les deux derniers symptômes sont communs aussi aux criminels passionnés, comme l'est aussi la *bonne conduite précédente au crime*.

Le criminel aliéné, en dehors de ces caractères spécifiques, peut avoir des sentiments égo-altruistes et altruistes, avec la seule anormalité qu'ils sont toujours à la merci de la condition psycho-pathologique de l'individu.

§ 6. Tous les criminels, quel que soit leur type anthropologique, présentent ce caractère psychologique commun : qu'ils ont une anormale impulsivité d'action par absence ou faiblesse de résistance aux impulsions délictueuses, internes ou externes; impulsivité anormale qui peut dériver ou d'une dégénération héréditaire (*congenita*) ou d'une condition psycho-pathologique successive, ou d'une perturbation psychique transitoire, plus ou moins violente.

Entre les cinq principaux types de criminels, il n'y a pas de séparation absolue et, par conséquent, il y a des types intermédiaires; et l'on vu, par une sorte de gradation circulaire, du criminel instinctif au criminel d'habitude, au criminel d'occasion, au criminel passionné, au criminel aliéné, avec des ressemblances entre ces types, en raison de leur contiguïté dans cette échelle anthropologique.

§ 7. Conclusions générales:

a) Les caractères psychologiques, comme les caractères anatomiques et physiologiques de chaque type ne se trouvent pas tous dans tous les criminels du même type: c'est pour cela qu'il y a des variétés intermédiaires de criminalité, comme chez les hommes normaux il y a différents degrés de santé physiologique et mentale.

b) Les caractères anatomiques et physiologiques sont la base physique des symptômes psychologiques et la raison essentielle de leur transmission héréditaire.

c) Pour le jugement anthropologique de chaque criminel les caractères organiques et psychologiques sont toujours nécessaires, quoique, souvent, un ou plusieurs des premiers ou des seconds suffisent pour le classifier. En tout cas le jugement anthropologique ne peut être établi par le simple sens commun, mais il doit être le résultat d'une étude complète sur l'individu

d) Au point de vue social, la criminalité est une dégénération plus profonde que la folie, car la plupart des fous ne sont pas dangereux, leur sens moral primitif survivant, bien des fois, au naufrage de leur intelligence,

E. FERRI,

La délinquance est le produit de causes externes et de causes internes de l'organisme des délinquants: les unes et les autres peuvent agir tantôt comme causes prédisposantes, tantôt comme causes déterminantes au délit.

Parmi les causes externes, nous avons les conditions sociales et les influences climatériques et diététiques. Dans l'ordre des causes sociales, le prolétariat occupe le premier rang; vient ensuite l'absence d'éducation morale et sociale; et puis aussi les defauts de la législation, tels que (en Italie) les lois actuelles sur la réprimande (*ammonizione*) et sur la surveillance. Parmi les causes climatériques, la plus importante est l'élévation de la température, et parmi les diététiques l'abus des boissons enivrantes. Mais ces causes deviennent internes, lorsque leur action prolongée arrive à produire des altérations organiques permanentes.

Les causes internes sont innées ou acquises. Ces dernières dépendent, pour la plus grande partie, de l'alcoolisme chronique, des lésions de la tête, ainsi que de toutes les maladies qui affectent l'axe cérébro-spinal. Elles se révèlent par des lésions biologiques permanentes. La pathogénie des vices innés est directement liée à l'hérédité morbide, par vice alcoolique, ou par aliénation mentale, ou par épilepsie, ou par état névropathique en général chez le père ou la mère. L'âge précoce ou tardif de ces derniers à l'époque de la procréation, peut également léguer aux enfants des dispositions qui intéressent tout spécialement l'*émotivité* et ouvrent la voie à de spéciales tendances criminelles.

Ces vices de l'hérédité se manifestent, dans l'ordre psychique, par des signes d'arrêt ou de désordre dans les facultés intellectuelles et affectionnelles ; et dans l'ordre physique, ils apparaissent ordinairement avec plus de fréquence, ou avec des combinaisons spéciales de caractè es régressifs et dégénératifs, au crâne plus spécialement.

La prépondérance des causes externes, soit comme causes prédisposantes, soit comme causes déterminantes produit généralement une délinquance moins grave, et une corrigibilité possible ; tandis que la prépondérance des causes internes donne lieu généralement à une criminalité plus grave et plus difficilement curable.

De même, l'union de plusieurs caractères morbides chez les parents, donne au vice héréditaire une plus grande gravité, et la combinaison, chez les fils, de vices innés avec des vices acquis. produit des formes de délinquance de plus en plus dangereuses, et d'une curabilité douteuse ou impossible.

Partant de ces prémisses, les délinquants peuvent être divisés en catégories, réparties comme dans le tableau suivant :

TABLEAU des caté

	CATÉGOR ES DES DÉLINQUANTS	FORME CLINIQUE DE LA DÉLINQUANCE	CAUSES PRÉDISPOSANTES	CAUSES DÉTERMINANTES
	1ère CATÉGORIE. Les causes externes agissent, soit comme causes prédisposantes, soit comme causes déterminantes.	Délits accidentels, – de blessures, rixe, rébellion, vols simples, oisiveté, vagabondage, contravention à la réprimande (*ammonizione*).	Descendance de parents névropathiques, ou précoces, ou phtisiques, ou alcooliques. Manque d'éducation morale, prolétariat, jeune âge, défauts dans la législation.	Elévation de la température du milieu, ivresse temporaire ; manque d'occupation et misère accidentelle.
	2me CATÉGORIE. Délinquants en qui les causes externes et internes se contrebalancent.	Escroqueries, vols domestiques et autres vols simples répétés. Participation secondaire dans de plus graves délits.	Descendance de pères vieux, alcooliques ou fous. Mauvaise éducation, alcoolisme chronique. Condamnations précédentes.	Avidité des plaisirs. Misère par paresse. Cupidité des richesses.
Délinquants en qui les causes internes ont une prépondérance marquée sur les causes externes	**3me CATÉGORIE.** *a)* Délinquants en qui il y a prépondérance des causes internes héréditaires.	Délits de luxure. Blessures graves sans préméditation. Incendies.	Prépondérance de la descendance de pères crétins. Vieillesse ou jeune âge.	Influences météoriques. Etat passionnel momentané de l'âme.
	b) Délinquants en qui il y a prépondérance des causes internes morbides.	Vol avec effraction, rapine, déprédation, blessures répétées. Meurtre avec préméditation et assassinat.	Hérédité de parents alcooliques et délinquants. Maladies passées, affectant l'axe cérébro-spinal. Alcoolisme. Condamnations précédentes. Prolétariat.	Avidité. Orgie. Vengeance.
	c) Délinquants en qui il y a un grave concours de causes internes innées et de causes morbides acquises.	Nombreux homicides. Assassinats.	L'alcoolisme, l'épilepsie ou la folie chez les parents (père et mère) sont ordinairement réunis à un âge avancé. Lésion de la tête et maladies cérébro-spinales.	Exaltation maniaque. *Raptus* mélancolique ou épileptique.

gories des délinquants.

CARACTÈRES ORGANIQUES	CARACTÈRES BIOLOGIQUES	CARACTÈRES PSYCHIQUES
Développement du corps généralement régulier ; absence de caractères dégénératifs et morbides, graves et combinés.	Lésions non graves dans la sensibilité et dans la *motilité*.	Parfois impulsivité, mais avec lésion légère ou sans lésion aucune de l'intelligence et de l'affectivité. Religiosité prépondérante. Défaut d'éducation morale. Corrigibilité.
Déformations du crâne, asymétries faciales, microcéphalie frontale, rachitisme.	Fréquence d'altérations dans la sensibilité et d'*hémiparèses* faciales.	Intelligence tantôt normale, tantôt défectueuse. Malice précoce. Aversion au travail. Ton sentimental généralement abattu. Volonté affaiblie. Manque de religiosité. Récidives en délits analogues. Corrigibilité douteuse
Fréquence plus grande de cheveux blonds. Développement général du corps incomplet, microcéphalie frontale et développement prépondérant de la partie postérieure du crâne. Membres trapus. Signes extérieurs de crétinisme ou de rachitisme. Fréquence des hernies.	Sens spécifique obtus. Pas de graves altérations dans la sensibilité en général.	Arrêt de l'intelligence, ou commencement de démence sénile. Religiosité. Manque d'éducation sociale. Curabilité rare. Caractère généralement moins dangereux que dans les formes suivantes.
Développement général du corps ordinairement régulier. Développement puissant des os de la face. Déformations du crâne. Fréquence de cicatrices, de lésions à la tête. Physionomie féroce. Tatouages fréquents.	Tolérance apparente très marquée pour les alcooliques. Réflexus tendineux exagérés. Diminution de la sensibilité du tact et de la douleur.	Intelligence pas très défectueuse, mais altération profonde du sens moral. Précocité dans la luxure et dans la délinquance, avec progression allant des formes les plus légères aux plus graves. Impulsivité; penchant à l'orgie ; tendance au suicide. Cynisme. Corrigibilité presque désespérée.
Combinaison de caractères dégénératifs multiples et de caractères morbides. Déformations du crâne. Cicatrices à la tête.	Altération dans les sens spécifiques, dans la sensibilité générale et dans la *motilité*.	Impulsivité exagérée. Altérations concomitantes dans l'intelligence et dans l'affectivité. Inconscience. Tendance au suicide. Caractère dangereux extrême et incurabilité.

D.ʳ A. MARRO.

[II. — Y a-t-il un caractère général biopathologique qui prédispose au crime? différentes origines et modalités de ce caractère.

a) L'o' servation nous montre dans les crimin s la fréquence des anomalies, des monstruosités morphologiques, des états morbides généraux et spéciaux, des maladies du système nerveux et particulièrement du cerveau. Nous croyons que ces faits ont une signification très importante, et, pour les étudier, nous les distinguons en trois espèces, les considérant comme effets de dégénération, savoir: signes de *dégénération atavique*, de *dégénération primitive*, de *dégénération secondaire* ou *acquise.*

Dans la dégénération atavique nous voyons reproduites les formes ou structures qui ne sont pas humaines, mais qui appartiennent à l'animalité inférieure. Cet atavisme est *préhumain*, c'est une survivance des espèces inférieures. Mais il y a aussi un atavisme *humain*, qui est la reproduction des structures ancêtrales, des formes morbides spécialement.

La dégénération primitive est le résultat de la lutte pour l'existence dans la première période de la vie, quelquefois depuis l'état fœtal, ou après la naissance. Ce fait montre l'absence de résistance dans l'individu aux diverses conditions extérieures de la vie.

La dégénération acquise peut naître dans le cours de la vie, sans motif héréditaire ou embryonnal: tout ce qui ne favorise pas le développement normal et la conservation de l'individu peut être cause de dégénération.

Si les structures ont une correspondance aux fonctions, on peut déduire ce principe: *tout signe de dégénération morphologique est signe ou indice de dégénération fonctionnelle.* Ce principe nous dirige dans la recherche des causes de la délinquance.

Mais une objection se présente: ces dégénérations ne se trouvent pas toujours chez les criminels, et au contraire, on les a observées dans des personnes de bonne conduite et morales. Elles perdent donc de leur valeur.

Nous répliquons: il est vrai que ces signes dégénératifs ne se retrouvent pas toujours chez les criminels; mais il est vrai aussi que tous les criminels n'ont pas été examinés jusqu'ici avec la même attention scientifique. Il faut ajouter aux dégénérations morphologiques, les dégénérations fonctionnelles, dont le motif morphologique est ignoré, mais qui sont également signe de dégénération. En outre, il faut considérer le fait qu'un grand nombre des criminels sont poussés au crime par des motifs autres que les motifs organiques: savoir, non par des structures criminelles, mais par les conditions du milieu social: or ces criminels ne sauraient montrer les signes caractéristiques ci-dessus observés.

Que ces structures se trouvent aussi chez des personnes morales, il ne faut pas s'en étonner. Parmi les gens qu'on croit irrépréhensibles, il en est qui, par leur conduite, se rapprochent des criminels avérés. Cela posé, les gens qui se soustraient à l'action pénale constituent la *petite délinquance,* la *grande* étant composée des criminels jugés et condamnés. Entre l'une et l'autre nous croyons qu'il n'y a pas une ligne de séparation absolue, mais une gradation.

Après tout ce que nous venons de faire remarquer, nous expliquons la présence et l'absence des anomalies tant chez les criminels, que chez les personnes libres et qui sont jugées morales.

Notre conclusion est, donc, que ces signes de dégénération observés dans les criminels ont une signification importante et une valeur réelle pour l'explication du phénomène du crime.

b) Mais le problème le plus grave est le suivant : Pourquoi les anomalies ataviques ou les dégénérations de toute espèce prédisposent-elles au crime ? — Ou autrement : Quelle est la nature et l'origine de la délinquance dont nous voyons des signes dans la dégénération ?

La voie qui nous a conduit à la solution a été l'observation des aliénés de toute espèce et spécialement des épileptiques. Ces dégénérés portent les signes très-évidents de leur dégénération ; beaucoup d'entre eux ont des tendances au crime, et sont des criminels.

Le problème est alors formulé de la manière suivante : Pourquoi la dégénération morphologique et la dégénération fonctionnelle donnent-elles, dans leurs effets, des actions criminelles, tant parmi les aliénés que parmi les criminels ?

Examinons le rôle des dégénérations morphologiques dans la fonction.

L'atavisme de la structure est un phénomène de régression, une survivance de l'animalité inférieure : la fonction correspondante est aussi un phénomène d'atavisme, un phénomène régressif. Si la fonction a le même caractère de la structure, nous voyons dans le criminel qui a des signes ataviques, *un abaissement du type humain au type bestial.* Nous pouvons en dire autant des deux autres espèces de dégénération, parce que la dégénération primitive est un indice certain que l'individu n'est pas arrivé au développement complet ; et, par la dégénération acquise, l'organisme, bien que déjà développé, a subi une rétrocession.

On peut bien réduire tous ces faits à *l'arrêt de développement ;* ce qui amène l'abaissement du type humain.

Mais, objectera-t-on, l'arrêt de développement peut être invoqué pour les criminels qui ont les signes morphologiques, mais non pas pour les criminels poussés au crime par perversion des fonctions, et le lecteur se rappellera que nous avons admis une classe de criminels qui n'ont pas des structures criminelles, mais qui tirent leur mode d'action du milieu ambiant.

Autrefois, nous avons démontré la possibilité du réveil du caractère atavique dans la conduite des hommes. Le caractère atavique est une fonction qui éveille toutes les tendances primitives de l'état sauvage, et aussi, quelquefois, de l'état préhumain.

S'il n'y a pas un arrêt de développement dans ces criminels, il y a certainement un caractère ou une fonction qui n'est pas différente des fonctions des criminels qui montrent l'arrêt de développement.

Nous pouvons donc affirmer qu'en réalité, dans le crime, il y a un abaissement du type humain au type bestial et de différentes manières :

1° dans la régression atavique, par suite de l'arrêt de développement ;

2° dans la dégénération primitive, par suite d'un développement pathologiquement incomplet ;

3º dans l'atavisme dégénératif humain, par suite d'une organisation déjà inférieure dès la naissance ;

4º dans la dégénération secondaire, par rétrocession de développement ;

5º dans la perversion des fonctions, par réveil du caractère atavique.

Nous ne pouvons pas apporter ici les arguments démonstratifs de ces affirmations, parce que nous ne voulons pas dépasser les limites des conclusions ; nous aurons l'occasion d'en parler et de les développer dans la discussion.

c) En concluant définitivement, nous croyons que la délinquance doit être classifiée d'après sa nature et s n origine, et d'après une division naturelle, comme il suit :

Délinquance dérivée par :

I. DÉGÉNÉRATION MORPHOLOGIQUE, savoir :

1º par anomalies régressives, ou atavisme ;

2º par dégénération primitive (absence d'adaptation biologique);

3º par dégénération secondaire (ou acquise dans le cours de la vie, sous des influences biologiques);

II. DÉGÉNÉRATION FONCTIONNELLE (sans motif morphologique, ou sans structure criminelle);

Les causes du crime sont les suivantes :

I. CAUSES BIOLOGIQUES :

1º réversion ;

2º absence d'adaptation aux conditions de l'existence ;

3º structures pathologiques strictement dites ;

4º milieu social ;

II. CAUSES SOCIALES :

1º lutte pour l'existence dans le milieu social ;

2º tout ce qui trouble les fonctions psychiques par influence de la vie sociale.

d) Tout ce qui a été exposé démontre évidemment qu'il y a des conditions biologiques et pathologiques qui prédisposent au crime, et que ces conditions diffèrent par leur origine et par leur manière d'agir: nous avons déclaré ces conditions comme *caractère biopathologique*, et nous croyons avoir justifié notre assertion.

Prof. G. SERGI.

Dans le caractère psychique humain individuel, on peut découvrir un signe différentiel positif de la prédisposition physique au crime, sous des formes relatives.

Ce signe consiste en un spécial défaut d'harmonie entre quelqu'une des manières secondaires de l'action psychique, qui constituent un caractère déterminé, et celle qui en forme la manière constitutive principale d'action psychique.

Ce défaut d'harmonie n'existe pas dans le caractère psychique humain biophysiologique, mais seulement dans le caractère biopathologique.

Le caractère psychique humain reçoit de la vie sa détermination et ses états ; il est, par conséquent, sujet à la santé et à la morbo ité dans sa texture intime.

Le défaut d'harmonie, dont il est question plus haut, peut être dû à l'atavisme. comme aussi à l'imitation inconsciente, - atavisme et imitation qui se manifestent, dans le cas en que-tion. par un e fet de la vie psychique désordonnée dans ses pouvoirs et dans ses fonctions originelles.

L'éducation bien réglée peut su-pendre ou faire ce-ser ce désordre.

De ce qui précède on peut tirer des enseignements pour bien régler dans les prisons la cohabitation des détenus, selon les différentes formes de leurs délits.

Prof. ROMEO TAVERNI.

III. — Comment doit-on classifier les actions humaines par rapport aux affections qui les déterminent ? — Comment l'éducation morale peut-elle influer sur l'intensité des accès des passions et, indirectement, sur les actions criminelles ? — Thérapie préventive de la délinquance.

a) Toute action humaine d it être considérée comme la résultante nécessaire des excitations qui, modifiées et divisées de différentes manières par les cellules cérébrales, sont transmises simultanément ou successivement aux divers centres moteurs.

b) Comme toutes les fonctions organiques. les actions ont pour but exclusif la conservation de l'individu ou celle de l'espèce. Nous reconnaissons objectivement que cette loi est empreinte chez le sujet d'un sens d'égoisme et d'un sens d'altruisme.

c) Par suite de l'existence de ces deux sens, toute action peut être considérée comme destinée à éloigner du sujet une douleur positive, soit physique, soit psychique, ou qui ne représente que la privation d'un bien connu acquérable. Il s'ensuit que les actions peuvent se distinguer entre elles selon la nature de la douleur qu'elles tendent à éloigner. Subjectivement toutes les douleurs peuvent se réduire aux affections suivantes : Mécontentement - Courroux - Peur - Compassion.

d) Les affections représentent la résultante subjective des excitations sensitives qui arrivent aux sens psychiques modifiées par le travail mental. La tendance à agir nous représente un courant nerveux, poussé par des sens psychiques vers les centres moteurs le long de la voie la plus fréquemment parcourue dans la vie de l'individu et dans celle de ses ancêtres.

e) L'éducation morale concourt à empêcher qu'il y ait excès ou défaut de correspondance entre les excitations sensitives et les excitations affectives, en produisant des impressions dans les centres plus élevés ; impressions qui, suscitées au moment du passage du courant nerveux, puissent rendre plus complète la perception et exercer, de la sorte, une action modificatrice sur l'aiguillon destiné aux sens psychiques.

L'éducation morale influe à maintenir au passage des courants nerveux l'exercice des voies les plus longues qui relient les sens psychiques aux centres moteurs ; et elle y parvient, en unissant les excitations sensitives à des impressions déterminées. qui. une fois réveillées au moment opportun, puissent produire les phénomènes de l'imagination. agir sur le sens psychique comme un aiguillon diférent et fassent ensuite dévier le courant de la voie la plus courte.

f) Les pratiques éducatives, en établissant des habitudes dans les phénomènes de la cérébration, qui peut être modifiée surtout par rapport au temps, font que les réactions affectives terminales soient moins rapides, moins dérangées, essentiellement différentes. C'est pour cela que dans l'éducation bien dirigée se trouve la meilleure thérapie préventive de la délinquance *par habitude, occasion* et *passion.*

Prof. E. Sciamanna.

IV. — De l'épilepsie et de la folie morale dans les prisons et dans les asiles d'aliénés.

La statistique nous donne 5 épileptiques pour 100 détenus et 5 épileptiques pour 1000 individus honnêtes : en Italie, les mêmes régions qui fournissent le plus grand nombre d'épileptiques, donnent aussi le plus grand contingent de criminels.

Cela n'est pas sans une raison: c'est que, comme j'ai pu réduire le criminel-né au type du fou moral (qui en est l'exagération, la caricature), j'ai pu aussi réduire ces deux derniers dans la famille de l'épilepsie.

Les deux formes morbides présentent une analogie parfaite au point de vue du poids du corps, relativement plus grand que chez l'homme normal, au point de vue de la fréquence des asymétries et des scléroses du crâne, de la fréquence des fossettes occipitales médianes, de la capacité souvent réduite, rarement exagérée du crâne, enfin de la grande fréquence des méningites et des encéphalites dans les premières années de la vie.

L'identité est complète dans la physionomie; car on trouve dans tous les deux la proéminence très fréquente des arcs zygomatiques et des sinus frontaux, des oreilles divergentes, de l'empreinte mâle chez les femmes, et il y a une proportion parfaitement égale au type criminel (26 pour 100); dans tous les deux, on remarque la diminution de la sensibilité douloureuse, un grand nombre d'individus gauchers, la fréquence du daltonisme et de la dyschromatopsie, l'inégalité fréquente des pupilles, l'exagération des réflexus tendineux, la température axillaire de 37°,3 à 37°,2, en dehors des accès; et du côté psychologique, on trouve, dans tous les deux, la paresse ou l'activité exagérée et en même temps intermittente, les tendances impulsives irrésistibles; puis l'amnésie, le tatouage et surtout l'absence de l'affectivité, remplacée par les impulsions; enfin, l'emportement extraordinaire, la fréquence des suicides et l'abus des boissons alcooliques.

Du reste, on sait désormais qu'il y a des épilepsies sans convulsions, de même qu'il y en a où les convulsions ne se produisent que dans l'enfance et d'autres qui ne se manifestent que par des impulsions exagérées, morbides ou criminelles; et il y a nombre d'épileptiques dont la maladie, au point de vue clinique, ne consiste que dans les tendances immorales innées.

Les deux formes se rencontrent le plus souvent dans les quinze premières années de la vie, ce qui veut dire, au fond, qu'elles sont ordinai-

rement congénitales, qu'elles sont l'effet de l'hérédité morbide transmise par
des parents épileptiques ou alcooliques; et, lorsqu'elles sont acquises, elles
sont causées par les lésions traumatiques, l'alcoolisme, les méningites ou
les influences morales.

Enfin, les plus récentes études expérimentales prouvent que l'épilepsie
n'est que l'effet de l'irritation de quelques points de l'écorce cérébrale. Cela
n'exclut point l'atavisme, que je crois avoir démontré être le premier fondement du penchant inné au crime (penchant identique, à son tour, comme
je l'ai prouvé également, à la folie morale); car la faculté mentale qui avait
été la dernière à paraître, dans le cours de l'évolution, à savoir le sens moral,
est la première à être abolie aux débuts des lésions cérébrales, ou bien
par l'effet de la vieillesse, de l'alcoolisme, etc. Du reste, les praticiens
(Gowers) avaient déjà observé que les épileptiques, après leurs accès commettent souvent des actes qu'on peut classifier parmi les ataviques, comme
aboyer, mordre, miauler, avaler la viande crue et même la chair humaine.

Prof. C. LOMBROSO.

1º L'élément dégénératif qu'on rencontre fréquemment dans l'épilepsie, dans la folie morale et dans la délinquance innée, fournit une donnée
importante d'affinité entre ces différents états.

2º Les anomalies fonctionnelles, et spécialement celles des organes
de la vie de relation, les manifestations d'ordre moral que l'on constate chez
les épileptiques, dans la folie morale et dans la délinquance innée, corro-
borent la susdite affinité.

Doct. FRIGERIO.

V. — La folie morale considérée par rapport à la délinquance.

En prenant pour base les lois de l'évolution, on arrive à démontrer
qu'il y a deux ordres distincts de délinquants. L'un comprend les délinquants par dissolution de l'organisme mental; l'autre, les délinquants non
dégénérés.

L. BIANCHI.

VI. — De la simulation chez les aliénés.

1. Les aliénés peuvent dissimuler et simuler. Ont recours à la dissimulation ceux qui aspirent à ne pas passer pour aliénés. Ont recours, au
contraire, à la simulation, ceux qui croient utile de manifester leur propre
maladie ou d'autres maladies, y compris les maladies non mentales.

2. Il est très rare de constater chez d'autres que les épileptiques et les
hystériques, la simulation de la maladie dont ils sont réellement atteints,
ou une manifestation partielle de leur maladie.

Les épileptiques ont parfois recours à la simulation pour s'exonérer du
recrutement, pour éviter une condamnation ou dans un but de quête. Les
hystériques simulent pour manifester artificieusement leur courroux, pour
accuser autrui de leur mal, par caprice, pour attirer l'attention, pour obtenir
l'aumône, ou par un méchant désir de causer du chagrin à ceux qui les
entourent.

3. Les épileptiques simulent uniquement l'accès convulsif, le seul dont
ils peuvent avoir connaissance, pour l'avoir vu souvent chez d'autres; tandis

qu'ils ne savent et ne peuvent simuler un accès de désordre psychique qu'ils ne se rappellent pas d'avoir éprouvé eux-mêmes, et qu'ils ne savent pas apprécier chez les autres.

L'accès convulsif simulé par les vrais épileptiques offre, d'une part, au diagnostic, moins de difficulté que l'accès épileptique simulé par les non épileptiques ; tandis que, d'autre part, il est plus difficile à reconnaître. Connaissant les conséquences des chutes inopinées et violentes et les effets mécaniques de l'accès, ils s'arrangent de manière à tomber de côté et en se courbant, et pendant les convulsions ils ne se mordent pas la langue. Mais ils courent parfois le risque que la convulsion ait des effets inattendus et spontanés, tels qu'une plus grande excitation des fonctions circulatoires et états consécutifs d'étourdissement et quelquefois de somnolence ; comme si les centres nerveux, mis artificiellement en action, eussent à suivre spontanément le mécanisme auquel ils sont habitués et disposés. Et cela afin de pouvoir obtenir des effets naturels en plus de ceux qui sont la conséquence du travail musculaire artificiel. Ce n'est pas autrement que la vraie folie survient chez ceux qui se mettent à la simuler pendant longtemps.

4. Les hystériques simulent plus particulierement l'accès convulsif ainsi que toute autre manifestation morbide, à laquelle elles sont habituées à succomber, pourvu qu'elle soit d'une apparence évidente et du ressort des mouvements et de la sensibilité. La simulation leur est apparemment plus facile qu'aux épileptiques en raison des occasions qu'elles ont eues d'observer en elles-mêmes et en toute conscience ce qu'elles entreprennent d'imiter. La variabilité des manifestations hystériques vraies et l'humeur spéciale de la malade, qui préside avec une ressemblance apparente aux démonstrations vraies et simulées de la maladie, rendent extrêmement difficile le diagnostic différentiel. Mais, heureusement, l'examen physique est ici d'un secours efficace pour démasquer spécialement ce qu'il y a de faux dans toutes les altérations de la sensibilité, qui, objectivement, accompagnent la plupart du temps, ou suivent les manifestations les plus grossières de la maladie.

5. Tous les aliénés enfermés dans un hospice, à l'exception de ceux auxquels l'intelligence fait profondément défaut, ou qui sont en proie à une trop forte agitation ou excessivement préoccupés de leur délire, simulent très souvent des maladies communes et qu'ils n'ont pas, soit pour rester couchés, soit pour obtenir un meilleur traitement. Mais, en général, la simulation a lieu d'une manière tellement naïve et grossière qu'on la découvre facilement par un examen attentif.

6. Les hystériques, les mélancoliques, les paranoïques, les aliénés, les fous moraux et les épileptiques peuvent simuler parfois d'avoir commis des délits, d'avoir reçu des offenses, d'être victimes des intrigues et de la malveillance d'autrui, de violences, etc. La plupart d s fois, cela est plutôt l'effet naturel de leur état mental, du délire, de l'hallucination, des illusions, qu'une simulation. Quelquefois cependant, il y a simulation réelle dans le but de provoquer une peine par vengeance, par caprice, ou par malveillance ; mais la plupart du temps, de telles simulations ne sont pas en harmonie avec la forme de la maladie de celui qui y a recours et leur invraisemblance se découvre à l'examen le plus superficiel.

Prof. Dr VENTURI.

Le choix de la localité est une condition essentielle pour le bon résultat de l'observation et de l'étude d'un prévenu qui est supposé simuler une psychopathie.

Prof. Dr A. SOLIVETTI.

---

1. La simulation de la folie de la part des criminels est ordinairement accompagnée d'altérations psychiques réelles.

2. L'examen biologique offre de précieux indices propres à distinguer la folie simulée.

Dr A. MARRO.

VII. — De l'utilité de fonder en Italie un musée d'anthropologie criminelle.

Il est nécessaire de réunir les petites et les grandes forces dispersées, pour l'étude de l'anthropologie criminelle. Celui qui veut entrer dans cette nouvelle recherche et voir de ses propres yeux, est obligé de voyager, d'un cabinet universitaire, d'un laboratoire de psychiâtrie à l'autre, avec de grandes difficultés et de grandes dépenses de temps et d'argent, et avec quelques déceptions dans son étude même, car il trouvera çà et là des collections fragmentaires, qui, disséminées en différents lieux, ne sont pas aptes à lui fournir des conclusions toujours exactes.

Il est donc évident que lorsqu'on réunira dans un seul lieu tous les matériaux utiles, ou un grand nombre de crânes de criminels, de cerveaux, de photographies, de tableaux graphiques et d'autres pièces, il sera facile à l'étudiant de faire les comparaisons nécessaires et d'arriver à la vérité.

Nous pensons que chaque pièce conservée dans le musée que nous proposons, doit être enregistrée avec une esquisse morale du criminel à qui elle appartient ; cette esquisse consistera en une courte biographie du criminel, à laquelle il sera bien de joindre un portrait en photographie.

Les faits psychiques doivent accompagner les faits physiques et autant que possible en série chronologique ou genétique. Un musée qui ne serait composé que de pièces n'apporterait pas grande utilité à la science

On doit prendre des accords nécessaires avec les autorités compétentes afin de réunir les fonds nécessaires et les matériaux du musée.

Prof. G. SERGI.

VIII. — Influence de la température et de l'alimentation sur la criminalité en Italie, de 1875 à 1883.

Par des études faites sur la criminalité en Italie, durant les neuf années écoulées de 1875 à 1883, par rapport aux variations thermométriques et économiques, il appert :

1. que les délits contre la propriété, à l'exception des vols qualifiés et des déprédations, sont en augmentation dans les années dont la température est plus rigoureuse et dans celles où le prix du blé est plus élevé ; dans le cas contraire, ils sont en décroissance ;

2. que la même loi régit, d'une manière encore plus régulière, les vols qualifiés ;

3. que durant toute la période 1875-1883, il y eut une influence constante du prix du blé sur les coups, blessures et autres délits contre les personnes;

4. que, pour la même période, la température eut une influence, en été, sur les attentats aux mœurs;

5. que, dans le district de Rome, le prix du vin a une influence notable sur les rébellions et violences envers les dépositaires de l'autorité et de la force publique; et, dans le district de Cagliari, sur les meurtres et les assassinats (*omicidi semplici e qualificati*) et sur les déprédations accompagnées de meurtre.

Doct. Virgilio Rossi.

Section de sociologie criminelle.

I. — Si les théories de l'Anthropologie criminelle peuvent être acceptées dans la rédaction du nouveau Code pénal d'Italie, et de quelle utilité elles peuvent être.

Le projet du nouveau Code pénal italien n'est qu'une exacte application des théories de l'école classique, sans le moindre souci de l'intérêt social et de l'état de la criminalité en Italie. A ce point de vue, cette réforme serait très-dangereuse, et il vaut mieux s'en tenir pour le moment au Code des États-Sardes de 1859, qui s'éloigne un peu moins des idées de l'école positiviste. On pourrait toutefois y introduire les modifications suivantes, qui, tout en laissant subsister le système général de la législation, constitueraient un progrès très-important dans le sens de la nouvelle théorie.

a) Abolition des art. 94 et 95 (correspondant aux articles 34 et 64 du Code pénal toscan). On leur substituerait la prescription suivante; « Lorsque l'auteur d'un crime ou d'un délit est frappé d'aliénation mentale ou lorsque son action délictueuse a été l'effet d'une perturbation mentale produite par une maladie, il sera enfermé dans un asile pour les criminels aliénés. La détermination de la durée ne sera pas établie d'avance. Après un délai fixé selon les circonstances, le tribunal ou la cour, sur le rapport du directeur de l'établissement, pourra examiner s'il y a lieu d'ordonner la mise en liberté du détenu. »

b) Un article sera ajouté, concernant les criminels habituels, à l'instar de la loi française votée l'année dernière par les corps législatifs. Tout condamné ayant déjà subi deux condamnations à des peines criminelles, ou deux condamnations à des peines correctionnelles non inférieures à 6 mois de prison, ou sept condamnations à des peines quelconques pour vols, escroqueries, attentats aux mœurs, sera déporté à perpétuité dans une colonie éloignée de l'Italie.

e) Réforme des art. 83 et 89 du Code pénal sarde de 1859 (correspondants aux art. 37 et 33 du Code pénal toscan). Un individu âgé de plus de 12 et moins de 18 ans, ne sera jamais condamné aux peines ordinaires. Dans le cas de crime punissable par la peine de mort ou par celle des travaux forcés à perpétuité, il sera condamné à la déportation perpétuelle comme les récidivistes (voir ci-dessus). Hors de ces cas, le coupable sera enfermé dans un établissement agricole ou dans un asile industriel pour une durée non moindre de deux ans. La détermination du *maximum* de cette durée sera laissée à la Direction de l'établissement, pourvu qu'elle n'excède pas l'âge de la majorité. Si la Direction pense qu'il s'agit d'un incorrigible, avis lui sera donné qu'en cas de récidive, il sera soumis aux mesures en vigueur pour les criminels habituels.

d) Le *minimum* de l'emprisonnement sera fixé à quatre mois, le *maximum* à deux ans, pour tous les délits contre la propriété, les personnes et les bonnes mœurs. Cette peine sera expiée selon le système cellulaire.

Lorsque le délinquant n'est pas récidiviste et que sa bonne conduite précédente est prouvée, le délit qui d'après la loi existante n'est punissable que par une peine inférieure à quatre mois de prison, sera puni en substitution de cette peine, par le payement immédiat, d'une somme destinée à indemniser le plaignant et, en outre, par le payement d'une amende au bénéfice de l'État, amende proportionnée aux conditions économiques du coupable.

Si le condamné n'est pas dans l'absolue impossibilité de payer et que, malgré cela il s'y refuse ou demande un sursis, il sera arrêté et détenu jusqu'à ce qu'il ait obéi.

Les frais de son entretien en prison seront à sa charge.

Mais s'il s'agit d'un insolvable, on lui imposera une taxe hebdomadaire ou mensuelle sur son salaire, jusqu'à l'extinction de la dette, sous peine d'enrôlement dans une compagnie d'ouvriers employés à des travaux pour compte du gouvernement, ouvriers nourris et logés, mais sans aucun salaire. Le gain de chaque journée de travail sera déduit de la somme fixée. L'Etat pourra anticiper au plaignant le payement total ou partiel.

e) L'enrôlement dans une compagnie d'ouvriers pour des travaux au bénéfice de l'Etat (voir ci-dessus), sera substitué à la peine de l'emprisonnement pour les coupables d'oisiveté, de vagabondage ou de mendicité. La détermination de la durée sera laissée à la Direction de la compagnie.

R. Garofalo

Il n'est pas avantageux de tenir compte, quant à présent, de toutes les conclusions de l'école criminelle positive; et lors même que cela fût avantageux, il n'y aurait pas lieu de l'espérer.

Cela n'est pas avantageux, parce qu'un certain nombre de ces conclusions peuvent encore subir d'importantes modifications. On ne saurait l'espérer, parce que ces conclusions étant sans cesse faussées, le nombre de ceux qui en trouvent l'application nécessaire est encore restreint.

On dit — et l'autorité dont jouissent quelques-uns de nos adversaires, de qui l'on ne saurait méconnaître l'obstination, sinon la bonne foi, fait considérer la chose comme certaine, — on dit que, pour les positivistes, « plus le crime est atroce, moins est grande la responsabilité du coupable ». Et il n'est pas toujours possible de neutraliser les effets de la mauvaise foi, attendu que certains savants d'occasion cherchent de mille façons à retarder le triomphe de la vérité, et en viennent jusqu'à empêcher la défense là où se produit l'attaque.

D'un autre côté, la magistrature n'est pas préparée à la réforme générale que nous avons en vue; et il est superflu de rappeler que les lois, lors même qu'elles seraient excellentes, deviennent préjudiciables quand celui qui doit les appliquer n'est pas en état d'en comprendre les dispositions.

Ne pouvant donc, pour le moment, réaliser ce qui est mieux, le positiviste doit se contenter d'empêcher qu'on ne fasse pis : c'est-à-dire combattre l'abrogation du Code pénal sarde qui, s'il ne pourvoit pas convenablement à la défense sociale, est cependant moins nuisible que le projet ministériel présenté à la Chambre des députés, et pourrait subir facilement quelques modifications utiles.

Nous croyons opportun d'en indiquer quelques-unes.

a) Abroger les articles 87 et 91, et les remplacer par la disposition suivante :

« Toute personne de l'âge de dix-huit ans révolus est considérée « come majeure.

« Les enfants au-dessous de neuf ans ne sont pas imputables ».

b) Ajouter les dispositions suivantes :

« 1. Lorsqu'un crime puni des travaux forcés à temps ou de la ré- « clusion n'est pas dû à de mauvais instincts, le juge remplace, au même « degré, les travaux forcés ou la réclusion par la rélégation ».

« 2. Les femmes seront punies de la peine que comporte leur crime « ou leur délit, diminuée de un à deux degrés ».

c) Ajouter à l'art. 96 le paragraphe suivant :

« L'insuffisance du moyen employé ne détruit pas l'imputabilité ».

Etendre, pour le moins, à tous les crimes et délits la disposition de l'art. 536.

d) Exclure toute espèce d'exception au principe contenu à l'art. 99, comme par exemple celle de l'art. 509.

e) Dans le cas où l'on ne croirait pas devoir prendre, à l'égard des récidivistes, des mesures plus radicales, sanctionner, pour tous crimes et délits, une disposition analogue à celle de l'art. 438. et précisément la suivante :

« En cas de deuxième, troisième, etc., récidive, la peine sera accrue « de trois à quatre degrés. On ne pourra pas appliquer la peine des tra- « vaux forcés à perpétuité sans une disposition formelle de la loi ».

f) Abroger les dispositions sur la prescription de la peine et adopter la disposition de l'article 95 du Code pénal toscan.

g) Ajouter le paragraphe suivant à l'article 267 :

« Les peines sont diminuées de deux à trois degrés, lorsque l'ordre, « l'acte, la mesure, sont reconnus contraires à la loi ».

h) Accorder une plus ample application aux dispositions des articles 428 et 429, les seuls du Code qui tiennent compte du degré de perversité, en laissant le juge libre d'appliquer la peine qui correspond à la qualité du criminel. Faire, dans ce but, avec une plus grande largeur, la *détermination relative* des peines, de manière que le juge soit mis à même de tenir compte de la qualité des délinquants.

i) Abolir les dispositions concernant l'adultère ; prohiber à la femme adultère, légalement séparée, de porter le nom du mari, sous la menace d'encourir la peine prescrite par l'article 290.

k) Effacer de l'article 499 le mot *publique* (comme dans le Code pénal toscan - Art. 290) et substituer la peine de l'emprisonnement de six jours à un an.

l) Remplacer la disposition de l'art. 503, par la suivante :

« Si l'avortement est provoqué dans le but de sauver son propre hon-
« neur, ou celui de sa femme, ou de sa mère, ou de sa fille. même adop-
« tive, ou de sa sœur ; **ou bien** pour éviter ou empêcher des sévices immi-
« nents, les peines établies dans les deux articles précédents seront di-
« minuées de deux à trois degrés.

« Elles seront diminuées de trois à quatre degrés, si l'avortement est
« provoqué dans le but de sauver l'honneur **et** d'éviter ou d'empêcher des
« sévices imminents ».

m) Ajouter à l'art. 513 le paragraphe suivant :

« Les peines pour les délits contemplés par les articles 509, 510, 511,
« 512, seront diminuées de deux à trois et de trois à quatre degrés dans
« les cas prévus par l'article 503 ».

n) Abroger l'art. 524, et, conséquemment, effacer le mot *empoison-
« nement* dans l'art, 531.

o) Ajouter à l'art. 531 le paragraphe suivant :

« La peine pour meurtre avec préméditation, trahison ou guet-apens,
« est diminuée de un à trois degrés, si le dessein a été conçu à la suite
« d'une provocation ».

p) Abroger l'art. 532 et le remplacer par la disposition suivante :

« Lorsque l'infanticide est commis, pour les raisons indiquées dans la
« première partie de l'art. 503, il est puni de rélégation de cinq à dix
« ans ; s'il est commis pour les raisons indiquées dans la seconde partie
« du même article, il est puni de rélégation de trois à cinq ans ».

q) Abroger la deuxième partie de l'art. 541, et la deuxième partie
de l'art. 542.

r) Mo.ifier le n° 2 de l'article 561 de la manière suivante :

« S'il a été commis par le père ou la mère, par le frère ou la sœur
« sur la personne de la fille, de la sœur ou du complice, ou de tous les
« deux, au moment où ils les surprennent en flagrant commerce illé-
« gitime ».

Et ajouter le paragraphe suivant :

« Les dispositions de cet article ne sont pas applicables aux époux
« séparés légale.nent, aux maris, pères et mères, frères, sœurs qui auront
« excité ou favorisé la prostitution de l'épouse, de la fille ou de la sœur ».

s) Modifier l'art. 563 de la manière suivante :

« . . . . . est puni d'emprisonnement ou est frappé d'amende, jusqu'à
« deux mille francs, à déterminer dans l'arrêt, selon les circonstances et
« proportionnellement aux ressources des délinquants ».

t) Abroger l'article 568.

u) Abroger les dispositions concernant le duel.

v) Ajouter, pour les délits prévus par les articles 638 et 639, la
peine de l'amende jusqu'à 50000 francs, à fixer selon la disposition de
l'art. 563.

x) Abroger l'art. 660 et le remplacer par la disposition suivante :

« Lorsque, à cause des délits contemplés dans les articles précédents,
« il s'en est ensuivi ou pouvait s'ensuivre la mort d'une ou de plusieurs
« personnes, le coupable sera puni des travaux forcés à perpétuité, dont

« les cinq premières années à passer au secret (*stretta custodia*), confor-
« mément à l'art. 121 ».

« S'il en est résulté où s'il pouvait en résulter des blessures constituant
« par elles-mêmes un crime, le coupable sera puni des travaux forcés à
« perpétuité ; et, dans le cas de lésions moins graves, des travaux forcés
« à temps.

« Lorsque la possibilité de la mort, des blessures, des lésions, ou lorsque
« la mort, les blessures, les lésions dépendent de circonstances que le cou-
« pable ne pouvait prévoir, la peine sera diminuée de un à quatre degrés ».

y) Modifier l'article 663 de la manière suivante :

« . . . . . sera infligée l'amende extensible jusqu'à 50000 fr., à fixer
« selon la disposition de l'article 563 ».

Quant au Code pénal toscan, si cher aux *classiques*, qui punit le blas-
phémateur (art. 136) avec plus de rigueur que celui qui commet un faux
en écriture privée (art. 248), ou celui qui, sciemment, prête, comme partie,
un faux serment, ou fait une fausse déposition, ou nie la vérité dans une
cause civile (art. 270, 272; qui, contre les auteurs des plus graves blessures personnelles et préméditées (art 327), établit des peines moins sévères
que pour ceux qui portent le trouble dans une cérémonie sacrée, à l'intérieur ou hors d'une église (art. 131) ; qui menace de la maison de force
(*casa di forza*) de sept à douze ans, celui qui commet un meurtre (art. 310),
tandis qu'il condamne au bagne (*ergastolo*) quiconque dans un but impie
conculque, disperse, souille ou profane d'une manière quelconque les espèces consacrées, renfermant la présence réelle de la Divinité (art. 133);
quant à ce Code là, il n'y a pas lieu de s'en occuper. Il est difficile, peut-
être même impossible, que le Code pénal sarde soit appliqué à la Toscane,
mais je ne puis m'empêcher d'en exprimer le vœu.

VITO PORTO, Avocat.

En ce temps de lutte entre deux écoles, est-il possible de lutter
pour obtenir un Code pénal conforme aux idées *positivistes*? Nous ne le
croyons pas, attendu que les doctrines de la nouvelle école n'ont pas encore
acquis cette popularité qui a été de tout temps nécessaire pour qu'une
idée scientifique pût devenir *opérative* dans la vie sociale. Il est cependant
du devoir des partisans du naturalisme juridique, de proposer les réformes
qui peuvent être introduites dans un code, indépendamment de l'accueil
plus ou moins favorable que peuvent rencontrer les principes fondamentaux de tel ou tel système scientifique.

Attendu que, comme il est juste de retenir que la passion *ignominieuse* et *déshonorable* ou *légère* et *frivole* doit constituer une circonstance
aggravante, il est juste de considérer comme circonstance *atténuante* la
passion *morale* et *honorable*, et, comme circonstances qui écartent toute
responsabilité, ces fortes *impulsions éthiques* qui parfois poussent au délit,
d'une manière *irrésistible*, des personnes d'une conduite irréprochable, il
serait nécessaire de formuler un article ainsi conçu :

« On ne peut accuser de délit quiconque se trouvera, au moment où
« il commet le fait, dans un état d'aliénation mentale, ou s'il y est poussé
« par une impulsion éthique à laquelle il n'a pu résister ».

Ne parlons pas de la force semi-irrésistible que nous considérons comme une absurdité.

Pour sauvegarder les droits de la société contre les attaques des délinquants fous ou demi-fous, nous croyons qu'il serait opportun de formuler une disposition légistative dans ce sens :

« Les délinquants fous ou demi-fous seront renfermés dans un asile
« d'aliénés criminels. Ils ne pourront être mis en liberté qu'en vertu
« d'une sentence prononcée par des experts médecins-phrénologues, nom-
« més expressément par le gouvernement sur la requête du directeur de
« l'asile ».

Il faut établir quelques dispositions législatives concernant les criminels *incorrigibles* et les criminels *par habitude*. Mais, comme tous les criminels *incorrigibles* ne sont pas dangereux, l'article suivant pourrait être trouvé opportun :

« Les criminels-nés et incorrigibles seront condamnés à la réclusion
« perpétuelle, lorsqu'ils sont jugés dangereux pour l'ordre social ».

La *préméditation*, comme circonstance aggravante de la responsabilité, doit être abolie et remplacée par d'autres circonstances qui révèlent la *nature dépravée* du criminel ou plutôt son caractère dangereux. La formule législative pourrait être ainsi conçue :

« Tous les délits sont aggravés :

« 1° si le criminel a agi par quelque passion ignominieuse et déshonorable, ou par des causes légères et frivoles ;

« 2° si le fait renferme la violation de devoirs graves ou spéciaux,
« ou s'il blesse les sentiments d'humanité, de patriotisme, de famille ;

« 3° si dans la perpétration il y a eu perfidie, ingratitude, fraude
« ou trahison, abus d'autorité, sévices, cruauté ».

La récidive n'est pas, par elle-même, une circonstance aggravante ; elle le devient lorsqu'elle révèle l'*habitude* du criminel au mal. Pour la combattre, il faut tenir compte de la classification des criminels et de tous les *facteurs* de délit. Il y a différents moyens pour cela : on peut adopter, tantôt la *réclusion dans un asile d'aliénés pour criminels* ; tantôt la *réclusion perpétuelle* dans des maisons d'*incorrigibles* ; tantôt une peine plus *grave* de l'ordinaire, etc.

Mais, attendu que présentement la distinction des criminels par classes rencontre une vive opposition, et qu'il est impossible de la voir introduite dans un code, on pourrait, conformément au projet Mancini, qui, relativement aux dispositions concernant la responsabilité pénale est de beaucoup supérieur, pour l'exactitude scientifique, au projet Zanardelli-Savelli, adopter les dispositions suivantes :

Art. *A*. « Le récidiviste peut être déclaré incorrigible dans tous les cas
« où le délit est considéré comme aggravé, de même que dans les suivants :

« 1° Si les antécédents du coupable sont mauvais ; 2° si le délit a été
« commis contre des personnes faibles ou incapables de se défendre, ou
« contre des parents, amis, hôtes, supérieurs ou subalternes ; 3° si le délit
« a eu des conséquences nuisibles d'une gravité extraordinaire et excessive,
« ou si un grand nombre de personnes en ont souffert ».

Art. *B*. « On devra déclarer incorrigible le criminel récidiviste, dans les
« crimes d'homicide, de déprédation, d'extorsion, de rapine, de viol, de rançon

« (*ricatto*) et d'attentat aux mœurs, - dans les crimes avec blessures, après
« la deuxième condamnation, - dans le vol, l'appropriation illicite ou fraude
« après la troisième condamnation ».

Aux récidivistes non compris dans les dispositions des art. *A*, *B*, on
pourra appliquer les dispositions qu'on trouve dans tous les codes contre
la récidive.

Mais il faut, en outre, qu'aux mesures de répression on ajoute *les mesures de prévention nécessaires*, entre autres, la réforme du système des
prisons, et *utiles*, comme les institutions de *Sociétés de patronage*.

De même, il serait opportun de faire un réglement spécial pour les dé-
bits de marchands de vin (*osterie*), où il faudra établir les obligations suivantes: 1º fermeture une heure après le coucher du soleil; 2º punition par l'emprisonnement et l'amende des violateurs de cette mesure; 3º fermeture les
jours fériés; 4º punition de l'ivrognerie habituelle.

La personne lésée dans ses droits peut demander le payement des dommages-intérêts que lui a causés le délit. Mais généralement cette faculté
est d'une mince importance, attendu que, presque toujours, les criminels
sont des gens sans fortune et dans l'impossibilité de réparer les dommages
causés par leur faute.

Il serait donc utile de fonder des *établissements de travail* pour ceux
qui ne veulent ou ne peuvent payer les dommages. Le criminel qui, après
un certain temps, n'a pas intention de réparer le dommage, serait astreint
à travailler dans un de ces *établissements* et à déduire une partie de son
salaire en faveur de la partie lésée ou offensée; ou bien, s'il préfère le
travail libre, à donner caution et à offrir un garant solvable.

Il est nécessaire de rendre obligatoire le travail dans l'expiation des
peines restrictives de la *liberté individuelle*; ou, du moins, dans la plupart
des cas où ces peines sont invoquées.

Prof. F. PUGLIA.

I. — L'art. 95 du Code pénal actuellement en vigueur en Italie, l'article 49 du projet du Code pénal présenté à la Chambre des Députés, le 26
novembre 1883, par le Ministre de la justice, M. Giannuzzi-Savelli, ainsi
que l'art. 60 du projet, tel qu'il a été modifié par l'honorable M. Pessina et par la Commission de la Chambre des Députés (*voir le rapport
du 8 juin* 1885), reconnaissent chez les aliénés un état de responsabilité
partielle.

A l'état présent de la psychiâtrie, la responsabilité partielle est inadmissible chez les aliénés, car l'aliénation mentale étant un fait pathologique,
consistant en une maladie cérébrale, elle doit nécessairement amener l'altération de toutes les activités psychiques, attendu que celles-ci ne peuvent
être considérées comme indépendantes les unes des autres, de la même
façon que la fonction d'une partie du cerveau ne peut être considérée comme
indépendante des fonctions de ses autres parties.

On arrive aussi à la même conclusion par le raisonnement purement
métaphysique, en se fondant sur l'argument que, chez les aliénés, quelles
que puissent être la forme et l'intensité de la psycopathie dont ils sont
affectés, la conscience de commettre un délit fait défaut.

Lorsque l'on arrive à constater, chez un prévenu, l'existence d'une psychopathie, quelles que puissent en être la forme et l'intensité, on devrait l'envoyer dans un asile d'aliénés pour les criminels, où il serait soumis au traitement qui lui convient, et d'où il ne sortirait que sur l'autorisation du procureur du roi, autorisation qui devrait être demandée par le D recteur de l'asile

Il serait à désirer que le Congrès émît le vœu que le nouveau Code pénal établisse clairement que lorsqu'un prévenu est reconnu atteint de psychopathie, il doit être déclaré irresponsable de son action criminelle, quelles que soient la forme et l'intensité de sa psychopathie, et qu'il doit être envoyé à l'asile jusqu'à sa guérison.

Prof. Dr A. SOLIVETTI.

II. — Applications et conséquences des doctrines positivistes dans les procès criminels du jour.

Dans l'état actuel de la législation pénale, les doctrines positivistes, portées d'une manière erronée dans les tribunaux, par des avocats et devant des juges imbus de tout autres principes juridiques, peuvent avoir et ont deux effets principaux :

a) La symptômatologie anatomique, physiologique et psychologique des différents types criminels, peut être utile à l'agent de police, au juge d'instruction et au juge définitif, dans les cas fréquents d'accusations fondées seulement sur des indices. On ne tend qu'à rendre scientifique ce qui jusqu'à présent n'est qu'une intuition empirique sur la physionomie, le mode d'agir du criminel, etc.

b) Le développement scientifique donné à l'étude des causes individuelles et sociales du crime, peut aboutir, réellement, dans cette époque de transition, à un affaiblissement de la répression par un plus grand abus de la « force irrésistible » et des « circonstances atténuantes ». Car, dans les procès, on accepte des doctrines positivistes, les prémisses sur les causes qui ont déterminé l'individu au crime; mais on prend des législations actuelles la conséquence que, plus la volonté du criminel a été forcée, et moins il doit être puni. Tandis que la conséquence vraie, selon les doctrines positivistes, est simplement que le criminel doit être puni (c'est-à-dire que la société doit se défendre) en raison de sa perversité (*temibilità*), qu'on établit justement selon la nature des causes naturelles du crime, mais non pas en raison toujours inverse de celle-ci.

De sorte que l'application complète des doctrines positivistes dans la législation et dans les procès, aura l'utilité d'accroître le premier de ces effets et d'éliminer complètement le second.

E. FERRI.
VITO PORTO.

---

a) L'instruction des procès criminels devrait non seulement recueillir des preuves, mais scruter et déterminer les causes criminelles, les précédents somatiques et psychiques du prévenu, les conditions du milieu où le phénomène criminel s'est produit.

b) Dans les cas où le prévenu *fait des aveux* complets, ou s'il a été arrêté en flagrant délit, on devrait procéder par citation directe, aussi bien s'il s'agit de délits soumis à des peines correctionnelles que s'il s'agit de crimes soumis à des peines criminelles.

c) Dans le cas où le prévenu fait des aveux complets et n'allègue aucune excuse, le jugement pénal devrait être débattu sans l'intervention des jurés.

d) Dans les causes pénales, la défense devrait être toujours facultative.

e) Les défenseurs devraient avoir la faculté d'étudier anthropologiquement les procès et leurs clients.

f) Les dispositions relatives aux expertises judiciaires, soit durant l'instruction, soit au cours des débats publics devraient être profondément modifiées.

On pourrait essayer du jury technique dans les questions de médecine légale et de psychiâtrie.

g) On devrait modifier profondément l'institution du jury.

h) On devrait enlever aux bulletins blancs ou illisibles leur valeur actuelle; et, partant, modifier l'art. 504 du Code (italien) d'instruction criminelle.

i) L'égalité des voix devrait toujours amener l'acquittement pour insuffisance de preuves.

k) L'institution de la révision devrait être étendue aussi, au cas d'acquittement injuste du prévenu, en modifiant les art. 689 et 690 du Code (italien) d'instruction criminelle.

l) On devrait déterminer dans le projet du Code pénal la classification des peines, par rapport aux causes criminelles et à la perversité (*temibilità*) du délinquant; et, en tous cas, rétablir l'art. 31 du projet Zanardelli.

m) L'emprisonnement préventif et l'institution de la liberté provisoire devraient aussi être coordonnés, selon la nature des causes criminelles et la perversité (*temibilità*) du délinquant.

n) On devrait abolir le droit de grâce et d'amnistie.

G. A. Pugliese, Avocat.

III. — De l'action de l'expert-médecin dans les procès judiciaires.

Organisation des experts.

a) Rendre l'enseignement de la médecine légale de plus en plus pratique et démonstratif, en donnant au professeur de médecine légale le droit de mettre les étudiants en médecine et en droit, en relation directe avec les faits (cadavres, blessés), et en leur procurant l'accès des maisons d'aliénés, prisons, etc.

b) Accorder aux étudiants en médecine le droit d'assister, même durant la période de l'instruction, aux recherches médico-légales confiées au professeur de médecine légale, désigné comme expert nécessaire du tribunal de la ville où réside une Université, ou une Faculté de juri prudence et de médecine.

c) N'admettre comme experts près les tribunaux que les médecins qui auront donné des preuves de leurs connaissances exactes en matière d'études médico-légales théoriques et pratiques, en passant un examen officiel qu'ils devront subir après une préparation suffisante.

d) Faire en sorte que cet examen officiel, soit élaboré conformément à l'esprit et aux dispositions de l'examen requis à ce sujet en Allemagne.

e) Fixer par une loi, un nombre déterminé de médecins-experts, auxquels seront également déférées toutes les questions relatives à l'hygiène publique. Ces médecins-experts seraient, par conséquent, officiers judiciaires en même temps qu'administrateurs.

f) Attendu qu'il n'est pas possible d'éviter une certaine divergence dans l'appréciation des phénomènes biologiques et tératologiques qui donnent lieu aux recherches judiciaires, et qu'il peut en résulter une interprétation inexacte ou erronée *même à partir de la période de l'instruction secrète,* donner à la défense la faculté de se faire représenter par un expert (choisi par elle parmi ceux qui possèdent les titres requis), lequel s'unira à celui de l'accusation *pour recueillir les éléments matériels du fait,* tout en réservant à chacun sa liberté d'interprétation et de jugement.

g) Rendre les experts responsables, en quelque sorte, des conséquences qui peuvent découler de leur ignorance, ou d'une étude insuffisante du fait. On pourrait, le cas échéant, leur enlever la faculté de fonctionner comme experts.

h) Relever le prestige des experts et en stimuler le zèle et les études moyennant une rétribution qui ne soit pas, comme c'est le cas actuellement, une offense à leur dignité professionnelle.

i) Dans le cas de contestations entre experts, interpeller, *à titre consultatif,* avant de recourir à la décision juridique du tribunal ou des jurés, une commission composée de représentants des diverses branches de la science médico-légale, et présenter *ce vœu* à la magistrature.

Prof. Arrigo Tamassia

Du rôle du médecin-expert devant les tribunaux.

Nous ne nous occuperons que des expertises criminelles. D'après leur importance et leur fréquence, il faut en distinguer trois espèces :

Les *expertises délictueuses* : un seul expert suffit, et dans la grande majorité des cas peut donner des conclusions assez nettes pour offrir une base solide à l'appréciation des juges :

Les *expertises de police municipale* : levées de corps ou autopsies dans les cas de suicide, accidents, morts subites ;

Les *expertises criminelles* : les plus importantes, mais aussi les plus rares. Elles doivent être entourées de toutes les garanties de contrôle possible Ce sont surtout celles ci qui ont été visées dans les nouveaux codes, ou dans les projets de modification des codes actuels ;

Voici l'ensemble de réformes qui paraît nécessaire pour le bon fonctionnement de la pratique médico-légale :

études spéciales et diplôme spécial ;

relèvement du tarif des honoraires ;

obligation, pour tout médecin pratiquant une autopsie médico-légale, de suivre l'ordre et la méthode indiqués par un réglement fixant la teneur des feuilles d'autopsie ;

deux méd.cins, au moins, désignés soit par le magistrat instructeur , ou l'un par l'accusation et l'autre par la défense, sont nécessaires dans les exp.rtises criminelles, mais ne le sont que pour ces sortes d'opérations.

Pendant sa mission, l'expert doit être considéré comme un fonctionnaire public. Il a tous les dro.ts résultants de l'exerc ce de sa profession d ins un service commandé.

A LACASSAGNE.

IV. — Des moyens propres à combattre la récidive

En Italie, les conditions de la récidive ne sont pas, apparemment du moins, aussi graves qu'en France, en Allemagne, en Autriche, en Suède et ailleurs. L'augmention de la criminalité que l'on observe depuis 1875, n'offre pas une augmentation correspondante de la récidive. Mais il est à noter cependant, que le nombre des ordonnances de non-lieu s'accroît progressivement, surtout pour les délits dont les auteurs restent inconnus. Et, comme rien ne favorise la récidive autant que l'impunité, il est probable que le chiffre de la récidive réelle est beaucoup plus élevé que celui de la récidive légale.

La statistique établit, en outre, que la grande majorité des récidivistes passés en jugement ont subi précédemment des condamnati ns à de légères peines correctionnelles, telles que l'emprisonnement, la maison de correction, etc. ; qu'en Italie, comme en France, le *maximum* de la récidive est fourni par les délits contre la propriété, les personnes et l'ordre public ; que la presque totalité des récidivistes appartient à la classe des prolétaires ; que la moitié environ des récidivistes subissent une nouvelle condamnation dans le courant de l'année qui suit leur acquittement.

Pour ce qui est des caractères anthropologiques des récidivistes, deux sont les types prépondérants : celui du délinquant par instinct, c'est-à-dire par prédisposition organique, et celui du délinquant occasionnel.

Afin de combattre la récidive avec succès, une amélioration de la manière de fonctionner de la police judiciaire semble par dessus tout nécessaire. Il faut une poursuite plus intelligente du crime, de manière à pouvoir livrer le plus grand nombre possible de délinquants à la justice pénale, dès la première violation du droit. C'est par ce moyen qu'on arrivera à atténuer la récidive latente, qui fournit certainement, un grand contingent à la criminal té.

En second lieu, il est nécessaire de faire servir l'anthropométrie à établir l'identité des repr.s de justice, qui donnent de faux noms lorsqu'ils retombent dans les mains de l'autorité. L'on doit aux études de M. Alphonse Bertillon l'introduction en F ance d'un système qui donne d'excellents résutats. La mesuration du profil, des dimensions du nez, ainsi que du diamètre transversal du crâne et du doigt médium, en se basant sur des parties du corps sujettes à des modifications minimes, même dans le cours des années, et difficilement identiques chez deux personnes, se prêt infiniment mieux que les signes particuliers auxquels on a recours aujourd'hui pour établir l'identité du récidiviste.

On devrait caser par groupes les photographies des prévenus, en prenant pour base de la distribution, la progression des mesures prises sur eux.

Parmi les délinquants légalement convaincus de récidive, il importe de distinguer le délinquant-né, ou instinctif, du délinquant par occasion. Lorque les anomalies anthropologiques, la nature spéciale du délit et la manière avec laquelle il a été commis, s'accordent à nous présenter le type du délinquant par instinct, il ne reste à chercher un moyen de défense sociale que dans les mesures d'élimination.

Des mesures d'un autre genre doivent être prises pour le récidiviste délinquant par occasion, aussi bien si le délit est devenu pour lui une habitude, que s'il est poussé à la rechute par des circonstances extérieures. Et attendu qu'il est prouvé que la première condamnation est expiée par le futur récidiviste dans les maisons de correction (*case di custodia*) et dans les prisons (*carceri giudiziarie*), il est urgent de procéder à une réforme immédiate des unes et des autres, en évitant les promiscuités dangereuses et corruptrices.

En second lieu, il est nécessaire de donner aux *Sociétés de patronage* des adultes, une organisation plus sérieuse et un développement plus large; ce qui fait actuellement défaut en Italie.

Il est indispensable de mettre en même temps et le plus tôt possible en discussion la réforme de la loi de sûreté publique, et de modifier en conséquence l'institution de la réprimande (*ammonizione*) qui favorise le crime, au lieu de le combattre.

Par ces moyens, la récidive des délinquants par occasion pourra être en partie prévenue.

Quant à la récidive habituelle, qui est une forme plus grave de la récidive occasionnelle, outre l'application du *maximum* de la peine aggravée, il sera utile de donner à celle-ci une plus grande afflictivité. L'abolition des rations hebdomadaires de vin et de viande, le travail rendu plus fatigant, l'affectation d'une partie de son produit au payement des frais judiciaires et de détention, la réduction du pécule disponible sont autant de mesures qui serviront à enlever aux prisons ce qu'elles ont actuellement d'attrayant.

Après la quatrième ou la sixième récidive (en laissant au juge l'appréciation de la gravité et des circonstances spéciales du crime et des criminels), il est nécessaire de procéder à la réclusion indéterminée du délinquant dans une maison de force (*casa di forza*) ou dans une colonie pénitentiaire.

Résumant ce qui précède, nous proposons, dans le but de prévenir et de réprimer la récidive, les moyens suivants :

a) réforme de la police judiciaire, en n'admettant dans le service que des fonctionnaires d'une honnêteté et d'une expérience dûment constatées, en distribuant avec plus d'équité les services, de manière à ne pas perdre les premières traces du crime, et enfin, en conduisant les premières recherches avec célérité et prudence ;

b) réforme radicale de l'institution de la réprimande (*ammonizione*) et de la surveillance de police ;

c) concours financier de l'Etat et des provinces aux *Sociétés de patronage* ;

d) réforme des maisons de correction (*case di custodia*) par l'introduction d'une distinction entre les diverses catégories de mineurs, et l'application de ceux-ci aux ouvrages agricoles et industriels ;

e) réforme des prisons (*carceri giudiziarie*) par l'adoption du système cellulaire ;

f) modification des réglements des prisons, de manière que la peine soit rendue plus afflictive et que le revenu du travail soit mis dans une moindre proportion à la disposition des condamnés ;

g) élimination, par la réclusion perpétuelle, des récidivistes reconnus psychologiquement anormaux, c'est-à-dire poussés par leur organisme au délit ;

h) application du *maximum* de la peine aux récidivistes occasionnels ;

i) réclusion indéterminée, après la quatrième ou la sixième récidive, selon l'avis du magistrat, des récidivistes habituels.

S. Barzilai, avocat.

V. — Des meilleurs moyens pour obtenir le dédommagement du crime.

PREMIÈRE PARTIE.

Condition juridique de la partie lésée et de l'offenseur.

1° — Lorsque l'offenseur est solvable.

a) Dans les délits contre la propriété, le dédommagement offert par le coupable avant ou après la condamnation, amène la réduction de la moitié de la peine.

b) Dans les délits contre les personnes, le dédommagement offert par le coupable à l'offensé, ou à ses héritiers, amène la réduction d'un quart de la peine.

c) Dans les deux cas, l'offre d'une réparation partielle amène une réduction proportionnelle de la peine.

d) Si la peine est perpétuelle, l'offre du dédommagement réduit la peine au *maximum* de la même peine temporelle, mais seulement si au bout de ce terme, le directeur de la prison et trois experts nommés par le tribunal, ont déclaré à l'unanimité que le condamné peut reprendre sans danger sa liberté.

e) Dans les crimes punis de mort et dans les cas où le coupable est enfermé dans un asile d'aliénés criminels, l'offre du dédommagement ne produit aucun effet.

f) Lorsque le dédommagement sera obtenu par l'offensé moyennant exécution forcée, le condamné n'en ressentira aucun bénéfice.

g) Si la partie lésée refuse d'accepter la réparation des dommages-intérêts, ou si elle y renonce, la somme offerte écherra à la Caisse des amendes, et le coupable jouira des bénéfices susdits.

h) Le payement doit être réel et ne pourra pas être évité par le renoncement de la partie lésée. Lorsqu'il aura été découvert que la réparation a été seulement simulée, le coupable n'aura plus droit aux bénéfices accordés et purgera la peine infligée, avec augmentation de la moitié.

L'offensé et le coupable seront solidairement tenus à rendre à la Caisse des amendes ce que l'un avait faint de payer et l'autre de recevoir.

i) Le payement devra être fait moyennant des titres de rente nominatifs, inscrits sur le grand livre de la Dette publique, ou, si la partie lésée y consent, moyennant la cession d'immeubles libres d'hypothèque, pour la somme due, par acte public suivi d'immédiate transcription.

j) Toute contre-déclaration ayant pour but la restitution de la réparation donnée, sera juridiquement nulle et produira les effets dont à la lettre *h*.

k) Les créances pour dommages-intérêts causés par le délit sont privilégiées sur les meubles et immeubles de l'offenseur, à préférence de toute autre créance.

Il y a trois degrés dans cette espèce de privilége : dans le premier, il y a concours des créanciers pour dommages-intérêts jusqu'à concurrence de ce qui leur est dû pour aliments ; le second degré est occupé par les créances de la Caisse des amendes, pour les sommes qu'elle a payées aux parties lésées, en conservant le droit d'action en remboursement envers l'offenseur ; le troisième degré est occupé par le reste des créances des parties lésées et de la Caisse des amendes.

l) Dans le cas où la partie lésée est elle-même responsable pour délit commis, l'offensé et la Caisse des amendes lui sont subrogés dans le concours. La créance du second endommagé ne sera comprise dans le premier degré que lorsqu'il aura lui-même droit aux aliments et jusqu'à concurrence de ce qui lui est dû à ce titre.

m) L'offenseur non récidiviste qui ne possède aucun bien meuble ou immeuble, mais qui sait et peut exercer une profession ou un métier, desquels il peut vraisemblablement tirer un profit capable de pourvoir à la réparation des dommages-intérêts causés par le délit, ou au payement de l'amende, et qui a été condamné à l'emprisonnement, pourra, même après sa condamnation, demander au tribunal que la peine de la prison lui soit commuée en celle de l'obligation de demeurer dans une commune déterminée. Le condamné ne pourra demeurer, en cas de délit contre les personnes, ni dans la commune où séjournent l'offensé ou quelqu'un de ses parents jusqu'au quatrième degré inclusivement, ni à un myriamètre à la ronde.

n) En ce cas, le condamné sera mis sous la surveillance de la police et du maire de l'endroit, auquel il devra rendre chaque semaine compte de ses gains. Le maire lui en attribuera une portion congrue, dans les limites qu'il croira strictement nécessaires aux besoins condamné, et enverra le surplus à la Caisse des amendes, qui, après avoir prélevé ses droits, payera le surplus à l'endommagé et, à défaut, le retiendra.

o) Le coupable ne pourra s'éloigner du lieu de son séjour sans l'autorisation du Président du tribunal. En cas de refus, il pourra dans le délai de trois jours, recourir au tribunal, qui prononcera d'urgence et sans appel.

p) Le condamné qui ne veut pas se résigner à vivre de ce que le maire lui aura laissé pour sa subsistance, pourra recourir au tribunal, qui prononcera comme ci-dessus.

q) Le moindre délit ou la moindre désobéissance aux règles susdites amène la déchéance immédiate du bénéfice accordé, et l'exécution immédiate du premier jugement, sans tenir compte du temps écoulé entre le jour de la libération et celui de la faute comm.se.

2⁰. — Lorsque l'offenseur est insolvable.

a) Si un délit, commis par une personne insolvable, aura causé à l'offensé la perte de ses moyens de subsistance, la Caisse des amendes sera tenue à la réparation des dommages-intérêts jusqu'à concurrence de 1200 francs de rente inscrite sur le grand livre de la Dette publique. Pour les cas extraordinaires, le tribunal pourra élever ce chiffre jusqu'à 1800 francs de rente.

b) Si le délit a causé la mort de l'offensé et si sa femme, ses ascendants, ses descendants ou ses frères se trouvent, par le fait de sa mort, dénués de moyens d'existence, ils auront droit chacun à recevoir de la Caisse des amendes 600 francs de rente inscrite sur le grand livre de la Dette publique.

c) La Caisse conserve son droit d'action en remboursement envers l'offenseur.

d) Les condamnés aux travaux forcés, recevront un salaire qui sera, pour un quart, destiné à la satisfaction de leurs besoins personnels et pour trois quarts, versé à la Caisse des amendes, qui retiendra cet argent, si elle a déjà payé pour réparation des dommages-intérêts. Si rien n'a été payé à ce titre, ou si la Caisse a déjà récupéré par un autre moyen ce qu'elle avait payé, l'argent est capitalisé et, à la fin de chaque année, réparti proportionnellement entre l'amende et la réparation. Si rien n'est dû, la Caisse retient la totalité de la somme.

SECONDE PARTIE.

Procédure.

a) La liquidation des dommages-intérêts causés par le délit est de la compétence du juge pénal lorsqu'il prononce sur la peine.

b) L'action pour dommages-intérêts causés par le délit ne s'éteint que selon les règles du droit civil.

c) Cette action sera déférée au juge civil seulement lorsque l'action pénale est éteinte ou dans le cas de la lettre *g*.

d) En ces cas-là, la cause sera déclarée d'urgence, et débattue sans frais de justice.

e) L'ordonnance de renvoi devra toujours contenir une évaluation provisoire des dommages-intérêts. Elle sera exécutive pour obtenir des mesures de conservation et hypothécaires sur les biens du prévenu. Lorsque la partie lésée a été, par l'effet du délit, réduite au besoin des aliments, l'ordonnance, sur sa requête, pourra, avec ou sans cautionnement, ordonner le payement immédiat d'une pension mensuelle de 200 francs au plus, à exiger sur les biens du prévenu, ou sur la Caisse des amendes, selon les circonstances.

f) Dans toute cause pénale, la réquisition du ministère public devra contenir la demande de liquidation des dommages-intérêts, en indiquant si et quelle quantité devrait être déclarée alimentaire, et cela même lorsqu'il n'y a pas constitution de partie civile. Le jugement devra prononcer sur la demande du ministère public sous peine d'une amende aux juges et sera toujours provisoirement exécutif.

g) Si la liquidation des dommages-intérêts offre de graves difficultés, le juge pénal peut prononcer définitivement sur la peine et renvoyer les parties au juge civil, qui procédera comme à la lettre *d*. Mais il devra toujours prononcer provisoirement sur ce qui est dû à titre d'aliments.

h) Lorsque la saisie des biens du condamné offre de sérieux obstacles, et que la partie lésée est, par l'effet du dommage causé par le délit, réduite au besoin des aliments, elle pourra produire recours au juge de la cause pour obtenir l'assignation provisoire d'une pension sur la Caisse des amendes, qui peut aller jusqu'à 200 francs par mois.

i) Après une année révolue, lorsqu'il aura été vérifié que la saisie des biens du coupable n'a produit aucun bénéfice, ou n'a produit qu'un bénéfice insuffisant à pourvoir aux aliments de la partie lésée indigente, sur la requête de celle-ci, le juge de la cause prononcera définitivement sur la réparation due par la Caisse des amendes.

j) Lorsque la partie lésée ne s'est pas constituée partie civile, et que le jugement a acquis force de chose jugée, le ministère public lui notifiera le dispositif du jugement, en ce qui concerne le recouvrement des dommages-intérêts, et l'assignera devant lui, à jour et heure fixés.

Lors de la comparution de la partie, le ministère public lui expliquera les droits qu'elle vient d'acquérir à la suite du jugement rendu. Si la partie est pourvue d'un avoué, le ministère public la renverra, après lui avoir fait signer une déclaration analogue. Si elle n'en est pas pourvue et qu'elle veuille poursuivre son droit, le ministère public lui en nommera un d'office.

k) Lorsque les ayants-droit à la réparation ne répondent pas à l'invitation du ministère public, celui-ci les ajournera une seconde fois, à leur domicile, ou selon les formes ordonnées par la loi pour les domiciles inconnus.

l) Lorsque la partie lésée n'a pas été partie civile, elle pourra reproduire le procès pour la liquidation des dommages-intérêts devant le juge civil, dans le délai de soixante jours à partir de la première notification du ministère public, ou de la seconde, s'il y en a eu.

m) En ce qui concerne la réparation des dommages-intérêts, le jugement de la Cour d'assises est appellable, comme si c'était un jugement prononcé par un Tribunal civil, devant la Cour d'appel du district.

n) Tous les biens du condamné sont susceptibles de saisie pour dommages-intérêts causés par le crime, y compris les rentes alimentaires et les objets indiqués par les numéros 1, 2, 3 de l'article 585 du Code italien de Procédure civile et par l'article suivant.

o) Les attestations sur l'état patrimonial de l'offensé et de l'offenseur, outre que par les moyens ordinaires, seront fournies par le maire et quatre notables, civilement et pénalement responsables de la sincérité de leurs indications.

Giulio Fioretti, avocat.

VI. — Du délit politique.

A l'aide de l'anthropologie criminelle, nous découvrons dans le délit politique, les mêmes catégories de délinquants déterminées par la nouvelle école pénale. La solution du problème des systèmes préventifs et répressifs à adopter en vue de ce délit, nous semble donc à présent plus facile que par le passé, attendu que les législations même les plus récentes visent toujours le délit objectif et jamais ses auteurs, ni les causes sociales, anthropologiques ou physiques qui les y ont poussés.

Relativement à ces causes, nous classifions les délinquants politiques de la manière suivante :

Anomalies psychiques innées	Délinquants nés, ou aliénés moraux et *mattoïdes*.
Anomalies psychiques acquises	Délinquants par folie, par habitude, par alcoolisme.

Causes passionnelles et occasionnelles :

Sentiment d'indépendance - altruisme - Vengeance personnelle - Exagération du sentiment politique, religieux ou social - Désastres nationaux - Famine - Crises économiques;

Imitation - Influence des chefs révolutionnaires et de la presse - Lieux sectaires - Epidémies morales ;

Incompatibilité du milieu social - Suicide indirect ;

Age et sexe - Race - Climat - Saison et topographie.

Délinquants par passion et délinquants par occasion.

1° Il y a des fous (Ravaillac, Damens, Lazzaretti, etc.) qu'on doit enfermer de la même façon que les fous criminels, en accordant, lorsque l'ordre est en péril, une plus grande facilitation pour leur admission dans les asiles d'aliénés.

2° Il y a les *mattoïdes* (Guiteau, Passanante. etc.), généralement inoffensifs et qui ne deviennent dangereux que dans certaines circonstances. Ceux-ci doivent être enfermés précisément à l'occasion d'événements politiques extraordinaires, ou bien lorsqu'ils commencent à passer de la période abstraite ou théorique à celle de l'action, où les pousse leur délire.

3° Donnent également une proportion remarquable de délinquants politiques, les criminels-nés ou fous moraux (Carrer, Fischi, Hoedel, etc.), qui trouvent dans le délit politique un assouvissement de tendances criminelles innées ; ou qui, attirés par leur propre nature anormale vers les innovations les plus téméraires, voient en ceux qui les gouvernent la cause de tous leurs maux et tournent contre eux leurs instincts pervers.

Pour ces derniers. nous réclamons l'application des peines établies pour les délits communs, équivalentes ou proportionnées à la perversité plus ou moins grande qu'ils auront manifestée, sauf une diminution de la peine pour ceux en qui l'élément passionnel aurait forcé les instincts criminels et les aurait poussés à un délit qui, dans l'intention et dans l'exécution, est constaté comme purement politique.

De plus. comme les délinquants-nés et les délinquants par habitude ne sont pas seulement dangereux par eux-mêmes. mais aussi à cause de l'épidémie d'imitation qu'ils propagent facilement parmi les masses, nous croyons

nécessaire tout un système judiciaire qui empêche cette propagation de
la délinquance, c'est-à-dire des maisons de correction pour les mineurs où
l'on puisse trouver l'éducation et non la corruption ; des pénalités plus
fortes pour les récidivistes ; des lois contre la presse déshonnête et contre
l'abus de la liberté d'association ayant un but délictueux, etc. Nous
croyons nécessaires aussi, dans les relations internationales. des traités
d'extradition plus explicites sur la distinction à faire entre le délit politique et le délit commun.

De même que nous avons demandé plus haut pour les fous politiques l'institution si vivement désirée des asiles d'aliénés criminels, afin
d'éviter la diffusion, par imitation, dans les masses, des idées et des
actes de folie auxquels l'alcoolisme offre une alimentation effrayante - la
Commune de Paris en est un exemple ; - nous jugerions utile, en outre des
moyens préventifs déjà mentionnés, une loi sur les abus des spiritueux,
des impôts qui en frappent la fabrication et par dessus tout le reste, la
plus grande diffusion possible de l'instruction unie à une éducation éminemment civilisatrice.

4° Viennent ensuite les délinquants politiques par passion (Corday,
Orsini, Sassoulitch), dépourvus de tout caractère du criminel-né, mus par un
naturel trop généreux ou par des causes très graves, telles que la tyrannie
d'un gouvernement despotique ou anti-national, auxquels il répugne d'appliquer une pénalité quelconque, attendu que, sauf quelques rares exceptions produites par l'exagération du sentiment politico-religieux ou social,
on peut dire que ces délinquants sont les vrais précurseurs du mouvement progressif de l'humanité. Pour ceux-ci, mais seulement lorsque
la sécurité des citoyens l'exige, c'est-à-dire lorsqu'ils cherchent à traduire en action l'idéal politique par des moyens violents, nous proposons
des peines temporaires et légères ; des peines ne représentant point un
châtiment, qui ne parviendrait pas à plier la fierté de caractères prêts à
tous les sacrifices, mais se bornant à un éloignement ou à une relégation
temporaire du délinquant, sans que la destination du lieu, ou une ultérieure restriction de la liberté individuelle, puissent la changer en une
peine afflictive.

5° Restent les délinquants par occasion, auxquels il faut appliquer
un régime semblable à celui indiqué pour les délinquants par passion, mais
avec moins d'égards, et sur lesquels peuvent agir avec plus d'efficacité
les moyens préventifs propres à écarter l'occasion du délit Parmi ces moyens
nous plaçons en première ligne : une amélioration générale des conditions
économiques, surtout en ce qui concerne les classes élevées par le talent et par le savoir, amélioration qui pourra s'effectuer, grâce à une
sage législation sociale, et éloignera un grand nombre des causes les plus
fréquentes du délit politique, en tête desquelles figurent l'incompatibilité
du milieu social et les liens sectaires.

Instruits par l'expérience historique, qui prouve que dans un gouvernement vraiment libéral, le délit politique ne fournit qu'un contingent minime dans le tableau général de la délinquance, nous croyons fermement
que toutes les réformes politiques et sociales compatibles avec le développement de la civilisation et avec le progrès intellectuel d'une nation, et

conformes à ses aspirations légitimes constituent la mesure préventive la plus efficace contre le délit politique.

Prof. C. LOMBROSO.
R. LASCHI, *avocat*, rédact.

VII. — Si et comment l'on doit admettre dans les établissements pénitentiaires ceux qui s'adonnent aux études du droit pénal ?

Les étudiants en droit ne seraient admis au cours de droit criminel qu'à la condition de se faire préalablement inscrire comme membres d'une Société de patronage des prisonniers, présidée par leur professeur. En cette qualité ils seraient astreints, soit isolément, soit en corps, à des visites hebdomadaires aux prisons, surtout aux prisons cellulaires les plus rapprochées du lieu de leurs études et ils apprendraient de la sorte à connaître les délinquants et les criminels, en même temps qu'à pratiquer et à propager un des remèdes les plus efficaces contre le fléau de la récidive. L'utilité serait triple : pour les étudiants, pour les condamnés et pour le public.

G. TARDE.
E. FERRI.

a) Ceux qui s'adonnent aux études du droit pénal, doivent être admis dans les pénitenciers ; car la science du droit pénal ne peut se soustraire à l'entraînement bienfaisant de la méthode expérimentale moderne, et, par conséquent, elle a besoin d'étudier le délinquant de près et avec tous les moyens nécessaires d'observation.

Un premier pas, digne d'éloges, a été fait par l'administration des prisons du royaume d'Italie, par la circulaire du 14 septembre 1883, grâce à laquelle les cadavres des condamnés sont mis à la disposition des recteurs des Universités.

Une fois reconnue l'utilité de l'examen du cadavre du criminel, on doit reconnaître également l'utilité plus grande peut-être encore de l'étude approfondie et rigoureusement scientifique du criminel vivant. La nécroscopie deviendrait ainsi le contrôle des études faites sur le détenu vivant.

b) Ne seront soumis à l'étude que les détenus condamnés.

c) Ne seront admis dans les pénitenciers que les notabilités scientifiques sans distinction de nationalité, les professeurs d'Université et les personnes qui, par un long exercice professionnel ou par leurs publications, fournissent une sérieuse garantie de savoir et d'honnêteté.

Les permissions devront être accordées par les directeurs des pénitenciers, sauf recours, en cas de refus, au directeur général des prisons du royaume. Chaque directeur aura le droit d'assister aux visites ou de se faire représenter par des employés de son choix, uniquement dans le but de veiller à la discipline de la maison.

FRANÇOIS AGUGLIA, *avocat*.

· MEMBRES

DU PREMIER CONGRÈS INTERNATIONAL D'ANTHROPOLOGIE CRIMINELLE:

Messieurs :

le docteur Robert **Adriani**, médecin-chef du manicome de Pérouse (Italie) ;

l'avocat François **Aguglia**, juge (*pretore*), Rome ;

le docteur **Albertoni**, professeur de thérapeutique et de physiologie à l'Université de Bologne ;

le professeur Paul **Albrecht**, docteur en médecine et en philosophie, Hambourg ;

l'avocat Bernardin **Alimena**, Cosenza ;

le docteur Joseph **Amadei**, médecin du manicome de Crémone ;

le docteur Gianditimo **Angelucci**, médecin du manicome de Macerata ;

le chevalier André **Angiulli**, professeur de philosophie et de pédagogie à l'Université de Naples ;

le docteur B. **Archenewsky**, professeur à l'Université de Saint-Pétersbourg ;

l'avocat Salvatore **Barzilai**, publiciste, Rome ;

le docteur **Moritz Benedikt**, professeur de névropathologie à l'Université de Vienne ;

le docteur Augustin **Berenini**, professeur libre de droit pénal à l'Université de Parme ;

le docteur Gustave **Bergman**, directeur du Conseil de santé de la Norvège, Christiania ;

le docteur Léonard **Bianchi**, professeur libre de névropathologie, médecin du manicome de Naples ;

le docteur Séraphin **Biffi**, membre de l'Institut royal des sciences et lettres de Milan ;

le commandeur Louis **Bolio**, directeur général de la Statistique du Royaume d'Italie ;

l'avocat Gustave **Bortolucci**, Modène;

le docteur commandeur **Buonomo**, député au Parlement italien, directeur du manicome de Naples, professeur de psychiatrie à l'Université de Naples;

l'avocat Eugène **Caluci**, Venise ;

l'avocat Jules **Campili**, Pérouse ;

l'avocat **Caperle**, député au Parlement italien ;

le docteur **Cividalli**, médecin du manicome de Rome ;

le docteur **Couette**, Lyon ;

l'avocat **Cuzzeri**, directeur de la *Rivis'a di procedura* ;

le professeur **De Albertis**, Gênes ;

l'avocat Antonin **De Bella**, Nicotera ;

l'avocat commandeur Louis **Diaz Moreu**, professeur à la Faculté de jurisprudence de Madrid ;

l'avocat Henri **Falaschi**, Sienne ;

l'avocat Henri **Ferri**, professeur de droit pénal à l'Université de Sienne, député au Parlement italien ;

le docteur François **Ferro**, Naples ;

le docteur chevalier F. **Fiordispini**, directeur du manicome de Rome ;

l'avocat Jules **Fioretti**, Naples ;

le docteur **Florschutz**, Wurzbourg ;

Jean **Foynitsky**, professeur de droit à l'Université de Saint-Pétersbourg ;

le docteur chevalier Louis **Frigerio**, médecin et directeur du manicome d'Alexandrie ;

l'avocat baron Raphaël **Garofalo**, substitut procureur du roi, Naples ;

le docteur Oscar **Giacchi**, médecin en chef du manicome de Racconis ;

l'avocat Ange **Graffagni**, Gênes ;

le commandeur Edouard **Giampietro**, professeur à l'Université de Naples ;

l'avocat G. **Grassi**, vice-directeur du *Monitore delle leggi*, Gênes ;

le docteur Filomusi **Guelfi**, professeur libre de médecine légale, Naples ;

le baron Franz von **Holtzendorff**, professeur de droit pénal à l'Université de Munich ;

l'avocat Pascal **Jannuzzi**, Rome ;

le docteur Alexandre **Lacassagne**, professeur de médecine légale à la Faculté de médecine de Lyon ;

l'avocat Rodolphe **Laschi**, Vérone ;

Jean **Lerda**, directeur de la Maison Bocca frères, éditeurs, Turin ;

le docteur Giovannangelo **Limoncelli**, Naples ;

l'avocat Alexandre **Lioy**, Naples ;

le docteur Cesare **Lombroso**, professeur à l'Université de Turin ;

le docteur E. **Magitot**, président de la Société d'anthropologie de Paris ;

le docteur Hector **Marchiafava**, professeur d'anatomie à l'Université
de Rome;

le docteur Antoine **Marro**, médecin en chef de l'asile des aliénés de
Turin;

le docteur en droit chevalier Edmond **Mayor**, Rome;

l'avocat Pylade **Mazza**, Rome;

le docteur **Mingazzini**, assistant à la chaire d'anatomie de l'Université de Rome;

le docteur commandeur Jac. **Moleschott**, sénateur du royaume
d'Italie, professeur de physiologie à l'Université de Rome;

l'avocat Vincent **Morello**, publiciste, Naples;

le docteur Henri **Morselli**, professeur de psychiatrie à l'Université de Turin;

le docteur A. **Motet**, ancien président de la Société médico-psychologique, Paris;

l'avocat Ange **Muratori**, Florence;

l'avocat Pierre **Muratori**, co-directeur de la *Sinossi giuridica*, Rome;

l'avocat Victor **Olivieri**, Sambonifacio (Vérone);

l'avocat Dominique **Pacetti**, Ancône;

l'avocat Ange **Pavia**, Milan;

l'avocat Charles **Porta**, Bologne;

l'avocat Vito **Porto**, co-directeur de la *Sinossi giuridica*, Rome;

l'avocat Fortuné **Precone**, Catanzaro;

l'avocat Joseph A. **Pugliese**, directeur de la *Rivista di Giureprudenza*, Trani;

le professeur A. **Raggi**, directeur de l'asile des aliénés et professeur
de psychiatrie à l'Université de Pavie;

l'avocat Louis **Rava**, professeur de philosophie du droit à l'Université de Sienne.

le professeur Hector **Regalia**, assistant à la chaire d'anthropologie,
Florence;

le professeur Conrad **Rieger**, *privat-docent* de psychiatrie à l'U-
niversité de Wurzbourg;

l'avocat commandeur Auguste **Righi**, député au Parlement italien;

le docteur chevalier Auguste **Roggero**, médecin du pénitencier
d'Alexandrie;

le docteur Guillaume **Romiti**, professeur d'anatomie à l'Université
de Pise;

le docteur en droit Virgilio **Rossi**, assistant à la chaire de médecine
légale, Turin;

M. **Roukavitchnikoff**, curateur honoraire à vie de l'asile Roukavitchnikoff, à Moscou;

le docteur Théophile **Roussel**, sénateur, membre de l'Institut, Paris;

l'avocat **Ruffo**, Aversa;

A. **Salomon**, membre du Conseil des prisons, Saint-Pétersbourg;

l'avocat François **Sangiorgi**, Poggibonsi;

l'avocat César **Sanguinetti**, Parme;

le docteur chevalier Ange **Scarenzio**, professeur de syphilographie à
l'Université de Pavie;

le docteur chevalier Ætius **Sciamanna**, professeur libre de névropathologie à l'Université de Rome;

le docteur J. **Sergi**, professeur d'anthropologie à l'Université de Rome;

le docteur Albert **Severi**, professeur de médecine légale, Gênes;

le docteur J. **Soffiantini**, assistant à la chaire de syphilographie, Pavie;

le docteur chevalier Alexandre **Solivetti**, professeur de psychiatrie
à l'Université de Rome;

le docteur Henry **Tamassia**, professeur de médecine légale à l'U-
niversité de Padoue;

le docteur Auguste **Tamburini**, professeur de psychiatrie et directeur de l'asile des aliénés de Reggio d'Emilie;

Emile **Tauffer**, directeur de la Maison centrale de Lepoglava;

Romeo **Taverni**, professeur de pédagogie à l'Université de Padoue;

le docteur Laurent **Tenchini**, professeur d'anatomie à l'Université
de Parme;

le docteur chevalier François **Todaro**, professeur d'anatomie et
d'embryologie à l'Université de Rome;

l'avocat Félix **Venezian**, Trieste;

l'avocat Jacques **Venezian**, professeur de droit civil à l'Université
de Camerino;

le docteur Dominique **Ventra**, médecin de l'asile des aliénés de
Nocera Inferiore;

le docteur Sylvius **Venturi**, médecin du manicome de Nocera Inf.;

Léon **Wollemborg**, docteur en droit, Padoue;

Maurice **Wollemborg**, Padoue;

le docteur Ange **Zuccarelli**, professeur de psychiatrie et médecine
légale, Naples;

ONT ADHÉRÉ

AU PREMIER CONGRÈS INTERNATIONAL D'ANTHROPOLOGIE CRIMINELLE :

Messieurs :

le docteur **Asteggiano** capitaine-médecin dans l'armée italienne, Turin;

l'avocat Léon **Bolafflo,** professeur, directeur de la *Temi veneta*, Venise;

le commandeur **Beltrani-Scalia,** conseiller d'Etat, Rome;

le docteur Paul **Brouardel** membre du conseil supérieur d'hygiène de France, membre de l'Académie de médecine de Paris;

l'avocat Camille **Cavagnari,** juge (*pretore*), Serralunga Cereseto ;

le docteur **Daulla,** Saint-Pétersbourg;

le commandeur **De Renzis,** baron de Montanaro, député au Parlement italien, Rome;

le professeur docteur Dmitri **Drill,** Moscou ;

le professeur Pietro **Ellero,** conseiller à la cour de Cassation, Rome ;

l'avocat G. **Faraone,** Naples ;

le professeur docteur Max **Flesch,** professeur à l'Institut d'anatomie vétérinaire, Berne ;

le docteur commandeur Albert **Gamba,** professeur à l'Académie royale Albertine de Turin ;

le professeur Emmanuel **Gianturco,** Naples;

le professeur J. **Kollemann,** Bâle ;

le professeur **Kraepelin,** professeur de psychiatrie, Dresde;

le docteur de **Lenhossek,** professeur, conseiller intime, Buda-Pest.

J. **Letschanow,** professeur à l'Université de Saint-Pétersbourg;

le professeur **Letourneau,** premier vice-président de la Société d'anthropologie de Paris;

l'avocat Georges **Lorand,** rédacteur en chef de la *Réforme*, Bruxelles ;

le commandeur **Noce,** procureur général du Roi, Venise ;

l'avocat docteur François **Puglia,** professeur de droit, Messine;

le docteur **Ranke,** professeur à l'Université de Munich, secrétaire général de la Société allemande d'anthropologie;

Manuel **Silvela**, sénateur du royaume d'Espagne, ancien ministre, ancien ambassadeur. ancien bâtonnier de l'ordre des avocats, etc.;

le docteur J. **Socque**, Paris;

le docteur Jules **Soury**, Paris;

M. Aldisio **Sammito**, publiciste, Terranova di Sicilia;

Gabriel **Tarde**, juge, Sarlat;

Auguste **Tebaldi**, professeur de psychiatrie. Padoue;

le docteur commandeur Salvatore **Tommasi**, sénateur du royaume d'Italie, Naples;

le docteur commandeur **Verga**, sénateur du royaume d'Italie, professeur de psychiatrie, président de la *Società freniatrica italiana*, Milan;

le docteur Gaspare **Virgilio**, professeur libre de psychiatrie, directeur de l'asile des aliénés d'Averse;

Charles **Vogt**, professeur à l'Université de Genève;

ONT ÉTÉ REPRÉSENTÉS AU CONGRÈS:

L'*Archivio di psichiatria, scienze penali ed antropologia criminale* par MM. **Ferri**, **Garofalo** et **Lombroso**;

le *Comitato provinciale veronese*, par M. **Righi**;

le Conseil prov. et l'hospice des aliénés d'Alexandrie, par M. **Frigerio**;

le Conseil prov. et l'hospice des aliénés de Macerata, par M. **Angelucci**;

le Conseil de l'ordre des avocats des Pouilles, par M. **Pugliese**;

le *National*, de Paris, par M. E. **Magitot**;

la *Reale Società d'igiene italiana*, par MM. **Biffi** et **Morselli**;

la *Rivista di freniatria*, par M. **Tamburini**;

la *Rivista di giureprudenza*, par M. **Pugliese**;

le *Roma*, de Naples, par M. **Lioy**;

la *Sinossi giuridica*, de Rome, par MM. **Muratori** (Pierre) et **Porto**;

la *Società freniatrica italiana*, par MM. **Biffi** et **Morselli**;

la Société médico-psychologique de Paris, par M. **Motet**;

le *Sperimentale*, de Florence, par M. **Severi**;

les *Studi senesi*, par M. **Ferri**;

la *Temi veneta*, par M. **Caluci**;

la *Tribuna*, de Rome, par M. **Barzilai**.

SÉANCE PRÉLIMINAIRE

16 novembre 1885.

Après la séance inaugurale des deux Congrès pénitentiaire et d'anthropologie criminelle, les membres du Congrès d'anthropologie criminelle se sont réunis dans les salles du Palais des Beaux-Arts, mises à leur disposition.

M. Lombroso, en sa qualité de président du Comité exécutif, prend place au fauteuil présidentiel et ouvre la séance à 4 heures de l'après-midi.

M. le Président donne communication de quelques délibérations prises dans une réunion préparatoire du jour précédent, où quelques membres du Congrès ont déterminé, sous réserve de l'approbation de l'assemblée plénière, le nombre des charges, l'ordre des travaux et l'horaire des réunions. Conformément au programme, le Congrès devrait être divisé en deux sections, anthropologique et juridique, ou pour employer les expressions proposées par M. Ferri, di biologie criminelle et de sociologie criminelle. La première des deux sections ouvrirait ses séances à 9 heures du matin; la seconde à une heure de l'après-midi.

Ces propositions sont acceptées sans discussion.

M. Lombroso invite l'Assemblée à constituer son bureau.

Le mode d'élection donne lieu à une discussion, à laquelle prennent part MM. **Muratori** (Angelo), **Morselli**, **Tamburini** et **Buonomo**.

M. Buonomo propose que la nomination des membres du bureau soit remise à une commission de cinq membres.

M. Ferri propose que le choix en soit confié au Comité promoteur.

M. Buonomo adhère à la proposition Ferri.

L'Assemblée se déclare favorable à cette proposition.

La séance est suspendue pendant dix minutes.

A la reprise de la séance, M. **Porto** demande qu'avant de donner lecture de la liste des membres du bureau, l'on procède à l'appel des présents.

Répondent à l'appel de leurs noms, MM. Aguglia, Alimena, Amadei, Angelucci, Angiulli, Archenewsky, Barzilai, Benedikt,

Berenini, Bianchi, Bortolucci, Buonomo, Cavagnari, Couette, Falaschi, Ferri, Ferro, Fiordispini, Fioretti, Florschutz, Foinitsky, Frigerio, Garofalo, Grassi, Jannuzzi, Lacassagne, Laschi, Lerda, Lioy, Lombroso, Magitot, Marro, Mayor, Mazza, Morello, Morselli, Muratori (Angelo), Olivieri, Pacetti, Pavia, Porta, Porto, Precone, Pugliese, Rava, Rieger, Roggero, Roussel, Sciamanna, Sergi, Taverni, Tenchini, Ventra, Vénturi (1).

M. **Lombroso** donne lecture des noms des membres du Congrès appelés à faire partie du bureau présidentiel :

Présidents honoraires : MM. Albrecht, Angiulli, Benedikt, Biffi, Buonomo, Holtzendorff, Lacassagne, Magitot, Moleschott, Morselli, Motet, Rieger, Roggero, Roussel, Tamburini, Verga, Virgilio.

Présidents effectifs : M. Lombroso pour la première Section (Biologie criminelle);

M. Ferri, pour la deuxième Section (Sociologie criminelle);

Vice-Présidents effectifs : MM. Sergi et Sciamanna, pour la première Section;

MM. Garofalo et Pugliese, pour la deuxième Section.

Secrétaires : MM. Mayor, Porto, Couette, Fioretti.

L'Assemblée approuve à l'unanimité.

Le temps limité dont le Congrès dispose et le nombre des communications annoncées font décider par l'Assemblée que, sur les sujets les moins importants et lorsque les rapporteurs sont d'accord sur les conclusions, un seul prendra la parole. En général, et sauf le désir contraire de l'Assemblée, les orateurs ne pourront parler que pendant vingt minutes.

M. **Motet** annonce l'adhésion de M. Brouardel, qui regrette de ne pouvoir assister au Congrès, retenu comme il est par des affaires graves.

M. **Sergi** annonce l'adhésion de M. le professeur Tamassia que des occupations importantes empêchent de venir à Rome.

M. **Morselli** déclare qu'il a été chargé, avec M. le professeur Biffi, de représenter, au sein du Congrès, la *Società freniatrica italiana* et la *Reale Società italiana d'igiene.*

La séance est levée à 5 heures.

---

(1) La formalité de l'appel a été supprimée dans les séances successives, et remplacée par celle de la signature d'une feuille de présence.

PREMIÈRE SÉANCE

17 novembre 1885.

La séance est ouverte à 9 heures du matin.

M. **Lombroso** prend place au fauteuil présidentiel et inaugure les travaux du Congrès dans les termes suivants :

« Messieurs,

« Je me connais trop bien pour ne pas comprendre que l'honneur que vous m'avez fait, en m'appelant au siège présidentiel, n'est pas dû à mes mérites C'est un honneur que vous rendez au drapeau que j'ai arboré le premier. Mais ce drapeau, si j'ai réussi à le porter dans des régions lointaines et inexplorées, ce n'est que par suite du concours que vous m'avez prêté en me précédant, en me soutenant et surtout..... en me corrigeant.

« Oui, laissez-moi le dire, vous, que je peux appeler mes vaillants compagnons d'armes : vous avez eu le mérite de corriger mes fautes trop nombreuses : je n'ai eu que celui d'accepter, sans hésiter (ce qui n'est pas très facile à mon âge), vos critiques et les résultats de vos travaux, de ces travaux qui offusquent et effacent les miens. C'est grâce à vous que nous sommes allés si loin et si haut : et c'est grâce à vous que je sieds à cette place.

« L'honneur que vous me faites n'aura d'ailleurs que la courte durée de l'*éphémère*, car je n'ai pris ce siège que pour le céder, aussitôt, à de plus dignes que moi. Mais de même que l'*éphémère* ne vit qu'un instant et ne vit que pour aimer, laissez que je profite de cette courte existence pour vous exprimer toute ma reconnaissance et pour remplir un agréable devoir.

« Ce devoir, c'est de remercier tous ceux qui ont préparé et facilité notre réunion : les autorités supérieures du Ministère de l'intérieur et surtout les membres de la Commission organisatrice du

Congrès pénitentiaire, MM. Mancini, Pessina, Torlonia, Beltrani-Scalia, Canonico et De Renzis. C'est à eux que nous devons d'être rassemblés ici en un premier Congrès international et d'offrir aux savants une exposition d'anthropologie criminelle, qui est la première de ce genre, et qu'on pourrait croire la centième, à en juger par la richesse.

« Nous leur devons aussi de la reconnaissance, parce qu'ils ont su vaincre les répugnances et surmonter les dissentiments scientifiques, sachant bien qu'en cela ils honoraient ce pays, où les nouvelles doctrines sont nées ; nous leur en devons, pour le courage qu'ils ont déployé, en affrontant la légende fausse et absurde, mais non moins répandue et non moins puissante, qui nous entoure encore et selon laquelle, nous qui voulons l'élimination des criminels, la perpétuité de la peine dans des cas aussi nombreux, nous serions, au contraire, les défenseurs obstinés du coupable; nous qui voulons substituer aux hypothèses le résultat d'observations comparées sur les honnêtes gens et sur les criminels et étudier ceux-ci, êtres réels, bien plus que les délits, entités abstraites, nous serions censés des rêveurs fantasques et dangereux.

« Il n'est pas difficile de comprendre comment cette légende s'est formée.

« Il est des gens qui, n'ayant pas le temps d'étudier ou n'ayant pas l'esprit ouvert aux conceptions nouvelles, trouvent plus facile et plus commode d'en sourire. Ils suivent, en cela, l'exemple des foules et du vulgaire qui répugnent aux nouveautés; ils espèrent que la pointe de moquerie qui leur est si facile, puisse tenir lieu du sérieux qui leur manque.

« Les gens dont nous parlons ont pour alliés, j'oserais dire pour complices, dans cette œuvre de dénigrement et de défiance, des savants à vues étroites qui se renferment dans un seul ordre d'idées, où, quelquefois, ils excellent. Semblables aux chrysalides dans leur cocon, ou à l'araignée au centre de sa toile, ils ne comprennent pas ce qui se passe en dehors de leur sphère, parce qu'ils ne peuvent pas voir au delà.

« Mais il ne manque pas, non plus, parmi eux, de ces forts penseurs au regard d'aigle, qui ferment les yeux pour ne pas voir, parce que, à l'aspect des découvertes d'autrui, ils éprouvent cette aversion instinctive dont je parlais tout à l'heure et que la pauvreté de l'intelligence détermine chez les impuissants. Les gens dont nous parlons, qui ne comprennent et n'approuvent que les découvertes qu'ils ont faites eux-mêmes, apportent à nous combattre l'énergie qui les a conduits aux rangs les plus élevés. Des sommets où ils sont parvenus, ils croient nous foudroyer d'un froncement olympien des sourcils. S'ils parlent, qui osera les contredire? Et s'ils ont adopté la légende, ou bien s'ils l'ont créée, qui pourra désormais la mettre en doute?

« Voilà les trois catégories de personnes chez lesquelles se recrutent nos adversaires.

« Contre ceux-ci la lutte est inutile. On se bat contre des hommes et non pas contre des ombres. J'ajouterai que l'on combat des faits, mais non pas les légendes, à moins toutefois — constatons-le hautement — que l'on ne dispose d'une réunion de forces, d'intelligences et de cœurs, telle que l'offre notre assemblée, et d'un arsenal d'armes aussi complet que celui qui compose notre exposition, dont la richesse et la variété ont dépassé toutes nos espérances.

« Honneur, donc, à tous ceux qui non seulement ont eu le courage d'affronter la légende répandue contre nous, mais de l'affronter, ici, en présence du monde scientifique.

« Honneur, aussi, aux illustres savants étrangers qui après avoir, dans le calme de leur cabinet, contrôlé les résultats de l'école d'anthropologie criminelle, sont venus, malgré la rigueur de la saison et l'éloignement de leurs foyers, dans cette ville, pour raffermir, de la grande autorité de leur nom, les bases de l'édifice que vous, mes compatriotes et mes compagnons de labeur, vous avez fondé. Ce salut que je leur donne ne doit pas être le seul: deux autres de nous, Messieurs, vous donneront la bienvenue et je vais leur céder la parole. L'un est celui, de qui nous tous, plus jeunes dans la science, nous avons tiré nos premières inspirations, comme aujourd'hui nous puisons de lui nos forces pour la lutte: c'est Moleschott. Citoyen italien, il vous parlera au nom de l'Italie. Le second est ce collègue jeune d'années et dont le nom est déjà illustre, M. Lacassagne, qui nous a si bien aidés par ses travaux et qui, avec MM. Motet, Magitot, Couette, avec M. Roussel, notre vénéré patriarche à tous, représente si dignement la France dans notre Congrès. (*Vifs applaudissements*).

M. **Moleschott** prend la parole dans les termes suivants:

« Messieurs,

« C'est la patrie de Cesare Beccaria et de Gaetano Filangieri qui vous reçoit et qui vous donne la bienvenue.

« Il y a un siècle ou peu de plus, puisque c'était le 6 décembre 1784, que l'œuvre de Filangieri fut condamnée publiquement, comme révolutionnaire et impie, par le clergé de Naples.

« Et aujourd'hui, vous vous réunissez à Rome, Messieurs, pour vous entendre, pour vous animer l'un l'autre dans les recherches d'anthropologie criminelle. C'est donc bien un signe des temps dont nous sommes les témoins.

« Pour nous en convaincre, ou pour mieux dire, car vous en êtes tous convaincus, pour nous édifier dans cette conviction, veuillez vous rappeler que, dans cette ville, l'homme a été esclave et que vous aspirez à le délivrer du plus dur des esclavages, de l'esclavage du vice..

« Le progrès dépend de ces hommes intrépides qui n'admettent pas le droit de la tradition, sans lui avoir demandé les raisons de son existence.

« Or, Messieurs, je vois parmi vous ces hommes illustres qui ont osé demander raison à l'institution dont la base semblait la plus inébranlable, la plus inabordable de toutes, à la justice elle-même.

« Vous l'avez abordée, vous l'avez ébranlée, en étudiant l'homme dans la société, dans sa dépendance héréditaire et naturelle, et par une autorité inflexible vos études ont confirmé le mot terrible de l'Écriture qui dit que les péchés des pères seront punis dans leurs enfants.

« Mais cette sentence elle-même n'a pu échapper à votre critique inexorable. Elle n'a fait que vous inspirer une nouvelle demande : vous voulez savoir dans quelle mesure le fils peut être responsable du malheur de descendre d'un père vicieux.

« On a combattu le nom dont vous avez embrassé l'ensemble de vos recherches et de vos aspirations, parce que l'on n'a pas voulu comprendre qu'aussi bien qu'on parle d'un droit criminel, on est autorisé à désigner comme anthropologie criminelle l'étude de l'homme qui l'envisage dans les liens de la nature, de la descendance, des besoins que créent le climat et la misère, l'habitude, l'exemple, le travail, le repos forcé, pour mesurer la portée de toutes ces influences en tant qu'elles disposent l'individu aux faux pas, aux égarements de la passion, au vice, au crime. Etudier l'anatomie, la physiologie, l'hygiène du criminel, sa productivité, sa guérison ou bien sa ruine fatale, examiner ses besoins et reconnaître ses droits, c'est bien, il me semble, faire de l'anthropologie criminelle.

« Sous vos mains, la société n'a pas perdu et ne perdra pas le droit de punir; mais vous insistez sur ce que la punition soit humaine, et elle n'est humaine qu'en tant qu'elle est nécessaire.

« Guidés par cette maxime, vous ne perdez jamais de vue l'homme qui vit dans le délinquant.

« En épiant toutes les conditions de son être, en examinant tous les motifs de ses actions, vous marchez sur un chemin qui ressemble en beaucoup à celui que la médecine moderne s'efforce de frayer avec une ardeur éclairée. Comme ici il s'agit avant tout de prévenir la maladie, et, lorsqu'elle a éclaté, de la guérir avec les moyens les plus simples et mesurables, vous voulez enrayer le vice et prévenir le crime, ou bien le punir par les moyens les plus humanitaires possibles, pour défendre la société, non pas pour la venger.

« Vos punitions ne sont pas des représailles, ce sont des sauvegardes dont le but est de rassurer la société tout en protégeant le criminel.

« Oui, Messieurs ! tout en protégeant, tout en sauvant le criminel. Car la plus noble, la plus généreuse, la plus sainte, en un mot, la plus humanitaire de vos aspirations, c'est de délivrer le délinquant de la flétrissure, de l'ignominie du crime, c'est d'effacer sa honte. Il s'agit de malheureux, de *disgraziati, sciagurati*, auxquels la société peut ne pas toujours accorder la grâce, mais toujours le pardon. Car — répétons le mot célèbre de Madame de Staël — « tout comprendre c'est tout pardonner ».

« Le seul fait de la possibilité de cette réunion est un titre de gloire pour notre ère, Messieurs. J'en suis fier, je suis reconnaissant de pouvoir vous saluer à Rome, au nom de Rome, comme citoyen italien, comme fils adoptif de l'Italie qui, je le répète, est la patrie des Beccaria et des Filangieri. » (*Applaudissements répétés*).

M. **Roussel,** parlant en ital'en, exprime sa surprise de se voir
à la place qu'il occupe entre MM. Moleschott et Lombroso, à la présidence du Congrès d'anthropologie criminelle. Il sent de n'avoir fait
que bien peu de chose pour cette science et ne peut que remercier
de l'honneur qui lui est rendu. Le premier Congrès d'anthropologie
criminelle marque un pas nouveau fait en avant par la science, et
peut-être le commencement d'une ère nouvelle pour le Droit pénal.
Il se propose d'en suivre les travaux, autant qu'il le pourra, et d'en
étudier les résultats. Il remercie, au nom des membres étrangers,
et notamment au nom des membres français du Congrès, pour l'accueil
qu'ils ont reçu. (*Applaudissements unanimes*).

M. **Lacassagne,** invité à prendre la parole, le fait dans les
termes suivants :

« Mes premières paroles doivent être des paroles de remerciment pour les membres du bureau qui m'ont désigné comme devant
faire partie du comité chargé de préparer le Congrès qui se réunit
aujourd'hui. Je dois cet honneur à la sympathie avec laquelle j'ai
accueilli les travaux italiens, qui, d'ailleurs, n'ont pas tardé à me
passionner. La nature de mes études et l'enseignement dont je
suis chargé, m'ont obligé de rechercher les origines de l'anthropologie criminelle, et, si j'ai plaisir de reconnaitre la profonde
influence de Lombroso et de l'école italienne, je dois aussi, pour
être juste, dire que le mouvement a commencé en France avec les
travaux de Gall, de Broussais, de Morel, de Despine. Ces noms
méritent d'être cités en ce moment, au début de ces séances.

« Il serait fâcheux que, dans un Congrès comme le nôtre, il
se trouvât des membres pouvant supposer que tous les travaux de
Gall ont abouti à la confection de ces têtes en plâtre que l'on
voit à l'étalage des marchands de collections scientifiques et qui
montrent la surface du crâne divisée en une série de compartiments irréguliers avec des étiquettes aux noms bizarres. C'est par
le « *système des bosses* » que l'on a voulu jeter le ridicule sur
une des conceptions les plus remarquables de notre siècle. L'immortel auteur du livre *sur les fonctions du cerveau et sur celles
de chacune de ses parties* a fait, en biologie, une révolution
aussi considérable que celle que votre Galilée avait faite dans le
monde physique. Ces deux génies ont troublé les mêmes habitudes,

ébranlé les mêmes intérêts et trouvé les mêmes détracteurs. Avant Gall, en effet, les passions avaient leur siège dans les différents organes et c'est lui qui a eu l'incomparable mérite de montrer que les sentiments, les actes, l'intelligence, tout l'homme moral enfin se trouve localisé dans le cerveau.

« Dans le premier volume de son ouvrage, Gall indique nettement comment il faut considérer le problème de la criminalité (tome I, page 356): « plus les penchants naturels innés et les habitudes offrent de résistance et d'opiniâtreté, plus il faut multiplier et fortifier les motifs, plus il faut graduer les peines, plus on doit mettre de persévérance pour combattre, et sinon pour vaincre, au moins pour comprimer, pour paralyser l'exercice de ces penchants et de ces habitudes; car il n'est plus question ni d'une culpabilité intérieure, ni d'une justice dans le sens le plus sévère; il est question des besoins de la société, de prévenir les crimes, de corriger les malfaiteurs et de mettre la société en sûreté contre ceux qui sont plus ou moins incorrigibles ».

« Après Gall, Broussais et surtout Auguste Comte ont fait voir le côté social de la question. Et quand Morel eut admirablement montré l'organisation et les types de dégénérés, Despine put à son tour ébaucher la psychologie du criminel.

« A l'heure actuelle, que veut l'école anthropologique? Elle désire apporter la méthode et la rigueur scientifiques dans l'étude des questions criminelles. Les métaphysiciens et les juristes ont créé les entités pénales qui encombrent le terrain et rendent les solutions pratiques plus difficiles. Permettez-moi à ce propos, Messieurs, de vous rappeler un mot de Corvisart. Ce célèbre médecin attirait à son service d'hôpital un grand nombre de praticiens désireux de s'instruire à l'école de ce savant maître. Un d'eux arrivant un jour de province, pria Corvisart de lui montrer un cas de pleurésie. « Je ne connais pas la pleurésie, dit le maitre, je ne puis vous faire voir que des pleurétiques ». Il en est de même pour nos études. Il n'y a pas de crimes, il n'y a que des criminels, et ce sont eux que vous voulez étudier et connaître.

« Pour y arriver, il faut éviter d'aller trop vite; il faut craindre les solutions trop promptes et trop faciles, se méfier des généralisations hâtives. Dans notre marche en avant, nous devons être très prudents, parce que nous sommes environnés d'envieux et de jaloux, et n'étant que des tirailleurs, il est peut-être inutile d'engager la lutte contre les gros bataillons. Réunissons les matériaux, préparons-les: d'autres viendront et les utiliseront un jour.

« J'ai la conviction que plus tard les légistes ou les médecins liront avec une pieuse curiosité les noms et les travaux des ouvriers de la première heure, les discussions du Congrès d'anthropologie criminelle de Rome. Charlemagne disait que la loi romaine était la mère de toutes les lois. C'est pour cela, Messieurs, qu'il était juste, qu'il était bon, qu'il était nécessaire que la Ville éternelle fût le siège de ces premières assises, et que Rome, la capitale de la nation italienne, offrit l'hospitalité à ceux qui désirent dans le monde le triomphe de la science et de la justice pour le bien et le progrès de l'humanité. » (*Vifs applaudissements*).

M. **Lombroso** propose à l'assemblée de nommer, chaque séance, des présidents d'honneur parmi les savants étrangers et italiens qui ont fait adhésion au Congrès. « Leur souvenir sera ainsi toujours présent parmi nous, et nous témoignerons par là, de notre estime pour leurs personnes et pour leurs travaux. »

Cette proposition rencontre l'assentiment général, et l'assemblée, sur la proposition du président, acclame à l'unanimité comme présidents d'honneur:

MM. Drill, Flesch, Kraepelin, Letourneau, Silvela, Tarde, Topinard, Beltrani-Scalia, Canonico, De Renzis.

Le **Président** désigne ensuite, avec l'approbation de l'assemblée, les membres chargés de l'examen des manuscrits présentés au Congrès. Sont nommés pour la section de biologie criminelle:

MM. Morselli, Tamburini, Frigerio, Mayor, Couette et Laschi; et pour la section de sociologie criminelle:

MM. Garofalo, Angiulli, Aguglia, Precone, Pavia.

M. **Sergi** lit un Catalogue provisoire des collections, dont se compose l'exposition d'anthropologie criminelle. Il ne s'agit pour le moment que d'en signaler les richesses.

Une commission sera nommée pour les examiner.

M. **Mayor** donne lecture des publications dont il a été fait hommage au Congrès, ainsi que des adhésions pervenues à la présidence jusqu'à ce jour.

M. **Sergi** donne part au Congrès de l'adhésion de M. Ranke, qui lui est parvenue nominalement.

M. **Mayor** propose que, suivant la coutume usitée dans d'autres Congrès, chaque orateur, après avoir exposé ses idées, veuille bien rédiger lui-même son discours, soit *in extenso*, soit en résumé, et communiquer sa rédaction au secrétariat. C'est là, semble-t-il, la meilleure manière d'assurer l'exactitude des procès-verbaux et de rendre fidèlement la pensée des orateurs.

M. **Moleschott** appuie la proposition de M. Mayor.

La proposition de M. Mayor est adoptée.

M. **Moleschott** propose que pour la plus grande diffusion du principes de l'anthropologie criminelle, les procès-verbaux soient rédigés en français.

M. **Ferri** appuie la proposition de M. Moleschott. Il demande cependant que, dans les discussions, ou admette l'emploi d'autres langues que le français, notamment de l'italien.

La double proposition est approuvée.

M. **Ferri** fait part au Congrès de l'adhésion que lui adresse par lettre M. Tarde, et des salutations qu'il envoie au Congrès, comme membre de la magistrature française.

M. **Fioretti** exprime le désir que le Congrès indique dans ses conclusions quels sont les points que l'on peut actuellement regarder comme définitivement acquis à la science et ceux sur lesquels la discussion est encore pendante. Ces derniers devraient être recommandés à l'attention des Congrès futurs, afin que leurs travaux successifs marquent une sorte d'évolution scientifique.

La première thèse est mise en discussion.

M **Lombroso**, devant prendre la parole comme rapporteur, prie M. Moleschott de le remplacer au fauteuil présidentiel.

M. **Moleschott** croit être l'interprète de l'assemblée en priant M. Ferri d'adresser les remerciments du Congrès à M. Tarde, pour l'adhésion qu'il lui a fait parvenir comme membre de la magistrature française.

M. **Lombroso** a la parole pour présenter son rapport sur la 1ère thèse de la section de biologie criminelle, ainsi formulée dans le programme : *En quelles catégories doit-on diviser les délinquants et par quels caractères essentiels, organiques et psychiques, peut-on les distinguer?*

« Messieurs,

« L'étude des caractères anatomiques du crime est à ses débuts.

« Les observations faites sur 350 crânes de ma collection et des collections de MM. Benedikt, Bordier, Heger, Lenhossek, Flesch, signaleraient la prédominance des anomalies indiquées dans le tableau suivant:

Anomalies observées dans les crânes de 350 malfaiteurs.

Arcades sourcilières et sinus frontaux proéminents	52.2
Anomalies dans le développement des dents de la sagesse	44.6
Crànes pathologiques	43.7
Soudure partielle ou complète des sutures	28,9
Front fuyant	28.0
Grande épaisseur des os, ostéoporose	43,4
Plagiocéphalie et asymétrie	23.1
Os wormiens	22,0
Crânes anormaux	21,3
Sutures frontales très simples	18,4
Proéminence de la protubérance occipitale	16,6
Fossette occipitale médiane	16,0
Capacité anormale du crâne	15,0
Renflement du frontal	14,1
Sutures festonnées ou symboliques	13,6
Suture médio-frontale	12,7
Ostéophytes du clivus	10.1
Os de l'Incas ou épactal	10,5
Trochocéphalie	9,0
Front petit, étroit ou aplati	8,6
Os du crâne très minces	8,4
Exagération de la rondeur ou de l'obliquité du trou occipital	7,3
Asymétrie ou obliquité de la face	7,1
Traces de lésions traumatiques	6,6
Anomalies dans le développement des dents canines	6,2
Sub-scaphocéphalie	6,1
Pertes de substance en suite d'ostéite	5,6
Chevauchement des os du crâne	5,5
Ostéomes du rocher et de l'os occipital	4.8
Oxycéphalie	4,5

Anomalies des criminels mâles et femelles comparés avec les normaux. — Mais l'étude des chiffres qui précèdent n'a que peu de valeur si l'on ne se donne pas la peine de les comparer avec les chiffres correspondants relatifs aux personnes normales du même pays, avec les chiffres correspondants relatifs aux sauvages, et surtout si l'on ne tâche de les différencier par crime et par sexe. Je donne, ci-après, une table contenant les proportions des anomalies trouvées en 66 hommes criminels et en 60 femmes criminelles. Tous sont Italiens. Les chiffres se référant aux gens normaux ont été trouvés par Legge sur 1.770 crânes d'Italiens, et par moi et Amadei sur 1320 crânes de soldats morts à Solferino.

« Pour les anomalies dont Legge et moi-même n'avons pas étudié les proportions, j'ai suppléé par une étude sur 44 soldats et 29 femmes en les marquant avec un astérisque. Je mets à côté les proportions trouvées chez les fous par moi et par Sommer, et celles trouvées dans les races sauvages par Anutchine, Gruber, etc., en tenant compte des chiffres les plus considérables.

	MALES		FEMMES		Sauvages	Fous
	Normaux p. 0/0	Criminels p. 0/0	Criminelles p. 0/0	Normales p. 0/0		
Asymétrie et plagiocéphalie . .	20,0	42,0	21,0	17,2	?	24,0
Sclérose crânienne	* 18,1	31.0	31.0	17,2	100 ?	24,0
Sutures soudées	* 25,0	37,0	26,0	13,3	8,0	28,0
Suture métopique	9,0	12,0	5,1	10,0	5,0	9,0
Os wormiens	28,0	59,0	46,0	20,0	»	68,0
Os épactal	0.5	9,0	1,7	6,3	5,4	3,8
Fusion de l'atlas avec l'occipital	0,9	3,0	3,2	0,0	»	68,0
Fossette occipitale médiane . .	4,1	16,0	3,2	3,4	26,0	14,0
Trou de Civinini complet ou in-complet	* 27,0	15,0	8,1	»	»	»
Front fuyant	* 18,0	36,0	6,8	10,0	»	»
Apophyse frontale du temporal .	1,5	3,4	6,6	0,0	12,0	2,0
Arcades sourcilières et sinus fron-taux développés	25,0	62,0	29,0	19,0	100 ?	67,0
Anomalies des dents inférieures :	* 6,0	2,0	3,2	0,5	40,0	»
Mâchoires volumineuses. . . .	* 24.0	37,0	25,0	6,5	»	»
Id. très volumineuses . .	4,5	10,6	»	»	100 ?	»
Traces de la suture intermaxil-laire.	52,0	24,0	3,3	0,0	»	»
Oxycéphalie	2,0	7,5	»	»	»	»
Trou sub-orbitaire double . . .	6,0	18,0	»	»	»	»
Sub-scaphocéphalie.	6,0	6,0	»	»	»	»
Prognathisme	* 34,0	34,0	32,0	10,0	100 ?	»
Zygomas saillants	* 29,0	30,0	7,6	6,9	»	»
Glabelle nasale fortement dépri-mée	* 13,0	31,0	»	»	»	»
Platycéphalie	* 15,0	22.0	33,0	0,1	»	»
Asymétrie et obliquité de la face	* 6,0	25.0	»	»	»	»
Chevauchement des dents . . .	* 6,0	1,0	»	»	»	»
Renflement des os temporaux .	* 27.0	43.0	»	»	»	»
Bec frontal de la suture coronaire	* 2,0	9.0	»	»	»	»
Dépression correspond. aux glan-des de Pacchioni	29.0	50,0	»	»	»	»
Os wormiens du ptérion	16,0	23,0	3,0	»	66,0	18,0
Anomalies du trou occipital . .	* 2,5	10,0	11,5	»	»	»
Féminilité	* 15,0	6,0	»	»	»	»
Virilité	»	»	9 2	»	»	»
Saillie de l'angle orbitaire de l'os frontal	15.0	46.0	7.0	6.9	100 ?	»

« *Femmes*. — On voit tout de suite combien est plus grande la proportion des anomalies chez les criminels mâles. Non seulement chez les femmes criminelles il y a absence complète de sub-scaphocéphalie, d'oxycéphalie, ou presque complète des os de l'Incas, de platycéphalie, mais encore on trouve chez elles une proportion inférieure de plus de la moitié dans les asymétries et les sinus frontaux, les mâchoires volumineuses, les sutures soudées et le métopisme; de 4 à 8 fois moindre dans la suture minime et la fossette occipitale médiane. Il n'y a de supériorité chez les femmes criminelles que dans les anomalies du trou basilaire et de l'apophyse frontale du temporal; il y a égalité dans la sclérose, dans la soudure de l'atlas avec l'occipital et dans le prognathisme.

« Si on les compare toutefois avec les femmes normales, on voit que les criminelles se rapprochent beaucoup plus des mâles normaux ou criminels que des femmes normales, surtout dans les arcades sourcilières, dans la soudure des sutures, dans les mâchoires, dans les anomalies du trou occipital. Aussi, avec Virgilio, avons-nous trouvé une proportion de 9,2 p. $^0/_0$ de crânes virils chez les femmes criminelles. Elles sont égales, ou presque, aux femmes normales dans les zygomas, dans la saillie de la ligne crotaphitique, dans la fossette occipitale médiane.

« *Mâles*. — En comparant les criminels avec les normaux nous trouvons que beaucoup d'anomalies perdent de leur importance, car on les trouve en proportion presque égale, égale ou même supérieure chez ces derniers. Telles sont, par exemple, le trou de Civinini, les ailes externes ptérygoïdiennes exagérées, le prognathisme, les traces de la suture incisive, l'eurygnathisme, le renflement des temporaux. Mais il y a d'autres anomalies, au contraire, qui se présentent en proportion double ou triple chez les criminels. Telles sont, par exemple, la sclérose, l'os épactal, l'asymétrie, le front fuyant, les sinus frontaux énormes et les arcades sourcilières proéminentes, l'oxycéphalie, la suture internasale ouverte, les dents anomales, les asymétries de la face.

« *Fossette occipitale*. — Sur 16 p. $^0/_0$ des mâles se trouvait une fossette occipitale médiane; sur 11, avec dimension ordinaire, comme il arrive chez 5 p. $^0/_0$ des hommes normaux. De ces 11, 6 étaient des voleurs, 5 des assassins; 5 de ces 11 avaient des os wormiens, 2 présentaient la fusion de l'atlas. Dans le nommé Villela, calabrais, voleur d'une très grande agilité, sans tendances vénériennes, et qui, à l'âge de 70 ans, présentait encore les sutures ouvertes, cette fossette apparaissat de dimensions vraiment extraordinaires, longue de 34 millimètres, large de 23, profonde de 11, et s'associait à l'atrophie des fossettes occipitales latérales, à l'absence complète de l'épine occipitale intérieure, qu'elle remplaçait, et à la fusion de l'atlas.

« Elle était limitée des deux côtés par des saillies osseuses, qui se dirigeaient d'abord parallélement, lui donnant ainsi une figure trapézoide, et finissaient en se rapprochant du trou occipital par un petit promontoire triangulaire. Dans ces faits, l'anatomie comparée et l'embryologie trouvent un solide point d'appui pour conclure qu'il était ici question d'une vraie hypertrophie du vermis, d'un vrai cervelet moyen; de sorte que cet organe descendait du degré élevé des primats omnivores, à celui des rongeurs, des lémuriens, ou bien de l'homme entre le troisième et le quatrième mois de la vie fœtale. C'est là un fait que je peux assurer, ayant trouvé avec Foà, Calori, Romiti et Tenchini, sur 107 cadavres, la coïncidence des deux anomalies (fossette occipitale et vermis hypertrophique) dans la proportion de 60 p. %.

« *La plagiocéphalie* ou asymétrie ovalaire est réellement un des caractères les plus marquants chez les criminels. Malheureusement si on voulait en établir les proportions avec les hommes normaux, on risquerait de se tromper en se livrant à des impressions personnelles presque subjectives. C'est ainsi que nous voyons Bordier la trouver chez 37 p. % d'hommes normaux et Lenhossek chez 12, tandis que, pour mon compte, j'ai trouvé:

$$42,0 \text{ p. \% pour les hommes criminels}$$
$$21,0 \text{ » id. les femmes criminelles}$$
$$20,0 \text{ » id. les individus normaux}$$

et Villigk

$$3,7 \text{ » id. les individus normaux}$$
$$7,0 \text{ » id. les fous.}$$

« C'est seulement ces derniers jours que M. Amadei a mis de l'ordre dans cette question en fixant l'index de l'asymétrie ovalaire. Cet index résulte du rapport entre les deux diamètres obliques dont le plus long serait égal à 100.

« On peut signaler deux faits importants dans l'étude de cette anomalie chez les criminels:

1° L'exagération de cette anomalie. Ainsi Amadei a trouvé:

99,5 chez R., assassin
98,7 id. W., parricide
98,6 id. C., brigand
96,3 id. B. assassin.

On trouve aussi des chiffres d'une grande exagération chez Faella, Lorrain et Moreau. Cette observation me paraît tres importante, car une légère asymétrie est presque chose normale, elle est peut-être même esthétique aux yeux de certains artistes. Mais il ne s'agit plus ici d'une courbure plus ou moins gracieuse: il s'agit d'une exagération monstrueuse, d'une gibbosité.

2° La prédominance de l'asymétrie à droite, tandis que pour les personnes saines, suivant Manouvrier, les proportions des asymétries s'égalisent des deux côtés, et chez les fous, suivant Sommer, elles prédominent du côté droit (75 p $^o/_o$). Chez 44 criminels, j'ai trouvé :

Prédominance à droite 41 p. $^o/_o$
Id. à gauche 20 »
Egalité . . . . 38 »

excepté cependant pour les femmes criminelles chez lesquelles j'ai trouvé, avec Silva et Varaglia, dans 23 asymétries :

14 prédominances à gauche
7 » » à droite

ce qui donne une prédominance de l'asymétrie du côté gauche.

Analogie entre le sauvage et l'homme criminel. — L'étude de ces anomalies rapproche le délinquant plus encore du sauvage que du fou surtout en ce qui concerne l'os frontal, le développement de la mâchoire, la saillie de l'arcade sourcilière, et en particulier la fossette occipitale médiane, qui n'est très développée que chez les Américains.

Cette fossette, je l'ai trouvée, chez 1320 Européens sains, dans la proportion de 4,1 $^o/_o$.

Sur 126 crânes antiques (Egyptiens et Etrusques) 10 $^o/_o$
Id. 16 id. de nègres . . . . 6 »
Id. 40 id. Américains Aymaras . . . . . 26 »
Id. 11 id. Américains du Pérou . . . . . 18 »
Id. 9 id. Sémites . . . . 22 »
Id. 28 id. Papouas (Virchow) . . . . . . 1 »

Les os wormiens du ptérion qui, chez les délinquants, les fous et les hommes normaux de l'Europe sont dans le rapport de 23 p. %, de 18 p. % et de 16 p. %, sont en Australie, d'après Anutchine, dans le rapport de 28 p. %, chez les Finnois de 66 p. %, dans la Mélanésie de 25 p. %, dans la Malaisie de 10 p. %, au Pérou de 6 p. %.

« L'apophyse temporale du frontal serait normalement, d'après Sommer, de 1,4 %. D'après Anutchine, chez les Européens on trouve le 1,6, tandis que les nègres donnent le 12 %, les Américains le 1,9. Quant à nous, sur 58 délinquants nous avons trouvé la proportion de 3,4 %.

« Cette tendance atavistique nous explique un autre fait que nous révélèrent Varaglia et Silva dans l'étude de 60 crânes de criminels: la plus grande analogie de ces crânes avec les crânes antiques des mêmes régions.

En effet, 3 sur 4 crânes de l'Emilie présentaient, comme les anciens Felsiniens et à l'encontre des Bolognais modernes, un plus grand développement de la partie post-auriculaire. L'un d'eux est analogue à l'Etrusque antique dans l'index dolicocéphalique (79,5), dans la capacité du crâne (1386 c.c.), dans la carène médio-frontale.

Ainsi les criminels sardes se rapprochent davantage des Sardes anciens dans la moyenne des diamètres antéro-postérieur, transversal maximum, frontal minimum et bizygomatique, et dans les courbes du crâne, que des Sardes normaux modernes (1). Nous trouvons en cela une preuve anatomique de la stratification de la criminalité, c'est-à-dire de la tendance des coupables à hériter des formes non seulement de l'homme sauvage, préhistorique, mais aussi de l'homme antique, historique.

« La fréquence des sinus frontaux, des fronts fuyants et des arcades sourcilières développées est vraiment singulière, comme on peut le voir dans les photographies de tous nos crânes.

(1)

	Courbe bi-aur.	Courbe occip. front. 100		Courbe horizontale 100	
		part. ant.	part. post.	part. ant.	part. post.
Sardes antiques. . .	292,50	33,53	66,47	49,26	50,74
Id. modernes . .	303,17	29,95	70,05	50,36	49,64
Id. criminels . .	281,00	33.61	60,39	45,73	54,37

Elle nous explique l'étrange analogie des crânes de criminels italiens, français et allemands dessinés par Heger et Flesch, tout à fait semblables aux crânes des microcéphales et des crétins.

« La sclérose du crâne est un autre caractère saillant. Dans un cas, elle simulait un vrai ostéome ; chez un voleur illustré par Flesch, elle réduisait la capacité crânienne à 1080 c. c. et donnait au visage un aspect de lion. A un autre crâne la sclérose donnait un poids de gr. 1143, presque le double du normal.

« *Anomalies suivant le genre de crime.* — Nos chiffres sont en nombre trop restreint pour nous permettre de dire, avec quelque certitude, si les anomalies des crânes sont plus ou moins fréquentes chez les voleurs que chez les assassins. Il semble toutefois que chez les premiers les sub-microcéphalies, les synostoses, les fronts fuyants, la trochocéphalie, l'oxycéphalie, la sclérose crânienne, l'ampleur exagérée des cavités orbitaires soient des anomalies plus fréquentes ; chez les autres, le nombre des mâchoires volumineuses, des os wormiens, des platycéphalies et des sutures médiofrontales nous apparait plus grand.

« Chez les femmes coupables d'assassinats et chez les prostituées (1) on a trouvé le plus grand nombre de fronts fuyants et, chez les premières, d'os wormiens ; chez les infanticides, la plus grande fréquence des sinus frontaux saillants et la moindre fréquence des fossettes occipitales et des fronts fuyants.

	D. L.	D. T.	Front. M.	D. bizyg.
Femmes sardes antiques	176	132	92,5	116
Id. modernes	180	143	91,5	111
Id. criminelles. . . .	178	127	92,0	120

		28 Voleuses	15 Assassines	9 Infanticid.	12 Voleuses	21 Homicides	4 Empoison.	5 Prostitut.
Front fuyant. . . .	p. %	39,2	13,3	11,0	»	»	»	30,0
Sclérose	»	28,5	6,6	11,1	33,3	4,7	»	20,0
Fossette occip. moyenne	»	28,4	13,3	»	8,0	5,0	75,0	40,0
Sutures soudées. . .	»	53,5	20,0	22,2	8,0	21,0	50,0	20,0
Sinus front, saillant .	»	60,7	73,0	55,5	16,6	4,7	50,0	40,0
Os wormiens. . . .	»	25,0	64,2	66,6	66,6	4,7	75,0	40,0
Plagiocéphalie . . .	»	10,7	33,3	»	»	74,4	»	»

« *Comparaison avec les fous*. — La dernière table nous montre bien clairement que, pour toutes les anomalies, les criminels surpassent et de beaucoup les fous, hormis dans les dépressions Pacchioniennes, dans les os wormiens, de même que dans la sclérose crânienne ; mais pour celle-ci nous avons des données qui font aussi pencher la balance du côté des premiers. J'ai trouvé, en effet, le poids moyen de 600 pour les crânes des gens normaux, de 701 pour les fous, de 746 pour les criminels. Cette échelle n'est rendue que plus évidente encore par la méthode sérielle (1).

« Il en est de même dans l'étude, par séries, de la capacité du crâne, des courbes frontale et pariétale. Mais cela se voit, surtout, dans l'étude des anomalies ; les criminels ayant la fossette occipitale médiane sont plus nombreux que les fous, chez lesquels on rencontre plus souvent la synostose précoce des sutures ; la sub-microcéphalie n'est pas plus rare chez les criminels que chez les fous ; il en est de même de la permanence des sutures intermaxillaires.

« Quant à la suture médio-frontale, elle est plus fréquente chez les délinquants que chez les fous. Les criminels offrent, eux aussi, un peu plus fréquemment la synostose de l'atlas, le développement de la mâchoire, l'eurygnathisme, le prognathisme, etc. Les fous se rapprochent des hommes normaux plus que les criminels quant aux dimensions des orbites, de la mâchoire, de la circonférence crânienne (2), de la face, de la fossette occipitale médiane, ce qui ne doit point étonner quand on réfléchit qu'une grande partie des fous ne naissent pas tels, mais le deviennent, tandis que le contraire a lieu pour les criminels.

« J'en viens à l'anatomie pathologique du cœur, du foie, etc.

« Flesch nous a révélé un fait jusqu'à ce jour inconnu : les altérations splanchnologiques très fréquentes des criminels, parmi

---

(1)	Poids	42 criminels	40 fous	72 normaux
	400- 500	0,0 %	0,0 %	19,4 %
	501- 600	14,2 »	11,9 »	40,2 »
	601- 700	19,0 »	26,0 »	29,2 »
	701- 800	30,9 »	35,0 »	8,4 »
	801- 900	26,0 »	23,8 »	2,8 »
	901-1000	9,5 »	2,3 »	0,0 »

(2) Voir *L'Homme criminel*, chez Alcan e C., Paris, 1886-87.

lesquelles quelques-unes sont congénitales. En effet, sur 50 autopsies :

« 20 p. %, présentèrent des affections du cœur si graves qu'elles furent la cause directe de la mort. En calculant les affections accidentelles du péricarde et de l'endocarde, la mortalité fut de 50 p. %;

« Sur 54, 5 présentaient le trou de Botal ouvert ; 3 avaient un rétrécissement des vaisseaux, avec épaississement des valvules aortiques ; 1 présentait une dilatation des grands vaisseaux, avec traces de lésions méningitiques ; 39 avaient des anomalies dans l'endocarde et dans les valvules ; et enfin 23 sur 27, une artérite chronique avec dégénération athéromateuse, etc.

« Il est important de fixer l'attention sur les altérations congénitales des vases et sur les affections du cœur ; car, dans toutes ces affections, les criminels sembleraient dépasser, égaler ou suivre de bien près les fous.

« En comparant les chiffres établis par Heger, sur ces lésions chez les fous et les normaux, avec ceux constatés par Flesch chez les criminels, nous trouvons :

	Honnêtes	Fous	Criminels
Hypertrophie du cœur	16,0 %	10.0 %	11 %
Atrophie du cœur	1,2 »	3.1 »	11 »
Dégénérescence graisseuse . .	3,6 »	5,2 »	9 »
Insuffisance valvulaire	3,1 »	3,6 »	17 »
Adhérence péricardique	2,1 »	2,6 «	2 »
Affections du cœur, en général . .	25,9 »	26,0 »	50 »

ce qui démontre chez les criminels une curieuse supériorité d'insuffisances valvulaires et d'atrophies cardiaques, et une plus grande analogie avec les fous qu'avec les sains dans l'adipose et dans l'hypertrophie du cœur. Toutes ces analogies ont une grande importance.

« Par rapport au foie, sur 50 autopsies, Flesch trouva 1 fois seulement cet organe dans un état normal.

« Voici les résultats de ses observations:

15 infiltrations et dégénérescences graisseuses . .	29,4 %
5 atrophies et 6 atrophies brunes	9,8 »
5 hypérémies avec stase biliaire	9,8 »
5 tuberculoses, dont 2 avec infiltration graisseuse	9,8 »
5 squirrhes, dont 1 syphilitique	98 »

1 hypertrophie	1,9	%
4 foies noix-muscade	7,8	»
2 carcinomes, dont 1 de la vésicule biliaire et 1 du foie	3,9	»
1 hépatite parenchymateuse avec périhépatite puru-		
lente	1,9	»
1 foie amylacé	1,9	»

« Il semble donc (et l'alcoolisme en partie nous l'expliquerait) que les affections hépatiques prédominent chez les criminels.

« Nous rappellerons que Milani, Agnoletti et Passanante avaient le foie attaqué tout autant que le cerveau.

« *Organes génitaux*. — Chez les criminels, 9 sur 24, dont les organes génitaux furent examinés, l'on trouva :

1 paramétrite, 1 ophoorite, 2 endométrites, 1 hydropisie des tubes et des follicules, 1 cancer de l'ovaire, 1 cyste de l'ovaire et un seul cas normal.

« *Estomac*. — Sur 35 autopsies de l'estomac, il a été constaté :

8 catarrhes, 2 gonflements de la muqueuse, 4 cancers, 3 hypérémies, 1 dilatation, 1 polype, 1 ulcère rond et 15 estomacs normaux.

« Sur 8204 autopsies pratiquées à l'hôpital de Milan nous trouvons le cancer de l'estomac chez 156, c'est-à-dire une proportion de 1,9 p. %; le cancer du foie représente le 0,5 p. %, ce qui donne moins d'un cinquième des cas trouvés par Flesch chez des condamnés.

« *Cerveau*. — *Poids*. Bischoff nous a donné une étude sur le poids des cerveaux de 137 criminels comparés à ceux de 422 normaux (*Hirngewicht des Menchen*, 1880). En résumé, on voit égalité dans les quotités les plus modiques jusqu'à 1300, avec prépondérance des plus petites chez les criminels; différence considérable dans les petites quotités de 1301 à 1400, où les hommes ordinaires dépassent les coupables comme de 38,6 à 34,3. Le contraire se produit de 1400 à 1500. Ici la proportion des coupables serait de 24,8 % et celle des gens honnêtes de 20,3 %. De 1500 à 1600 les coupables descendraient dans la proportion de 6,5 en comparaison des sains; de 1600 au dessus, ils seraient supérieurs de petites fractions, de 3,6 à 3,3. Les criminels, en somme, différeraient de peu des normaux dans les plus bas chiffres, seraient inférieurs dans les moyens et les surpasseraient de quelque peu dans les plus hauts chiffres. Cette dernière différence s'efface en grande partie si l'on pense qu'il s'agit d'hommes de haute stature et chez qui le genre de mort le plus fréquent (la pendaison) favorisait le plus grand poids du cerveau. On a remarqué que la différence de poids des deux hémisphères du cerveau chez les criminels et les hommes ordinaires diffère de peu. Seulement l'hémisphère droit est un peu plus fréquemment supérieur en poids à celui de gauche. En effet le seul cerveau criminel de Bischoff chez lequel les deux hémisphères furent pesés séparément, donna un chiffre supérieur de 21 gr. à droite; et le criminel étudié par Ferrier avait, lui aussi, l'hémisphère droit plus lourd de 40 gr. Sur 42 voleurs homicides dont les cerveaux furent pesés par Giacomini, 20 avaient le lobe droit plus pesant, et 18 le lobe gauche; les 4 autres avaient les hémisphères d'un poids égal.

« Ce sont là, pourtant, des chiffres peu décisifs, mais l'étude des asymétries nous les complètent. Nous les avons trouvées, en effet, prédominant à droite sur 41 °/₀ et à gauche sur 20 °/₀; 38 °/₀ étaient égaux. Il est à remarquer que les asymétries physiologiques donnent généralment des quotités égales pour les deux côtés. Il paraîtrait plus certain que le poids du cervelet protubérance annulaire et des pédoncules est supérieur chez les criminels. Il résulte des études de Varaglia et Silva que, tandis que chez les femmes ordinaires le poids du cervelet est de 141, il est chez les femmes criminelles de 155. (*Note anatomiche ed antropologiche sopra 60 crani e 42 encefali di donne criminali italiane*).

« *Circonvolutions.* -- Plusieurs auteurs croyaient avoir trouvé dans la disposition anormale des circonvolutions le secret des tendances criminelles. Sans remonter aux exagérations de Gall, qui n'étaient cependant pas toujours injustifiées, nous voyons encore de nos jours se répéter la même affirmation.

« Chez Guiteau on aurait trouvé la scissure centrale divisée par un petit pont de celle de Sylvius — ainsi que l'occipitale transversale et l'interpariétale. Dans l'hémisphère droit la région pariétale était atrophiée, et le lobule paracentral très-petit, la circonvolution postcentrale rapetissée de plus d'un quart; l'insula de Reil à 7 sillons à gauche et 5 à droite, 5 circonvolutions à gauche et 6 à droite (Mendel, *Nevrolog. Centralbl.*, 1882).

« Chez l'assassin Prévost, âgé de 43 ans (Broca), le premier pli de passage occipito-pariétal était profond des deux côtés, de sorte que la scissure occipitale interne se continuait avec l'externe; le lobe occipital se détachait, comme chez les singes, sous forme de calotte, pour employer l'expression de Gratiolet. A gauche, le second sillon temporal et le troisième occipital se fondaient en se prolongeant et ne formaient plus qu'un seul sillon sans interruption de la pointe du lobe temporal à l'extrémité du lobe occipital (*Bulletin de la Société d'anthropologie*, 1880).

« Huschke trouva chez une féroce uxoricide des ostéomes de la grande faux; de plus, la circonvolution pariétale antérieure de gauche était interrompue dans la moitié de son parcours. C'était le seul cas dans lequel il eût observé pareille anomalie.

« Le prof. Villigk a étudié le cerveau de Freud, aubergiste juif, âgé de 25 ans, qui, sans avoir jamais donné signe d'aliénation mentale, s'était adonné au vol et à l'assassinat et qui finit sur la potence. Il trouva que le corps calleux, qui ordinairement a le 22 %, de la longueur de l'hémisphère, n'en avait que le 8 %. La première circonvolution frontale présentait tout d'abord 47 millimètres de largeur; après cela, elle s'amincissait dans son cours en avant, assez rapidement, sans se fondre dans la seconde circonvolution frontale qui forme avec elle, à sa pointe, les deux passages obliques. (Suivant les études d'Ecker la même chose arriverait chez les singes cercopithèques). La seconde circonvolution frontale s'unissait par un court passage oblique à la troisième. La scissure calcarine marche d'abord avec les scissures pariéto-occipitales, puis se plie à angle droit par 15 millimètres en avant, pour se diviser en forme de fourche en ses deux branches. (*Viert. Jahresschr. für prakt. Heilkunde*, Prague, 1876, p, 25).

« Hanot, sur 11 cerveaux de criminels, en trouva 4 avec le dédoublement de la circonvolution frontale médiane (*Gaz. méd.*, 1880)

« Benedikt, à qui l'on doit certainement le réveil de cette question en Europe, dans ses belles études publiées sous le titre de *Anatomische Studien an Verbrecher-Gehirnen* essaya de tirer une loi de ces observations, et de prouver que les malfaiteurs se distin-

guent par les anastomoses plus fréquentes des scissures, par le type,
ainsi qu'il l'appelle, des fissures confluentes : « Si nous imag nons,
dit-il, que toutes les scissures de ces cerveaux soient des rivières,
un corps flottant pourrait en suivant les nombreuses anastomoses,
en parcourir tous les sillons. Sur 38 hémisphères cérébraux de
criminels, les scissures postérieures perpend culaires s'anastomisent
avec les horizontales et avec les interpariétales: 21 fois complétement, 6 incomplétement; sur 38 hémisphères se trouvèrent 113
communications de la scissure de Sylvius avec les sillons voisins,
67 anastomoses des sillons interpariétaux, 19 de la scissure d'Hip-
pocampe avec la fissure perpendiculaire occipitale, 11 avec la
collatérale ».

« Benedikt fut fort surpris de voir si fréquemment (27 fois
sur 83) des lobes frontaux ayant 4 circonvolutions.

« Il trouva 9 fois une communication du sillon calleux mar-
ginal avec la scissure occipitale perpendiculaire.

« Sur 16 cerveaux, il trouva 6 fois que le cervelet n'était
pas couvert par les hémisphères ; trois fois il l'était incomplètement.

« Dans un cas, il nota l'indépendance de la scissure perpendiculaire de la calcarine, comme chez les singes.

« Mais toutes ces anomalies perdent beaucoup de leur importance après les études de Giacomini (*Varietà delle circonvoluzioni
cerebrali*, 1882, pag. 133) ; car cet auteur en a retrouvé d'a-
nalogues chez des individus qui n'étaient pas des malfaiteurs, et
bien souvent en proportion plus grande. Il trouva, en effet, sur
164 cerveaux d'hommes honnêtes :

> 9 fois la division de la circonvolution frontale supérieure
> 21   id.   id.   médiane
> 14   id.   id.   inférieure

sur 56 cerveaux de criminels :

> 1 fois la division de la circonvolution frontale supérieure
> 5 ·   id.   id   moyenne
> 2   id.   id.   inférieure

« De leurs études sur 10 cerveaux (*Untersuchungen an zehn
Gehirnen von Verbrechern und Selbstmördern*), Flesch et Schwe-
kendiek ont conclu que chez plusieurs criminels il existe l'interru-

ption de la circonvolution centrale supérieure dans la moitié de sa longueur, comme dans le cas de Huschke ; une fois ils trouvèrent la séparation de la calcarine d'avec l'occipitale, et souvent la formation d'un opercule du lobe occipital et l'ouverture de la scissure de Sylvius ; ils trouvèrent, aussi, souvent interruption des scissures par suite de plis anastomotiques, et cela en même temps que tendance aux confluences.

« Cette tendance fut aussi trouvée par Giacomini dans des cerveaux normaux.

« Giacomini pourtant admet, lui aussi, que les plis et les sillons sont plus fréquents chez les criminels, surtout dans le lobe de droite.

« En effet, il a constaté, chez 28 criminels :

pour les sillons de droite 5,03 et de gauche 4,80
id.   les plis   id.   4,64   id.   3,62

ce qui, en comparaison de chiffres que fournissent les hommes honnêtes, nous donne un nombre inférieur de sillons, mais un nombre supérieur de plis.

« Benedikt nous a donné récemment (*Demonstration eines Verbrecher-Gehirnes*, 1883) l'autopsie de l'assassin Dobrowicki. Chez celui-ci, la scissure pariéto-occipitale de l'hémisphère gauche interrompait les plis de passage qui unissent les circonvolutions pariétales avec l'occipitale, ce que Giacomini n'observa qu'une fois sur 732. De plus l'hémisphère de gauche manquait de la branche postérieure de la scissure de Sylvius.

« Dans l'hémisphère de droite, Benedikt nota l'absence de la branche postérieure ascendante de la scissure sylvienne, et par suite, de la circonvolution arcuée correspondante, ce qui n'est pas rare. Il trouva, en même temps, la branche supérieure séparée du sillon falciforme, comme chez les primates, ce que Giacomini vit seulement chez un idiot.

« *Cervelet.* — La fréquence des anomalies du cervelet chez les criminels se faisait déjà soupçonner par celle de la fossette occipitale médiane, qui s'associe souvent aussi à des altérations du vermis.

« Tenchini (*Singolare deformità del verme cerebellare, ecc.*, Milano, 1881) a trouvé chez un homme ivrogne et vicieux un vermis qui présentait la longueur de 27 mill., c'est-à-dire une longueur de beaucoup inférieure à la normale, même chez la femme. La luette était plus large qu'à l'ordinaire et contournée en forme de S, comme chez les vertébrés inférieurs ; déviée à droite à son extrémité antérieure, elle se prolongeait en avant au point de rejoindre, à 3 mill. de distance, le plan de la partie la plus convexe du nodule.

« Dagleur, voleur libidineux qui avait blessé sa mère, avait le cerveau atrophié, du poids de 818 gr,, le cervelet de 20 gr., plus petit et plus aplati à gauche qu'à droite, avec peu de sillons superficiels se développant dans la direction de la ligne sagittale (OTTO, *Ein Fall von Verkümmerung des kleinen Gehirns*, Berlin, 1874).

« Chez une voleuse qui présentait une asymétrie crânienne, une pachyméningite et la scissure frontale ascendante interrompue à gauche, Flesch trouva un vrai lobe moyen cérébelleux conformé comme chez beaucoup de mammifères, avec deux sillons passant à travers la scissure médiane, s'écartant en avant, et se croisant dans toute la longueur des hémisphères avec les circonvolutions horizontales du lobe moyen (*Archivio di Psichiatria*, vol III).

« Trop audacieux serait celui qui concluerait, après tout cela, qu'on a trouvé, dès maintenant, avec certitude, les anomalies spécifiques des circonvolutions cérébrales des criminels ; mais il est hors de doute que l'atypie est fréquente, et qu'elle rappelle souvent les formes d'animaux inférieurs et quelquefois la forme embryonnaire (FLESCH).

« Il est hors de doute aussi que l'on peut déjà dire que chez les criminels les anomalies des circonvolutions abondent et sont de deux ordres : les unes qui s'éloignent de tout type normal, même inférieur, comme les sillons transversaux du lobe frontal, qui, dans quelques cas, ont été trouvés relevés au point de ne pas laisser voir les sillons longitudinaux. Les autres sont des déviations du type, qui rappellent celui des animaux inférieurs, comme la séparation de la scissure calcarine de l'occipitale, la fossette de Sylvius ouverte, la fréquente formation d'un opercule du lobe occipital.

« Si nous passons à l'histologie et à l'anatomie pathologique, nous pouvons dire que la fréquence des anomalies pathologiques que l'on rencontre à peu près dans chaque autopsie criminelle, laisse moins de doutes.

« Dans le cerveau de Guiteau les espaces lymphatiques périvasculaires étaient remplis de masses de granulations de pigment, résidus d'anciens épanchements sanguins. Les vaisseaux capillaires étaient en voie de dégénération granulaire en plusieurs points, particulièrement dans la substance grise; le corps des cellules nerveuses était tellement pigmenté qu'il cachait souvent le noyau, et il y avait des traces d'hyperplasie cellulaire tout le long des faisceaux de la substance blanche, comme dans un nerf optique atteint de névrite descendante; — et cela, surtout dans le corps strié et dans les circonvolutions frontales ainsi que pariétale ascendante et pariétale supérieure (*Revue scientifique*, 1883).

« Golgi trouva chez Gasparone abondance de granulations pigmentaires dans les cellules nerveuses et jusque dans les connectives. Toute la substance corticale était parsemée d'une certaine quantité de globules amyloïdes.

« En examinant le cerveau de ce Freud, dont nous avons parlé plus haut, Villigk découvrit une grande quantité de pigment dans la tunique des capillaires, et surtout des vaisseaux artérieux de la seconde, troisième et quatrième couche de la substance grise. Le pigment était moins abondant dans la couche superficielle, dans la substance blanche et dans les ganglions centraux; il était très abondant dans les lobes frontaux; il manquait dans le cervelet, dans le bulbe rhachidien et dans les cellules cérébrales. Au contraire, les grandes cellules, découvertes par Betz, en avaient tout près du noyau. Quelques groupes de ces cellules pigmentées se trouvaient aussi dans la circonvolution centrale antérieure. On observa dans la moelle épinière l'obstruction du canal central.

« Spitzka (*Evidence of insanity discoverable in the brain of criminals*, 1882, New-York) parle d'un certain Grappot, qui, en plein jour et en présence de ses fils, tua un de ses voisins dont il était débiteur, et ensuite tenta de se suicider. Condamné à mort, il mit fin, de lui-même, à ses jours. Chez lui, l'adhérence de la dure-mère était très tenace; il y avait des pigmentations dans les noyaux du nerf vague, du facial et du cinquième.

« Bergmann trouva dans le cerveau d'un assassin des adhérences dans les prolongements occipitaux des ventricules. qui indiquaient qu'une inflammation avait existé précédemment (Virchow, *Abhandlungen*, 1873).

« Robin et Broca constatèrent chez Lemaire l'asymétrie crânienne, le front étroit, les sutures soudées à l'âge de 18 ans, la pie-mère adhérente à la substance cérébrale, la dure-mère épaissie et parsemée de petites exsudations fibreuses ; le cerveau pesait 1183 grammes.

« Le voleur et parricide Benoist présentait un front fuyant, la pie-mère adhérente à l'hémisphère droit et la dure-mère épaissie.

« Momble, Léger, Greeman et Preedy présentèrent à l'autopsie la dure-mère épaissie et la pie-mère adhérente (Dumouture, *Observ. sur l'état pathologique du crâne*, Paris, 1883, *Bulletin de la Soc. d'anthrop.*, 1867).

« En procédant à l'autopsie de Menescloud, Chudzinski remarqua dans le lobe frontal, des deux côtés, un ramollissement très prononcé. La première et la seconde circonvolution temporale étaient aussi ramollies, mais à un degré inférieur, et l'occipitale l'était encore moins. Le premier pli du passage occipito-pariétal était profond et tendait à prendre la forme d'une calotte ; l'arachnoïde et la pie-mère étaient épaissies (*Revue philosophique*, mai 1881).

« Flesch trouva chez deux jeunes criminels des foyers de ramollissement dans le lobe frontal, un amas de pigment dans la dure-mère, indiquant d'anciennes hémorrhagies. Il observa, chez une femme de 24 ans, nombre de cystes dans les grands ganglions, résidus probablement d'anciens processus emboliques ; chez un homicide de 21 ans, il trouva une sclérose en plaques dans la couche superficielle de la substance grise ; il s'y ajoutait une leptoméningite.

« Il y a lieu de noter que toutes ces lésions avaient fait leurs cours sans être (comme d'ordinaire) accompagnées d'altérations des sens et des mouvements.

« Il en fut de même pour Guiteau, qui, en plus des anomalies déjà décrites, avait une énorme asymétrie et de vieilles adhérences des méninges. Prunier, qui avait violé une vieille femme après l'avoir noyée, et qui cependant n'avait donné précédemment aucun s'gne d'affection mentale, présentait une énorme épaisseur du crâne, l'adhérence de l'arachnoïde et l'épaissisement de la pie-mère (*Gazette médicale*, 1879). Faella, qui, d'après l'examen fait par un aliéniste, paraissait tout à fait normal, présentait toutefois, outre une grande asymétrie pariétale, des adhérences de la dure-mère et de la pie-mère, et un ostéome épineux, long 45 mill. et large 30, dans la grande faux, au niveau de la circonvolution frontale.

« Sur 92 cerveaux de criminels on constata :

dans les membranes centrales

Opacité et adhérences	10
Inflammations	3
Petites ossifications en diverses parties	1
Ostéomes	3

dans le cerveau

Ramollissement.	3
Points hémorrhagiques	5
Dégénérations des artères.	4
Tumeurs (1 cancer gélatineux, 1 endothélium, 1 syphilome)	3
Adhérence des cornes postérieures	1
Hémorrhagies des ventricules latéraux.	2
Abcès du cervelet et du cerveau	2

« Flesch, sur 28 cerveaux de criminels, trouva :

altérations des méninges en général 50 p. $^0/_0$, c'est-à-dire

Adhérences de la pie-mère à la substance grise . .	4
Id. de la dure-mère	6
Pachyméningite interne hémorrhagique	10
Leptoméningite chez des jeunes gens	14
Méningite tuberculaire de la base	1
Œdème de la pie-mère	7
Athérome des artères basilaires	8
Méningite spinale hémorrhagique.	1
Œdème du cerveau	1
Atrophie de la substance grise.	1
Hémorrhagie cérébrale	3

« Il trouva, sur 26 p. $^0/_0$ des criminels, l'opacité de la pie-mère avec des exsudations adhésives.

« Sur 28 cas, il remarqua 3 fois des blessures graves du crâne ;

un de ces cas était accompagné d'hématome et de leptoméningite chronique.

« Pour comprendre l'importance de ces lésions, il est bon de se souvenir avec Rindfleisch (*Pathol. Histol.*, 1873-74), que l'hypérémie chronique de la substance corticale est la base de presque toutes les altérations des fous.

« *Ostéomes.* — Nous avons remarqué 3 ostéomes sur 90 criminels, c'est-à-dire 3,3 p. %. Sur 1069 fous observés par moi, par Raggi et Frigerio, nous en avons trouvé 29, c'est-à-dire le 2,3 p. %.

« *Méningites.* — J'ai trouvé les méningites dans la proportion de 50 p. % chez les criminels ; plus que chez les fous.

« Sur 180 autopsies pratiquées sur des fous, on en a trouvé seulement 32 %, et d'après Hoffmann 48,7 %.

« *Altérations cérébrales.* — La proportion s'intervertit en tenant compte des affections cérébrales. En effet, les études de Raggi et Adriani signalent l'atrophie partielle ou totale d'un hémisphère d'un lobe cérébelleux, les hémorrhagies cérébrales, les ramollissements, les scléroses cérébrales dans 49 cas sur 180, sans compter les anémies et les hypérémies.

« En somme, les criminels rivalisent avec les fous et quelquefois les dépassent dans les maladies du cerveau, comme nous l'avait déjà fait pressentir la grande fréquence de la sclérose et de l'ostéoporose crânienne. Et comme nous l'avons vu, ils n'offrent presque jamais, même aux spécialistes, les symptômes qui accompagnent ordinairement ces grandes anomalies.

« La fréquence de méningites, pachyméningites, ramollissesements et d'ostéomes probables, de maladies du cœur et du foie est mise hors de doute.

Physionomie. — « Les études faites sur 921 personnes vivantes par moi et par Ferri (Voir l'*Homme criminel*, Paris, 1886) ont démontré, relativement à la physionomie, une plus grande fréquence chez les criminels, en comparaison des gens honnêtes, d'asymétries, de zygomas et de mâchoires volumineuses, d'absence de barbe, de pâleur innée, de fronts fuyants, de dents anormales, de nez tors, de couleur foncée du poil, et en général une plus grande fréquence des caractères qu'on est convenu de nommer dégénératifs. Notre collègue Mayor, dans ses études sur les Césars, nous montre que des anomalies semblables se retrouvaient chez les plus criminels d'entre eux, à un tel point que souvent la statuaire, quoique à une époque de bassesse et de flatterie, n'osa ou ne put les dissimuler.

« Chez les femmes, fréquence de physionomie virile, de poils sur le visage; mais, en général, une fréquence d'anomalies moindre que chez les hommes.

« Ces différences me sont confirmées par la comparaison de 724 photographies de criminels et de gens honnêtes des deux sexes résumée dans ce tableau que je me propose d'illustrer par un atlas dans mon *Homme criminel* :

	Hommes criminels 219 photogr.	Honnêtes 200 photogr. (Lombards)	Honnêtes 100 (Piémontais)	Femmes criminel. 88 photogr.	Femmes criminel. 122
Mâchoire développée	39 %	7,0 %	7 %	30 %	9,8 %
Barbe rare	32 »	5,0 »	6 »	5 »	0,0 »
Sinus frontaux	28 »	14,0 »	31 »	15 »	0,0 »
Œil sinistre et faux	23 »	1,0 »	0 »	25 »	9,0 »
Chevelure épaisse	21 »	1.0 »	2 »	7 »	0,0 »
Oreilles à anses	18 »	5,0 »	8 »	3 »	5,8 »
Zigomas proéminents . . .	10 »	4,0 »	15 »	12 »	1,4 »
Strabisme	10 »	0,4 »	3 »	6 »	0,0 »
Front fuyant	8 »	2,0 »	10 »	2 »	4,2 »
Prognathisme	4 »	0,2 »	6 »	2 »	0,0 »
Asymétrie faciale	3 »	0,0 »	7 »	13 »	0,0 »
Physionomie féminine . . .	11 »	0,0 »	0 »	0 »	0,0 »
Physionomie virile	0 »	0,0 »	0 »	12 »	0,0 »
Œil terrible	4 »	0,0 »	1 »	3 »	9,8 »
Nez difforme	2 »	0.0 »	0 »	0 »	0,0 »
Front bas étroit ou petit . .	3 »	0,7 »	10 »	9 »	4,2 »
Lèvres minces	2 »	1.0 »	3 »	14 »	15,4 »
Type de criminels	23 »	0,0 »	2,6 »	27 »	26,0 »
Absences des caractères morbides	16 »	61,0 »	0 »	15 »	0,0 »

« La vérité est que, dans la 3e colonne (examen de 100 hommes vivants), nous avons trouvé quelques-uns de ces caractères en proportion supérieure peut-être, surtout les courbures frontales, les zygomas, le front fuyant, l'asymétrie faciale. Mais tous ceux qui présentent de tels caractères appart'ennent à une province où sévit l'influence d'une cause toute puissante de dégénérescence, le goître. Or cette cause peut reproduire toutes les altérations que provoque l'autre dégénération qui, souvent aussi, engendre les criminels. C'est toutefois chez ceux-ci que l'on rencontre en plus grand nombre les mâchoires développées, la barbe rare et le regard sinistre.

« Mais ce qui peut-être est plus important, c'est que presque jamais on ne trouve réunis dans les hommes normaux autant de caractères anormaux que chez le criminel.

« C'est là le fait le plus saillant et il nous résulte, à moi et à Ferri, de l'examen de 711 soldats et 200 étudiants, que jamais, chez ceux-ci, on ne voit se réunir en aussi grande proportion que chez les criminels, les caractères dégénératifs. Le type criminel s'y élève, tout au plus, à 2 ou 3 %, tandis que, chez les criminels, il va jusqu'à 23 ou 27 %. En revanche, tandis que les hommes normaux ont le plus grand nombre d'absence de caractères, ou n'ont que des caractères isolés, les criminels ont ces anomalies plus fréquentes et l'absence d'anomalies s'y remarque trois fois moins.

| | CRIMINELS | | 711 | 200 |
	346 grands crim.	373 crimes légers	soldats	homm. norm.
Aucune anomalie crânienne . .	11,9 %	8,2 %	37,2 %	32 %
1 à 2	47,2 »	56,6 »	51,8 »	53 »
3 à 4	33,2 »	52,6 »	11,8 »	16 »
5 à 6	6,7 »	2,3 »	— »	— »
7 et plus	0,3 »	0,3 »	— »	— »

« On objectera que le type criminel se remarque, pourtant, aussi chez les gens honnêtes. — Une observation ici est nécessaire. S'il y a des points douteux dans l'étude des criminels, il y en a bien plus dans celle des gens présumés honnêtes. Ces derniers, en effet, ne sont pas tous ni toujours réellement honnêtes. On en connaît bien les caractères physiques, mais non pas tous les caractères moraux, qui ne se révèlent qu'après une longue fréquentation. Pour résoudre le problème qui se pose ici, étudions les caractères d'autres 400 individus attentivement examinés. Sur ce nombre, 187 n'avaient aucun des caractères de la physionomie criminelle, et cependant il y avait parmi eux 9 individus notoirement immoraux. 109 seulement offraient *un* caractère criminel et parmi ceux-là, 10 étaient de vrais criminels (1 violateur et incestueux, 2 intrigants, 7 fripons, et 1 qui, criminel dans sa jeunesse, est revenu au bien, 22 vicieux).

« 73 offraient *deux* caractères de la criminalité, et parmi eux 31 étaient de vrais criminels (1 incestueux, 5 voleurs, 1 sodomiste, 2 brutaux, 12 fripons, 2 faillis, 1 femme accusée d'avortement, 1 folle morale, 4 faussaires, 1 empoisonneur, 1 homicide); chez 22 d'entre eux prédominaient des passions mauvaises, comme la violence, le jeu, l'ambition, la vengeance, l'adultère, la débauche, la dissimulation.

« 23 présentaient *trois* caractères.

« 5 en présentaient *quatre*, parmi lesquels 2 faussaires et 1 adultère.

« 2 en offraient *cinq* et 1 *six*. De ces trois, 1 est présumé honnête, mais c'est un chef révolutionnaire, aux procédés peu délicats et même suspects, l'autre est un fourbe; le dernier est un graphomane.

« D'hommes vraiment honnêtes ayant le type criminel complet, je n'en ai trouvé qu'un seul exemple sur 400. Enfin 213 individus honnêtes avaient les uns ou les autres des caractères criminels. De vrais types criminels, c'est-à-dire réunissant 4 ou 6 caractères, je n'en trouvai que 8 sur 400.

« En résumé, la physionomie typique du criminel se rencontre, par exception, 1 fois sur 400 chez l'homme honnête, et presque régulièrement chez l'homme délinquant.

« Des individus que je croyais honnêtes, qui devaient me paraitre tels, et qui avaient plus d'un caractère criminel, après quelques années d'observation, me révélèrent en eux une criminalité latente: elle ne demandait pour se développer que l'occasion, la circonstance. Par exemple, un homme fort riche, à qui rien ne manquait pour pouvoir satisfaire tous ses caprices, m'avouait que, s'il avait été pauvre, il eût été voleur, assassin même. Un autre que la faveur avait porté à un poste élevé, s'abandonnait un jour à un accès de colère : « Prends garde! disait-il à un pauvre diable qui l'avait irrité, prends garde, je suis capable de tout: dans ma jeunesse on m'appelait *galère*! »

« Il est très vrai qu'il y a des criminels à capacité crânienne notable, avec d'admirables conformations du crâne, comme nous venons de le dire, et qu'il y en a aussi dont la physionomie est parfaitement régulière, surtout parmi les habiles filous et même parmi les chefs de bandits. Tel était l'assassin, dont parle Lavater, qui ressemblait à un des anges du Guido. Tel était ce prétendu colonel, Pontis de Sainte-Héléne, qui sut pendant longtemps tromper l'autorité et la cour, en se parant des dépouilles de celui qu'il avait probablement tué. Tels étaient Holland, Lacenaire, Bouchet, Lemaire, Sutler et le chef de brigands Carbone, une des plus gracieuses figures napolitaines que l'on pût voir.

« Mais ce sont des exceptions qui nous frappent par leur contraste, et qui bien des fois peuvent s'expliquer. C'étaient, par exemple, pour la plupart, des hommes d'une grande intelligence ou bien des chefs de bande ou des escrocs. Une belle physionomie est, chez ces derniers, comme diraient les naturalistes, mimétique. D'autres fois, certains caractères particuliers, comme l'absence de barbe, l'abondance de la chevelure, la pâleur, nous font trouver leur physionomie plus délicate et plus gracieuse qu'elle ne l'est en réalité. Observons d'ailleurs qu'il y a une physionomie particulière à chaque genre de criminel. Chez les violateurs, presque toujours l'œil est saillant, la physionomie délicate, les lèvres et les paupières volumineuses. La plupart sont grêles, et parfois ils ont des gibbosités. Les débauchés se distinguent souvent par une élégance féminine, par des cheveux longs et bouclés, par une affectation dans la manière de s'habiller. Ils conservent jusque sous l'uniforme des prisons un certain aspect féminin.

« La délicatesse de la peau, l'aspect enfantin, l'abondance des cheveux lisses et séparés à la mode féminine, s'observent aussi chez les incendiaires. Tel était cet incendiaire et pédéraste de Pesaro, qu'on avait surnommé la *femme*, et qui en avait en effet l'aspect et les mœurs.

« Les homicides habituels ont le regard vitreux, froid, immobile, quelquefois sanguinaire et injecté ; le nez souvent aquilin, crochu ou comme celui des oiseaux de proie, toujours volumineux ; les mâchoires sont robustes, les oreilles longues, les pommettes larges, les cheveux crépus, abondants et obscurs. Assez souvent la barbe est rare, les dents canines sont très développées, les lèvres fines. Souvent il y a du nystagme et des contractures d'un côté du visage, qui montrent la saillie des dents canines comme un signe de menace. Mayor a constaté ce dernier trait sur les bustes et statues de Caligula.

« Un grand nombre de faussaires et de fripons que j'ai pu étudier, avaient une physionomie où se peignait une bonhomie singulière, quelque chose de clérical, qui, d'ailleurs, dans leur triste carrière, contribuait à inspirer de la confiance à leurs victimes.

« Un autre caractère de la criminalité est le tatouage, que nous présente le 15 à 17 p. $^0/_0$ des criminels :

> 20 p. $^0/_0$ les meurtriers ;
> 14 » les voleurs ;
> 11 » les faussaires ;

« Les soldats honnêtes ne donnent guère que le 45 pour 1000 de tatoués.

« Mais c'est surtout par la sensibilité que les criminels diffèrent des hommes normaux.

« Nous avons fait une étude, à ce sujet, sur 166 criminels, dont un seulement était un criminel d'occasion, tous les autres étant des criminels-nés ou d'habitude.

« En commençant par la sensibilité générale ou topographique, nous avons trouvé celle-ci émoussée chez 38 sur 66 :

> Chez 16 à droite
> Id. 12 à gauche.
> Id. 18 des deux côtés.

En étudiant la sensibilité au moyen de l'appareil électrique de Du Bois-Reymond, toujours au dos de la main, nous avons trouvé le degré de 49,6 chez les criminels, de 64,2 dans les hommes normaux. — De plus, tandis que les criminels ne commencent à s'apercevoir du courant que de 14 à 23 millim. et donnent les chiffres les plus fréquents de 51-57, les hommes normaux commencent à s'en apercevoir à 52-58 et ont les chiffres plus nombreux de 60 à 67.

En étudiant, avec Marro, ces variations selon le crime, j'ai trouvé :

C.ime	Sensibilité générale		Algométrie électrique	
	droite	gauche	droite	gauche
5 Voleurs	112.8	112.8	58.8	62.6
5 Auteurs de blessures	109,8	111,8	59,8	60,8
5 Meurtriers	110,2	111,6	68,8	66,8
5 Escrocs	121,0	119,8	79,0	80,4

« La sensibilté apparait ici d'une extrème délicat sse chez les escrocs, émoussée chez les meurtriers et chez les voleurs ; mais ceux-ci n'ont jamais présenté la grande différence en faveur d'un côté, la latéralité. qui s'observe chez les autres.

« *Algométrie.* — Bien plus importante, à mon avis, est l'étude sur la sensibilité à la douleur par ma méthode, c'est à dire par l'application de l'appareil gradué de Du Bois-Reymond au dos de la main.

« Ici, tandis que la moyenne, chez 21 hommes normaux, était de 49,1 mm., elle était de 34,1 chez les criminels ; et tandis qu'on ne trouvait aucun des premiers avec 0 de sensibilité et qu'on en trouvait 1 seulement de 17, la plupart donnaient 32 à 49. Sur 18 criminels, 4 étaient analgésiques (avec 0 sensibilité) et 3 donnaient de 11 à 15. La plupart accusaient entre 50 et 55. Dans l'application de l'appareil à la langue, la sensibilité chez les criminels commence à 37, accuse une grande fréquence entre 40 et 58 et aboutit à 65. La sensibilité des hommes normaux, commence à 44 et s'accuse surtout entre 53-57.

« Nous avons vu, par les mesures de Marro, le maximum de la sensibilité chez les escrocs ; le minimum chez les voleurs et les meurtriers. Il en est donc de la sensibilité locale comme de la sensibilité générale, sans que pourtant les deux sensibilités soient toujours parallèles.

« *Sensibilité tactile.* — Ici, grâce à l'aide du docteur Ramlot, nous pouvons donner une étude plus étendue, c'est-à-dire faite sur 103 criminels comparés à 27 hommes normaux.

DOS DE LA MAIN

Hommes criminels	Hommes normaux
4-0	0
8-11-13-15	1-17
3-20-23-29	0
2-35	5-31-33-32-36-35
4-40-44²-49	9-10-43-45-17²-11-17-18-19
5-50-51-52²-55	4-50-51-57-58
0-0	2-60-62

DOS DE LA LANGUE

Hommes criminels	Hommes normaux
1-37	0-37
6-10-49-55-58	56-44'-53''-57-55
2-63-65	0-63-66
1-75	0-5

« Comme on peut voir par la table que je présente (1), tout en faisant abstraction de 3 cas vraiment tératologiques, il résulte une obtusion chez 44 °/₀ pour la phalange palmaire de l'index, tandis que, chez 27 hommes normaux, on ne la rencontre que chez 29 °/₀; pour la langue, l'obtusion était dans la proportion de 62 °/₀.

« La moyenne arithmétique (en ne tenant pas compte des 3 exagérations d'obtusion) résulte pour l'index de 2,94, et pour la langue de 1,7, tandis que dans les 27 individus normaux elle est de 1,7 à la main et de 1,0 à la langue.

« C'est presque ce qu'on rencontre chez les fous, parmi lesquels j'ai trouvé 3,0 chez 30 épileptiques; 2,4 chez 30 alcooliques, et 2,5 à 2,3 chez 30 déments.

« Mais un fait plus curieux ressort de ces recherches: c'est celui que j'appellerai le *mancinisme sensoriel*. Tandis que les gens normaux donnent:

mm. . . . 1,70 à droite et 1,79 à gauche

nous trouvons chez les criminels :

mm . . . 2,94 id. 2,80 id.

et tandis que les gens normaux présentent une obtusion dans la proportion de

29 °/₀ à gauche et 18 °/₀ à droite

les criminels donnent une obtus'on dans la proportion de

28 °/₀ à gauche et 36 °/₀ à droite;

(1)

Tact	Main droite	gauche	Langue
Au dessous de mm. 0,8	0	0	5
De mm........0,8 à 1,4	6	6	8
Id. ....1,5 à 1,9	25	26	3
Id. ....2,0 à 2,9	27	27	14
Id. ....3,0 à 3,5	12	21	3
Id. ....4,0 à 4,9	15	9	1
Id. ....5,0 à 7,0	14	8	1
Id. ....8,0 à 9,0	1	3	0
	100	100	35

Trois tout à fait anormaux nous ont donné :

1 mm. 10 main droite — 10 à gauche
1 id. 18 id. — 23 id.
1 id. 16 id. — 32 id.

et cela en faisant abstraction des 3 anormaux, qui donneraient un chiffre bien plus élevé à gauche.

« En étudiant le tact dans les diverses séries de criminels (1), on voit que chez les escrocs et voleurs le tact est presque normal ; l'obtusion la plus grande est chez les meurtriers et chez ceux qui se sont rendus coupables de coups et blessures.

« *Vue.* — Le doct. Bono a trouvé parmi 221 jeunes criminels le 6,60 % de daltoniques, proportion qui excède de plus du double celle de 800 étudiants - 3,09 - et de 590 ouvriers - 3,89. M. Holmgren, aussi, avait remarqué le 5,60 % de daltoniques parmi 321 criminels, tandis que sur 32,000 hommes normaux, il trouvait à peine le 3,25 (*Uber die Farbenblind, ecc.,* 1878). - Dernièrement le doct. Biliakow a trouvé chez 100 meurtriers russes le 5 % de daltoniques et le 28 % de dyschromatopsiques, tandis que chez les Russes normaux, il n'y en avait pas plus de 4,6 % (KOWALEWSKI, *Archives,* 1884).

« C'est là un fait très important, car déjà Schmitz nous a appris que le 55 % des dyschromatopsiques est sujet aux plus graves maladies nerveuses, telles que l'épilepsie, la chorée, etc.

« Les mêmes recherches faites par M. Biliakow nous montrent l'infériorité de l'acuité visuelle des meurtriers comparés aux hommes normaux.

« Ce savant a trouvé chez 100 meurtriers, divisés selon leur âge (2), $\frac{1}{3}$ moins de visus supérieur, 5 fois plus de visus inférieur au $\frac{6}{8}$ Snellen que dans les normaux. Je donne, sans chercher à tirer de conséquences, les chiffres comparés par rapport à la myopie, l'amblyopie, l'emmétropie, etc. (3).

---

(1)

	Droite		Gauche
Voleurs	1,60	—	1,78
Violents (*feritori*).	2,30	—	2,00
Meurtriers	1,92	—	1,74
Escrocs.............	1,58	—	1,80

(2) MEURTRIERS

de 17 à 21 ans	30 á 40	40 à 72			Dans les normaux
21,4º	le 29,0º	le 25 .	le Visus = 1 Snellen		22,8
23,8	le 12,9	le 0	id. ⊳ 1 id.		64,4
54,3	le 58,0	le 75	il. ⊲ 1 il.		11,6

(3)

CRIMINELS			NORMAUX	
Myopie................ 32 %	—	Id.	23 %
Emmétropie .... 31 »	—	Id.	48 »
Amblyopie .... 6 »	—	Id.	43 »
Hypermétropie........ 21 »	—		—

« *Acuité acoustique*. — Biliakow a étendu les mêmes observations à l'acuité de l'ouïe; il a trouvé chez les criminels russes une moyenne de 250 cent. pour l'oreille droite et de 235 pour l'oreille gauche ; tandis que les $3/4$ des soldats russes dépassaient 200 centim., et $1/3$ 300 centim. de distance; et tandis que 3 à 5 % seulement de ceux-ci avaient l'acuité à 1 centim., les criminels doués de cette faible acuité étaient dans la proportion de 14 à 33 %; bien plus 6 % étaient sourds. L'obtusion, chez les soldats, est prédominante à gauche comme 30 à 13, mais plus encore chez les criminels. soit comme 54 à 66.

« *L'acuité du sens musculaire* a été étudiée pour la première fois chez 38 criminels par Ramlot et Warnots (*Bull. de la Soc. d'Anthr.*, 1885, Bruxelles), qui ont, pour plus de sûreté, adopté comme limite le chiffre de Weber, c'est à-dire 102 et 103. Ils l'ont trouvée obtuse, avec une moyenne de 114, chez 38 %; 12 sur 22 de ces criminels présentaient aussi une diminution de la sensibilité tactile.

« *Sensibilité à l'aimant*. — Tandis que le plus grand nombre des sensibilités semblent s'éteindre ou s'émousser chez le criminel, d'autres apparaissent en lui plus vives que chez les personnes honnêtes ; par exemple la sensibilité à l'aimant, que j'ai notée chez 30 sur 62 sujets soumis à mon examen (48 %), tandis que les étudiants m'ont donné seulement le 28 %.

« *Sensibilité météorique*. — Une autre sensibilité plus vive chez les criminels que chez les honnêtes gens est la sensibilité météorique, que j'ai rencontrée chez 29 sur 112. Sur ce nombre, j'en ai trouvé 9 qui deviennent querelleurs peu avant les orages; l'un d'eux, voleur et pédéraste, me racontait que ses compagnons pressentaient le mauvais temps quand ils le voyaient chercher querelle. Beaucoup d'entre eux souffrent de vertige, de bourdonnements, de céphalée dans les jours de grands vents.

« *Sensibilité olfactive*. — Il est probable, quoique l'on en donnerait difficilement la preuve expérimentale, que la sensibilité olfactive soit plus délicate chez les crim'nels. — Je ne puis en donner d'autre indice à l'appui pour le moment, que cette curieuse statistique du docteur Venturi sur l'usage du tabac en poudre:

Chez 356 hommes normaux . . . 14.3 °/₀

»	332 femmes normales . . .	1.5 »
»	310 fous	25.8 »
»	152 folles	5.2 »
»	279 criminels	45,8 »
»	201 criminelles	15.9 »
»	les meurtriers	48,0 »
»	les voleurs	43,0 »

Statistique très-peu concluante, il est vrai, car l'usage du tabac peut se propager dans la prison grâce à l'oisiveté et à l'excitation du système nerveux central, mais qui est aussi appuyée par la remarque suivante : tandis que les gens honnêtes ne s'y adonnent avant 30 ans que dans la proportion de 14,1 et les fous dans celle de 7,2 °/₀, les criminels l'adoptent dans la proportion de 22 °/₀; et presque tous, 279 sur 300 criminels hommes et 32 sur 32 criminelles femme, savant leur entrée en prison (*Il manicomio*, Nocera, 1885). Il faut ajouter que Venturi, par d'ingénieuses statistiques, voudrait prouver que la passion du tabac, très répandue chez les épileptiques (22 °/₀), déments (29 °/₀), monomanes (57 °/₀), est un nouveau caractère dégénératif des aliénés.

« *Dynamométrie.* — Celui qui veut rechercher les conditions de la force musculaire des criminels ne réussit pas, même avec le dynamomètre le plus parfait, à s'en faire une idée approximative quand il l'emploie sur des malheureux affaiblis par une longue détention et par l'immobilité.

« J'ajoute que, quelquefois, par suite de cette perversité qui est le caractère constant de leur existence, ils feignent d'être plus débiles qu'ils ne le sont en réalité.

« Un caractère commun à bien des criminels est une agilité vraiment extraordinaire, surtout chez les voleurs. C'était le cas de Cecchini, de Pietrotto, de Rossignol, de Villella, de Rossotti. Celui-ci ne s'enfuit pas seulement de prison, mais favorisa encore, le même jour, l'évasion de sa maîtresse. Cette agilité est, bien des fois, analogue à celle du singe ; Maria Perino grimpait sur les arbres les plus grêles et de leur cime sautait sur les toits, entrait dans les maisons et, pendant quelques mois, réussissait ainsi à se soustraire à la justice (*Archivio di psichiatria*, II). Peut-être avons-nous encore là quelque reste de l'agilité de l'enfant et du sauvage.

« Pourtant 241 criminels m'ont donné 30 kil. à la pression du poignet et 110 à la traction (dynamomètre de Broca), chiffres de beaucoup inférieurs à ceux fournis par les aliénés ; tandis que 52 hommes sains ont atteint 168 à la traction.

		A la pression	A la traction
20 Voleurs de grand chemin nous donnèrent		31,8	114
» Homicides	»	31,9	114
» Incendiaires	»	32,0	84
» Voleurs	»	28,0	104
» Faussaires	»	29,0	114
» Violateurs	»	33,0	109
» Brigands	»	33,0	103

. Ce tableau démontre clairement (les personnes les plus fortes à la pression ne le sont pas toujours à la traction) que le voleur donne le minimum de la force et à la pression et à la traction.

« Si l'on calculait ensuite la traction seule, la force maxima serait offerte par les homicides, les voleurs de grand chemin et les faussaires; la force minima par les incendiaires, les violateurs et les brigands.

« Quant à la pression, la force maxima appartiendrait aux violateurs, aux brigands, aux incendiaires; la force minima aux voleurs et aux faussaires. Les homicides et les voleurs de grand chemin ne différeraient entre eux que de très peu.

« Mais un fait curieux et plus important que ces données est celui d'une plus grande élévation dynamométrique proportionnellement à gauche. — Voici le tableau comparatif de 133 criminels et de 117 jeunes gens honnêtes mesurés au dynamomètre de Broca:

		Hommes criminels	Hommes normaux
Force maxima à gauche		23 %	14 %
Id.	à droite	67 »	70 »
Id.	égale des 2 côtés. . .	4 »	14 »

« *Mancinisme*. — Ces faits nous portent à soupçonner dans la motilité une différence analogue à celle que nous trouvons dans la sensibilité, relativement plus obtuse à droite qu'à gauche, une espèce de *gaucherie*. Je dis seulement soupçonner, parce qu'ils ne nous donnent pas une idée complète de la force et encore moins de la dextérité musculaire. Sur 28 gauchers, nous en trouvons 11 avec des chiffres dynamométriques supérieurs à droite; 3 seule-

ment donnent des chiffres égaux des deux côtés. Aussi avons-nous
cru devoir étudier l'ambidextrisme en dehors des résultats fournis par
le dynamomètre. Il résulte de cette étude faite sur 261 condamnés:

<pre>
                       Gauchers
Criminels d'occasion . . . . . .   9 sur 96 soit 10,0 %
Délinquants nés. . . . .   28 id. 145 id. 19,0 »
Délits de dextérité, de faux . . . 10 id. 34 id. —   »
Voleurs . . . .   19 id. 141 id. 13,4 »
Meurtriers . . . .   4 id. 52 id.   7,9 »
Violateurs . . . .   1 id. 10 id. 10,0 »
Femmes criminelles . . . . . .   10 id. 44 id. 22,7 »
</pre>

Donc, supériorité chez les faussaires, chez les criminels à qui l'habileté est nécessaire, et chez les délinquants-nés. Au total 14,3 %
de gauchers chez les hommes et 22,7 % chez les femmes. Sur 711
femmes honnêtes on a seulement 4,3 %, et sur 238 ouvriers honnêtes, seulement 5,8 % de gauchers; chez les fous 4,13 à 4,27.
Tibère était gaucher (Tacite), et aussi Passanante.

« *Anomalies de la motilité.* — Virgilio (op. cit.) qui, sur 194
individus atteints de maladies chroniques, avait trouvé une quantité proportionnelle énorme d'épileptiques (5 à 6 %), d'ataxiques
et de choréïques, surtout chez les voleurs comparés aux homicides,
nous fait soupçonner que la motilité est anormale chez eux, tout
comme la sensibilité. La forme fréquente de l'anomalie serait surtout l'épilepsie. Clark trouve le crime 11 fois p. % chez les épileptiques communs, et 3 fois pour % chez les épileptiques d'origine
traumatique (*Heredity and crime in epilepsy*, Londres, 1880).

« Dans la maison de détention de Reggio, sur 200 jeunes criminels, j'ai remarqué 3 choréïques et 1 ataxique très jeune. Je fus
frappé des petits mouvements convulsifs, des tics musculaires auxquels ils étaient sujets, comme cela se rencontre souvent chez les
vieillards atteints de légères hémorrhagies cérébrales. A Turin, un
certain Reazzo, voleur, avait presque continuellement le tic de
hausser les épaules et de frapper du pied droit, phénomène qu'il
reproduisit aux Assises, pendant la lecture de la sentence, et qui
lui valut une aggravation de peine.

« *Mouvement réflexe.* — J'ai pu me former un critérium plus
certain sur les anomalies spinales et sur l'activité réflexe, en étudiant les réflexes rotuliens sur 284 criminels. Mes observations sont
résumées dans le tableau suivant :

	Total	Vio-lateurs	Voleurs	Escrocs	Voleurs de grand chemin	Meur-triers	Fai-néants
Absence de réflexes . . .	18	1	10	2	0	3	2
Réflexes d'un seul côté .	8	0	5	0	0	3	0
Réflexes normaux	133	31	56	6	6	27	7
Réflexes faibles d'un côté	36	11	19	1	0	4	1
Réflexes faibles	41	3	21	3	4	7	3
Réflexes exagérés	48	12	19	2	3	8	4
	284	58	130	14	13	52	17

« Le réflexe rotulien étudié sur 284 criminels a été trouvé normal chez 133; anormal, affaibli ou exagéré chez 151, c'est-à-dire faible sur 67, soit 23 °/₀, exagéré sur 48, soit 16 °/₀.

« Les violateurs fournissent un contingent minimum de réflexes faibles 7 °/₀ et un contingent moyen de réflexes exagérés, soit 20 °/₀.

« Les voleurs dépassent de peu la moyenne générale pour les réflexes faibles 27 °/₀ et restent inférieurs de peu pour les réflexes exagérés, soit 14 °/₀.

« Chez les fripons on remarque un excès notable soit de réflexes faibles (35 °/₀), soit de réflexes exagérés (21 °/₀).

« La même chose s'observe chez les voleurs de grand chemin, chez lesquels la moyenne des réflexes légers atteint 30 °/₀, et celle des réflexes exagérés 23 °/₀.

« Les meurtriers et les fainéants fournissent un contingent de réflexes faibles et de réflexes exagérés qui se rapprochent de la moyenne générale, soit de 25 °/₀ pour les réflexes faibles et de 15 °/₀ pour les exagérés.

« Le défaut de réflexe des deux côtés se montre un peu plus fréquemment chez les vagabonds, fainéants (11 °/₀), et les escrocs (14 °/₀); chez ces derniers et chez les voleurs de grand chemin, on rencontre cependant plus souvent le réflexe faible (21 et 30 °/₀).

« Le contingent le plus élevé de réflexes exagérés a été fourni par les oisifs et par les voleurs de grand chemin, 23,5 et 23,0 %, et par les violateurs 20 %; on trouve un contingent moins élevé chez les voleurs et les fripons 14 %. Un d'entre eux était adonné à la masturbation et à moitié stupide; 8 avaient des parents aliénés, 3 étaient fils de père alcoolique; un autre, qui était sodomiste, fut atteint d'une méningite traumatique suivie de démence aiguë; il donne aujourd'hui des signes d'hypérémie spinale.

« Parmi les délinquants manquants de réflexe d'un seul côté, les épileptiques entrent dans la proportion de 11,53 %, et en égale proportion les descendants d'aliénés et les descendants d'alcooliques; les individus affectés d'altérations spinales ou cérébrales se trouvent dans la proportion de 7,69 %.

« Chez les délinquants à réflexes normaux, les épileptiques entrent seulement dans la proportion de 3,30 %, les délinquants nés d'aliénés, dans celle de 7 62 %, les délinquants nés d'alcooliques, dans la proportion de 11,01 %.

« *Vaso-moteurs.* — Les anomalies de la sensibilité et de l'action réflexe chez les criminels doivent nécessairement être accompagnées d'anomalies de l'innervation vaso-motrice. La preuve la plus simple se déduit de cette absence de rougeur qui, depuis des siècles, est considérée comme la marque extérieure d'une vie déshonnête ou sauvage. C'est ce que nous allons étudier chez les jeunes gens, parce que, comme l'a démontré Darwin, cette absence peut dépendre aussi de l'âge avancé.

« Sur 59 criminels condamnés (de 19 à 26 ans), quand on les réprimandait ou quand on les dévisageait (comme nous l'a enseigné Darwin), 36 ont rougi, soit 61 %; 3 ont pâli, 20 ont conservé un visage inaltérable. Sur ces 36, 11 ont rougi aux joues et au front, 2 aux oreilles, 24 seulement aux joues, et encore 1 de ces derniers n'a-t-il rougi qu'à une joue.

« De deux homicides par passion, l'un rougissait très vite, l'autre assez peu. L'unique fainéant et l'unique violateur examinés ne rougissaient pas.

```
Sur 36 voleurs nulle rougeur chez . . . . .  4
 Id.   6 fripons        id.        . . . . .  2
 Id.  13 meurtriers     id.        . . . . .  7
```

« 5 voleurs (voleurs et fripons) rougissaient d'une manière exagérée et pour la moindre cause; 3 d'entre eux étaient intelligents et avaient une physionomie normale, 2 appartenaient même aux classes élevées; un autre était halluciné, par suite peut-être de la vie cellulaire; un autre était mattoïde.

« Sur 38 mineurs des pénitenciers, 20 ne rougissaient pas; deux ne rougissaient qu'incomplètement.

« Des 20 qui ne rougissaient pas, 14 étaient insensibles au magnétisme, 3 avaient des réflexes tendineux exagérés, 6 n'en avaient pas.

« En somme, sur 98 jeunes gens, 44 % ne rougissaient pas.

« Il est à noter que la rougeur, chez quelques-uns, venait plutôt de ce qu'ils s'échauffaient en parlant, ou s'excitaient à rire, troublés comme ils l'étaient par l'entrée imprévue dans leur cellule, plus que par les reproches, ou par le souvenir de leur crime, ou par le regard fixé sur eux, comme il arrive physiologiquement.

« Sur 122 femmes examinées par moi et par le docteur Pasini, la rougeur est restée absente chez 82 %, soit en précisant le moyennes:

79 % d'homicides
80 » d'empoisonneuses
82 » d'infanticides
90 » de voleuses

« Ces femmes ne rougissent pas au souvenir de leurs crimes, mais plutôt quand on les interroge sur leurs désordres menstruels. — Au lieu de rougir, elles pâlissent: une entre autres, très intelligente, française, voleuse, avec le crâne de forme régulière et la face normale, n'offrait comme caractère criminel que la pâleur.

« *Sphygmographie des délinquants.* — Après la découverte du pléthysmographe et les perfectionnements du sphygmographe dus à Mosso, qui ont tellement facilité les études sur les réactions des vaisseaux par rapport aux phénomènes de la pensée, il nous fallait essayer de les appliquer à l'étude psychologique du délinquant.

« Nous avons choisi pour cela des individus robustes, plusieurs fois récidivistes, ayant les caractères psychiques et physiques du délinquant d'habitude; nous avons aussi pris quelques sujets parmi les individus normaux ou les criminels d'occasion.

« Après avoir placé leur bras gauche dans l'hydrosphygmographe, on fixait sur le droit les rhéophores en communication avec les bobines de Ruhmkorff, en se servant, d'abord, de mon système (voir LOMBROSO, *Algometria elettrica*, 1874) pour mesurer le degré auquel se produisait la douleur et celui auquel le sujet accusait la perception du courant. La bobine, à son tour, communiquait avec un signal de Desprez. En même temps, un diapason en rapport avec un courant électrique traçait sur le cylindre la durée (20 vibrations par 1″) de l'expérience.

« Pour marquer l'excitation gaie, mon excellent assistant, le Dr Cougnet, construisit un diaphragme tenu suspendu par un aimant temporaire ; de sorte que, si l'on voulait produire l'excitation, on ouvrait le circuit en laissant découvert l'objet choisi suivant les tendances de chaque sujet : vin, cigares, aliments, argent, figures de femmes nues.

« On étudiait ensuite, d'après les travaux de Mosso et Gley, les modifications produites par les phénomènes purement psychiques ; calcul, observations agréables ou pénibles, en entretenant le criminel d'évasion, de persécution, de jugement, etc. (1).

« Il est difficile, bien que ces expériences aient été répétées durant une année, d'arriver à des conclusions certaines, tellement sont nombreuses les causes qui modifient cette importante réaction vasculaire ; mais il semble évident que l'absence de réaction au courant électrique douloureux constatée dans les observations a, c, e, d, f, l, m, o, q, y, (je me vois forcé de renvoyer aux tableaux déjà cités) correspond à cette analgésie que nous avons trouvée si fréquemment, en sorte que, la douleur faisant défaut, le stimulus n'attire pas l'attention, n'arrive pas aux centres psychiques ; c'est comme s'il ne s'était pas produit. (Les observations g, i, m, s, t font exception). – La même raison explique les autres effets négatifs.

« Il est clair, viceversà, que lorsque les impressions les plus spécifiques sont en jeu, comme la peur du juge (Reazzo) ou la lâcheté (Goretti, à la vue du poignard), ou les excitants préférés, comme le vin et la femme (a, d), l'or (i, t, q), et surtout la vanité, comme dans les observations f, h, t, i, s, x, on a alors des réactions supérieures aux normales ; c'est ce qui nous permet de pé-

---

(1) Voir les tableaux sphygmographiques dans l'atlas de l'*Homme criminel*, Paris, 1886.

nétrer, comme avec un instrument de précision, dans la psychologie intime des sujets, psychologie sur laquelle le plaisir, la vanité et la crainte de la douleur ont plus de pouvoir que la vraie douleur elle-même.

« On dirait que dans quelques cas la réaction est d'autant plus lente qu'elle est plus exagérée en d'autres, comme si certaines excitations agissaient plus chez les uns que chez les autres ; ce qui est tout-à-fait d'accord avec ce que nous savons, c'est-à-dire, que les criminels sont d'autant plus insensibles à certaines affections et douleurs psychiques et physiques, qu'ils le sont moins à certaines autres passions telles que l'orgueil, la vengeance et la vanité.

« J'estime que les criminels les plus intelligents et les simulateurs (o, n, m, t) ont réagi plus nettement, surtout quand on faisait allusion à leur folie, au juge, etc. Le pléthysmographe est donc ici un précieux moyen de diagnostiquer la simulation.

Résumé — Application — De l'ensemble de ces faits on pourrait déduire que presque toutes les différentes espèces de sensibilité sont obtuses chez le criminel ; même chez le criminel d'occasion, comparé à l'homme normal ; tandis que chez le criminel, comme chez l'aliéné et l'hystérique, la sensibilité aux métaux, à l'aimant, à l'atmosphère et peut-être aux odeurs est exagérée.

« L'insensibilité physique des criminels rappelle assez bien celle des peuples sauvages, qui peuvent affronter, dans les initiations à la puberté, des tortures que ne supporterait jamais un homme de race blanche.

« Tous les voyageurs connaissent l'indifférence des nègres et des sauvages d'Amérique à l'égard de la douleur : les premiers se coupent la main en riant, pour échapper au travail ; les seconds, liés au poteau de torture, chantent gaiement les louanges de leur tribu, pendant qu'on les brûle à petit feu. A l'époque des initiations, quand ils atteignent l'âge viril, les jeunes Peaux-Rouges se soumettent, sans laisser échapper la moindre plainte, à des supplices qui feraient mourir un Européen : ils se suspendent, par exemple, au moyen d'un crochet qui mord leurs chairs, aux poutres d'une cabane, la tête en bas, au milieu d'une fumée épaisse. Il faut encore rapporter à cette insensibilité les tatouages douloureux que supporteraient bien peu d'Européens normaux, et l'usage de se couper les doigts, les lèvres, ou de se creuser les dents, en signe de deuil, dans les cérémonies des funérailles.

« *Longévité*. — Cet affaiblissement de la sensibilité, principalement en ce qui concerne la douleur physique, et, d'un autre côté, la fréquence moindre de réaction vasculaire, nous donnent l'explication de la vitalité plus grande des malfaiteurs, bien qu'ils soient, à proprement parler, des malades de naissance. Assurément, si l'on compare la vie moyenne des prisonniers à celle des hommes libres, on constatera une infériorité chez les premiers ; mais les causes délétères inhérentes au régime de la prison sont en si grand nombre qu'il est inutile d'insister pour expliquer ce phénomène. Rendez les conditions égales, et vous verrez aussitôt la différence changer, précisément à l'avantage des criminels.

« Nous trouvons, en effet, des cas extraordinaires de longévité, remarqués çà et là chez des individus soumis depuis de longues années au régime de la prison. « J'ai rencontré dans les prisons, écrit Casanova (*Mémoires*. III, 356), des individus qui étaient parvenus à un degré de vieillesse très avancée : un scélérat qui faisait le double métier d'espion et de sicaire, un certain Beguelo, enfermé à 44 ans, vécut 37 années dans sa prison. »

« A propos de Gasparone, mort récemment à Abb'ategrasso, à l'âge de 88 ans, un biographe intelligent disait, il y a déjà bien des années, en 1866 : « Comment a-t-il pu résister si longtemps aux épreuves de l'âge, de ses blessures, de la fatigue et de la prison ? Par la force de son caractère et surtout par le calme inaltérable d'un esprit que nulle émotion ne put jamais toucher ». (MASI, *Mémoires de Gasparone*. 1867).

« Settembrini, dans ses *Mémoires*, (t. II, p 125), cite un vieillard qui vivait au bagne de San Stefano depuis 32 ans, et en comptait 89 d'âge. Il parle aussi d'un Calabrais qui se vantait d'avoir tué 35 hommes et qui, condanmé pour viol et brigandage en 1802, vivait encore en 1855 ; d'un vieillard de 81 ans qui, avec son fils âgé de 51 ans, avait été comdamné pour vol suivi de meurtre sur l'infortuné Procaccio ; enfin, d'un autre de 92 ans, dur et sec, qui avait conservé toutes ses dents, toutes ses facultés mentales, et une grande partie de sa force juvénile.

« Cette longévité chez les grands criminels peut se prouver, jusqu'à un certain point, par la statistique. Déjà Settembrini, pour la démontrer, avait dressé le petit tableau suivant :

« Sur. 631 de ses co-détenus, il en comptait

227 âgés de plus de 50 ans
203 id. de 30 à 40 ans
291 id. au dessous de 40 ans.

« Ajoutons que le doct. Baer, après avoir constaté qu'en Allemagne la population des bagnes donne une mortalité inférieure à celle des prisons, trouvait à cela deux raisons : d'abord, que les galériens sont plus habitués au régime de la prison (il est en effet notoire que, pendant les premières années d'incarcération, la mortalité atteint un chiffre plus élevé) ; en second lieu, que, plus le détenu est endurci dans le crime, plus grande est la résistance qu'il oppose à la mortalité (BAER, *Les prisons, établissements et systèmes de pénalité au point de vue hygiénique*).

« En Italie (RASERI, *Sulle condizioni sanitarie nelle carceri*, 1881), les bagnes (où sont en plus grand nombre les criminels-nés) donnent aussi une mortalité inférieure ($33 °/_0$,) à celle des prisons ($51 °/)_0$.

« *Pitié*. — L'analgésie est, comme l'observe Bénédikt (*Congrès d'Anvers*, 1886), une des sources de ce manque de compassion, de pitié, que Garofalo a justement indiquée comme un des caractères du criminel-né.

« Si nous voyons souffrir autrui, dit-il, nous ressentons nous-mêmes à l'aide de notre mémoire de pareilles sensations, pour ainsi dire, une copie de ses souffrances. De là naît la compassion, que nous comptons parmi les vertus. Plus nous sommes sensibles, plus nous sommes disposés à la compassion. Lorsqu'il y a une diminution congénitale de sensibilité pour les douleurs et les sentiments désagréables, alors l'aptitude à la compassion fait presque défaut.

« C'est dans ce défaut de compassion qu'il faut chercher une des sources de la cruauté qui pousse à *des actions criminelles* de violence ».

« *Disvulnérabilité*. — L'analgésie est également la source de la *disvulnérabilité* signalée par Bénédikt chez les criminels, et grâce à laquelle ces gens-là supportent des blessures auxquelles tout autre succomberait : il a vu un brigand de la fameuse troupe de Rosza Sandor, qui, ayant pris part à une révolte de prisonniers, fut battu d'une telle manière qu'il en eut plusieurs vertèbres fracturées. Toutes ses blessures guérirent, et le géant d'auparavant devint une sorte de nain. Eh bien! Benedikt l'a vu plus tard travailler dans la forge de la prison et se servir du lourd marteau comme dans les jours de sa plus grande vigueur.

« Pour ma part, j'en ai vu des exemples plus étranges encore. Un voleur eut, dans une escalade, le frontal droit fendu latéralement par un coup de hache ; en 15 jours il était guéri sans aucune réaction. – Le crâne du même Rosza Sandor, dont parle Bénédikt, avait une énorme dépression de l'os pariétal gauche, effet d'une blessure d'arme à feu qui ne l'avait pas empêché de tenir tête, plusieurs jours de suite, aux troupes autrichiennes et russes.

« Dans les prisons dont je suis médecin, un meurtrier qui travaillait comme maçon, ayant subi un reproche, se jeta du troisième étage dans la cour : tous le croyaient mort, quand tout-à-coup il se relève en souriant et demande à continuer son travail.

« A Velletri, une infanticide, naguère, pratiqua sur elle-même, avec un couteau de cuisine, l'opération césarienne en emportant l'enfant qu'elle tua ; elle en est guérie presque sans pansements et sans fièvre (*Riforma medica* 1886, avril).

« C'est avec raison que Bénédikt trouve, dans cette sorte dinvulnérabilité des criminels une autre application de leur manque de compassion et de leur penchant aux violences.

« Quiconque, dit-il, gagne dans une rixe une fracture de côte et s'attire par là une pleurésie qui le retient des mois au lit, évitera autant que possible une seconde occasion. Mais si un individu avec une telle fracture est capable, comme je l'ai vu, de fendre du bois les jours suivants et d'aller en voiture sur les routes cahotantes de montagnes, il n'éprouvera pas une grande répugnance à courir de nouveau les risques d'être battu ».

« Vous comprenez qu'un tel individu se trouvera facilement dans le cas d'être accusé et condamné, une fois ou l'autre pendant sa vie, pour des crimes de violence.

« Les individus qui possèdent cette qualité, se considèrent comme des privilégiés et méprisent ceux qui leur paraissent délicats et sensibles. C'est un plaisir pour ces hommes durs de tourmenter les autres, qu'ils regardent comme des créatures inférieures.

« Voilà donc une seconde source de la cruauté des criminels.

« En général, chez l'homme criminel, l'insensibilité morale

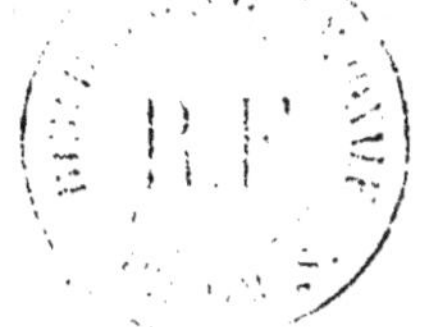

7

est aussi grande que l'insensibilité physique; sans doute l'une est un effet de l'autre. Ce n'est pas qu'en lui la voix du sentiment soit tout à fait muette, comme le supposent quelques mauvais romanciers; mais il est certain que les passions qui font battre avec le plus de force le cœur de l'homme normal, sont très faibles en lui. Le premier sentiment qui s'éteint dans des êtres pareils est celui de la pitié pour la souffrance d'autrui, et cela justement parce qu'ils sont insensibles eux-mêmes aux souffrances.

« Lacenaire avouait n'avoir jamais tremblé à la vue d'un cadavre; il faisait toutefois une exception en faveur de son chat. « La vue d'un mourant, disait-il encore, ne me touche guère. Je tue un homme comme je boirais un verre de vin ». En effet, l'indifférence complète en face de leur victime et en présence des instruments sanglants qui ont servi à perpétrer le crime, est un caractère constant chez tous les vrais criminels d'habitude; et ce caractère suffirait à les distinguer de l'homme normal. L'uxoricide Martinati contemplait, sans sourciller, la photographie de sa femme, en reconnaissait l'identité, et racontait froidement qu'après lui avoir porté le coup mortel, il avait osé implorer son pardon.

« C'est pour cela aussi que, dans l'argot des prisons, l'idée de l'homicide est exprimée par des termes burlesques, tels que *faire une boutonnière*, *faire suer*. Cette apathie extraordinaire, cette insensibilité en présence des souffrances d'autrui, il n'est pas rare de voir les criminels la montrer pour eux-mêmes, et cela en vertu certainement de la loi qui donne l'égoïsme pour base à la pitié. On a vu, il est vrai, des individus, tels que la marquise de Brinvilliers, Antonelli (1), Borgia, Vallet, Boursa, frappés d'épouvante en face de l'échafaud; mais il n'en est pas moins vrai que la plupart conservent une grande indifférence jusqu'à la dernière heure, et, par cette attitude, prouvent que l'amour de la conservation — l'instinct le plus commun et le plus fort dans l'homme, — a complètement disparu de leur âme.

« Généralement, en eux, les affections font défaut et sont remplacées par des éruptions passionnelles ou impulsives (2). Vanité, vin, jeu et

---

(1) Quelques mois après que celui-ci eut commis son crime, on le vit lire et relire les articles du code pénal où se trouve édictée la peine de mort contre les assassins; on l'entendit déclarer d'une voix émue qu'il les croyait injustes. Il louait le petit ouvrage du docteur Poletti sur la *Tutelle pénale*, qui en relevait l'injustice.

(2) Pour plus de détails sur la psychologie des criminels, voir LOMBROSO, *l'Homme criminel*, Paris, 1886, chez Alcan, et Ferri, *l'Homicide dans la science, la législation et la jurisprudence* (en italien), avec *Atlas anthropologique et statistique*, sous presse.

lasciveté précoce ; tantôt de la religiosité et tantôt du cynisme. Imprévoyance, légéreté et paresse qui s'alternent avec de la malice, mais sans exclure, dans certains cas, la pénétration.

« Ces caractères varient selon les espèces (*V. le tableau*, p. 7) et les formes de délinquance: très marqués chez tous les criminels-nés et les fous moraux, presque nuls chez les faussaires et les banqueroutiers. Mais l'insensibilité ne fait jamais défaut, en aucun; et la grande fréquence d'épileptiques parmi les criminels, ainsi que l'analogie de tous les caractères dégénératifs et biologiques qui sont même exagérés chez les épileptiques; la fréquence chez eux de très grands crimes et du *raptus* qui est une espèce de criminalité portée à son extrème limite, tout nous fait considérer les épileptiques comme étant au premier degré de cette échelle dont les fous moraux occupent le deuxième, les criminels-nés le troisième, tous ayant cette irascibilité et cette intermittence de symptômes qui forment le vrai fond de l'épilepsie.

« Les délinquants par impulsion ont, pour nous, le caractère d'avoir une physionomie normale; facile hyperesthésie tant physique que morale, et cause correspondante au délit.

« Les délinquants d'occasion sont ceux qui présenteraient un nombre inférieur de caractères organiques et, par contre, un nombre supérieur de causes impulsives; ces causes pourtant, en se répétant, donnent lieu aux délinquants habituels, chez lesquels les tendances psychiques se font peu à peu semblables à celles des criminels-nés.

« Quant aux délinquants aliénés et aux *mattoïdes*, ils sont du ressort de la psychiâtrie pure. Il y en a d'innés et d'acquis. Il importe de faire remarquer que les *mattoïdes* ne sont pas affectés, comme beaucoup de personnes semblent le croire, d'une folie atténuée: ils diffèrent des fous par la physionomie, par la sensibilité normale, tandis qu'ils sont plus qu'aliénés dans leurs écrits, dans l'exagération de l'altruisme et de l'ambition. Ils ne passent à des actes délictueux que dans certaines circonstances.

« Ne pouvant trop m'étendre ici sur des sujets qui ne doivent être traités que les faits et les chiffres à la main, je me résume dans le tableau qui accompagne mes conclusions (1) (*Applaudissements*).

---

(1) V. p. 7.

La parole est donnée à M. Benedikt qui a eu l'occasion d'observer un très grand nombre de criminels dans les prisons de l'Autriche, de la Suisse, etc., et dont tout le monde connaît les belles études sur la névropathologie des délinquants.

On apporte et dépose devant M. Benedikt le crâne du bandit hongrois Rosza Sandor, faisant partie de la collection envoyée par M. le docteur de Lenhossek à l'Exposition anthropologique. M. **Benedikt**, parlant en italien, s'exprime ensuite comme il suit:

« J'ai l'intention de vous parler, messieurs, de la valeur des signes anthropologiques par rapport à la criminalité.

« Je commencerai par quelques remarques sur la signification des signes de l'atavisme — dégénérescence et atypie — **vis-à-vis** de nos connaissances actuelles.

« Quelques-unes de ces manifestations n'ont qu'une **valeur** indirecte. C'est ainsi que le développement exagéré de la mâchoire inférieure est le symptôme d'un degré inférieur d'évolution. **En** général nous pouvons dire que cette manifestation d'une **rechute** dans un état inférieur, ou d'animalité, n'est pas un **phénomène** isolé, mais qu'il est combiné avec un développement inférieur **du** cerveau et de ses fonctions psychiques.

« De même que ces deux phénomènes combinés ne **nous re-**présentent qu'une rechute partielle du *tout*, constitué par l'organisme, de même nous ne saurions nous étonner de **voir parfois** cette rechute complètement isolée, localisée dans un seul **organe.** C'est ainsi que nous pouvons comprendre qu'il existe des **individus** affectés de tels ou tels signes d'atavisme ou, si l'on préfère s'ex-primer autrement, de dégénérescence, sans qu'ils soient pour **cela** des individus atypiques.

« Il est d'autres signes d'atypie qui prêtent à l'équivoque : la macrocéphalie, par exemple, qui est tantôt un indice de **dégénéres-**cence congénitale ou acquise, et tantôt un signe de perfectionne-ment. De la même façon, l'abondance des circonvolutions cérébrales peut indiquer soit un haut développement, soit aussi une organi-sation défectueuse. D'autres signes d'atavisme, de dégénérescence et d'atypie ont une signification multiple. Il est, par exemple, un fait qui constitue une des marques les plus significatives d'un développement inférieur: c'est le raccourcissement de la corde de l'angle pariétal.

« Dans le sens physiologique et topographique, ce fait a une double signification. Il peut accuser un aplatissement du lobe paracentral et des lobes centraux ; mais il peut aussi signifier une aplasie du lobe carré et de la partie pariétale du cerveau. Ce raccourcissement simple, quoique décrit par moi comme un des phénomènes les plus importants dans l'anatomie des dégénérés (des épileptiques, par exemple), a échappé à l'attention de ceux qui se sont occupés de cette matière. Une autre forme un peu moins importante de ce même phénomène, a eu plus de chance et s'est imposée avec plus de force à l'attention des observateurs: je veux parler de la forme qui conduit à l'oxycéphalie. Pour être mieux compris, je dois faire une observation générale. Le premier principe du développement général et partiel du crâne est celui auquel on a donné le nom de *« the struggle for the content »*, c'est-à-dire: *la lutte pour le contenu.* Chaque fois que la corde d'un arc ou d'un segment osseux est trop courte, il arrive qu'en vertu de ce principe, le contenu cherche à gagner de l'espace, en rendant la courbe plus forte.

« Par suite, le raccourcissement de la corde de l'arc pariétal détermine l'oxycéphalie qui transforme aussi la partie sagittale de l'os frontal. Il est vrai de dire que l'agrandissement de la courbature peut avoir pour résultat une compensation complète. Une déformation du crâne, à un degré extrême, signifie donc un danger pour l'existence normale, mais un danger vaincu du moment où la compensation complète est atteinte. Un degré moindre de cette même déformation signifie un arrêt de développement, et le manque de cette déformation est l'indice d'un degré extrême de défaut d'organisation, le raccourcissement de la corde n'étant accompagné d'aucune compensation dans le développement de l'arc.

« L'exemple que je viens de citer est instructif aussi en d'autres sens. Supposons un cas d'oxycéphalie complètement compensée dans un individu normal. Nous devons nous demander si cette oxycéphalie, si cet indice d'une lutte victorieuse n'a aucune autre importance. Nous trouverons que les individus présentant ce phénomène appartiennent fréquemment à des familles de névropathes.

Ils peuvent avoir été soustraits eux-mêmes au mal, mais leurs enfants souffriront des mêmes affections morbides et des mêmes défauts psychiques dont étaient atteints, par exemple, leurs oncles ou tantes, dont les crânes présentaient des déformations moins prononcées que celles du père des dits enfants. Une telle déformation dans un individu peut donc être l'indice de défauts héréditaires qui reparaîtront dans ses descendants. La même chose peut se dire de l'asymétrie, etc. L'exemple de l'oxycéphalie nous démontre encore que, pour n'avoir trouvé aucune anormalité anatomique dans un individu que sa conduite révèlerait atypique, nous ne devons pas conclure à la non-existence de toute anormalité, puisque même le raccourcissement de la corde avait échappé aux observateurs.

« J'ai découvert une autre anomalie que personne, à ma connaissance, n'avait signalée: je veux dire, la « microcéphalie occipitale » c'est-à-dire le raccourcissement de la partie post-auriculaire de l'axe horizontal sagittal comparé avec la partie anti-auriculaire. Je puis vous démontrer ce phénomène sur les crânes du fameux bandit hongrois Rosza Sandor, et de son frère, Andreas, adonné lui aussi au brigandage. Le premier des deux était un homme d'une perversité extrême, séducteur de personnes de sa propre famille. La microcéphalie occipitale est très visible sur son crâne. Le crâne de son frère, que j'ai connu personnellement et qui avait l'apparence d'un honnète homme, manque de ce phénomène de dégénérescence qui est, à mes yeux, l'un des plus caractéristiques chez les criminels par violence. J'ajouterai que j'ai connu aussi dans les prisons deux fils de ces frères, brigands eux aussi, mais d'aspect honnête. Amnistiés, leur conduite est restée bonne.

« Je passe de ces exemples, par une transition naturelle, à observer qu'il n'est ni juste, ni exact, de prétendre que l'on doive toujours trouver quelque chose d'anormal dans l'individu criminel. Ce n'est ni juste ni exact, parce que le fait psychologique est en partie le produit de phénomènes moléculaires et que la science est encore très loin d'une anatomie des molécules et d'une physiologie moléculaire, surtout sur les vivants.

« Il y a des signes certains d'atavisme, de dégénérescence et d'atypie, ayant une signification absolue. Telle est la variocéphalie, et tel est tout développement décisivement sous-typique du crâne. Toutes les fois qu'il y a développement insuffisant du crâne, il y a développement insuffisant d'une région du cerveau, et perturbation plus ou moins profonde des fonctions psychiques. Il y a donc:

« 1° des individus dont on peut dire avec certitude qu'ils ne peuvent pas être des individus normaux. Leur sphère motrice, ou intellectuelle, ou morale, ou bien ces trois sphères, ou deux des trois, combinées entre elles, doivent être anormales;

« 2° des individus sur la normalité ou l'anormalité desquels nous ne saurions nous prononcer d'après l'examen extérieur, et pour qui nous devons attendre la manifestation de symptômes psychiques, moraux, etc., ou dont encore il nous faut étudier la vie;

« 3° il est enfin des individus criminels, des délinquants, même graves, chez lesquels nous sommes impuissants à trouver jusqu'à ce jour des symptômes anthropologiques certains de criminalité. »

L'assemblée remercie M. Benedikt de sa communication par des applaudissements unanimes.

La suite de la discussion de la 1ère thèse de biologie criminelle est renvoyée au jour suivant, les séances de l'après-midi étant réservées à la sociologie criminelle.

La séance est levée à midi.

DEUXIÈME SÉANCE

18 novembre 1885.

M. **Lombroso** prend place au fauteuil présidentiel.

La séance est ouverte à 9 heures et demie du matin.

M. **Mayor** donne lecture du procès-verbal de la séance précédente.

Ce procès-verbal est approuvé.

M. le **Président** nomme les membres de deux Commissions chargées d'examiner, aux points de vue scientifique et pratique, les collections formant l'exposition d'anthropologie ciiminelle.

Ces Commissions sont composées de MM. Adriani, Venturi, Bianchi, Morselli, Precone d'une part; et.de MM. Magitot, Salomon, Rieger, Lacassagne, Biffi, Motet, Virgilio. de l'autre.

Une tioisième Commission est formée pour l'examen de l'album exposé par M. Roukavichnikoff, de Moscou. Cette Commission se compose de MM. Roussel, Marro, Aguglia, Laschi.

M. **Mayor** annonce l'adhésion, parvenue à la présidence, de M. le professeur Angiolo Filippi. directeur du journal médical *Lo Sperimentale*, de Florence. M. Severi représentera ce journal au sein du Congrès.

M. le **Président** donne la parole à M. Albrecht, devant qui l'on dépose les pièces formant sa collection, pour qu'il développe ses idées *sur la place morphologique de l'homme dans la série des mammifères*, ainsi que *sur la criminalité de l'homme au point de vue de l'anatomie comparée.*

M. **Albrecht** insiste d'abord sur ce point « qu'il est absolument erroné de dire que les hommes descendent des singes. Nous ne descendons pas des singes, nous le sommes encore aujourd'hui; tous les hommes ensemble ne forment qu'une seule espèce de singes, que M. Albrecht appelle *Simia homo*. Mais, au point de vue morphologique, nous ne sommes pas même des singes supérieurs ; au contraire, l'anatomie comparée nous force irrésistiblement à déclarer qu'au point de vue morphologique, l'homme est le plus inférieur des singes.

« Le fait que l'homme est le plus inférieur des singes est prouvé incontestablement par deux considérations dont M. Albrecht démontrera l'exactitude :

« 1. parce que l'angle orbital chez l'homme est plus grand que chez n'importe quel singe;

« 2. parce que les cas d'atavisme au-delà des singes et des lémuriens sont plus fréquents chez l'homme que chez n'importe quel singe.

« Examinons ces faits de plus près.

« 1. — *L'angle orbital chez l'homme est plus grand que chez n'importe quel singe.*

« En passant en revue la série des mammifères, nous remarquons que chez les mammifères inférieurs, l'angle, qui est formé par l'axe orbital droit et l'axe orbital gauche, est, nous pouvons dire, de 180°, l'œil droit, si l'on peut s'exprimer ainsi, regardant à droite, l'œil gauche à gauche.

« Si nous remontons maintenant l'échelle des mammifères, nous constatons le fait, que les orbites ont la tendance de se rapprocher l'une de l'autre, de sorte que l'œil droit regarde moins à droite, le gauche moins à gauche, les deux yeux regardant de plus en plus en avant. En un mot, plus on remonte l'échelle des mammifères, plus on constate une migration des orbites de droite et de gauche en avant. L'angle orbital décroit à mesure que ce mouvement s'accentue. Réfléchissons maintenant quel serait le maximum de cette migration? Voici la réponse: l'angle formé par les axes orbitaux serait 0°, les deux orbites réunies en une seule orbite, ayant la valeur morphologique de deux orbites, les deux yeux réunis en un seul œil, ayant la valeur morphologique des deux yeux dont il a pris naissance. Cet état serait l'état du cyclope du plus haut degré ;

donc M. Albrecht propose d'appeler la tendance, constatée en remontant l'échelle des mammifères, et qui se manifeste par la migration en avant et le rapprochement des deux orbites et la diminution de l'angle orbital : *la tendance cyclopisante des mammifères*.

« Eh bien! chaque anatomiste sait que les yeux des singes sont plus rapprochés que ceux de l'homme ; donc l'homme s'est arrêté sur le chemin de la cyclopisation plus tôt que les singes, qui ont poursuivi ce chemin beaucoup plus loin ; donc l'homme est, en ce qui concerne ce fait, un singe arrêté, un singe inférieur.

« 2. — *Les cas d'atavisme au-delà des singes et des lémuriens sont plus fréquents chez l'homme que chez n'importe quel singe.*

« *A*) Atavismes au-delà des singes.

« Il est clair que, si l'homme est le singe le plus inférieur, les cas d'atavisme au delà des singes seront plus fréquents chez lui que chez les autres singes.

« L'exemple le plus étonnant de ces atavismes au-delà des singes est donné par une apophyse de la mâchoire inférieure de l'homme, qui n'a pas attiré jusqu'à présent l'attention qu'elle mérite de la part des anatomistes, et qui n'arrive chez aucun autre singe que chez l'homme, lequel partage cet avantage avec les lémuriens.

« C'est pour cela que M. Albrecht l'a appelée *l'apophyse lémurienne* de la mâchoire inférieure de l'homme. C'est vraiment un fait des plus curieux à constater, que cette apophyse ne se trouve chez aucun autre singe, tandis qu'elle est plus ou moins fortement développée chez les hommes, chez lesquels, dans que'ques cas, elle prend des dimensions énormes. Voir les figures 1 et 2, dans lesquelles *x* désigne l'apophyse lémurienne droite d'un homme et d'un lémurien.

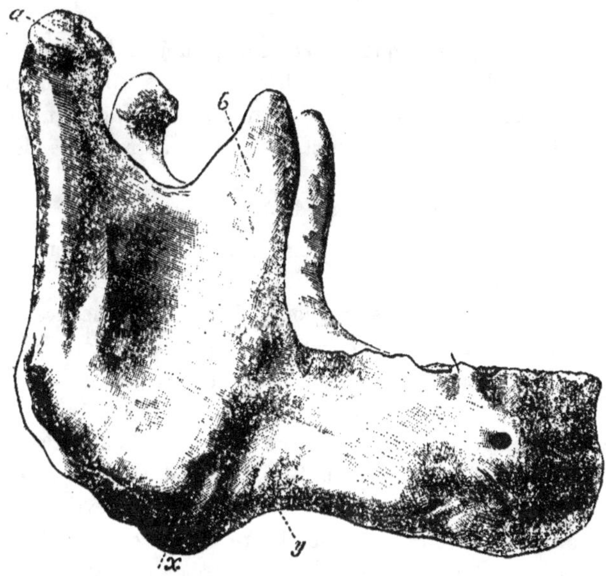

Fig. 1. — Vue droite de la mâchoire inférieure d'un homme adulte possédant de **chaque côté une énorme** apophyse lémurienne. (Cette préparation appartient à la collection de M. le professeur Albrecht) :

    a) Condyle droit ;
    b) Apophyse coronoïde droite ;
    x) Apophyse lémurienne droite (Albrecht) ;
    y) Echancrure lémurienne droite (Albrecht).

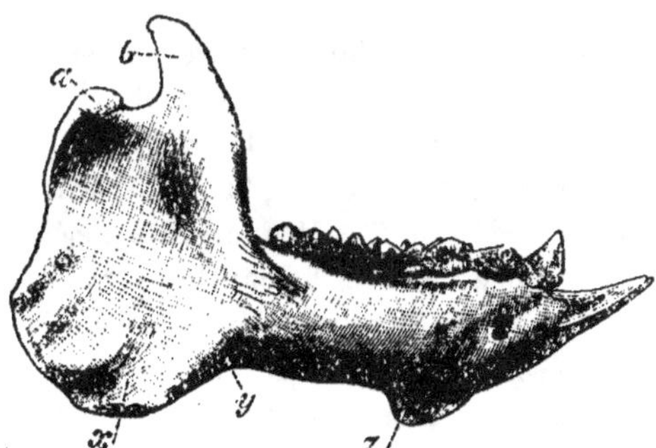

Fig. 2. — Vue droite de la mâchoire inférieure d'un lémurien :
    a) Condyle droit ;
    b) Apophyse coronoïde droite ;
    x) Apophyse lémurienne droite (Albrecht) ;
    y) Echancrure lémurienne droite (Albrecht) ;
    z) Apophyse parasymphysienne droite (Albrecht).

« Une autre preuve que les atavismes au-delà des singes sont plus fréquents chez l'homme que chez les autres singes nous est fournie par le fait, que le troisième trochanter du fémur n'est pas rare chez l'homme, tandis qu'il est excessivement rare chez les autres singes.

« *B*) Atavismes au-delà des lémuriens.

« Mais si l'homme est un singe inférieur, les atavismes non seulement au-delà des singes, mais aussi les atavismes au-delà des lémuriens doivent être plus fréquents chez lui que chez ses autres confrères pithèques. Ceci est encore prouvé d'une manière incontestable par les préparations que M. Albrecht s'empresse de soumettre aux yeux des congressistes.

« Aucun singe, aucun lémurien ne possède six dents incisives supérieures: chez l'homme, au contraire, elles ne sont pas rares.

« M. Albrecht a même pu diviser les becs-de-lièvre en deux grands groupes, savoir en becs-de-lièvre à quatre dents incisives supérieures ou tétra-protodontes, et en becs-de-lièvre à six dents incisives supérieures, ou hexa-protodontes.

« On peut facilement prouver, et M. Albrecht l'a fait dans des travaux publiés ailleurs (1), que la dent incisive supérieure surnuméraire du bec-de-lièvre hexa-protodonte est en réalité la véritable deuxième dent incisive supérieure de l'homme, qu'il a perdue pendant son développement phylogénétique.

« La dent de l'homme, des autres singes et des lémuriens que nous appelons la 1re dent incisive supérieure de ces animaux est donc, d'après les conclusions de M. Albrecht, leur véritable 1re dent incisive supérieure. Au contraire, la dent que nous nous sommes accoutumés à appeler le 2me dent incisive supérieure de ces organismes n'est pas, d'après M. Albrecht, leur 2me dent, mais leur 3me dent incisive supérieure, la véritable 2me dent incisive supérieure étant perdue pour les singes et les lémuriens, et ne faisant sa réapparition que dans les becs-de-lièvre hexa-protodontes et dans des cas encore à signaler chez l'homme.

« Ces derniers cas sont, et M. Albrecht soumet encore une quan-

____

(1) Voir notamment: P. **ALBRECHT**. — *Sur les quatre os intermaxillaire, le bec-de-lièvre et la valeur morphologique des dents incisives supérieures de l'homme.* — Bruxelles, **Manceaux**, 1882.

tité de ces préparations au Congrès, les dentures supérieures hexa-protodontes *sans* becs-de-lièvre chez l'homme.

« Mais il existe même chez l'homme des cas de mâchoires inférieures hexa-protodontes, ce que M. Albrecht prouve par la mâchoire inférieure d'un crâne franc qu'il soumet au Congrès. Ceci est un cas d'atavisme d'autant plus important, que la réduction en nombre et en grandeur des dents incisives de la mâchoire inférieure date d'un temps beaucoup plus reculé que celle des dents incisives supérieures.

« M. Albrecht déclare que la réapparition de six dents incisives supérieures et inférieures chez l'homme est un atavisme qui se reporte au-delà des singes et des lémuriens, jusqu'à des animaux intimement liés par parenté avec les lémuriens, savoir les insectivores. Or, ce sont précisément les *affinités insectivores de l'homme*, terme que M. Albrecht se permet d'introduire dans la science, qui prouvent, de plus en plus, que l'homme est le singe le plus inférieur.

« Le croirait-on? Il n'existe aucun singe, aucun lémurien, aucun mammifère, à l'exception des insectivores, qui possède deux racines à ses dents canines et dents incisives latérales inférieures, et il arrive des cas où l'homme possède deux racines aux dents où, de tous les mammifères, seulement les insectivores les possèdent!

« Si ce ne sont pas là des preuves en faveur de la nature de singe inférieur que M. Albrecht attribue à l'homme, il n'existe pas de preuve en anatomie comparée!

« M. Albrecht soumet au Congrès, pour prouver ce qu'il maintient concernant les deux racines des dents canines et incisives latérales inférieures de l'homme:

« 1⁰ deux dents canines inférieures d'homme adulte à deux racines;

« 2⁰ une mâchoire inférieure d'homme adulte, dont l'alvéole canine gauche est divisée nettement en deux sous-alvéoles bien isolées l'une de l'autre;

« 3⁰ une dent incisive latérale inférieure d'un homme adulte à deux racines.

« Des deux racines de ces dents, l'antérieure ou externe (la périphérique de M. Albrecht) est plus longue et plus épaisse, la postérieure ou interne (la paraphérique de M. Albrecht) moins longue et moins épaisse. Une des dents citées sous le N.º 1º appartient à la mandibule citée sous le N.º 2º.

« Nous avons vu dans l'exposé qui précède, qu'au point de vue morphologique, l'homme est incontestablement le singe le plus inférieur, il s'agit maintenant de savoir ce qu'est l'homme criminel et ce qu'est l'homme honnête.

« D'après l'école positiviste, l'homme criminel est un être pathologique, un être anormal ; mais il semble à M. Albrecht que seule une école *anthropologique,* c'est-à-dire une école qui n'a étudié et ne connaît que des hommes, a pu admettre une théorie aussi inexacte.

« Une simple réflexion nous démontre qu'on ne peut dire que l'homme honnête soit un être normal, l'homme criminel un être anormal, et que la vérité est précisément dans le contraire.

« Voici les conclusions de M. Albrecht.

« Tous les organismes ravagent, pillent, assassinent et font, en un mot, tout ce qu'ils savent et peuvent faire pour leur propre avantage et bénéfice, sans se soucier si ce qu'ils font est nuisible ou pernicieux pour les autres organismes qui les entourent. Ce que tous ces organismes font est fait par les assassins, les voleurs, en un mot par les criminels, qui, ne regardant que leur propre avantage, sont complétement indifférents si ce qu'ils accomplissent et exécutent est délétère pour les autres ou ne l'est pas.

« Ainsi donc les criminels humains agissent de la même manière qu'agit toute cette incalculable quantité d'organismes qui existent et qui ont existé, à l'exception des hommes honnêtes.

« Si donc, d'après l'école positiviste, l'homme criminel est anormal, tous les organismes, à l'exception de l'homme honnête, doivent être anormaux. Voici l'abime auquel nous accule une école qui ne connaît, n'observe et n'étudie que des hommes !

« Non, et mille fois non ! puisqu'au point de vue de l'anatomie comparée, le seul véritable point de vue d'ailleurs qui existe, l'immense majorité des organismes qui ne pensent qu'à eux-mêmes est incontestablement normale, les hommes criminels qui agissent comme elle, sont incontestablement normaux, les seuls êtres anormaux qui existent dans la nature étant précisément les hommes honnêtes.

« Que les hommes criminels soient normaux, cela n'empêche pas que leurs crimes soient punissables. Les hommes anormaux, savoir les hommes honnêtes, tuent et punissent les hommes normaux, savoir criminels, précisément *parce que ceux-ci ne veulent pas se laisser anormaliser*.

« M. Albrecht est persuadé que plus on réfléchira au point de vue de l'anatomie comparée à la criminalité des hommes, plus on se convaincra de la justesse de ses conclusions. La clef de toutes les énigmes de la criminalité des hommes qui nous entourent aujourd'hui est à chercher, d'après M. Albrecht, dans la formation de l'État.

« Les hommes sont des singes inférieurs qui, à un certain temps de leur développement phylogénétique, se sont décidés à ne plus vivre à l'état solitaire, mais à former un état; et dès lors, il est clair que, dans un état de singes inférieurs, chaque singe inférieur ne peut plus faire ce que bon lui semble, si cela est désastreux ou préjudiciable pour les autres membres de l'état, mais doit prendre de certains égards, en un mot, ne doit rien faire de ce qu'il ne veut pas que les autres lui fassent.

« Un singe inférieur lequel, pour maintenir l'état, qui se dissoudrait autrement en autant d'éléments solitaires qui le composent, prend de certains égards, celui-là est un homme honnête ; au contraire, un singe inférieur qui vit d'après la mode de ses ancêtres et qui ne se soucie guère si la société s'effondre ou non, celui-là est un homme criminel, un homme qui ne comprend pas et ne veut pas comprendre que, pour maintenir un état de singes inférieurs, il faut absolument s'anormaliser et c'est précisément pour cette raison, qu'il doit être mis hors d'état de nuire à une société qui ne peut exister que par de certains égards que chaque membre de cette société doit avoir pour tous les autres.

« Or, le fait que l'homme criminel n'est pas l'homme anormal, mais l'homme normal, ne doit pas atténuer les punitions ; au contraire, il doit plutôt amener à les doubler, puisque le plus grand crime contre une société est une action subversive, attentatoire à l'existence de cette société, et que chaque action criminelle qui se produit chez les hommes est en dernier lieu une action contre l'existence de la société humaine. En effet, du moment où la moindre action criminelle ne serait pas poursuivie, tous les éléments qui constituent l'état humain en feraient autant, ce qui produirait fatalement la dissolution de la société.

« M. Albrecht estime donc que l'école positiviste, qui regarde l'homme criminel comme un être anormal, et qui, par ce fait, tend à trouver des circonstances atténuantes pour la criminalité, est une école maladive.

« Au contraire, d'après M. Albrecht, l'homme criminel est l'homme normal, et c'est pour cette raison même, qu'il faut augmenter plutôt les peines que les amoindrir, le crime de l'homme criminel étant précisément d'être normal et non pas anormal comme le sont les hommes honnêtes. »

Le discours de M. Albrecht dont plusieurs passages ont été soulignés en divers sens par des manifestations de l'assistance, est salué, à la fin, par des applaudissements unanimes.

M. **Lombroso** explique les applaudissements de l'assemblée, auxquels il a, d'ailleurs, uni les siens. Ces applaudissements s'adressent, croit-il, à l'esprit dont M. Albrecht a donné preuve en soutenant une thèse paradoxale jusqu'à l'invraisemblance. « M. Albrecht nous a étonnés, nous a amusés, nous a charmés même : je ne crois pas qu'il ait convaincu personne. » Quant à lui, M. Lombroso croit devoir défendre l'étroite fraternité de l'homme et du singe (*Rires*). Il objecte à M. Albrecht que l'on a plus souvent l'occasion d'étudier l'homme que le singe. Si l'on trouve autant d'anomalies atavistiques chez les hommes, c'est que nous en examinons plusieurs milliers, et que ceux que nous examinons appartiennent précisément aux plus faibles (fous, idiots, malades chroniques, etc.) et non pas aux plus valides; tandis que nous avons sous les yeux bien peu de spécimens de singes, et que ces spécimens sont ceux des plus robustes, de ceux qui ont résisté aux assauts du climat, aux voyages, etc. « Il est certain, pour moi, que si nous observions un plus grand nombre de singes, nous trouverions chez eux une plus grande quantité d'anomalies atavistiques que chez l'homme — ce qui se voit aussi dans les animaux domestiques ».

M. **Albrecht** réplique qu'il a, pour son compte, observé plus de singes que d'hommes.

M. **Moleschott** remercie M. Albrecht de son intéressante communication.

M. Lacassagne: « Tout en rendant hommage à l'intéressante communication de M. Albrecht, je ne puis cependant ne pas protester contre cette tendance, que je trouve regrettable, d'introduire les hypothèses les moins justifiées dans le domaine des sciences sociales. C'est du dilettantisme. On part d'un point de vue non démontré et l'on veut faire adopter des conclusions pratiques. Nous ne pouvons admettre ce procédé, et le rigorisme scientifique le moins exigeant ne saurait se contenter d'apports aussi insignifiants. Il nous semble que l'on abuse des mots atavisme et darwinisme, des théories sur l'évolution et la sélection. Ce sont là des hypothèses séduisantes sans doute, mais, il faut en convenir, elles ne sauraient servir de base solide à la certitude scientifique. Les explications ont peu de valeur; seules les démonstrations sont importantes. En science, trouver n'est rien ou est peu, prouver est tout ».

M. Magitot s'associe aux critiques de M. Lacassagne, touchant la théorie de l'atavisme, qui sert à M. Albrecht pour expliquer toute anomalie. Il demande à M. Albrecht de vouloir bien formuler une conclusion quelconque ayant trait à l'anthropologie criminelle.

M. Albrecht répond qu'il n'a pas exposé une théorie, mais des faits, auxquels on ne peut répondre que par des faits.

M. Ferri croit qu'il faut dégager, dans la brillante communication de M. Albrecht, ce qui est *faits objectifs* de ce qui est *théorie personnelle*. Quant aux faits d'anatomie comparée, que M. Albrecht a si savamment recueillis et illustrés, M. Ferri n'aurait pas la compétence scientifique de les discuter, ce qui du reste a déjà été fait par ceux qui l'ont précédé. Mais, quoi qu'il en soit, les faits sont des faits et on ne peut les nier par cela seul qu'ils *semblent* heurter contre des théories déjà prouvées par une série probablement bien plus nombreuse d'autres faits. Quant à la théorie de M. Albrecht, qui voit une erreur fondamentale de l'école anthropologique en ce que, n'étudiant que des hommes, elle considère les criminels comme des hommes anormaux et cherche des circonstances atténuantes pour la criminalité, M. Ferri croit qu'on peut faire plusieurs réponses. D'abord, il n'est pas exact que l'école anthropologique ait étudié seulement des hommes; car, conséquente à la loi d'évolution, elle a étudié aussi la criminalité chez les animaux, au grand

scandale des juristes, qui ne voyaient ni les raisons, ni le but de
telles recherches. En second lieu, il n'est pas exact non plus de dire
que l'école anthropologique, ou pour mieux dire positiviste, du droit
criminel trouve des atténuations pour la criminalité et par conséquent
pour la pénalité, dans les anormalités des criminels; c'est, au contraire, l'école classique de droit criminel qui suit cette voie, parce
qu'elle base la punibilité sur l'hypothèse du libre arbitre et de la
responsabilité *morale*. Mais l'école positiviste, qui justifie la peine
comme fonction de défense sociale, ne trouve dans les anormalités
des criminels que des raisons de plus pour accroître la défense sociale, c'est-à-dire (en employant le vieux mot) pour accroître la pénalité.

« J'en viens, poursuit M. Ferri, au point essentiel des conclusions de M. Albrecht, que l'homme criminel est vraiment le type
normal, au point de vue de l'anatomie comparée, tandis que
l'homme honnête serait le type anormal. Eh bien ! oui, on peut
admettre cette conclusion; mais il faut la compléter.

« Normalité et anormalité sont des caractères *relatifs* et non
pas des qualités *absolues*. Le type normal est celui qui reproduit
les caractères du *plus grand nombre* d'individus de telle ou
telle espèce: le type anormal est celui qui diffère du normal. Majorité ou minorité: ces mots sont équivalents de normalité ou
d'anormalité.

« Or, s'il est vrai qu'*au point de vue de l'anatomie comparée*,
l'homme criminel reproduit les caractères et l'existence de la grande
majorité des animaux, qui tuent et pillent pour vivre, cela revient à dire que, de même que le côté droit correspond au revers d'une
surface, l'homme criminel *au point de vue de l'humanité*, reproduit le type bestial, tandis que l'homme honnête s'est de
plus en plus éloigné, physiquement et psychiquement, de ce
type inférieur.

« Or, dans l'humanité (qui est le seul point de vue où se puissent
placer l'anthropologiste et le sociologiste), les hommes honnêtes sont
la grande majorité. Ils constituent donc, par cela seul, au point
de vue humain, le type normal. Les criminels en sont, heureusement, la minorité, et par cela seul qu'ils se rapprochent le
plus des bêtes, les criminels sont des types anormaux. » (*Vifs applaudissements*).

M. **Benedikt** accepte avec gratitude les faits démontrés par M. Albrecht et lui pardonne celles de ses conclusions qui lui semblent trop spirituelles. D'autre part, il peut affirmer, par ses études sur les cerveaux des criminels, qu'il y a chez l'homme non seulement des rechutes jusqu'aux singes, mais aussi jusqu'aux classes inférieures des mammifères.

La discussion est close sur la communication de M. Albrecht.

M. **Frigerio,** rapporteur sur la 5ème thèse du programme de la section de biologie criminelle pressé par ses devoirs professionnels, demande que l'ordre des discussions soit intervert. Sur les observations et les instances du président, il consent à rester jusqu'à ce que son tour soit venu.

Au nom de M. **Manouvrier,** professeur suppléant à l'Ecole d'anthropologie de Paris, M. **Magitot** offre au Congrès une brochure parue récemment et ayant pour titre : « *Sur l'interprétation de la quantité dans l'encéphale et du poids du cerveau en particulier* (1) ».

M. **Magitot** lit ensuite une note illustrative du tableau exposé par M. Manouvrier : « *Sur la capacité du crâne chez les assassins, comparée à celle d'hommes quelconques et d'hommes distingués.* »

« J'ai l'honneur de présenter au Congrès un tableau résumant mes recherches sur la capacité du crâne comparée chez 45 hommes distingués (collection de Gall), chez deux séries de Parisiens quelconques : l'une de 70 crânes mesurés par Broca, l'autre de 110 crânes mesurés par moi, et chez 61 décapités français mesurés par moi dans les laboratoires de Paris et dans celui du professeur Lacassagne, de Lyon (2).

« Ce tableau démontre d'une façon frappante que la série de crânes d'assassins ne se distingue pas beaucoup, sous le rapport de la capacité, d'une série d'hommes quelconques, tandis que la série des hommes distingués l'emporte de beaucoup sur toutes les autres.

« Je n'insiste pas davantage sur ce sujet, que j'ai traité dans

---

(1) Extrait des *Mémoires de la Soc. d'Anthropologie,* de Paris, 2 série, T. III, fas. 2.
(2) V. l'appendice I, p. 147.

mon récent mémoire sur *l'interprétation de la quantité dans l'encéphale*, dont j'ai l'honneur d'offrir un exemplaire au Congrès.

« Je désire seulement attirer l'attent'on du Congrès sur le nouveau procédé de représentation graphique des séri·s anthropologiques, que j'ai employé dans le présent tableau.

« J'ai imaginé ce procédé en vue de pouvoir *superposer, sans la moindre confusion, un nombre quelconque de séries* comparées entre elles — ce qu'il est impossible de f..ire au moyen des courbes, lesquelles s'enchevètrent mutuellement dès que l'on veut en mettre plusieurs dans la même figure.

« Ce procédé consiste à représenter chaque cas ou chaque individu par un point ou par tel autre signe conventionnel, et à grouper les points d'une façon régulière qui peut varier suivant les cas. Le tableau que j'expose (1) montre quelle clarté on obtient ainsi dans la représentation des séries.

« Je n'insisterai pas davantage sur ce sujet que j'ai traité ailleurs, en indiquant plusieurs façons de représenter graphiquement les séries sans autre secours que celui de la typographie ».

M. **Ferri** a la parole pour développer son rapport sur la classificat'on des délinquants d'après leurs caractères essentiels, organiques et psychiques.

« Messieurs,

« D'après les observations que j'ai faites sur presque un millier de criminels communs, comparés avec autant d'hommes normaux et de fous, et d'après l'étude d'un grand nombre de rapports médico-légaux sur des fous cr'minels, je crois qu'au point de vue psychologique, comme au point de vue physiologique qui en est la base, les criminels présentent, d'abord, deux types caractéristiques et opposés : le *criminel instinctif* (delinquente nato), pour lequel le crime est surtout un effet de la constitution héréditaire, organique et psychique, à laquelle le milieu physique et social ne donne que le prétexte de son action, et le *criminel passionné* (delinquente per impeto di passione), qui est poussé au crime surtout par des circonstances extraordinaires, à un certain moment de sa vie; qui traverse, pour ainsi dire, un orage psychologique, avant et après lequel il est, à peu près, un homme normal.

______

(1) Voir pag. 147.

« Comme variété anthropologique du premier type nous avons le *criminel aliéné*, qui commet le crime par suite d'une dégénération ayant un caractère psychologique précis, à formes diverses, lequel, en commençant par coïncider avec la constitution héréditaire criminelle, arrive aussi aux troubles psychiques, dont la nature et le nom scientifique sont bien distincts. Au second type appartient le *criminel d'occasion*, qui est aussi poussé au crime par les circonstances du milieu, mais qui, ayant une constitution moins normale, cède à des impulsions d'une force ordinaire, contre lesquelles les hommes normaux résistent sans grand effort ou sans effort aucun.

« Entre les deux variétés du premier type et les deux du second il existe une sorte de trait d'union dans la catégorie du *criminel d'habitude*. Cette catégorie est nombreuse (surtout pour les crimes et délits contre la propriété) par suite des systèmes corrupteurs de détention pénitentiaire et du défaut d'une prévention sociale qui détruise ou atténue, autant que possible, les causes déterminantes de la chute et de la rechute dans le crime. Ce sont des hommes, qui ayant commencé par être des criminels d'occasion, poussés au crime par une circonstance malheureuse de l'enfance ou de la jeunesse, retombent ensuite dans le crime par effet de causes sociales, et arrivent à l'habitude chronique et incorrigible du délit, tandis qu'une prévention rationnelle et efficace aurait pu empêcher, pour le plus grand nombre, leur perte irréparable.

« Il s'agit maintenant de spécifier les principaux symptômes psychologiques, qui caractérisent chacune de ces cinq catégories anthropologiques, catégories établies sur la base de ces symptômes mêmes et que je n'ai énumérées d'avance que dans le seul but de fixer tout de suite votre attention.

« I. — Le *criminel instinctif*, dont le meurtrier et le voleur sont les figures les plus communes et les plus nombreuses, présente deux caractères psychiques fondamentaux: *l'absence héréditaire du sens moral* et *l'imprévoyance* des conséquences de ses actions. Ces caractères déterminent deux séries de symptômes secondaires, plus ou moins nombreux chez chaque criminel de cette catégorie.

« Du premier caractère fondamental, *l'absence du sens moral*, dérive *l'insensibilité physique et morale* des criminels pour les souffrances, les maux, les dommages des victimes, de soi-même et des complices, insensibil té qui se manifeste par les symptômes suivants (1).

« L'insensibilité pour les souffrances des victimes, surtout dans les crimes de sang, est démontrée par la férocité froide dans l'exécution du crime, par l'insouciance après le crime contre les personnes ou les propriétés, par l'impassibilité des assassins devant les cadavres mêmes de leurs victimes. Cette insensibilité va jusqu'à permettre au crim nel de dormir en paix à côté de ceux qu'il a tués.

« Cette même insensibilité héréditaire se révèle aussi par rapport aux souffrances que les criminels eux-mêmes ont à supporter, par exemple, au point de vue physiologique, lorsque les meurtriers, brigands, etc., sont transportés, par un long parcours, sur des chars, et que, malgré des blessures graves, ils ne profèrent ni un cri de douleur ni une plainte, ou lorsque les détenus sont soumis à des opérations chirurgicales qui seraient douloureuses pour tout autre (le tatouage en est aussi un exemple); on en a d'ailleurs une preuve évidente par l'étude sphygmographique des criminels, l'esthésiométrie, etc.

« Au point de vue psychologique, cette insensibilité pour soi même est démontrée par l'impassibilité et le cynisme de plusieurs criminels au moment de l'exécution capitale, impassibilité et cynisme qu'il faut bien distinguer du courage et de la fermeté morale de l'homme normal ; elle est aussi démontrée par la plus grande fréquence du suicide parmi les criminels, longtemps après le crime, car le suicide immédiatement après le crime est un caractère des criminels fous et des criminels passionnés.

« La même insensibilité se révèle chez les criminels instinctifs à l'égard de leurs complices, qu'ils tuent, s'ils le peuvent, ou qu'ils accusent très facilement, souvent avec grande imprévoyance, car ces dénonciations en déterminent d'autres de la part des complices accusés et facilitent la punition des uns et des autres.

« De cette insensibilité dérivent d'autres symptômes, qui concourent à mieux préciser la figure du criminel instinctif et qui fourn ssent autant d'indices anthropologiques pour les procès et les

---

(1) Les faits qui servent à prouver tous ces caractères psychiques, seront publiés dans l'ouvrage de M. Ferri, actuellement sous presse: *L'homicide dans la science, la législation et la jurisprudence*, avec *Atlas anthropologique et statistique*.

rapports médico-légaux. Tels sont: le fatalisme insouciant, que beaucoup de criminels révèlent aussi dans les expressions de leurs tatouages (*Pas de chance — Toujours le même — Plutôt la mort que de changer*, etc.), et qui leur donne souvent le faux courage des exploits les plus risqués; la futilité des motifs qui les poussent souvent aux plus grands crimes, comme le meurtre, l'assassinat; et la perpétration de ces crimes pendant qu'ils assistent à la condamnation et même à l'exécution capitale d'un autre criminel, coupable du même crime.

« Mais la série la plus caractéristique des symptômes dérivant de l'insensibilité morale du criminel instinctif, est celle relative à l'apathie ou au cynisme de l'accusé pendant le procès, au moment de la condamnation et pendant l'expiation de leur peine dans les pénitenciers (1).

« Le deuxième groupe de caractères psychologiques qui est déterminé par l'absence fondamentale de sens moral et qui en donne une démonstration éclatante, consiste dans la *non répugnance à l'idée et à l'action délictueuse.*

« L'homme normal peut avoir, lui aussi, des pensées criminelles, mais dès qu'une pensée de ce genre traverse, comme un éclair, son activité psychique, la répugnance qu'éprouve son sens moral est telle, que l'idée glisse sur sa conscience sans l'entamer. Le criminel instinctif, au contraire, à peine les circonstances externes lui suggèrent l'idée d'un crime, en discute le plus ou moins de chances de succès, et ne sent aucune répugnance ni pour l'idée ni pour son exécution.

« On peut donner des preuves indirectes et des preuves directes de cette affinité psychique entre l'idée du crime et la conscience du criminel instinctif.

« Les expressions grotesques, par lesquelles les criminels, dans leur argot, appellent le meurtre, le vol, le viol, etc., ou les expressions parfaitement honnêtes qui leur servent pour les désigner (comme *industrie, travail, coup, machine, affaire*, etc.), l'accent tout à fait naïf et dégagé, avec lequel beaucoup de détenus que

______

(1) Voir, pour plus de détails sur la tenue des criminels, l'étude de M. Ferri dans l'*Archivio di psichiatria, antropologia criminale e scienze penali*, 1884, tome IV, pag. 81.

j'ai étudiés, me disaient d'être condamnés pour meurtre ou pour autre crime, démontrent à mes yeux que leur conscience reste indifférente et ne ressent aucune impression spéciale de l'idée et de l'action délictueuse. Comme preuves indirectes de cette constitution psychique, on peut citer aussi la facilité qu'ont ces criminels de divulguer leurs exploits après le crime, et quelquefois même leurs intentions avant de le commettre. Les mémoires de police démontrent que la naïveté des criminels est cause de leur découverte bien plus souvent que l'habileté des agents, habileté qui, au contraire, malgré ce qu'elle a de proverbial, reste impuissante dès qu'elle rencontre un criminel un peu moins naïf que les autres. A ce caractère se rattache la vanité du délit, que les anthropologistes criminalistes observent si fréquemment.

« Cependant la preuve indirecte la plus éloquente de la non répugnance à l'idée et à l'action criminelle est fournie par l'analogie des manifestations les plus constantes du travail honnête avec celles de l'activité dangereuse des criminels instinctifs et d'habitude, qui, seuls, forment les associations de malfaiteurs; telles sont la distinction en chefs et en subalternes, la discipline, l'appréciation des diverses qualités propres à chaque individu pour tel ou tel genre d'activité, et par conséquent la division du travail criminel (de ruse ou de violence, d'exécution ou de commandement, d'administration économique ou de stratégie, de découverte des entreprises ou de leur accomplissement, etc.), la différente participation aux profits du travail, etc. Car, enfin, la lutte pour l'existence peut se combattre dans la sphère du droit et de la légalité, et alors on a l'activité honnête, étudiée par la sociologie économique; ou bien elle peut se combattre contre les règles du droit et de la légalité, et alors on a l'activité criminelle, étudiée par l'anthropologie et la sociologie criminelles. Mais les formes et les lois fondamentales du combat pour l'existence sont les mêmes pour l'une et pour l'autre activité.

« Les preuves directes de cette non répugnance à l'idée et à l'action criminelle sont données par les aveux mêmes des détenus (aveux qui ont un haut degré de crédibilité, car ils sont le plus souvent contraires à l'intérêt évident du détenu même). Par ces aveux, ils reconnaissent d'avoir commis, dans le passé, des crimes échappés aux recherches des autorités, ou bien ils se déclarent décidés à commettre, à l'avenir, d'autres crimes de vengeance ou de cupidité à peine libérés de la prison ou, enfin, les plus cyniques d'entre eux disent ouvertement de n'avoir aucune répugnance à commettre un crime. Tel est le cas, par exemple, des sicaires qui tuent pour quelque dixaine de francs, etc.

« Le trois'ème groupe de caractères psychologiques déterminés par l'absence du sens moral, groupe qui contredit toutes les croyances sur les criminels répandues dans le public, lequel juge inexactement d'après sa conscience normale leur conscience anormale, est la conséquence de *l'absence de remords* après le crime (1).

« On a des preuves indirectes et directes de cette absence de remords.

« La négation obstinée des crimes commis, l'insouciance pour le dédommagement des victimes, la joie que ces criminels manifestent lorsqu'ils peuvent éviter les condamnations les plus graves, leurs déclarations de trouver la vie de prison commode et même joyeuse (les chansons des détenus expriment souvent cette idée), leur indifférence pour le nombre des condamnations subies lorsqu'ils racontent leurs récidives, l'oubli complet des victimes ou bien les outrages infligés à leur mémoire, sont autant de preuves indirectes qu'un vrai remords n'existe pas dans leur conscience.

« Les preuves directes sont la satisfaction d'avoir commis le crime ou le chagrin de n'avoir pu le consommer, — satisfaction et chagrin qu'ils démontrent souvent immédiatement après l'attentat ou pendant et après leur procès; les vanteries de leurs exploits, leur cynisme pendant le procès ou dans la prison, où les fréquents éclats de rire, le sommeil tranquille et la vie satisfaite donnent un démenti à l'idée que l'homme honnête se fait des souffrances physi-ques ou morales du criminel (souffrances qui existent seulement chez les criminels passionnés, chez plusieurs criminels d'occasion et chez quelques criminels aliénés), et enfin les déclarations mêmes des crimi-nels, qui trouvent que le crime est « une industrie comme une au-tre », ayant ses inconvénients (la peine), comme toute industrie a les siens (la chute d'un toit pour un couvreur, les maladies saturnines pour certaines industries, la mort, les blessures par accident, etc.);

---

(1) Voir, à ce sujet, l'étude de M. Ferri dans l'*Archivio di psichiatria, Antropologia criminale e scienze penali*, 1884, tome V, page 464.

et enfin les confessions que plusieurs détenus m'ont faites de ne savoir même pas ce que c'est que le remords.

« A cet égard, il faut aussi observer que souvent, chez les criminels instinctifs, on a des expressions de pseudo-remords, que le public prend pour des démonstrations d'un vrai repentir et qui ne sont, au contraire, que l'effet, ou de la crainte ou des préoccupations égoïstiques du criminel, qui cherche à émouvoir ses juges par la pantomime du remords (larmes, aveux, etc.), ou bien à se procurer les avantages éternels promis par la religion, grâce à l'absolution en cas d'exécution capitale. Le vrai remords qui se révèle immédiatement après la faute (par l'aveu du crime avant même que l'autorité l'ait découvert et par les tentatives de suicide), ce remords qui est indépendant et même contraire à l'intérêt du coupable, qui ne cesse pas immédiatement après que le danger d'une condamnation est passé, qui fait que le coupable s'oublie soi-même pour se soucier uniquement des victimes, qu'il pardonne sincèrement aux complices ou aux témoins d'accusation, ce remords-là, je ne l'ai jamais observé dans un criminel instinctif, malgré les apparences de repentir que quelque hypocrite me présentait.

« En dehors de cette absence de sens moral, qui donne lieu, comme constitution fondamentale de l'organisme moral, aux différents groupes de symptômes psychologiques énumérés jusqu'ici, l'état des sentiments particuliers (égoïstiques, *ego-altruistiques* et même *altruistiques*), chez le criminel instinctif, n'est pas si anormal qu'on pourrait le croire *a priori*. Il y a cette seule anormalité générale que ces sentiments ont toujours à la merci d'une fondamentale insensibilité morale, et par conséquent que les sentiments égoïstiques sont excessivement développés et les sentiments *ego-altruistiques* et *altruistiques* (qu'on peut rencontrer chez les criminels instinctifs, comme l'amour de la famille, l'amitié, la charité, la libéralité et même la loyauté et le sentiment de justice) au lieu d'être des forces empêchant le crime, ne sont que trop souvent mis au service de l'insensibilité morale et complétement pervertis. Un criminel, par exemple, tuera ou volera pour sauver un ami, ou même dans un but de charité, car le sentiment *altruistique* n'inspire que le but de l'activité, mais les moyens sont donnés par le sens moral, et lorsque celui-ci manque, l'individu anormal emploie les moyens criminels, comme l'homme normal emploierait les moyens honnêtes. C'est par la même raison que le sentiment religieux, qui existe dans la majorité des criminels, ne suffit pas à les retenir devant le crime, car ce sentiment ne peut, malgré l'opinion commune, remplacer le sens moral qui manque et qui est la vraie et unique boussole de l'activité humaine. Le sentiment religieux ne donne qu'une sanction de plus aux règles du sens moral ; mais, si la règle manque, la sanction reste inutile. C'est pour cela qu'on a des hommes très religieux et très sincèrement religieux qui manquent d'honnêteté, et des hommes parfaitement honnêtes qui n'ont aucune croyance religieuse. (1)

« Après avoir étudié chez les criminels instinctifs les conditions du *sentiment* (sens moral et sentiments particuliers), il faut observer attentivement leur *intelligence*. L'activité humaine puise sa source et sa force principale dans le sentiment, car, malgré l'opinion commune, encore une fois en erreur, l'homme agit comme il sent et non pas comme il pense. C'est pourquoi l'honnêteté est indépendante des opinions philosophiques, scientifiques ou politiques de chaque individu. Cependant cette activité humaine trouve dans l'intelligence la direction de la force impulsive donnée par le sentiment. Par conséquent, si l'homme est poussé au crime surtout par l'anormalité du sens moral, il y est poussé aussi par l'insuffisance intellectuelle, qui lui ôte la prévoyance des conséquences fâcheuses d'une action immorale ou criminelle.

« Absence de sens moral et imprévoyance : voilà les deux causes essentielles de l'activité criminelle. Il s'agit maintenant de dire quelques mots de la seconde de ces causes, puisque nous avons déjà énuméré les symptômes psychologiques de la première.

« L'*imprévoyance*, est l'effet d'un développement intellectuel insuffisant, et consiste dans une difficulté fondamentale d'associer rapidement et complètement les idées, difficulté qui doit avoir son équivalent physiologique dans une anormale condition histologique des couches cérébrales. L'imprévoyance se trouve certainement chez les classes les moins instruites de la société, mais

____

(1) Voir, à ce sujet, l'étude de M. Ferri sur les *Sentiments religieux chez les criminels*, dans l'*Archivio di psichiatria*, etc. 1884, tome V, pag. 276.

elle se révèle d'une façon plus grave et plus évidente chez les criminels instinctifs. (1)

« On a souvent les preuves de cette imprévoyance extraordinaire dans les manifestations imprudentes et dénonciatrices que les criminels font de leurs exploits, avant et après les avoir commis.

« J'ai déjà parlé, comme preuve indirecte de la non répugnance à l'idée criminelle, de la facilité qu'ont les délinquants de divulguer leurs intentions de commettre tel ou tel crime; cette facilité démontre aussi leur imprévoyance. Les indices et même les preuves matérielles que beaucoup de criminels laissent sur le lieu du crime ou se font saisir sur eux-mêmes par les autorités, comme les habits mêmes des victimes, les objets volés, etc.; l'offre que certains criminels (surtout des classes riches ou plus instruites, dans les cas d'assassinat par mandat) vont faire à tel ou tel sicaire pour l'engager à commettre un crime, dont il sera évidemment le dénonciateur, si le mandant n'obéit pas plus tard à toutes ses demandes d'argent, etc.; le retour constant des criminels dans certains lieux, surtout des grandes villes, bien connus par les agents de la police, qui les appellent justement des « souricières »: voilà autant de preuves éclatantes de cette étrange imprévoyance.

« Remarquons-le: cette imprévoyance arrive, chez la plupart de ces criminels, au point de ne pas même songer aux peines dont sont passibles les crimes qu'ils vont commettre. L'homme normal, qui juge selon sa conscience, croit que le criminel, avant de se décider à commettre un crime, a réfléchi aux conséquences pénales de ses actions. Au contraire, l'observation psychologique que j'ai faite sur les criminels, m'a démontré que, s'il y a des criminels qui pensent à la peine (sans que la crainte puisse cependant les retenir, car alors leur imprévoyance exagère les chances de l'impunité), il y en aussi un grand nombre qui n'ont pas même l'idée de la peine, car la non répugnance de leur conscience à la pensée et à l'action criminelle ne réveille pas, faute d'association, l'idée de la condamnation. « Je n'ai pas pensé à la peine (me disait un détenu), car *nous* ne pensons à rien.

« Telle est, du côté sentimental comme du côté intellectuel,

---

(1) Voir, à ce sujet, l'étude de M. Ferri paruc dans l'*Archivio di psichiatria*, 1885, tome VI, pag. 258.

la figure du criminel instinctif, avec une série de caractères psychologiques, qui difficilement peut se rencontrer aussi complète dans un seul individu, mais dont il faut constater et reconnaitre les symptòmes les plus importants pour pouvoir assigner à tel ou tel accusé la tendance héréditaire au crime.

« II. — Le *criminel passionné* est celui qui commet le crime sous l'impulsion violente d'une passion, mais d'une passion sociale (comme l'amour, l'honneur, etc.), car les passions anti-sociales (comme la haine, la vengeance, la cupidité, etc.), sont propres des criminels instinctifs. Il présente, relativement au sens moral, le tableau psychologique opposé à celui que je viens d'ébaucher.

« Le criminel passionné, comme l'a très bien décrit Lombroso, présente, à l'inverse du criminel instinctif, une sensibilité physique et morale extrême et même exagérée, ainsi qu'une vie précédente sans taches. Il agit par des motifs puissants et proportionnés à l'action, jamais par des motifs de cupidité. Il y a presque toujours en lui une lutte morale contre la tentation criminelle, lutte suivie d'une exécution agitée, et pour ainsi dire, explosive du crime, sans guet-apens, en présence de témoins, avec des armes impropres, le tout suivi d'un remords sincère et même violent (allant jusqu'au suicide) immédiatement après le crime; il y a aussi présentation spontanée et aveu aux autorités, absence complète de récidive, etc.

« Le criminel passionné présente, à vrai dire, l'imprévoyance et l'insouciance des peines, comme le criminel instinctif; mais, dans celui-ci, l'imprévoyance et l'insouciance proviennent de l'absence héréditaire et constante du sens moral et de la faiblesse intellectuelle, par dégénération; tandis que chez le criminel passionné l'imprévoyance et l'insouciance sont déterminées par l'étouffement momentané du sens moral et l'obscurcissement transitoire de l'intelligence, qui, après l'explosion du crime, se relèvent puissamment, grâce à la réaction d'un jugement clairvoyant sur l'action accomplie et ses conséquences, jugement qu'accompagne un remords sincère et profond.

« III.—Le *criminel d'occasion* se rapproche psychologiquement du type principal du criminel instinctif; seulement, quant au sentiment, il en présente les caractères de beaucoup atténués.

« Ainsi, l'absence de sens moral se réduit, chez lui, à une simple *faiblesse*, conséquence d'un degré moins grand de dégénération; de sorte que, chez le criminel instinctif, des deux causes principales de l'activité criminelle (absence de sens moral et imprévoyance), c'est la première qui a le plus d'influence et qui caractérise le tempérament psychologique individuel, au lieu que, chez le criminel d'occasion, c'est l'imprévoyance qui est la cause principale et caractéristique de son activité anti-sociale. Tandis que les circonstances externes, dépendantes du milieu physique et social, ne donnent, pour le criminel instinctif, que le prétexte de l'action, comme le contact ou l'approche d'une machine chargée d'électricité ne fait que provoquer la décharge d'une force déjà existante et prête à agir, — chez le criminel d'occasion, au contraire, le milieu physique et surtout social donne l'impulsion principale, et détermine le crime, par effet de la faiblesse de sens moral et de l'imprévoyance de l'individu.

« En un mot : l'homme normal, auquel le milieu social donne une impulsion au crime, résiste par la réaction du sens moral ou, tout au moins par la prévoyance des conséquences de son action; le criminel instinctif, au contraire, obéit de suite et sans résistance à l'impulsion, quelque légère qu'elle soit, car il ne ressent aucune répulsion dans sa conscience morale et ne prévoit pas les conséquences du crime. Le criminel d'occasion, qui n'a qu'un sens moral faible, cède seulement à une impulsion qui soit assez forte, et cède à cause aussi de sa grande imprévoyance ; le criminel passionné ne cède qu'à une impulsion extraordinaire, née au dehors de lui et éclatant dans sa conscience avec une violence tumultueuse.

« IV. — Le *criminel d'habitude*, type intermédiaire, n'a pas de caractères psychologiques fixes. Au début de sa carrière, il présente les caractères du criminel d'occasion, cependant avec une dégénération plus profonde du sens moral ou du moins avec une disposition héréditaire plus grande à l'effacement complet du sens moral. A partir des premières rechutes dans le crime, il acquiert successivement les caractères psychologiques du criminel instinctif, par l'influence dégénérative du milieu péniténtiaire et social, et arrive au point de ne présenter aucune différence avec le criminel instinctif même.

« Il faut faire, cependant, une observation à cet égard, à cause
d'une sorte d'unilatéralité qui se vérifie dans la dégénération morale
de nombre de criminels, ou instinctifs ou plus souvent d'habitude:
c'est-à-dire que, s'il y a des individus qui ne sentent aucune répugnance pour quelque crime que ce soit, contre les personnes ou
contre les propriétés, il y en a d'autres, au contraire, qui, tout en
ayant une affinité psychique pour une catégorie de crimes, ont
une répugnance, qui résiste souvent à toute tentation, contre les
crimes d'autres catégories. Il y a des assassins qui tuent tout
d'abord pour voler, comme il y a des voleurs qui, si le vol est
empêché par la victime, n'hésitent pas à la tuer. Mais il y a aussi
des meurtriers (par vengeance surtout) qui ne volent jamais et se
croient offensés lorsqu'on leur demande s'ils n'ont jamais volé ; et
plus fréquemment il y a des voleurs (surtout les rusés, coupeurs
de bourses, *pick-pockets* etc.), et des fraudeurs, des faussaires,
etc., qui ont une répugnance invincible pour le sang. Ce sont ceux
qui doivent au plus haut degré leur dégénération morale au milieu
social et pénitentiaire, quoique plusieurs d'entre eux soient aussi
sous le coup d'une dégénération héréditaire unilatérale, ou d'une
sorte de daltonisme moral.

« V. Le *criminel aliéné* est anthropologiquement identique
au criminel instinctif, comme dans les cas de folie ou d'imbécillité
morale et dans un grand nombre de cas d'épilepsie, ou bien il diffère
du criminel instinctif, sinon par la genèse fondamentale de la dégénération, du moins par le désordre intellectuel et par plusieurs
autres symptômes psychologiques, dans les cas où l'on a une forme
psychopathologique commune et bien distincte, cause primordiale
du crime accompli.

« Sans nous occuper ici des divers types de criminels aliénés, selon leur forme d'aliénation, nous pouvons résumer l'ensemble
des symptômes psychologiques qui se rencontrent, plus ou moins,
chez tous les criminels aliénés et qui en constituent les caractères
spécifiques (1).

____

(1) Ces symptômes ont été observés par M. Ferri surtout chez les meurtriers, auxquels il faut donc les rapporter plus spécialement ; mais dans un grand nombre de cas
ces symptômes sont communs aussi aux criminels aliénés qui commettent d'autres crimes,
tels que le vol, le viol, etc.

« Quant à la *délibération du crime*, il faut distinguer deux types opposés de criminels aliénés: ceux qui exécutent le crime après une lente invasion de l'idée délictueuse, laquelle devient chez eux une idée fixe, – souvent avec la conscience d'être fous et après des précautions pour ne pas céder à l'obsession maladive; et ceux qui l'exécutent par une impulsion soudaine et imprévue, qui revêt souvent la nature épileptique.

« Quant aux *motifs du crime*, il n'est pas exact que, comme on le répète depuis Esquirol, le crime soit pour l'aliéné le but du crime, tandis que pour le criminel il est un moyen pour atteindre un autre but, ou que le criminel ait toujours un motif pour commettre le crime et l'aliéné n'en ait jamais. Car, s'il y a des criminels instinctifs qui agissent sans aucun motif appréciable par les observateurs; et s'il y a des aliénés qui commettent le crime sans un motif appréciable, le plus souvent à cause de leurs hallucinations et illusions, – la plupart d'entre eux agissent par un motif proportionné, quelquefois même par un motif anti-social, comme la haine, la vengeance, la cupidité, la lasciveté, etc. Deux motifs sont fréquents et caractéristiques chez les criminels aliénés: ce sont le suicide et le sacrifice d'autrui par le meurtre. L'aliéné, dans le premier cas, commet le crime seulement pour être condamné à mort, n'ayant pas le courage du suicide ou le regardant comme un acte irréligieux; dans le second cas, il tue des personnes bien-aimées ou pour les offrir en sacrifice à Dieu ou pour les soustraire à la misère, au vice, à la damnation qu'il craint pour elles.

« Quant au *mode d'agir avant, pendant et après le crime* il y a un certain nombre d'aliénés qui ressemblent, par les symptômes psychologiques, aux criminels instinctifs, tandis que, le plus souvent, ils agissent d'une manière tout à fait caractéristique et différente.

« Maintes fois le criminel aliéné agit avec préméditation, avec préparation même de l'*alibi* et de la fuite après le crime; il reste indifférent à la vue de ses victimes, calme à l'arrestation, insouciant au procès, sans aucun remords ou bien en manifestant le chagrin de n'avoir pu achever le crime. Mais la genèse de ces symptômes, qui, chez le criminel instinctif, demeure dans l'absence de sens moral, chez le criminel aliéné demeure ou dans l'inconscience et l'amnésie du fait ou dans l'idée délirante de n'avoir exercé qu'un droit de légitime défense ou de n'avoir fait que le bien des victimes, en cherchant à les soustraire, par la mort, à la misère, aux souffrances, etc.

« Dans la plupart des cas, cependant, le criminel aliéné agit d'une manière bien différente du criminel instinctif, comme lorsqu'il commet le crime en présence de témoins, sans guet-apens et sans complices, lorsqu'il se présente aux autorités, qu'il avoue son crime et ses intentions criminelles, sans s'excuser ou même en s'accusant de délits imaginaires, lorsqu'il proteste de n'être pas fou ou bien qu'il simule une forme d'aliénation différente de celle dont il est affecté.

« Bien souvent encore le mode d'agir du criminel aliéné est si caractéristique, que quelques symptômes, et parfois un seul, suffisent pour le distinguer du criminel instinctif. Telles sont l'idée fixe et impulsive au crime; les précautions pour vaincre l'impulsion pathologique; la fureur extrême dans l'accomplissement de l'acte; le but du suicide ou du sacrifice dans le meurtre; le choix des victimes parmi des parents affectionnés; l'absence de motifs délictueux, tels que la vengeance ou la cupidité; le massacre de plusieurs personnes inconnues et sans relation avec le crime; l'insouciance des choses volées; le sens de soulagement ressenti après l'explosion du crime; la somnolence immédiate; l'amnésie du fait; la tentative immédiate et sincère du suicide après le crime; le remords vrai et profond.

« Ces deux derniers symptômes sont communs également aux criminels passionnés, comme l'est aussi la bonne conduite précédemment au crime.

« Mais, quant à *la vie précédente au crime*, on observe très souvent chez les criminels aliénés des précédents héréditaires ou individuels de désordres psychologiques, des habitudes d'alcoolisme, un changement quelquefois brusque de caractère et même des récidives dans le délit ou la folie; tandis que beaucoup de criminels aliénés offrent une vie précédente très régulière au point de vue moral et social.

« Entre les cinq principaux types de criminels, il n'existe pas de séparation absolue, car les divisions sont faites par nous et non par la nature. Il y a, par conséquent, des types intermédiaires, qui sont ceux sur lesquels on a le plus à discuter dans les procès, car ce sont des individus à la fois criminels instinctifs et aliénés, ou passionnés et aliénés, etc. On passe ainsi par une sorte de gradation circulaire, du criminel instinctif au criminel d'habitude, au criminel d'occasion, au criminel passionné et au criminel aliéné, avec des ressemblances entre ces types variant en raison de leur contiguité dans cette échelle anthropologique.

« Tels sont les caractères psychiques essentiels que j'ai pu observer chez les diverses catégories de criminels. Il ne me reste guère, pour achever ma tâche, qu'à présenter quelques conclusions qui se rattachent, d'une manière générale, à toute la psychologie criminelle.

« En premier lieu, les caractères psychologiques que j'ai énumérés, comme les caractères anatomiques et physiologiques de chaque type, ne se trouvent pas tous dans tous les criminels du même type. Quelques individus les présentent au complet ou en grand nombre et ces individus constituent les grands criminels. C'est pour cela qu'il y·a des variétés intermédiaires de criminalité, comme, chez les hommes normaux, il y a différents degrés de santé physiologique et mentale.

« Les caractères anatomiques et physiologiques sont la base physique des symptômes psychopathiques et la raison essentielle de leur transmission héréditaire.

« Pour juger anthropologiquement d'un criminel, il est nécessaire de connaître ses caractères organiques et psychologiques, quoique ceux-ci aient, au point de vue social surtout, une plus grande importance, et suffisent souvent, même en petit nombre, à classifier d'une manière caractéristique le criminel. En tout cas, le jugement anthropologique ne peut s'aider des seules lumières du simple sens commun, mais il doit être le résultat d'une étude complète et scientifique de l'individu.

« Au point de vue social, la criminalité est une dégénération plus profonde que la folie ; car la plupart des fous ne sont pas dangereux, leur sens moral primitif survivant bien des fois au naufrage de leur intelligence.

« La classification des criminels que j'ai proposée, a une importance à la fois physio-psychologique, sociale et juridique, car chaque catégorie de criminels ayant un différent degré de résis-

t nce aux impulsions délictueuses, présente un degré différent de
danger social. Cette classification donne, par conséquent, au législateur et au juge un critérium fondamental nécessaire pour adapter
les moyens juridiques de la défense sociale à la différente nature
de l'individu, — nature plus ou moins dangereuse selon les probabilités
de chute et de rechute dans le crime que présente sa constitution
physio-psychique dans un milieu physique et social déterminé.

« En dehors de ces caractères spécifiques, le criminel aliéné
peut avoir et a très souvent des sentiments égo-altruistes et altruistes, avec la seule anormalité que ces sentiments sont toujours
à la merci de la condition psycho-pathologique de l'individu. Il faut
cependant observer, à cet égard, que, lorsqu'un homme qui devient
fou, a une constitution morale forte et normale, la répugnance fondamentale au crime survit au naufrage de l'intelligence et qu'alors,
sous la pression des circonstances, il préfère le suicide à l'homicide. Pour que l'aliénation mentale conduise au crime, il faut
donc que l'individu soit déjà arrivé ou arrive à un certain degré
de dégénération morale. C'est pour cela que les criminels sont
toujours en grande minorité soit parmi les hommes à intelligence
normale, soit parmi les aliénés.

« Si l'on veut distinguer davantage les cinq variétés fondamentales de criminels, dont j'ai donné la symptomatologie psychologique, on peut ajouter deux caractères, qui ont une importance
non seulement psychologique, mais aussi sociale : la précocité et
la récidive dans le crime.

« Le criminel instinctif est presque toujours précoce, malgré le
préjugé commun que les grands criminels parcourent ce qu'on a
appelé l'échelle du crime, en commençant par les petits délits et
en finissant par les crimes féroces. De plus, le criminel instinctif
peut être ou ne pas être récidiviste; cela dépend de la durée des
peines subies.

« Le criminel d'habitude est souvent précoce, surtout par excitation des parents ou d'autres personnes avec lesquelles il se trouve
en contact. Il devient récidiviste chronique en s'arrêtant toujours
à une catégorie de délits relativement peu graves (le vol), ou bien
en parcourant l'échelle du crime jusqu'à l'assassinat, par une rapide
dégénération.

« Le criminel d'occasion et le criminel passionné ne sont généralement pas précoces. Leur premier crime est presque toujours commis dans la jeunesse (20 à 30 ans), presque jamais dans l'adolescence (10 à 20 ans). Le criminel d'occasion n'est pas ou est rarement récidiviste : le criminel passionné ne l'est jamais.

« Chez le criminel aliéné, la précocité est en raison directe de la nature ou du moins de la manifestation, plus ou moins héréditaire, de la folie. Il est constamment récidiviste dans les cas de folie héréditaire, c'est-à-dire dans le plus grand nombre des cas, et en raison directe de la possibilité de guérison que présente son affection psycho-pathologique.

« Tous les criminels, quel que soit leur type anthropologique, présentent ce caractère psychologique commun et fondamental : qu'ils ont une anormale impulsivité d'action par absence ou faiblesse de résistance, aux impulsions délictueuses, internes ou externes ; impulsivité anormale, qui peut dériver ou d'une dégénération héréditaire ou d'une condition psycho-pathologique successive, ou d'une perturbation psychique transitoire, plus ou moins orageuse ». (*Applaudissements*).

M. **Marro** a la parole pour développer son rapport sur la même thèse et, s'exprimant en italien, énonce les idées suivantes :

« Messieurs,

« La classification des criminels peut avoir plusieurs points de départ, selon que l'on observe les causes de la criminalité, les formes variées de sa manifestation, ou les caractères prédominants chez les criminels mêmes.

« En étudiant l'étiologie de la délinquance, on doit bientôt reconnaître qu'elle est le produit de causes externes et de causes internes de l'organisme des délinquants : les unes et les autres pouvant agir tantôt comme causes prédisposantes, tantôt comme causes déterminantes du délit.

« Parmi les causes externes, nous avons les conditions sociales et les influences du climat et du régime. Dans l'ordre des causes sociales, le prolétariat occupe le premier rang; vient ensuite l'absence d'éducation morale et sociale; viennent enfin les défauts de la législation, tels que les lois actuelles sur la réprimande (*ammonizione*) et sur la surveillance. Parmi les causes qui relèvent du climat, la plus importante est l'élévation de la température, et parmi les causes diététiques, l'abus des boissons enivrantes. Ces causes, d'externes deviennent internes, lorsque leur action prolongée arrive à produire des altérations organiques permanentes.

« Les causes internes sont innées ou acquises. Ces dernières dépendent, pour la plus grande partie, de l'alcoolisme chronique, des lésions de la tête, ainsi que de toutes les maladies qui affectent l'axe cérébro-spinal. Elles se révèlent par des lésions biologiques permanentes. La pathogénie des vices innés est directement liée à l'hérédité morbide par vice alcoolique, ou par aliénation mentale, ou par épilepsie, ou par état névropathique en général chez le père ou la mère. L'âge précoce ou tardif de ces derniers à l'époque de la procréation peut également léguer aux enfants des dispositions qui intéressent tout spécialement l'*émotivité* et ouvrent la voie à des tendances criminelles spéciales.

« Ces vices de l'hérédité se manifestent, dans l'ordre psychique, par des signes d'arrêt ou de désordre dans les facultés intellectuelles et affectionnelles; dans l'ordre physique, où ils apparaissent ordinairement avec plus de fréquence, ils se manifestent par des combinaisons spéciales de caractères régressifs et dégénératifs, au crâne spécialement.

« La prépondérance des causes externes, soit comme causes prédisposantes, soit comme causes déterminantes, produit généralement une délinquance moins grave, et d'une corrigibilité possible; tandis que la prépondérance des causes internes donne lieu généralement à une criminalité plus grave et plus difficilement curable.

« De même, l'union de plusieurs caractères morbides chez les parents donne au vice héréditaire une plus grande gravité, et la combinaison, chez les fils, de vices innés avec des vices acquis, produit des formes de délinquance de plus en plus dangereuses, et d'une curabilité douteuse ou impossible.

« Partant de ces prémisses, les délinquants peuvent être étiologiquement divisés en catégories, réparties comme dans le tableau que j'ai donné et qui figure dans mes conclusions (1).

« J'avouerai, pourtant, que cette classification, ainsi que toute

____

(1) Voir pages 12 et 13.

autre classification étiologique, y compris celle de M. Ferri, a le défaut de n'être pas naturelle, parce que chaque groupe embrasse plusieurs formes de délinquance. Or mes études sur les criminels — dont je vais faire paraître les résultats dans un ouvrage de prochaine publication (1), — m'ont démontré que les criminels diffèrent notablement dans leurs caractères, selon les diverses manifestations de leur penchant coupable.

« Cette différence dans les criminels se manifeste soit dans les caractères psychologiques, soit dans les caractères biologiques et physiques.

« Ainsi, pour ce qui concerne les qualités psychologiques, l'intelligence est bien loin d'être la même dans toute sorte de criminels. Faible généralement chez les incendiaires et les coupables de viol, aussi bien que chez beaucoup de meurtriers et chez les vagabonds, elle se manifeste assez et même notablement développée chez beaucoup de faussaires, chez les escrocs en général, aussi bien que chez certains voleurs.

« Nous trouvons la même différence dans l'état émotionnel, exalté généralement chez les rebelles et chez les obscènes, tandis qu'il est presque toujours indifférent chez les escrocs et même chez les voleurs de grand chemin et chez nombre d'assassins.

« La religiosité présente des différences peut-être encore plus remarquables dans les diverses classes de criminels. Chez les meurtriers, et plus encore, en général, chez les délinquants de viol, elle se trouve presque toujours élevée. C'est une chose étrange d'entendre les protestations de foi et de voir le zèle des pratiques religieuses de ces hommes dépravés. J'ai vu un homme d'environ soixante ans, emprisonné pour avoir violé une petite fille de 8 ans, se montrant très scandalisé des propos antireligieux de ses compagnons de prison : « Je ne les imite pas, me disait-il; je m'en garde « bien. Chaque jour, je dis, matin et soir, mes prières. » Parmi eux, le plus grand nombre se montre ainsi.

« Chez les voleurs, au contraire, et en général chez les criminels contre la propriété, on trouve ces sentiments très amoindris, sinon tout à fait effacés. Chez les voleurs de grand chemin et les

_____

(1) Sous le titre: *I caratteri dei criminali*. Cet ouvrage, qui a paru pendent l'impression des Actes du Congrès, fait partie de la Bibliothèque anthropologico-criminelle des Frères Bocca, éditeurs.

pillards que j'ai pu examiner au nombre de 40, j'en ai trouvé un seul montrant quelque sentiment religieux, soit dans ses protestations, soit par le caractère des emblêmes de tatouage qui lui couvraient les bras et la poitrine. C'était un paysan, fils de père interdit.

« Parmi les caractères psychologiques, je n'en ai pas trouvé un seul qui fût commun à toutes les classes de criminels. Même la précocité dans le crime, précocité qui pourtant paraît être le caractère distinctif des criminels-nés, ne s'observe pas chez tous ceux qu'on pourrait considérer comme tels, en considérant la gravité du délit commis, la fréquence des récidives, ainsi que les caractères physiques dégénératifs.

« Les crimes d'assassinat ne se manifestent pas en général de très bonne heure. Il y a deux ans, on condamnait à la peine de mort un vieillard de 76 ans pour un meurtre commis avec une férocité telle que le jury ne crut pas devoir accorder au meurtrier le bénéfice des circonstances atténuantes. Or, en lui les marques de la dégénération physique étaient nombreuses: la tête aplatie au sommet et à l'occiput; les sinus frontaux très développés; le teint pâle; les oreilles au tubercule de Darwin très prononcé accusaient en lui l'homme dégénéré. Le meurtrier en question avait, de plus, souffert dans sa jeunesse des suites d'une chute avec blessure au crâne et congestion à la tête ; pourtant il n'avait jamais eu affaire avec la justice, jusqu'à ce qu'il eut commis le meurtre pour lequel il fut condamné à mort. Dans les crimes de viol sur des enfants, on a presque toujours des vieillards pour accusés. Au contraire, les criminels de vol et beaucoup d'incendiaires commencent de bonne heure leur carrière criminelle.

« Les caractères physiques offrent aussi une différence remarquable selon la forme de la criminalité. Ainsi, par exemple, le professeur Lombroso donne comme caractère du criminel-né la plus grande fréquence des cheveux noirs. Moi aussi, j'ai trouvé en général, parmi les criminels, un plus grand nombre d'individus à cheveux noirs que parmi les hommes sociables; mais en analysant, groupe par groupe, les criminels, j'ai trouvé une classe d'entre eux, chez laquelle non seulement on ne saurait dire avec vérité qu'il y ait prédominance d'individus à cheveux noirs, mais chez laquelle on trouve plutòt des individus à cheveux blonds ou châtains. C'est la classe des individus condamnés pour viol, ou pour attentats à la pudeur. On peut objecter, et non sans raison, que le nombre des individus que j'ai observés n'est pas tel qu'on puisse donner une grande valeur aux résultats statistiques tirés d'eux; mais si l'on considère, en même temps, que des observations répétées tendent à prouver que. sous nos climats, les femmes à cheveux blonds présentent la menstruation plus précoce que celles à cheveux noirs, on est plus aisément porté à croire que le nombre prédominant d'individus à cheveux blonds parmi les obscènes n'est pas l'effet d'un hasard, mais que, peut-être, la couleur des cheveux se trouve en connexité dans ces individus à une précocité, et même à une prédominance, dans les tendances sexuelles.

« Ce que j'ai dit des cheveux peut se dire de même d'autres caractères physiques, tels que la stature, le poids, la largeur du diamètre mandibulaire, l'index céphalique, l'envergure, les anomalies du crâne et du visage.

« En considérant dans leur ensemble les caractères anormaux présentés par les criminels que j'ai observés, et épars chez les hommes en liberté, je les ai divisés en trois classes, c'est-à-dire :

« 1° en congénitaux *ataviques*, ou de retour, comme les fronts fuyants, les sinus frontaux, les yeux fendus à la chinoise, le prognathisme, etc., qui reproduisent des caractères normaux de races inférieures;

« 2° en congénitaux morbides ou *atypiques*, tels que les déviations du nez, les déformations du crâne, etc., qui sont presque toujours dues à une maladie du fœtus dans la matrice, et ne reproduisent plus une forme normale même chez des êtres inférieurs;

« 3° enfin, en *morbides acquis*, parésies de certains muscles, cicatrices de blessures, de chutes ou de coups, etc.

« Or, ces caractères se présentent différemment groupés selon la forme diverse de la criminalité des individus. Ainsi, c'est chez les assassins, chez les voleurs de grand chemin, chez les voleurs avec effraction que j'ai trouvé le plus grand nombre d'anomalies *ataviques*, tandis que les anomalies *atypiques* étaient plus nombreuses chez les incendiaires et les obscènes, et les anomalies *morbides acquises* chez les voleurs, les rebelles et les brutaux.

« De ces considérations, il s'ensuit qu'en anthropologie on pourrait grouper les criminels selon la nature spéciale des caractères anormaux prédominant chez eux, et ce serait l'unique classification naturelle; tandis que toutes les autres classifications, fondées sur l'étiologie des dispositions criminelles, n'ayant pas une base organo-biologique typique et qui leur soit propre, sont nécessairement imparfaites, comme serait imparfaite une classification des aliénés fondée sur l'étiologie de l'aliénation. »

La discussion est ouverte sur les rapports de MM. Ferri et Marro.

M. Bianchi: « Je crois que la classification des délinquants peut être ramenée sur une voie plus positive que celle que M. Ferri a suivie. Etablir des catégories de *délinquants par passion*, de *délinquants d'occasion* et de *délinquants instinctifs,* c'est, me semble-t-il, tomber dans une pétition de principes, car nous pouvons encore demander ce que c'est que la passion et dans quel rapport l'état passionnel se trouve avec l'organisme de l'individu.

« Je croirais aussi devoir exclure de la classification proposée les délinquants-fous, puisqu'ils appartiennent déjà au domaine de la psychiâtrie, et que la délinquance n'est, chez eux, qu'un des phénomènes déjà connus de la psychopathie. Les grands progrès de la psychiâtrie et de l'anthropologie criminelle nous ont conduits à affirmer l'existence d'un premier groupe de délinquants qui ne sont pas fous dans la véritable signification du mot, mais qui sont des types pathologiques par dissolution de l'organisme mental. Ce sont les délinquants-nés, dont les caractères sont: l'hérédité et les anomalies anthropologiques.

« Il y a une autre classe de délinquants qui ne sont quelquefois que des délinquants par occasion, sur lesquels pèse l'hérédité, mais dont le caractère essentiel est d'avoir souffert ou de souffrir d'une maladie nerveuse, — d'avoir reçu des coups ou lésions (*trauma*) sur le crâne, ou de posséder, pour d'autres raisons, des lésions même minimes du cerveau, occasionnant, d'habitude, des changements dans le caractère, de rapides variations d'humeur, des accès subits de colère ou d'autres mouvements passionnés. C'est une classe spéciale de délinquants que j'appellerais *délinquants-névropathiques.*

« Il existe une troisième classe de délinquants chez lesquels on ne trouve aucun signe anthropologique dégénératif, ou bien chez qui l'on n'en trouve que d'isolés; chez qui l'on chercherait vainement l'hérédité, chez qui les fonctions nerveuses sont normales et dont l'autopsie ne révèle aucune lésion du système nerveux. Ceux-ci rentrent dans la grande classe qui embrasse toutes les évolutions incomplètes intellectuelles et morales de l'humanité. Au lieu de l'évolution, qui est un *processus* pathologique, on a, dans ces cas-là, un degré inférieur de développement et nous nous trouvons en plein dans le *processus* de l'évolution, qui est un *processus* bio-physiologique. Les individus qui appartiennent à cette classe possèdent toute la potentialité voulue pour devenir des éléments sociaux normaux. Il suffit pour cela de changer leurs conditions d'existence. Dans ce cas, — et c'est le plus fréquent, car il embrasse les délinquants par passion, les délinquants d'occasion et les délinquants vulgaires, — l'anthropologie et notamment la biologie n'ont encore prononcé aucun jugement, et si nous voulons être des positivistes, comme nous en avons la prétention, nous ne pouvons que faire de cette grande classe de délinquants le sujet de nouvelles études ».

M. **Marro** reprend la parole pour donner quelque développement à ce qu'il a déjà dit. Il croit que le domaine de l'étude de la délinquance a été par trop restreint, et que les anthropologues criminalistes tendent aujourd'hui à donner plus d'importance qu'il ne convient aux influences organiques et intérieures, aux dépens des influences extérieures et du milieu ambiant. On tombe ainsi dans le défaut opposé à celui de Quételet, qui attribuait peut-être une influence excessive à l'action du milieu social et de l'ambiant climatique. Les nombreuses observations que M. Marro a faites, pendant plusieurs années, sur les prisonniers, lui ont permis de constater deux faits:

1° l'influence puissante que les causes extérieures à l'organisme — sociales, diététiques et climatiques — ont dans la production de la délinquance;

2° la variété des caractères organiques, physiologiques et psychiques chez les délinquants, selon le genre différent de leurs crimes. Parmi ces caractères, il en est un sur lequel M. Marro appelle l'attention du Congrès. Ce caractère, auquel on n'a pas attaché jusqu'ici assez d'importance, touche à la descendance : c'est l'âge des parents à l'époque de la génération des enfants. Les penchants de l'homme changent avec son âge : l'étourderie, l'amour des plaisirs bruyants, l'exaltation du ton sentimental et l'impulsivité qui sont propres de la jeunesse, disparaissent dans l'âge mûr pour faire place à la circonspection, à la méfiance, à l'égoïsme quelquefois soupçonneux, froid et cruel. Or, d'après les observations de M. Marro, ces changements de caractère ne restent pas confinés dans ceux qui les subissent, mais la génération tend à les transmettre aux enfants, ce qui, si ces enfants sont criminels, semblerait prouvé par la forme particulière qu'affecte en eux la criminalité.

M. Marro a remarqué que les individus coupables des crimes de sang prémédités les plus graves ou coupables d'escroquerie, c'est-à-dire des crimes qui impliquent une plus grande dépense de travail intellectuel ou cérébral, sont très souvent nés de parents déjà âgés, tandis que les condamnés pour vol simple, pour rixe ou rébellion, qui ont cédé, c'est-à-dire, aux premières impulsions, sont très souvent nés de parents jeunes.

M. Mayor, inscrit pour parler sur l'existence d'un langage spécial aux classes dangereuses de la société (*argot*), qu'il regarde comme un de leurs caractères psychiques et sur lequel M. Ferri ne s'est pas arrêté, renonce à la parole en faveur d'autres orateurs, avec réserve d'insérer à ce sujet une note au procès-verbal (Voir appendice II).

M. Garofalo : « Je pense que tout le monde pourra se trouver d'accord si l'on se contente de distinguer les criminels en deux classes très générales : l'une, comprenant tous ceux, aliénés ou non aliénés, chez lesquels on peut constater une anomalie psychique déterminant le crime, et c'est souvent le genre même du crime ou les circonstances dans lesquelles il a été commis qui suffisent à indiquer cette anomalie ; l'autre classe comprenant tous ceux chez qui il n'existe pas d'anomalie frappante de ce genre, mais qui sont entraînés au délit principalement par les circonstances extérieures. Cette distinction est surtout très utile au point de vue des applications à faire à la législation. Elle n'empêche pas, du reste, de faire des subdivisions au point de vue strictement anthropologique.

« Quant au délinquant habituel, je remarquerai qu'il peut faire partie indifféremment de la première ou de la deuxième classe, selon que ses habitudes criminelles dérivent de ses instincts ou des entrainements du milieu.

« Le criminel passionné ou impulsif forme l'anneau de conjonction entre les deux classes. Lorsque le tempérament est la cause du crime, il faut le classer dans la première, parce que la colère n'est qu'une manière pathologique de réagir aux impulsions extérieures. On le classera dans la deuxième, lorsque l'excitation est due aux sentiments qui dominent dans le milieu ambiant, au point d'honneur, aux préjugés, à l'exaltation patriotique, au fanatisme religieux, etc.

« C'est pourquoi je suis d'avis qu'au lieu des cinq classes proposées par M. Ferri, l'on résume toute la classification des criminels en distinguant les délinquants par instinct et les délinquants occasionnels. »

M. **Benedikt** critique la classification de M. Ferri, qui ne lui semble pas en pleine harmonie avec l'analyse psychologique. La distinction entre criminels par passion et criminels par occasion n'a pas lieu d'être, puisque c'est toujours l'occasion, ce sont toujours les circonstances qui déterminent la passion. On parle de criminels-nés. Mais tous les criminels sont des criminels-nés! C'est leur organisation qui les pousse au crime, comme l'organisation d'un artiste le pousse à l'étude du beau. Raphaël est un peintre-né. Néanmoins, l'occasion jouait un grand role quand il a « commis » les *Stanze* et il est certain que, sans une vive passion pour l'art, il n'eût pas créé tant de chefs-d'œuvre dans une vie relativement si courte.

La prédisposition congénitale n'exclut ni l'influence de l'occasion, ni celle de la passion. Cela est vrai pour les faits louables, comme pour les forfaits. Une classe de malfaiteurs intéresse surtout le juriste et la société en géuéral : le criminel de profession. « Je regrette vivement, poursuit M. Benedikt, que notre Congrès ait eu lieu avant la publication des procès-verbaux du Congrès d'Anvers. Si ces procès-verbaux avaient été connus des rapporteurs italiens, je n'aurais probablement pas à faire opposition à leur classification des criminels.

« Je crois, Messieurs, que votre classification ne sépare pas des autres criminels, par une ligne assez tranchée, les criminels incorrigibles, qui ne sont ni des fous, ni des dégénérés à un haut degré — *majoris gradus*. Cette catégorie de criminels incorrigibles forme pourtant le plus grand nombre des criminels.

« Si nous faisons une classification des hommes au point de vue éthique, nous mettons au sommet de l'échelle humaine l' « *homo nobilis* », c'est-à-dire l'homme qui est toujours prêt à se sacrifier pour la vérité et pour le droit. Le type historique de l'*homo nobilis* est le Sage de Nazareth, Jésus. La seconde classe est constituée par l' « *homo mediocris aut typicus* », chez lequel les vertus et les vices, la richesse morale et la pauvreté éthique se rencontrent en un tel équilibre que tantôt nous le devons louer et tantôt blâmer, sans qu'il lui arrive cependant d'enfreindre les lois ou de blesser gravement le sens moral. La troisième classe renferme trois espèces: l'*homme criminel*, l'*homme vicieux*, l'*homme-canaille*. Occupons-nous d'abord de ce dernier et spécialement de la variété de l'*homme-canaille intrigant*. A celui-ci tout sentiment noble fait défaut: Il n'a aucune conscience de ce qui est juste. Il ne marche pas; il rampe. Il est d'une habileté parfaite pour reconnaître les défauts essentiels des lois et en abuser dans le mal. Il se sert des formes légales comme d'un cheval de bataille pour marcher et piétiner sur les justes; il sait se prévaloir des faiblesses et des passions de la société pour le profit de ses intérêts. Il manque de tout frein intérieur et ne voit dans ses intrigues qu'une marque de supériorité intellectuelle. En effet, son intelligence, son adresse, son activité ou bien encore sa position sociale l'empêchent de devenir un criminel, dans le sens habituel du mot.

« De même que l'homme vicieux, il représente la *criminalité compensée*. Mais quoiqu'il puisse offrir des signes d'atypie, d'atavisme et de dégénération, il est rangé parmi les hommes normaux. Son pire défaut est que, par ses caractères anthropologiques, il fausse d'une manière passive, la statistique morale qui le classifie parmi les hommes normaux.

« L'*homme vicieux* est celui qui enfreint les lois morales, sans enfreindre pour cela les lois sociales. Je n'ai pas à m'arrêter sur cette variété.

« J'en viens à l'*homme criminel* ou *délinquant*.

« Je crois devoir classifier les criminels en quatre catégories:

« 1° le *délinquant accidentel*, qui devient délinquant par suite d'un mouvement passionnel, d'apathie, de misère, de séduction, d'entraînement, de défaut d'éducation, d'oisiveté, etc.;

« 2° le *délinquant professionnel*, qui, en général, n'a pas de moyens d'existence et ne saurait trouver de quoi vivre sinon en ayant recours à des moyens criminels. Il s'agit ici de délinquants incorrigibles par suite d'une névrasthénie congénitale ou acquise dans la première enfance, — physique, morale et esthétique, — avec diminution de la sensibilité, etc. Et je ne peux ici que me référer à ce que je disais récemment à Anvers (1).

---

(1) On nous saura gré de reproduire ci-après les conclusions du discours prononcé, au Congrès de phréniatrie et de névropathologie d'Anvers (septembre, 1885), par M. le prof. Benedikt, sur *les rapports qui existent entre la folie et la criminalité:*

1° Il n'est ni justifié ni utile de confondre, en général, les criminels de profession avec les fous.

2° Chez les criminels de profession, il y a une faiblesse ou une étroitesse des qualités psychiques qui les rend mal équilibrés ou la supériorité d'une qualité normale qui devient fâcheuse pour eux, parce que les qualités compensatrices font défaut ou sont faibles.

3° L'expérience que nulle peine et nulle éducation positive ne peut corriger un certain nombre de ces individus, prouve que les individus dits incorrigibles sont diathésiques, nés tels ou devenus tels dans la première enfance, et cela par l'action créatrice de la nature même qui est si riche dans l'art des variations et qui ne respecte pas les goûts des hommes et encore moins les opinions des savants.

4° Les magistrats seront plus justes et plus utiles lorsqu'ils ne s'occuperont plus de la question de culpabilité et de la peine dans le sens d'une hypothèse philosophique, mais, d'une part, de savoir, si un individu est *dangereux* au maintien de l'ordre et des institutions de la société et à son progrès intellectuel, moral et matériel, et, d'autre part, de chercher comment un tel individu peut être corrigé ou mis hors d'état de nuire.

5° La psychologie de la criminalité se rattache à la psychologie normale par la série des crimes accidentels. Il y a alors dans l'équation psychique des facteurs exagérés ou affaiblis passagèrement.

D'autre part, les vices ou l'absence de sentiments nobles rattachent aux criminels un nombre d'individus que nous rangeons encore parmi les normaux.

6° Si les crimes sont commis dans un état de maladie ou d'intoxication, ils se rangent encore parmi les accidentels. Mais, le criminel est alors un individu pathologique et doit être jugé comme tel. Ces individus sont à ranger dans la même classe que les épileptiques et les gens devenus fous à la suite d'un processus pathologique.

7° D'autres crimes, principalement un certain nombre d'assassinats, sont commis sous l'influence d'une dégénération grave congénitale ou acquise dans la première enfance.

Cette dégénération ne permet pas un développement des sentiments et de la raison suffisant pour maintenir l'équilibre psychologique dans des situations un peu critiques.

Les criminels de cette catégorie sont à ranger dans la même classe que les épileptiques et les fous par diathèse épileptique et phréniatrique.

« Il s'agit d'individus diathésiques chez lesquels peut exister un manque des caractères de la folie et de la dégénération *majoris gradus*. Il est important de remarquer que chez un nombre probablement considérable de ces individus, les impulsions criminelles restent à l'état latent et potentiel, quand ils sont riches ou dans une position sociale favorable.

« 3° le *délinquant par maladie*, par *intoxication temporaire ou permanente*. Cette catégorie est parallèle à celle des épileptiques et des fous par maladie et intoxication accidentelle ;

« 4° les *délinquants dégénérés*, qu'il faut classifier comme les épileptiques congénitaux et les fous héréditaires.

« Devant un premier crime ou délit, on reste naturellement dans le doute si l'individu qui l'a commis appartient à la première ou à la deuxième catégorie. Ce doute peut même subsister après une récidive, à cause des défauts inhérents aux systèmes actuels de correction et des conditions sociales, par suite desquelles des individus qui appartiendraient à la première catégorie ne deviennent des criminels habituels que parce que la société rend difficile au condamné libéré de gagner honorablement sa vie et de suffire à ses besoins et à ses goûts, comme il faudrait et autant qu'il voudrait.

Les premiers se distinguent des derniers en ce que leur état, qui conduit à des actions anormales semble plus provoqué que spontané.

Il est important de remarquer que chaque diathèse atypique, sous-typique ou perverse prédispose énormément à une vraie maladie, et que même un état pathologique vrai peut ressembler à un état atypique, si les signes pathologiques directs ont disparu.

Pour exprimer d'une manière plus vulgaire la différence entre le fou et le criminel, je dirai que les actions des criminels de profession ressemblent ou à une défaite par faiblesse après un combat psychique plus ou moins atroce, ou à une non-réussite des attaques par la supériorité de l'intelligence et de l'organisation de la société.

Au contraire, les actions des fous ressemblent ou à une défaite sans possibilité de résistance, ou à une attaque sans aucun calcul de succès.

Les criminels peuvent être divisés en quatre catégories:

La première comprend les sujets autrefois typiques devenus criminels accidentellement.

La seconde celle des diathésiques simples, la troisième celle des malades et la quatrième celle des diathésiques dégénérés profoudément,

Les actions des dernières catégories de criminels se rangent avec celles des fous et des épileptiques.

Suivant ces résultats de la psychologie descriptive, chaque criminel est à juger et à traiter.

La vraie science doit renoncer aux idées et aux mots de responsabilité, de peine et de condamnation ; elle doit fixer les règles propres à faire découvrir le mécanisme psychologique de chaque cas et elle doit développer les méthodes de traitement convenables. Lorsque la science sera devenue exacte, l'opinion publique la suivra et la législation ne restera pas en retard.....»

En tout cas, la société devrait regarder comme un de ses devoirs les plus impérieux de séparer avec tout le soin possible et au prix de n'importe quel sacrifice les individus de la première catégorie de ceux de la seconde.

« Entre la seconde et la quatrième catégorie existent de nombreux degrés intermédiaires. Les *mattoïdes* de la classification italienne peuvent appartenir, selon ma manière de voir, soit à la troisième soit à la quatrième catégorie de ma classification. Il arrive, par exemple, qu'après avoir eu le typhus, même un adulte peut devenir criminel mattoïde et entrer dans la troisième catégorie. Les mattoïdes congénitaux délinquants appartiennent à la quatrième catégorie ».

M. **Ferri,** répondant à ceux qui ont critiqué sa classification des criminels ou qui en ont proposé quelque autre, observe, sans entrer dans les détails, que de différentes vues personnelles se sont manifestées pour ce qui concerne la distribution numérique des catégories, mais qu'il y a accord général sur les éléments fondamentaux de la classification même. Il croit que sa classification est identique à celle de M. Garofalo et a seulement, sur celle-ci, l'avantage d'être plus détaillée, répondant à un double point de vue, auquel les médecins du Congrès n'ont pas, à son avis, donné assez d'importance. Certes, si l'on veut faire une classification des criminels uniquement au point de vue biologique, on peut adopter des critériums différents et arriver aux classifications proposées par M. Bianchi ou par M. Benedikt, classifications qui cependant ne diffèrent pas beaucoup de celle qu'il a proposée, surtout celle de M. Benedikt qui s'accorde avec les catégories posées par M. Ferri, de criminels d'*occasion* et *passionnés* (que M. Benedikt dit *accidentels*), *d'habitude* (qu'il dit *professionels*), *aliénés* (qu'il dit *par maladie*) et *instinctifs* (qu'il dit *dégénérés*).

« Mais, poursuit M. Ferri, nous devons observer aussi la nature plus ou moins dangereuse de chaque catégorie, parce que nous devons viser, non seulement à l'exploration scientifique de la criminalité, mais encore et surtout à la défense sociale.

« Or la classification que j'ai proposée, et qui, je le répète encore une fois, ne diffère pas substantiellement de celle proposée par M. Marro, car, selon la mienne aussi, l'influence du milieu physique et social est déterminée par la constitution physico-psychique individuelle, la classification que j'ai proposée répond justement, selon moi, à cette double nécessité : elle donne la genèse biologique du crime et en même temps le degré de danger que chaque criminel présente.

« Je crois donc devoir maintenir ma classification, qui tient compte à la fois des données et des nécessités anthropologiques et sociologiques ».

M. **Moleschott**: « M. Marro nous a dit que dans certains délinquants il y a prédominance de cheveux de couleurs foncées. Il serait désirable qu'on fît ici une comparaison rigoureuse entre la proportion de personnes à cheveux foncés dans toute la population et dans l'ensemble d'une catégorie de délinquants. L'assertion sera vraie si parmi les délinquants d'une certaine catégorie il y aura 91 $^{\circ}/_{0}$ d'individus à cheveux noirs, tandis que parmi toute la population il n'y en a, par exemple, que 90 $^{\circ}/_{0}$. Il faut être très circonspect en ces constatations, où il y a toujours danger de compter au hasard lorsqu'on ne considère pas les proportions générales et de très grands nombres. Béatrice, Laure, Angélique étaient blondes, parce que les poëtes aiment les exceptions ; mais personne n'en voudra déduire que parmi les belles femmes de l'Italie il y ait plus de blondes que de brunes. Or, les nombres maniés dans la question soulevée sont trop restreints pour être sûr qu'on sort de l'exception, pour être en trace de la règle ».

Plusieurs membres de l'assemblée demandent que l'on passe au vote.

Cette proposition soulève de vives protestations.

M. **Lacassagne** est d'avis qu'un Congrès du genre du Congrès d'anthropologie criminelle ne saurait émettre de votes, surtout sur une question purement scientifique.

M. **Magitot** ne croit pas conforme aux traditions, à l'usage, de voter sur une question scientifique. Il a assisté à de nombreux Congrès de ce genre : jamais on n'a procédé à un vote.

MM. **Moleschott, Benedikt** et **Albrecht** s'associent à l'avis de MM. Lacassagne et Magitot.

MM. **Lombroso, Ferri** et d'autres insistent pour un vote, au milieu du bruit.

M. **Mayor** observe que si l'on veut absolument passer au vote, celui-ci doit être nominal. Dans la science, les votes se pèsent et ne se dénombrent pas.

M. **Benedikt** fait constater que l'assemblée, bien qu'un grand nombre de ses membres refusent d'émettre un vote, se trouve d'accord avec M. Ferri sur les parties essentielles de son rapport.

Après une discussion animée à laquelle prennent part MM. **Lombroso, Moleschott, Buonomo, Angiulli, Garofalo, Bianchi, Ferri,** l'assemblée accepte la constatation de M. **Benedikt,** et sur la proposition de M. **Ferri,** clôt la discussion et passe à l'ordre du jour.

L'ordre du jour étant épuisé, la séance est levée à midi et demi.

APPENDICE I.

Les observations de M. **Manouvrier** sur la capacité crânienne d'hommes de génie, d'hommes honnêtes et d'assassins, se résument dans le tableau suivant, dont la simplicité est telle qu'il peut se passer de tout commentaire et de toute explication.

La méthode graphique de M. Manouvrier permet de présenter des tableaux d'une grande clarté avec le matériel dont dispose toute imprimerie.

Dans le tableau suivant, chaque zéro (on pourrait adopter tout autre signe conventionnel) représente une unité (un crâne). Il est évident que pour un plus grand nombre d'observations, chaque zéro pourrait représenter 5, 10.... unités.

Capacité crânienne	Cent. cubes 1,300	Cent. cubes 1,400	Cent. cubes 1,500	Cent. cubes 1,600	Cent. cubes 1,700	Cent. cubes 1,800	Cent. cubes 1,900	Moyennes
Hommes de génie		000	000	000000 000000 0000	000000 000000 000000 000000 000000 0000	000000 000000 000000 000000 000000 0000	000000 000	1,665
Parisiens honnêtes (série di Broca)		000000 0000	000000 000000 00	000000 000000 000000 000000 000000 000000 000000 000000	000000 000000 0000	000000 0	00000	1,560
Parisiens honnêtes Série de L. Manouvrier.	00	000000 0000	000000 000000 000000 0000	000000 000000 000000 000000 000000	000000 000000 00000	000000 000000 000	00000	1,560
Assassins		000000 000	000000 000000 000000 0000	000000 000000 000000 000000 000000 000	000000 000000 000000	000000 000000 0	000000 00	1,571

APPENDICE II.

M. Mayor croit devoir signaler une lacune parmi les marques distinctives indiquées par M. Ferri dans les conclusions de son rapport, comme caractérisant, au point de vue psychologique, les criminels et en général les classes dangereuses de la société. M. Ferri n'a pas mentionné l'usage habituel chez les criminels, d'un langage spécial et curieux à étudier — l'argot. Or, chacun sait que le langage est la forme vivante où se moule la pensée.

Chaque classe sociale a certains termes qui lui sont propres, termes de métier ou de profession, plus ou moins facilement transportables, par métaphore, dans le langage extra-professionnel. Mais l'argot des délinquants, et en général des classes dangereuses de la société, — argot que les Italiens appellent *gergo, gergo furbesco* ou *gergo furfantino*, — a des caractères qui lui sont propres. Cet argot rappelle, par des images hardies, par des heurts inattendus d'idées, l'illogisme et le langage décousu des fous;

il se distingue du langage de ces derniers, comme du langage imagé des gens normaux, par le cynisme et par le genre d'esprit soit caustique, soit pessimiste. Il rappelle par des automatismes fréquents, par des onomatopées nombreuses, le langage primitif des enfants et des peuples sauvages. Au premier point de vue, l'étude de l'argot confirme la parenté étroite du fou et du criminel. Au second point de vue, il montre dans le délinquant et en général dans l'individu appartenant à ce que l'on est convenu d'appeler les classes dangereuses, un type atavistique ou bien, si l'on préfère l'hypothèse de M. Lacassagne à celle de M. Lombroso, un type retardé, soit dans l'évolution individuelle, soit dans l'évolution de la race.

M. Mayor ne veut pas s'apesantir sur un sujet qu'il a traité dans un travail publié par l'*Archivio di psichiatria, scienze penali ed antropologia criminale* et auquel M. Lombroso a fait de nombreux emprunts au chapitre IX de la troisième édition de l'*Uomo delinquente*. Il se borne à constater ici que l'usage habituel de l'argot doit être regardé comme un des caractères psychiques des classes dangereuses de la société, et notamment, d'après la classification proposée par M. Ferri, comme un des caractères psychiques du criminel instinctif et du criminel d'habitude.

TROISIÈME SÉANCE

20 novembre 1885.

M. Sciamanna prend place au fauteuil présidentiel et ouvre la séance à 9 heures et demie.

M. Mayor procède au dépouillement de la correspondance qui comprend différents ouvrages offerts au Congrès d'anthropologie criminelle et qui figureront dans la liste des hommages.

Il est donné lecture du procès-verbal de la séance précédente, qui est adopté.

M. Lombroso propose et l'assemblée accepte de nommer présidents d'honneur MM. **Bodio, Prins, Rieger, Zanardelli, Ribot, Richet** et **Espinas.**

M. Moleschott informe l'assemblée que M. le sénateur **Salvatore Tommasi,** une des gloires scientifiques de l'Italie, lui annonce, par lettre, son adhésion au Congrès. Il donne lecture de cette lettre, qui sera insérée dans le volume des actes.

L'assemblée charge M. Moleschott de se rendre interprète auprès de M. le sénateur Tommasi de ses sentiments de vénération et de gratitude (1).

M. le Président donne lecture d'un télégramme par lequel **M. Caperle,** député au Parlement italien, donne son adhésion au Congrès (2).

M. Moleschott présente à l'assemblée M. de Holtzendorff, président honoraire du Congrès (*Applaudissements*), et prie le président de lui donner la parole.

---

(1) V. les lettres de MM. Tommasi e Moleschott, parmi les lettres d'adhésion, de remerciment et autres communications relatives au Congrès, en appendice aux Actes.

(2) V. parmi les lettres d'adhésion et autres communications relatives au Congrès, en appendice aux Actes.

M. **de Holtzendorff,** s'exprimant en italien, remercie de l'honneur que lui a fait le Congrès en le nommant président honoraire. Il ne peut malheureusement pas assister à toutes les séances, quelque soit l'intérêt qu'il porte aux questions qu'on y débat. Ses fonctions officielles le retiennent au Congrès pénitentiaire.

M. de Holtzendorff fait l'éloge des études inaugurées par l'école positive d'anthropologie criminelle. L'Allemagne n'est pas étrangère à ces tendances. Gall, allemand d'origine, a été le fondateur de la phrénologie criminelle. Plus tard, Friederich, de Würzbourg, fondait son journal: *Blätter fur gerichtliche Anthropologie.* Mittermaier fit connaître en Allemagne les travaux de Lombroso et d'autres illustres aliénistes italiens. Ce qu'il y a, sans conteste, de nouveau dans l'école italienne d'anthropologie criminelle, c'est l'alliance étroite entre les sciences naturelles et la jurisprudence. Grâce à cette alliance, la nouvelle école est réellement innovatrice. Mais, médecins et juristes feront bien de s'en tenir aux résultats positifs, aux faits acquis, et de ne pas rentrer dans le domaine des idées de philosophie pure, dans la question du libre arbitre, par exemple. Tout en reconnaissant que la jurisprudence et la législation ont commis des erreurs graves (*applaudissements*), il ne faut pas vouloir déraciner le principe éthique sur lequel se basait l'école du passé.

Théoriquement les formules diffèrent entre elles, mais tout le monde reconnaîtra aisément que les progrès à réaliser dans la législation criminelle pourront être dus principalement aux sciences physiques et naturelles. M. de Holtzendorff rappelle que le siècle est redevable à ces sciences de ses plus belles conquêtes; on ne peut donc que saluer avec joie leur entrée dans la domaine du droit par la porte de la médecine légale. L'idée d'une justice absolue s'écroule dans l'esprit humain. La prévention du crime doit être individualisée. C'est, d'après ce qu'il semble à M. de Holtzendorff, à quoi tend la nouvelle école. La réunion de ce Congrès promet d'heureux résultats. L'alliance de la jurisprudence et de la médecine sera féconde; il est de bon augure aussi de voir la fraternité internationale s'affirmer dans l'étude commune de l'homme. Le génie, comme la science, n'a pas de patrie exclusive. L'exemple de Moleschott vous le prouve (*Applaudissements prolongés*).

M. **Lombroso** rappelle que c'est de l'ouvrage classique de M. de

Holtzendorff, *Tod und Todesstrafe,* traduit en italien par un des chefs de la nouvelle école, M. le baron Garofalo, que datent les prodromes de la fusion du droit pénal et de l'anthropologie criminelle, et le remercie, au nom de l'assemblée, pour son adhésion.

M. le **Président** donne la parole à M. **Bertillon,** qui exposera son nouveau procédé pour reconnaitre les récidivistes, procédé basé sur la mensuration de la stature et de différentes parties du corps humain, — diamètres crâniens antéro-postérieur et transversal, pied, médius, grande envergure (1).

M. **Bertillon :** « Messieurs,

« Le procédé d'identification que je suis invité à vous exposer, se propose de retrouver le nom d'un récidiviste au moyen de son seul signalement photographique et anthropométrique.

« Lorsqu'un individu, qui a déjà subi une ou plusieurs condamnations est arrêté pour un nouveau crime ou délit, il a tout intérêt à cacher son nom véritablel, à se dérober aux recherches dont son passé sera l'objet. Il sait que sa condamnation, encore incertaine, deviendra peut-être inévitable si ses antécédents judiciaires sont connus.

« Par son *incognito* il met obstacle à toute enquête, empêche de découvrir ses complices, le lieu du recel, etc., en même temps qu'il échappe à la majoration de peine qui pourrait le frapper comme récidiviste. Est-il prévoyant? Il n'a pas manqué d'emprunter, d'acheter ou de voler un état civil nouveau. Est-il surpris

---

(1) Autorisé par M. A. Bertillon, nous avons reconstitué sa communication au Congrès anthropologique, sur nos notes personnelles, ainsi que sur les travaux suivants consacrés au procédé dont il est l'inventeur, travaux qui nous ont été obligeamment communiqués par MM. Bertillon et Bodio.

Henry de Parville: *Revue des Sciences,* du « Journal officiel; »

P. Arboux: *L'anthropométrie appliquée aux récidivistes,* dans le « Bulletin de la Société générale des prisons (février 1885);

Alphonse Bertillon: *La Préfecture de police à l'exposition d Amsterdam — L'identification des récidivistes,* dans « La Nature» du 25 août 1883;

Alphonse Bertillon: *Du signalement anthropométrique,* dans «La Nature» du 15 août 1885;

Alphonse Bertillon: *Une application pratique de l'anthropométrie.* dans les « Annales de démographie, » 1881;

Alphonse Bertillon: *L'identité des récidivistes et la loi de relégation,* dans les « Annales de démographie, » 1882;

Alphonse Bertillon: *Notice sur le fonctionnement de service d'identification par les signalements anthropométriques au dépôt de la Préfecture de police,* dans l' «Annuaire statistique de la ville de Paris,» pour 1885;

Alphonse Bertillon: *De l'identification par les signalements anthropométriques. Conférence* faite au Congrès penitentiaire de Rome le 22 novembre 1885, parue dans les *Archives de l'anthropologie criminelle et des sciences pénales,* I.

par la police? Il n'a pas de peine, en attendant la première interrogation exigée par la loi, à trouver un faux nom et à se donner une nouvelle personnalité. Ce nom, ces prénoms bien vite choisis, ne figurent ni au répertoire général des condamnés en France, c'est-à-dire, aux *sommiers judiciaires* de la Préfecture de police, ni dans les *casiers judiciaires* établis par arrondissement. Peut-être même, le récidiviste ne s'est-il pas mis en frais d'invention. Aux termes de l'art. 45 du Code civil français « toute personne peut se « faire délivrer, par le dépositaire des registres de l'Etat civil, « des extraits de ces registres. » Il lui suffit d'emprunter à un autre, ou déjà mort, ou absent, ou simplement inconnu dans le lieu de l'arrestation, sa personnalité parfaitement honorable, pour mettre en défaut les recherches de l'administration.

« La photographie sembla, il y a dix ou douze ans environ, devoir rendre les plus grands services dans la constatation de l'identité des récidivistes. La police faisait photographier tous les condamnés. Mais ce moyen n'a pas tardé à devenir illusoire. On trouve, au dépôt de la préfecture de police de la Seine, jusqu'à 250 entrées par jour consignées sur les livres du greffe. En cinq années 50,000 cartes ont été réunies et il était devenu presque impossible de chercher avec succès le portrait d'un individu dans cette immense collection.

« Il fallait donc trouver une classification des photographies, les ranger par groupes bien déterminés et rendre les recherches méthodiques. C'est à quoi vise le système que je vous expose, système qui n'est que l'application des mesures anthropométriques à la détermination de l'identité.

« Les expressions usitées dans les anciens signalements sont très vagues: *nez grand, bouche moyenne, visage ovale*. On n'est frappé que par les cas exceptionnels : *nez très long, visage rond dit en pleine lune*, etc. Les employés des bureaux des passeports, même les plus exercés, seraient bien embarrassés de dire où s'arrête le nez petit, où commence un nez moyen, à quelles dimensions un nez cesse d'être moyen pour devenir grand, etc.

« Pour bien préciser ces expressions, il faudrait remplacer les qualificatifs : *moyen, petit, grand, ovale, large*, etc., par des chiffres. Mais puisque l'on est amené à prendre de véritables mensurations, pourquoi mesurer les traits du visage, opération délicate, désagréable, et qui ne donne jamais que des nombres variant peu en grandeur absolue? Un centimètre de plus ou de moins sur la longueur d'un nez est chose considérable, tandis que le pied, par exemple, chez les gens de même taille, peut varier de quatre centimètres et la grande envergure de vingt, quelquefois vingt-cinq centimètres.

« D'autres mesures se recommandant moins par la valeur absolue de leurs variations que par la précision et la facilité avec lesquelles on peut les prendre. Telle est, par exemple, la longueur du doigt médius prise au moyen d'un compas à glissière, le doigt étant plié à angle droit sur le métacarpe. Cette mesure se prend très commodément à un millimètre près et peut varier de presque deux centrimètres chez les individus ayant même taille et même longueur de pied. Telle est aussi la mensuration de l'envergure.

« Mais une mensuration bien préférable encore, est celle de la longueur de la tête, ou diamètre antéro-postérieur des anthropologistes. Cette mesure oscille communément entre 17 et 20 centimètres; j'ai même rencontré quelques cas où elle atteint 16 et 21 centimètres. Son écart total d'un individu à un autre est donc, pour nous en tenir aux cas ordinaires, de 30 millimètres. Or, comme on peut très facilement relever cette indication à un millimètre près, au moyen du compas d'épaisseur de Broca, on voit d'ici qu'elle nous permettra de distinguer trente catégories distinctes d'individus, chacune de ces catégories ne pouvant tout au plus être confondue qu'avec celle qui lui est immédiatement supérieure ou immédiatement inférieure.

« La taille, au contraire, le meilleur des caractères du signalement ordinaire, ne peut être prise qu'à un centimètre près, en supposant que l'individu à toiser ne cherche pas à tromper, car on peut l'abaisser ou l'élever momentanément d'un centimètre, sans qu'il en apparaisse rien. Mais la taille est sujette à varier, la colonne vertébrale tendant à se voûter plus ou moins avec l'âge et suivant la profession.

« On doit donc admettre que l'on ne peut mesurer la taille, à plusieurs années d'intervalle, qu'à environ trois centimètres près; or, comme elle ne varie couramment que de 30 centimètres (de m. 1,50 à m. 1,80), on ne peut guère distinguer plus de dix catégories distinctes de taille. A ce point de vue tout théorique, la longueur de la tête est donc un caractère signalétique trois fois meilleur que la taille puisqu'elle nous fournit trente sortes de signalement différents, tandis que la taille ne nous en fournit que dix.

« Après la mensuration de la longueur de la tête, il n'est pas difficile d'y ajouter celle de la largeur (diamètre transversal maximum des anthropologistes), dont les variations sont, à peu de chose près, indépendantes de la plus ou moins grande longueur de la tête, et qui se prend avec le même compas Broca.

« D'autres mensurations qui sembleraient très bonnes pour les signalements doivent être rejetées en dernière analyse. Je citerai entre autres la largeur des épaules, qui a l'avantage d'être un caractère extérieur que l'on peut apprécier dans une certaine mesure, sans instrument. Mais la statistique prouve que cette mensuration ne varie que de 10 centimètres chez les ens de même taille, et comme la volonté et l'embonpoint ont une certaine influence sur elle, on ne peut compter sur une approximation de moins de 2 centimètres, ce qui ne donne que cinq catégories de signalements de largeur d'épaules, nombre inférieur à ceux fournis par les autres mensurations.

« La hauteur de l'entre-jambes, l'écartement des hanches ont un indice signalitique considérable, mais les difficultés qu'entraine leur métrage doivent les faire rejeter. Du reste les mensurations précédemment citées, sont en nombre suffisant pour assurer toute espèce de signalement, surtout si l'on y joint d'autres observations (couleur de l'œil, tatouages, signes particuliers, etc.)

« Un homme ainsi caractérisé par des mesures de cet ordre est mathématiquement identifié. Il est bien difficile, même entre plusieurs milliers de personnes, d'en trouver deux ayant approximativement: mêmes diamètres céphaliques, même doigt médius, même pied, même envergure et même couleur d'œil.

« Tant que le nombre des fiches collectionnées ne dépasse par une cinquantaine, ou comprend que l'on puisse rapidement les parcourir toutes et retrouver celle que l'on recherche, alors même que l'on ne connaîtrait pas les chiffres exacts des mensurations. Si la photographie de l'individu est collée au verso de la fiche, la recherche devient encore plus facile.

« Mais comment rechercher le portrait ou les mensurations d'un individu au milieu de la collection alphabétique de 75,000

photographies que la Préfecture de police de Paris — pour ne
citer qu'un exemple qui m'est familier — a réunie en moins de
dix ans, quand l'individu examiné cache son état civil, ou ce qui
est pis, en déclare un faux?

« Jusqu'à présent la police et, derrière elle, la justice tour-
naient dans ce cercle vicieux : on photographiait pour être à même
de retrouver le nom d'un récidiviste, mais pour retrouver une
photographie précédemment faite, besoin était du nom.

« La méthode que j'expose permet de retrouver la photographie d'un récidiviste, antérieurement mensuré, au moyen de son
seul signalement chiffré.

« Les photographies sont d'abord partagées suivant le sexe :
les hommes d'une côté, les femmes de l'autre. Ces dernières,
beaucoup moins nombreuses que les hommes, n'atteignent pas
20,000.

« Quant au groupe des 60,000 hommes restants, nous supposons qu'on puisse le partager en trois divisions basées sur la
taille, savoir les individus :

de taille petite et très petite comprenant environ . 20.000 photogr.
de taille moyenne comprenant . . . . · 20.000   id.
de taille grande et très grande comprenant environ . 20,000   id.

« Chacune de ces trois divisions primordiales devra ensuite
être partagée, suivant le même principe, et, sans plus s'occuper
aucunement de la taille, en trois, séries suivant la longueur de la
tête d'un chacun. Ces nouvelles subdivisions, au nombre de neuf
en tout, ne contiendront plus alors, savoir:

« Celles des têtes petites et très petites que 6,000 photographies et quelque chose; celle des têtes moyennes que 6,000 photographies et quelque chose; celle des têtes grandes et très grandes
que 6,000 photographies et quelque chose.

« Ces subdivisions de 6000 seront elles-mêmes partagées en
trois groupes suivant la longueur du pied, et compteront alors
chacune, savoir:

« Celles des pieds petits et très petits, 2,000 photographies;
celles des pieds moyens 2,000 photographies; celles des pieds
grands et très grands, 2,000 photographies.

« La longueur des bras étendus en croix nous donnera une

quatrième indication qui divisera encore chacun des paquets de photographies précédents en trois et les réduira à des séries de 600, que l'on pourra encore rediviser en des éléments plus petits, en prenant pour base l'âge approximatif de l'individu, la couleur de ses yeux (2) et la longueur de son doigt médius.

« Ainsi, la collection des 75,000 photographies de la préfecture pourra être divisée en groupes d'une cinquantaine de photographies, qu'il sera dès lors facile de parcourir rapidement.

« Il va de soi que pour chaque mensuration les limites qui séparent les *moyens des grands* et des *petits*, doivent varier suivant la taille de l'individu. Pour le pied, par exemple, il est évident que ce qui est *petit* chez un homme de m. 1,80, devient *grand* chez un homme de taille moyenne et *a fortiori* chez un homme de petite taille.

« Enfin, pour que la division en *petits, moyens* et *grands* donne des quotients approximativement égaux, il faut que la série des moyens, qui est la plus fréquente, ait des limites plus étroites que la série des grands ou des petits. Les tailles moyennes, par exemple, ne comprendront que les individus de m. 1,62 à m. 1,67, tandis que les grands comprendront tous les individus plus élevés, depuis m. 1,68 jusqu'au géant de 2 mètres, et les petites tailles tous les individus depuis m. 1,61 jusqu'au nain de 1 mètre et quelque centimètres.

« On a fait quelques objections de différent genre à l'application de cette méthode. Je crois y avoir répondu. Le temps dont dispose le Congrès étant très limité, je renverrai à mes travaux sur cette matère, ainsi qu'à l'exposition que j'ai faite de mon système devant le Congrès pénitentiaire.

____

(2) M. Alphonse Bertillon a trouvé une notation nouvelle de la couleur des yeux. Son procédé a été appliqué en deux ans à plus de 25,000 signalements anthropométriques.

M. Bertillon répartit en sept classes la couleur des yeux, soit :

Yeux impigmentés ;

Yeux pigmentés :
- jaune ;
- orange ;
- chatain ;
- marron, groupé en cercle autour de la pupille ;
- marron, avec quelques stries verdâstres ;
- marron pur.

Nous renvoyons à l'article de M. Bertillon paru dans les *Annales de démographie internationale: La couleur de l'iris, exposé de la nomenclature des nuances de l'œil, telle qu'elle est adoptée par le service d'identification au dépôt de la Préfecture de police de Paris et dans le service pénitentiaire de France.*

« J'ajouterai cependant que l'identification anthropométrique que j'avais proposée en 1879 a été inaugurée au dépôt près la Préfecture de police de la Seine à la fin de l'année 1882, par M. Camescasse, préfet de police. Depuis, grâce à l'initiative de M. Herbette, directeur de l'administration pénitentiaire, son extension au resté de la France est en voie d'organisation.

« La mensuration complète d'un individu exige deux minutes, si l'agent qui mesure est assisté d'un aide auquel il puisse dicter les chiffres obtenus sans avoir à quitter son instrument de mesurage. » (1)

M. **Bertillon** montre pratiquement son système. Les fiches portent leurs indications dans l'ordre suivant :

L. . . .

Etat civil :
- nom;
- prénoms;
- lieu de naissance;
- profession;
- délit;

taille, 60,0 (2);
longueur de tête, 18,7 (3);
largeur de tête, 15,7;
longueur du pied, 23,5;
longueur du doigt (de la main) médien, 10,9;
longueur de l'auriculaire, 9,9, 9,10 84 (4);

Cicatrices, marques particulières (8).

envergure, 67 (5);
œil couleur marron clair;
œil couleur vert clair;
œil 1. couleur châtain (6);
âge, 50 (15 mai 1834);
mensurateur, C. (7).

---

(1) Au nombre des hommages offerts au Congrès figure une brochure autographiée de M. Paul Drouhin, ancien officier d'administration des hôpitaux militaires, directeur de maison centrale en retraite, sur l'*identification des récidivistes par la forme du volume de la tête*. M. Drouhin pose le principe que « le volume de la tête n'augmente pas chez le plus grand nombre à partir de 18 à 20 ans, et augmente d'une manière très peu sensible chez les autres ». Il en conclut que c'est surtout la forme de la tête que doit viser la mensuration des criminels et il propose l'adoption du conformateur des chapeliers. D'après M. Alp. Bertillon cet instrument a l'inconvénient d'être coûteux, et celui plus grave de donner non pas la mesure, mais la réduction du tour de tête. Or, pour une classification en *petit, moyen, grand*, ce sont des nombres, des chiffres précis, qu'il faut. « N'est-il pas infiniment préférable de relever ces chiffres sur le sujet lui-même plutôt que sur une proportion où la moindre erreur serait multipliée par le chiffre même de la réduction ? »

(2) Pour m. 1,60.

(3) Le premier chiffre est celui des centimètres, et le second, celui des millimètres Ces mesures doivent avoir une extrême précision.

(4) La date: jour, mois, an.

(5) Il s'agit des bras étendus en croix.

(6) Le cercle, le milieu et le point central de l'œil.

(7) Le nom de celui qui a pris les mesures, afin qu'il puisse être interrogé au besoin.

(8) Au *verso*.

M. le **Président** remercie, au nom de l'assemblée, M. Bertillon de son intéressante communication.

M. **Lombroso** voit dans M. Bertillon le trait d'union entre les deux Congrès actuellement siégeant à Rome. M. Bertillon a montré un des côtés pratiques de l'anthropologie. L'utilité de son système est quotidienne.

Il ne peut faire que des vœux pour son adoption en Italie, où la récidive paraît, peut-être à tort, moins fréquente qu'ailleurs, faute d'un moyen de reconnaître les récidivistes.

M. **Lacassagne**: « Je me joins aux précédents orateurs pour remercier M. Alphonse Bertillon de sa remarquable communication. Si l'assemblée veut bien me le permettre, je citerai un exemple qui s'est passé sous mes yeux et qui montre l'excellence de sa méthode. Pendant les quelques jours que M. Alp. Bertillon a passé à Lyon, on procéda à l'arrestation d'un habile escroc. Cet homme donna son nom; les premières recherches pour établir son passé judiciaire furent faites par l'autorité compétente. En même temps, M. Bertillon prenait les mensurations qu'il vient de vous indiquer, les télégraphait à un de ses agents, à la préfecture de police de Paris. Par le retour du courrier, on reçut la photographie de cet escroc. Il fut ainsi établi que le nom qu'il avait donné n'était pas le sien. Condamné déjà trois fois à Paris pour ce même délit, ses démêlés avec la justice l'avaient engagé à aller exploiter la province. Il fut stupéfait d'avoir été ainsi découvert. Sans cette façon de faire, le magistrat instructeur ne serait peut-être pas arrivé à la vérité.

« J'ajoute que le procédé de M. Bertillon est simple et par conséquent pratique. En huit jours, les gardiens de la prison de Lyon ont été dressés à relever ces mensurations, à prendre un état signalétique complet. La généralisation de la méthode peut être faite et certainement M. Bertillon a rendu ainsi un véritable service pour la constatation de l'identité des récidivistes. Sans l'adoption de ce procédé, il est bien difficile de faire une loi pour diminuer la récidive ».

M. **Mayor** est chargé d'annoncer les démissions de M. le baron **Garofalo** de sa charge de membre de la Commission examinatrice des manuscrits soumis au Congrès.

M. **Lacassagne,** comme exposant, fait observer qu'il ne peut être juge et partie, et offre ses démissions de membre de la Commission examinatrice de l'exposition d'anthropologie criminelle.

M. le **Président** lit une lettre par laquelle M. le sénateur **Canonico** remercie de sa nomination à président honoraire.

Les démissions de MM. Garofalo et Lacassagne sont acceptées.

La deuxième thèse de biologie criminelle est mise en discussion.

L'énoncé de cette thèse est le suivant : *Y a-t-il un caractère général bio-pathologique qui prédispose au crime ? Différentes origines et modalités de ce caractère.*

M. **Sergi,** rapporteur, a la parole :

« Messieurs,

« La nouvelle conception de l'anthropologie criminelle est l'étude naturelle du criminel. Mais il n'y a point encore un accord complet parmi les observateurs; et les adversaires regardent avec complaisance les légères divergences de l'école, heureux d'y trouver des arguments pour la combattre. Cette remarque vient à propos au moment où l'on parle des signes caractéristiques des délinquants.

« L'observation a fait trouver chez les criminels, des anomalies de tout genre, dans le crâne, dans le cerveau, dans la face et dans beaucoup d'autres organes. On a trouvé chez les mêmes criminels des difformités, avec des états morbides, héréditaires ou acquis.

« On a calculé le percentage de ces anomalies, difformités, et états morbides, et en comparaison des gens normaux, l'on a trouvé que chez les criminels ces faits sont plus nombreux, tandis qu'ils le sont moins chez les gens dont la conduite est honnête.

« Observons ces faits, au point de vue biologique, et recherchons leur valeur et leur signification.

« Dans leur adaptation aux conditions d'existence, les êtres organisés, en général, et l'homme, en particulier, sont sujets à des variations individuelles, qui peuvent se fixer et perpétuer dans la descendance, si elles sont utiles à la conservation des individus et de l'espèce. Ces variations, dans la lutte pour l'existence, montrent la résistance biologique des vivants. Cependant les individus ne s'adaptent pas tous également à ces conditions d'existence, et il y en a qui ne s'y adaptent pas ou ne s'y adaptent qu'imparfaitement. Cette absence d'adaptation, qui est une absence de résistance biologique, si elle est absolue, porte à l'extinction des individus, ou de leurs descendants, et si elle est seulement incomplète, laisse des signes très marqués d'infériorité.

« L'absence d'adaptation peut commencer à se manifester dès la période embryonnale, dans la vie intra-utérine, ou plus tard après la naissance.

« De ces faits découle une conséquence très importante, la dégénération, qui est ou *primitive*, ou *régressive*, atavique, et qui reproduit les structures de l'animalité inférieure. La dégénération primitive ne présente d'autres structures, que les morbides et les pathologiques.

« Mais il se présente aussi une troisième espèce de dégénération, la dégénération *acquise*, ou *secondaire*. Celle-ci survient dans le cours de la vie individuelle, sans motifs héréditaires ou embryonnaux. L'individu peut, donc, naître dans un état parfaitement normal, et subir dans la suite la dégénération de ses structures et des fonctions correspondantes.

« Le mode de vivre en opposition aux conditions biologiques vient en premier lieu; et les causes en sont très nombreuses, soit qu'elles consistent dans une alimentation insuffisante ou mauvaise, soit qu'il faille les trouver dans un travail physiologique excessif, supérieur aux facultés individuelles, ou dans des conditions pathologiques, et dans le défaut d'une nourriture correspondante pour la balance de l'usure des tissus.

« A tout cela il faut ajouter toutes les causes accidentelles dans le rapport avec le milieu physique, d'ou viennent les états morbides, et qui apportent toujours la dégénération individuelle — anémie, cachexie, dénutrition de tout genre, maladies du système nerveux et spécialement du cerveau.

« On pourrait douter si les structures ataviques sont des phénomènes dégénératifs. Biologiquement, je n'ai pas d'hésitation à l'affirmer. Les structures humaines sont-elles un progrès sur l'animalité inférieure ? Si cela est, chaque fois qu'une structure rappelle l'état primitif préhumain inférieur, il faut voir dans ce fait une dégénération. L'individu ne s'est pas encore élevé à son degré normal.

« Après avoir admis les trois espèces de dégénération, savoir la dégénération *primitive, atavique* ou *régressive*, et la dégénération *acquise*, voyons si ces structures ont leurs fonctions correspondantes. Mais il n'est pas besoin d'une démonstration. Les structures, sans aucun doute, sont en rapport aux fonctions, tant dans leur état normal que pathologique, et l'on peut dire que : *tout signe de dégénération morphologique est un signe ou indice de dégénération fonctionnelle.*

« Ce principe nous donnera des résultats importants pour la recherche de l'origine de la délinquance.

« Mais cela n'est pas tout. Nous acceptons la conception, émise par M. le professeur Benedikt, de la *névrasthénie* physique, intellectuelle et morale.

« Mais cette névrasthénie n'est autre chose, pour nous, qu'une *zone intermédiaire* entre l'état normal et l'état morbide, sans qu'il existe quelquefois de signes caractéristiques de ces dispositions d'esprit ayant le penchant morbide, qui n'est autre que l'absence congénitale de résistance aux diverses combinaisons du milieu physique et social, et en même temps l'absence du pouvoir satisfaire aux besoins de la vie réels ou fictices.

« Nous pouvons réduire la névrasthénie à la dégénération primitive, résidant dans le seul système nerveux, et non gravement marquée.

« Cependant on s'étonnera de l'extension que nous donnons au principe énoncé auparavant parce qu'on fait des difficultés à admettre que les signes dégénératifs n'existent que chez les criminels, et qu'on les trouve aussi parmi les gens de conduite normale.

« Nous classifions tous les individus humains en trois catégories, savoir : les personnes estimées de conduite normale, les aliénés, et les criminels.

« Quant aux aliénés, il n'existe aucun doute : ce sont des dégénérés. Les criminels n'ont pas toujours des signes de dégénération, cela est vrai, mais beaucoup d'entre eux en ont, et les autres, nous le verrons, ne sont pas des criminels de la même espèce, et nous constaterons qu'ils sont dégénérés autrement et par d'autres causes que par celles que nous avons déjà admises.

« M iis les personnes dont la vie est apparemment honnête, qui n'ont jamais eu affaire avec la justice, sont-elles toutes p.irfaitement normales dans leur conduite?

« C'est ce que nous ne croyons pas. Celui qui connaît intimement la psychologie de la vie commune, sait combien de gens ont une conduite peu normale, et combien d'autres échappent aux tribunaux bien que leur manière de vivre soit très connue. Nous embrassons tous ceux-là dans la *petite délinquance*; la *grande* est composée par les criminels jugés et condamnés.

« Notre considération admise, on voit facilement qu'il n'est pas difficile d'expliquer le fait de signes dégénératifs trouvés aussi parmi les gens non jugés criminels.

« Cependant nous ne croyons pas nous-même que ces signes de dégénération soient absolument la cause du crime. Quelquefois le signe extérieur est limité, et n'apporte pas de conséquences graves dans la totalité des fonctions psychiques.

« Cette observation ne détruit nullement le principe admis, seulement elle amene à en admettre un autre qui explique le premier, savoir: *les anomalies visibles, ou d'autres signes dégénératifs, sont quelquefois un indice d'autres anomalies plus profondes, non visibles, — ou cachées, ou difficiles à découvrir; quelquefois, au contraire, ces indices sont superficiels et n'entraînent pas avec eux d'autres anomalies. Dans ces cas, par suite, la dégénération est limitée, bien qu'elle existe.*

« On peut, donc, affirmer qu'on peut trouver chez des individus normaux des signes dégénératifs ; mais ceux-ci n'apportent point de conséquences, parce qu'ils sont limités à la surface, et ne rendent pas morbides les fonctions correspondantes.

« Ce raisonnement sera peut-être bon pour quelques-uns, mais d'autres objecteront encore : « pourquoi un grand nombre de criminels ne portent-ils pas de ces signes de dégénération ? »

« Rappelons ce que nous avons dit auparavant, et ajoutons que jusqu'ici l'on n'a pas encore examiné tous les criminels ni *ante* ni *post mortem*, et que le nombre des signes s'accroitrait certainement si l'on possédait plus d'observations et que ces observations fussent complètes.

« Ajoutons aussi que si l'on ne trouve pas toujours les signes morphologiques ou les structures anormales, on trouve cependant les anomalies fonctionnelles, qui sont aussi des indices certains de l'anomalie des structures intérieures, et spécialement du système nerveux central.

« Je crois, donc, avoir, justifié mon *enunciatum* formulé dans les termes suivants : *tout signe de dégénération morphologique est signe ou indice de dégénération fonctionnelle.*

« II. — Mais le problème le plus grave est le suivant : « Pourquoi les anomalies ataviques et les dégénérations de toute espèce prédisposent-elles au crime? » Ou autrement dit : « Quelle est la nature et l'origine de la délinquance dont nous voyons des signes dans la dégénération ? »

« Je trouve la clef explicative de ce problème dans les observations faites sur des aliénés de tout type et de tout genre. Je vois dans ces dégénérés le penchant au crime sous ses différentes formes et catégories.

« Mais pourquoi la dégénération morphologique et la dégénération fonctionnelle doivent-elles avoir pour effets des actions criminelles ?

« Dans la réponse à cette question, nous trouverons aussi la solution du problème de la nature du crime.

« Si nous nous rappelons la classification précédemment établie des formes dégénératives, nous voyons dans celle-ci la *dégénération atavique* ou *régressive*. Ces structures sont une survivance des espèces inférieures et sont des anomalies de caractère bestial. La fonction devant correspondre aux structures, les fonctions correspondantes à ces structures sont des déviations du caractère humain, et sont l'expression du caractère bestial.

« Dans la dégénération primitive, ou acquise — nous le voyons chez les aliénés — le même phénomène se retrouve. Les imbéciles, les crétins, les épileptiques manifestent leurs fonctions avec le caractère bestial, soit que ces fonctions soient des actions criminelles, soit qu'elles soient indifférentes pour la moralité Les sales, parmi les aliénés, sont une dégénération bestiale. Nous voyons assurément dans la criminalité *un abaissement du type humain au type bestial.*

« Nous n'admettons, donc, pas l'atavisme, *stricto sensu*, comme un retour à l'état sauvage, mais comme un retour à l'état préhumain et bestial.

« Nous avons de nombreuses raisons pour affirmer ce principe.

« Dans les trois espèces de dégénération dont nous avons parlé, nous voyons une cause générale qui produit ce phénomène. L'individu n'est pas arrivé au développement complet, dans la dégénération atavique, non plus que dans la dégénération congénitale ou primitive ; dans la dégénération acquise, par contre, il y a une rétrocession de développement.

« Cependant nous n'excluons pas la manifestation du **caractère** atavique de nos ancêtres sauvages. Et déjà, dans d'autres occasions, nous avons insisté sur le réveil possible du **caractère atavique**, qui ordinairement se trouve au fond des couches ayant contribué à former le caractère humain actuel.

« Nous admettons aussi une délinquance dérivée **par** perversion des fonctions dans le milieu social ; et nous **croyons que** le nombre des criminels poussés au crime par d'autres motifs que les causes morphologiques, est beaucoup plus **grand que le** nombre de ceux qui ont des structures dégénérées.

« Mais le temps presse et je viens à mes conclusions.

« Nous avons admis par arrêt de développement un **abaissement** du type humain au type bestial, et nous admettons également que cet abaissement survient encore dans le fait de la **dégénération** acquise, et dans le réveil du caractère atavique.

« En procédant à une classification, nous disons que cet **abaissement** se trouve :

« 1° dans la régression atavique, **par** suite de l'arrêt de développement ;

« 2° dans la dégénération primitive, par suite d'un développement pathologiquement incomplet ;

« 3° dans l'atavisme dégénératif humain, **par** suite d'une organisation déjà inférieure dès la naissance ;

« 4° dans la dégénération secondaire, par rétrocession de développement ;

« 5° dans la perversion des fonctions, par réveil du caractère atavique.

« Nous venons maintenant à la classification naturelle de la délinquance, savoir :

« I. Délinquance dérivée de *dégénérations morphologiques:*

« 1° par des anomalies régressives, ou atavisme ;

« 2° par dégénération primitive (absence d'adaptation biologique) ;

« 3° par dégénération secondaire (ou acquise dans le cours de la vie, sous des influences biologiques).

« II. Délinquance dérivée do *dégénérations fonctionnelles.* (sans motif morphologique, ou autrement dit sans structures criminelles).

« Les causes de la délinquance sont alors les suivantes :

« I. — *Causes biologiques* :

« 1° réversives ;
« 2° absence d'adaptation aux conditions de l'existence ;
« 3° structures pathologiques strictement dites ,
« 4° milieu social.

« II. — *Causes sociales* :

« 1° lutte pour l'existence dans le milieu social ;
« 2° tout ce qui trouble les fonctions psychiques par influence de la vie sociale ».

La discussion est ouverte sur les conclusions de M. Sergi.

M. **Lacassagne:** « Après l'exposé si intéressant de M. Sergi, il me semble qu'il est facile d'être fixé sur les tendances actuelles de bon nombre d'anthropologistes criminalistes. Pour l'école italienne, comme pour M. Sergi, l'atavisme est la clef de voûte de tout le système.

« Il y a là une exagération et une fausse interprétation. Ce serait faire une confusion que d'assimiler l'atavisme à l'évolution ou au transformisme.

« Qu'est-ce donc que l'atavisme ? C'est un phénomène en vertu duquel il se manifeste dans l'hérédité des accidents que l'on croit devoir rattacher à l'influence d'un aïeul. Les Anglais disent *reversion,* les Allemands, coup en arrière ou *Rückschlag.*

« Baudement l'a différencié de l'hérédité et a fait voir que c'était une des conditions de la permanence et de la perpétuité de la race. « Chaque individu, disait-il, n'est qu'une épreuve, tirée une fois de plus, d'une page une fois pour toutes stéréotypée » Pour Sanson, un de nos plus distingués zootechniciens français, l y a là deux modes du même phénomène, non pas deux phénomènes distincts ou deux formes. L'atavisme n'est que l'hérédité à puissances cumulées. Il doit être rattaché à cette grande loi qui domine toute la question de l'hérédité, savoir que les qualités les plus anciennement fixées sont aussi celles qui se transmettent le plus facilement dans les produits.

« Ces principes posés, on s'aperçoit de suite de la difficulté qu'il y a à admettre l'*atavisme préhumain* ou *humain* de M. Sergi. Ce sont là des suppositions, des théories ingénieuses, je le veux bien, mais après tout des hypothèses sur lesquelles il est impossible d'édifier un ensemble systématique. J'ajoute que cette théorie est dangereuse au point de vue pratique: on lance dans la circulation ou dans le langage juridique ce gros mot d'atavisme dont certainement on abusera, parce qu'on n'en comprendra pas la valeur. Remarquez encore le côté mystique de cette hypothèse: l'atavisme devient une sorte de tare indélébile, de péché originel que nous déplorons, que Lombroso et ses adeptes constatent, mais contre lequel il n'y a rien à faire. Les savants peuvent prendre des mensurations, relever des angles ou des indices, mais les législateurs ou l'homme d'Etat n'ont qu'à se croiser les bras ou à faire construire des prisons, des asiles pour recueillir ces malformés. Cette implacable influence ancestrale est là, on ne saurait s'y soustraire et il faut s'attendre à l'invasion soudaine de ces revenants, les types sauvages, ceux de Cro-Magnon ou de l'époque de la pierre polie.

« Pour nous, le problème est tout autre.

« L'important est le milieu social. Permettez-moi une comparaison empruntée à la théorie moderne. Le milieu social est le bouillon de culture de la criminalité; le microbe, c'est le criminel, un élément qui n'a d'importance que le jour où il trouve le bouillon qui le fait fermenter.

« Le criminel avec ses caractères anthropométriques et autres ne nous semble avoir qu'une importance très médiocre. Tous ces caractères peuvent se trouver d'ailleurs chez de fort honnêtes gens.

« Mais vous devez voir de suite la portée sociale différente de ces deux points de vue.

« Au fatalisme immobilisant qui découle inévitablement de la théorie anthropométrique, s'oppose l'initiative sociale. Si le milieu social est tout et s'il est assez défectueux pour favoriser l'essor des natures vicieuses ou criminelles, c'est sur ce milieu et ses conditions de fonctionnement que doivent porter les réformes.

« Vous avez voulu démolir, nier le libre arbitre. Tout cela était inutile ou compromettant. L'honorable député M. Righi, vous l'a dit l'autre jour en excellents termes (1): on ne détruit réellement que ce que l'on remplace. Nos travaux doivent montrer qu'il existe une conscience sociale: par nos efforts il faut trouver ses règles.

« Un des plus distingués et des plus sympathiques savants italiens, M. Beltrani-Scalia, a demandé, il y a quelques mois, aux membres du Congrès pénitentiaire une sentence ou une réflexion sur les criminels ou les prisons. J'ai répondu par cette phrase qui résume toute ma pensée et qui est pour ainsi dire la conclusion de ce que je viens de dire : *les sociétés ont les criminels qu'elles méritent.*

M. Angiulli croit que M. Sergi a exagéré l'influence de la dégénération. Certains crimes sont inexplicables par cette théorie: ce sont ceux dont les sauvages ou l'homme primitif sont incapables. Car il est des délits propres de l'Etat civilisé et que le milieu seul explique.

« De même que pour expliquer le développement de l'esprit humain il faut avoir recours à deux facteurs, le facteur biologique dont M. Lacassagne a justement attribué la détermination à Gall, et le facteur sociologique, qui est la grande intégration portée par Auguste Comte à la doctrine de Gall, ce que M. Lacassagne aurait bien fait de ne pas passer sous silence ; de même, pour expliquer la criminalité, il ne faut oublier aucun de ces deux éléments, de l'un desquels dépendent les déviations produites par des rapports physiques, organiques ou individuels, tandis que de l'autre dépen-

---

(1) V. la deuxième séance de sociologie criminelle.

dent celles qui sont produites par des influences ou des rapports sociaux ».

M. **Marro** adhère à la classification de M. Sergi qu'il croit avoir déjà indiquée lui-même ailleurs. Pour lui, les caractères atavistiques se retrouvent surtout chez le criminel issu de parents âgés.

M. **Mayor** observe à M. Angiulli que le délit ne saurait se concevoir hors de l'état social et qu'il se transforme avec l'état social.

M. **Zuccarelli** admet avec M. Angiulli les deux éléments sociologique et physiologique ; mais il fait observer que l'existence de ces deux éléments, bien loin d'être incompatible avec la théorie de la dégénération, la raffermit encore davantage. Il veut dire que quelquefois la dégérération est *primitive*, ce qui fait que l'individu ne peut pas s'adapter au milieu social ; d'autres fois ce sont les conditions sociales mêmes qui produisent une déviation ou un abaissement du niveau organique, ce qui est la cause de l'impossibilité d'adaptation.

Quant au premier ordre de faits, M. Zuccarelli partage l'idée du prof. Lombroso, c'est-à-dire que les signes de la dégénération ne sont pas absolus, mais que la proportion en diffère, chez les hommes honnêtes et les criminels, par la qualité, l'intensité et le nombre.

Il cite, à l'appui, quelques-unes de ses observations sur une vingtaine d'épileptiques, d'où il résulte que, outre les anomalies crâniennes et faciales, il existe aussi des asymétries thoraciques plus ou moins prononcées. Il a constaté que ces infirmes n'avaient pas de maladies internes.

M. **Fioretti:** « Messieurs,

« J'ai été profondément surpris des paroles que M. Lacassagne a prononcées. Sans en avoir l'intention, j'en suis certain, M. Lacassagne vient de proférer les accusations les plus sévères, et, j'ose dire, les plus injustes que l'on puisse adresser à l'école d'anthropologie criminelle positive.

« D'une part il nous reproche de prendre pour point de départ un fait qui, selon lui, n'est pas encore scientifiquement assuré, c'est-à-dire le facteur anthropologique ou individuel; d'autre part,

il nous reproche d'oublier le facteur social du crime A^lmettre
un fait qui n'est pas encore scientifiquement a^ssuré, en négliger
absolument un autre que l'expérience a démontré exister, c'est là,
comme dir_aient nos adversaires les plus acharnés, de la métaphysique à rebours: pas autre chose.

« Je laisse à M. Lombroso le soin de démentir par ses
ouvrages et par sa parole la première des accusations de M. Lacassagne. Le type criminel est un fait définitivement acquis à la
science; la discussion ne me semble pas admissible sur ce point-là.

« La discussion en est d'autant moins admissible qu'une observation très simple peut nous convaincre que, si l'on n'admet
pas le facteur individuel du crime, le facteur social, à lui seul,
est tout à fait insuffisant à expliquer la production du délit. Nous
vivons tous dans le même milieu social, hommes honnêtes et criminels. Comment peut-il arriver que le criminel réponde seul
aux sollicitations du milieu ambiant par une réaction criminelle,
tandis que l'homme honnête y répond par une réaction honnête,
par le travail accompli à la sueur de son front?

« On voit bien que dans ce cas-là l'influence du milieu social existe, mais qu'elle ne peut être la seule cause du crime, puisque, si cela était, nous devrions tous être des criminels. Le milieu social n'a agi que comme un réactif qui nous a décelé le
caractère criminel du délinquant; le milieu social contribue à faire
éclore le crime; ce n'est pas lui qui le crée.

« Mais, est-il vrai que l'école positive italienne d'anthropologie
criminelle néglige tout à fait, comme il me semble l'avoir entendu
dire à M. Lacassagne, d'étudier l'influence du milieu social? Je ne
le crois absolument pas.

« Il suffit pour se convaincre du peu de fondement de cette
accusation de regarder la manière dont chacun des trois principaux représentants de l'école positive italienne a accompli la tâche
qui lui est propre dans la construction de la nouvelle doctrine.

« M. Lombroso étudie de préférence le facteur individuel ou
anthropologique du crime; il fait de l'anthropologie criminelle pure.
MM. Ferri et Garofalo tirent de l'œuvre de M. Lombroso les conséquences pratiques, l'un dans le domaine de la sociologie criminelle, proprement dite, l'autre dans celui de la criminologie,

c'est-à-dire dans l'étude strictement juridique du crime, au point de vue de la philosophie positive.

« M. Ferri, notamment, a donné au milieu social une importance très grande dans l'étude de la production criminelle. Il a créé la doctrine des *sostitutivi penali*, doctrine qui a précisément pour but d'étudier l'influence du milieu social sur le crime, et de proposer les meilleurs moyens pour écarter les influences nuisibles. Il suffit de prononcer le nom de *sociologie criminelle* pour indiquer toute l'importance que l'école italienne accorde au milieu social.

« Vous le voyez, Messieurs, les accusations de M. Lacassagne tombent d'elles-mêmes et tout semble démontrer assez clairement qu'il les a lancées un peu à la légère.

« Je finis par une recommandation que tout le monde prendra, je l'espère, en bonne part.

« C'est la première fois, et peut-être aussi la dernière, que je prends la parole dans la section de *biologie*.

« Lorsqu'on discute des arguments d'anatomie et de pathologie, nous autres légistes, nous nous taisons, parce que nous connaissons les limites de notre compétence; je prierai MM. les médecins d'en faire autant lorsqu'on aborde des questions légales » (*Applaudissements*).

M. **Ferri** s'associe aux observations de M. Fioretti.

« Cependant, étant mis en cause, je ne puis ne pas m'étendre à montrer les raisons *de fait* qui rendent très inexacts les reproches de M. Lacassagne à l'école italienne. Dans un de mes premiers travaux, j'ai donné la classification des causes naturelles du crime. Cette classification a été, dans la suite, acceptée par tous les criminalistes et anthropologistes de l'école positive. Ce sont les causes *individuelles* (organiques et psychiques) - les causes *physiques* - les causes *sociales*. Dans mes travaux, j'ai étudié ces trois catégories de causes naturelles et discuté l'importance relative de chacune dans la genèse du crime : il serait inutile de me répéter.

« Je dirai seulement que le crime, pour moi, est inexplicable si l'on n'admet pas toujours le concours des trois catégories de causes naturelles que je viens d'énumérer, chacune desquelles aura une action plus ou moins décisive, selon la catégorie des délinquants. Il est évident, par exemple, que les criminels instinctifs et aliénés

sont plus fortement déterminés par l s causes individuelles ; tandis
que les criminels d'occasion (qui sont les plus nombreux) sont l'effet
surtout des causes sociales. Mais dans les criminels d'occasion aussi,
il faut une cause individuelle, une anormalité de constitution organique et psychique, sans laquelle on n'expliquerait pas comment
une même cause sociale et un même milieu social (par exemple, la
misère) détermine chez la plupart des hommes la résignation aux
souffrances et la résistance aux sensations criminelles, tandis que
chez quelques autres elle détermine le suicide, et chez quelques
autres encore le crime, et le crime sous ses diverses formes, par la
violence ou la ruse.

« C'est donc une très grande inexactitude que d'affirmer que
l'école italienne fait seulement de l'anthropométrie ou de l'anatomie.
Cette partie de nos études pourra être la plus remarquée et la plus
curieuse, mais elle n'est pas la seule, tant s'en faut.

« Il suffit, je le répète et je conclus, de lire nos travaux pour
s'en convaincre. Il suffirait même de voir les deux sections dans
lesquelles nous avons divisé nos réunions: l'une de biologie criminelle, l'autre de sociologie criminelle (*Applaudissements*).

M. De Bella: « Je vois se reproduire ici les mêmes doutes
et les mêmes observations qui se sont fait jour dès notre première
réunion. Ce qui me confirme de plus en plus dans l'opinion que
nos dissentiments sont plutôt apparents que réels. Je suis convaincu
que, pour la classification des délinquants, la théorie de Bianchi est
aussi sérieuse que celle de Lombroso et Ferri, et les catégories de
Garofalo aussi bien fondées que celles de Marro. Je crois aussi con-
ciliables, dans un autre ordre d'idées, les organismes retardés de
Lacassagne avec la théorie atavistique de Lombroso. Je crois enfin
que la théorie de Sergi sur les caractères biopathologiques ne
diffère pas essentiellement des vues de ceux qui le combattent.

« Il en est parmi nous qui étudient plutôt le passé que le
présent, plutôt les rapports de temps que ceux d'espace, plutôt
le *développement* que la *graduation*. Il en est, par contre, qui s'ar-
rêtent au présent de préférence au passé, aux rapports d'espace de
préférence à ceux de temps, aux *distances graduelles* de préférence à la *palingenèse*. L'un se préoccupe essentiellement du *pourquoi*; l'autre, du *comment*. Toutefois, si nos thèses sont examinées

dans leur ensemble et en tenant compte de tous leurs éléments, chacun de nous a raison au point de vue où il se place.

« Ainsi, lorsque Lacassagne affirme que le milieu explique à lui seul les différents caractères et les diverses tendances, quand il affirme que l'individu est *retardataire*, parce que le *dehors* n'a pas permis le développement du *dedans*, je me souviens, en faveur de Lombroso, que ce retard n'est autre qu'un retour pur et simple aux organismes primitifs. Quand, viceversà, Lombroso déclare que l'individu anormal présente tout simplement une forme atavique, je me souviens, en faveur de Lacassagne, que cette forme est due à l'influence du monde extérieur. Si nous descendons d'un prototype unique, comment explique-t-on que cet organisme unique, cet unique crâne de l'être primitif se soit, dans la suite des siècles, différencié dans des milliards d'organismes divers, dans une série innombrable de crânes dissemblables? Si nous descendons de plusieurs prototypes comment explique-t-on que chacun d'eux n'ait pas donné lieu à une race distincte – de sorte qu'on eût des races d'honnêtes gens, de délinquants, de fous, de mattoïdes? Pouvons-nous demander à l'ethnologie des nations d'épileptoïdes ou des peuples entiers de gens normaux? Non, évidemment. Or, les races ainsi classifiables et délimitées n'existant pas, comment nier l'influence extraordinaire du milieu, de l'ambiant? D'autre part, l'anormalité étant un retour en arrière à des formes primordiales, comment refuser à l'organisme une très grande importance? La bactérie du charbon — *bacillus anthracis* — cultivée pendant plusieurs générations dans l'humeur aqueuse de l'œil, devient un *bacillus subtilis*. Au contraire, le *bacillus subtilis* du foin, cultivé sans air dans l'extrait de viande, devient à la septième génération une bactérie virulente, qui, inoculée, produit le charbon et tue les rats et les lapins. Que l'on nie maintenant l'importance de l'ambiant sur les trasformations des êtres! Que l'on nie l'influence des agents extérieurs, lorsque nous voyons, par exemple, former artificiellement les *abeilles voleuses!* Elles étaient à l'origine des abeilles laborieuses: on les a rendu voleuses par une alimentation spéciale composée de miel et d'eau-de-vie!

« D'autre part, les races humaines lèguent perpétuellement aux individus des conformations typiques et exclusives. Eh bien! ces conformations ne prouvent-elles pas la résistance de l'organisme aux influences du milieu ambiant? Disons donc qu'il n'existe pas d'action exclusive du milieu ou de l'organisme, que chacun de nous est le produit de forces atavistiques, d'influences organiques et de race, en même temps que des forces extérieures du milieu.

« Si nos classifications, nos théories sur les caractères biopathologiques ne sont pas identiques, il n'y a pas lieu de s'en étonner. Nous ne sommes pas arrivés à la vérité absolue : nous n'avons en main que des vérités relatives, mais nous perfectionnerons nos connaissauces, en nous rapprochant de la vérité absolue, sans peut-être la contempler jamais dans son ensemble.

« Cette recherche sans fin, cet éternel *laboremus* dans le domaine non pas de l'*inconnaissable*, mais de l'inconnu, me fait croire qu'aucun des préopinants n'a tort et que le rapport que nous avons entendu contient en germe les résultats les plus précis de l'anthropologie criminelle. Nous sommes d'accord quant à la métode, nous le sommes quant aux principes directeurs de nos études. Les dissentiments de détail ne prouvent autre chose que notre indépendance individuelle réciproque et nos communs efforts vers la vérité – ce qui est le fait des écoles fortes.

« Quant aux déductions pratiques, puisque l'influence des agents internes, de l'organisme et des agents externes du milieu est telle et si grande, perféctionnons l'organisme, améliorons la milieu. Que notre *sélection artificielle* soit basée sur les moyens pacifiques, évolutifs, constants que nous suggère le matérialisme scientifique, dont je me déclare disciple convaincu. C'est la voie du progrès; elle nous conduira à des résultats que nous ne saurions concevoir. et dans l'histoire de ce progrès, un chapitre des plus notables sera réservé à l'anthropologie criminelle ».

M. **Motet** remarque qu'il ne faut par abuser de l'atavisme. Certains individus sont effectivement sous une influence morbide acquise et leurs actes criminels ne peuvent être expliqués par l'atavisme.

M. **Buonomo** regrette d'entendre parler d'écoles italienne et étrangères. Il croit qu'il faut faire cesser toute distinction de ce genre, et que, comme le Congrès l'a entendu de la bouche de M. de Holtzendorff, la science n'a pas de patrie esclusive.

M. **Moleschott** parle dans le même sens que le préopinant — en faveur de la conciliation. L'homme social est un produit de la nature et de la culture. Etudié depuis longtemps par les poëtes et par les philosophes, il mérite actuellement d'être observé scientifiquement par les naturalistes.

M. **Lombroso** croit que M. Lacassagne s'est mépris en l'accusant de nier l'influence du milieu: les programmes du Congrès en font foi. Presque à chaque page, on y parle des délinquants d'*occasion* et des influences de la famille, de la société, de l'Etat, etc. On a même fondé tout un nouveau procédé. préventif du crime, les substitutifs criminels, dont Fioretti parlait tout-à-l'heure, sur l'action qu'exerce le milieu. Si quelqu'un mérite le reproche qui nous est adressé, ne serait-ce pas justement M. Lacassagne, qui croyait à l'existence d'un criminel pariétal, d'un autre occipital, d'un troisième frontal? Et cela, avec une exagération telle dans la croyance aux influences purement crâniologiques que nous n'avons pas cru nécessaire de le critiquer autrement qu'..... par le silence.

M. **Garofalo**: « Messieurs, je ne suis pas de l'avis de M. Buonomo qui, en hommage à l'universalité de la science, voudrait supprimer la nom d'*école italienne* souvent répété dans le cours de nos discussions. Je crois nécessaire de donner quelques explications à ce sujet, pour éviter tout malentendu, en précisant le sens dans lequel cette expression se trouve adoptée.

« Sans doute, au point de vue de la science pure, il n'y a pas de nationalité dans la science. M. Buonomo l'a très bien dit. Mais M. Buonomo est un médecin il n'est pas un juriste. Or ce qu'on désigne par le nom d'école positive italienne du droit criminel est une école juridique. Il n'y a pas d'anthropologie française, italienne ou allemande ; il n'y a que l'anthropologie ; ce qui n'empêche pas que certains développements, certaines applications de cette science à une autre toute différente peuvent n'être pas encore acceptées universellement. Quelques juristes italiens ont eu, les premiers, l'idée d'appliquer les principes généraux du darwinisme à la législation pénale, savoir les lois de la sélection et de l'adaptation, en les substituant aux principes qui dominent encore partout, dans le droit pénal. La responsabilité morale, la proportionnalité de la peine au délit, ces deux pivots du droit pénal, disparaissant de notre système, l'on peut bien dire que cette science en a été renouvelée de fond en comble.

« Nous ne demandons pas mieux que de nous dénationaliser scientifiquement ; cela prouverait que nos idées ont fait bien du chemin et qu'elles sont acceptées généralement ; mais, pour le moment, les écrivains étrangers qui s'occupent de nos travaux distinguent encore notre théorie juridique des autres, par le nom du pays où elle a pris naissance. Ce n'est pas la science pure que regarde ce nom, mais seulement une de ses applications, dont nous avons fait une branche à part. J'ajouterai quelques mots à l'adresse de M. Lacassagne, quoique de différents côtés on ait déjà répondu à la plupart de ses objections.

« Notre école n'a jamais nié l'influence du milieu social, mais elle soutient qu'une grande partie de la criminalité est due à une sorte de monstruosité morale qu'on peut souvent signaler dès l'enfance et contre laquelle échouent tous les efforts de l'éducation et les meilleurs exemples du milieu ambiant.

« Il arrive, dans plusieurs cas, que cette anomalie psychique correspond à des anomalies anthropologiques, surtout à la conformation crânienne des races inférieures de l'humanité: c'est une chose dont on ne saurait plus douter après les milliers d'observations qui ont été faites sur les criminels, comparés avec des hommes honnêtes, ou présumés tels, sans qu'il y ait jamais eu preuve du contraire.

« On peut expliquer ces faits par l'atavisme ou par la dégénération; peu importe. Les faits existent, confirmés à chaque instant par de nouvelles observations. L'anthropologie nous est donc d'un secours immense, puisqu'elle nous rend *visible* le type criminel. Mais ce type peut exister même indépendemment de toute anomalie physique. Ce qui le caractérise, c'est le manque absolu de sens moral, c'est-à-dire le manque des instincts moraux élémentaires, ceux qu'on trouve dans toutes les classes sociales, au sein des races supérieures de l'humanité. (1) Lorsqu'on peut constater dans un individu l'absence de ces instincts à leur plus simple expression, on peut dire que cet individu est, par rapport à la race, ce que certaines tribus sauvages, les plus dégradées, sont par rapport à l'humanité : une exception, une anomalie.

____

(1) Voir, pour le développement de ces idées, l'ouvrage de M. Garofalo, *Criminologia.* — Turin, 1885, Bocca Frères, éditeurs.

« La psychologie moderne peut donc, à elle seule, distinguer les criminels comme une espèce à part ; je parle, bien entendu, des vrais criminels, non pas de toute personne qui a affaire à la justice pénale. Les recherches expérimentales donnent tous les jours de nouvelles preuves à l'appui de cette idée: l'insusceptibilité de remords des vrais malfaiteurs, leur perversité dès leur enfance, et très souvent, leur descendance de parents méchants, ivrognes, fous ou névropathiques. Comment pourrait-on nier, après cela, l'existence du criminel par instinct? Comment M. Lacassagne peut-il nous dire que c'est au milieu social qu'il faut attribuer la criminalité? L'atavisme n'est pas prouvé, soit! Cherchez donc une autre hypothèse pour expliquer le phénomène, mais ne nous dites pas que le phénomène n'existe pas parce que l'explication que nous vous en avons donnée ne vous paraît pas satisfaisante ».

M. **Lacassagne:** « Je regrette d'avoir été mal compris. Les idées que je viens d'émettre ne sont pas nouvelles. Dans les travaux que j'ai publiés depuis dix ans, on peut voir que le milieu social a été l'objet de mes études. J'ai constaté l'existence de deux facteurs reconnus de tous, mais je tiens à le redire, je crois que le facteur externe ou milieu social tend à prendre de plus en plus une véritable prépondérance. Je n'ai pas à me disculper d'avoir voulu, en combattant des théories, attaquer des hommes pour lesquels je professe la plus grande estime. À notre époque, il n'existe plus d'écoles. Il n'y a que la vérité: elle est à tous ».

M. **Sergi :** « Messieurs, je n'avais pas encore fini, lorsque, cédant aux exigences du temps limité dont nous disposons, j'ai cédé à d'autres la parole. Les vingt minutes accordées aux orateurs ont été très insuffisantes au développement de ma pensée.

« M. le prof. Angiulli a mille fois raison : j'ai à peine touché à un point important. Je suis tout disposé à admettre avec lui et avec le prof. Lacassagne les causes sociales dans les causes de la délinquance.

« En effet, dans les conclusions que j'ai lues, malgré la rapidité de la lecture, il pouvait comprendre que je n'exclue pas le facteur social. J'avais dit aussi, en exposant les anomalies régressives ou pathologiques, qu'il y a des criminels — c'est même le plus grand nombre — qui sont poussés au crime par d'autres motifs que par les structures anormales. J'ai dit qu'on ne peut trouver les anomalies régressives dans les criminels poussés au crime par des motifs existant dans le milieu extérieur, dans le milieu social.

« Je remercie M. le prof. Angiulli qui m'a donné l'occasion de compléter ma pensée.

« À M. le prof. Lacassagne je répondrai ce qu'on a dit à M. Righi dans la dernière séance de sociologie criminelle à propos du libre arbitre (1). Nous ne discutons pas ici la théorie de la descendance ; il nous faudrait rebrousser chemin. Nous acceptons ici la théorie de Darwin, sans la discuter.

« L'atavisme n'est pas tout assurément, je le crois bien ; mais c'est un facteur de quelque importance dans la délinquance ; et je parle de l'atavisme régressif jusqu'aux structures propres des animaux inférieurs et de l'atavisme comme hérédité morbide d'ancêtres reculés ou immédiats »,

Après quelques observations de M. **Angiulli**, M **Taverni** fait l'historique des études qui l'ont conduit aux conclusions qu'il a formulées.

La séance est levée à midi.

______

(1) Voir la seconde séance de sociologie criminelle.

QUATRIÈME SÉANCE

22 novembre 1885.

M. **Lombroso** prend place au fauteuil présidentiel et ouvre la séance à 9 heures et demie.

M. **Mayor** procède au dépouillement de la correspondance, qui comprend plusieurs ouvrages offerts au Congrès. Leurs titres et les noms des auteurs figureront dans la liste des hommages.

M. **Tamburini** présente les conclusions des Commissions examinatrices des manuscrits.

Les Commissions ont écarté quelques travaux présentés au Congrès et que le secrétariat restituera sans délai à leurs auteurs. Les manuscrits acceptés seront publiés en appendice au volume des Actes.

M. **Lombroso** prie M. Tamburini de parler au Congrès de ses observations sur un imbécile moral — nommé Sbrocco — qui, à l'âge de 16 ans, empoisonna son père, tua son frère, et essaya d'empoisonner sa mère. Ce sujet remarquable, au point de vue de l'anthropologie criminelle, a donné occasion à un intéressant travail de M. Tamburini.

M. **Tamburini**, accédant à la demande de M. Lombroso, expose ce cas curieux d'imbécillité morale d'un sujet dans lequel on constata, à l'époque des crimes et de l'expertise, une obtusité complète du sens moral, avec absence parfaite des idées morales et en même temps insensibilité absolue de la douleur physique. Pendant presque six ans d'observation, et sans que le sujet ait reçu aucune éducation, il s'est développé en lui une certaine capacité à concevoir les idées morales et il semblerait à présent doué, comme toute autre personne, de sentiment moral. En même temps, on a vu disparaitre peu à peu en lui l'analgésie, qui n'existe plus à présent. Ce cas en rappelle un semblable cité par Renaudin, où l'on constatait des accès caractérisés par perversité morale et analgésie, qui disparaissaient et apparaissaient alternativement. Mais dans le cas de Sbrocco, un examen très approfondi du sujet démontre que ses sentiments sont toujours dominés par un grand égoïsme ; de sorte qu'on peut conclure (pour autant qu'il est permis de le faire, lorsqu'on sonde le mystère si peu pénétrable de certains esprits tératologiques) qu'en lui, le retour de la sensibilité morale est plus apparent que réel.

M. **Angelucci** résume trois observations présentées par M. **Bianchi**, rappelé à Naples par ses devoirs professionnels.

Première observation.

« B...... Ciro — Agé de vingt ans. Constitution herculéenne. Regard féroce. Aspect repoussant. Son père est honnête et bien portant. Sa mère a souffert de convulsions dont on ne connait pas la nature: elle est sujette à de violents accès de colère et adonnée à l'ivrognerie. Le grand-père maternel était ivrogne et mourut fou.

« Le père et la mère de B...... ont eu quinze enfants. Deux filles sont mortes de maladies ordinaires: huit garçons sont morts de convulsions.

« B......, dès l'enfance, s'est montré violent, colérique, indiscipliné. Il tourmentait son frère, ses camarades d'école. Chaque fois que le père lui infligeait une punition grave, il quittait la maison paternelle, restait absent des jours et des semaines, vivant d'aumônes et de larcins. Arrêté et mis en prison à l'âge de onze ans pour avoir, par plaisir de mal faire et sans motif aucun, cassé les glaces sans tain d'une boutique et jeté des pierres à un douanier tranquillement occupé à ses affaires. Renfermé aux *Cappuccinelle* (1), il ne s'amenda en rien et fut incapable d'apprendre un métier. Sa mauvaise conduite le fit envoyer aux prisons de Rome et de là à celles de Florence.

« Sa peine purgée, B...... reprit sa vie de désordre. Il fut plusieurs fois arrêté à la suite de rixes et de coups et blessures. Son visage porte de nombreuses cicatrices.

« Le 24 décembre 1884, il fut transféré au *manicomio* de Na-

(1) Maison de correction près de Naples.

ples. Arrogant, violent, oisif, simulateur, menteur cynique, B......
est la terreur de ses compagnons et de ses gardiens. Il sait cacher ses mauvais instincts pendant des semaines: il promet de
se corriger pour échapper à la correction. On le dirait parfois
changé. Il donne des soins aux malades, se montre soumis devant
les médecins et les infirmiers. Mais dès qu'il croit n'être pas
observé, il bat ses compagnons, choisissant de préférence ceux qui
ne sauraient réagir. Dans les accès de colère, son langage est brutal
et cynique, sa physionomie se contracte; son regard devient péné-
trant et félin; la pupille se rétrécit ».

« On ne saurait dire que les idées de moralité lui fassent
absolument défaut; mais les exigences de son *moi* sont pour lui
au-dessus des exigences et des convenances sociales. Il a une notion
assez exacte de la pénalité: il connait les différents degré de peine
correspondants aux différents délits.

« Ses notes anthropologiques les plus importantes sont les suivantes: taille, 1, 51. Crâne sub-brachycéphale (78). Prognathisme
marqué. Tubercule occipital développé. Tête très étroite sur le devant et dans la partie supérieure. Arcades sourcilières très saillantes. Lèvre supérieure épaisse et retroussée. Organes de la reproduction très développés. Tatouages sur les bras et sur la
poitrine.

« Sensibilité tactile normale, dolorifique diminuée.

« Sentiments de famille très faibles; religiosité nulle. En apparence humble et obséquieux; en réalité méprisant tout et tous.

SECONDE OBSERVATION.

« S...... G. renfermé quatre fois à l'hôpital des fous. Son père
était voleur et dissolu; sa mère vécut longtemps au milieu d'or-
gies érotiques et sanglantes.

« Une tante s'efforça de lui apprendre un métier sans y réussir.

« S...... ne cessa de vagabonder dans les rues, vivant de
larcins. A douze ans, il commet un vol qualifié. Il devient onaniste, puis coureur effréné de femmes. A 15 ans, il se révolte contre
un garde, se jette sur lui, lui mord les mains. A 16 ans, il entre
dans la *camorra* et reçoit un avertissement de la police (*ammonizione*). Arrêté et mis douze fois en prison pour rébellion, vol, etc.

« A vingt ans il fait son service militaire. Mis en prison, il s'adonne de nouveau à l'onanisme. Réformé, il revient à Naples, où il vit du produit de ses vols et est arrêté de nouveau. Soupçonné d'être atteint de folie, parce qu'en lui les moments de la joie la plus expansive sont suivis de prostration, il est mis au *manicomio*. De dépravé, irréligieux, violent, arrogant qu'il était au milieu des condamnés, il devient docile et respectueux. Il se montre pauvre d'idées et étranger aux sentiments éthiques. Son object f est de donner satisfaction à ses instincts sexuels.

« Après un certain temps d'observation, il sort de l'asile, mais ne tarde pas à y être reconduit une seconde fois, en proie à un véritable accès de manie furieuse. L'accès passé, après huit jours, il ne se souvient plus de ce qui lui est arrivé.

« Incapable de travailler et de se soumettre aux devoir sociaux, rien ne peut modifier sa nature. Son instinct de lutte contre la société et notamment contre les représentants de l'ordre est si accentué que la vue des agents suffit pour faire naitre en lui des idées de sang et de vengeance.

« Il a conscience de la dégradation morale dans laquelle il vit. Il l'attribue à la mort prématurée de ses parents qui n'ont pu l'élever.

« Pour être renvoyé du *manicomio*, il se montre pendant plusieurs mois respectueux et serviable. Sa conduite ne lui faisant pas obtenir sa libération, il redevient ce qu'il était, rebelle à l'ordre, et menace les médecins et les gardiens. Aucune affectivité. Il n'a qu'un désir et s'y abandonne bestialement : la femme. Il raconte ses prouesses amoureuses dans tous leurs détails, sans aucune réserve.

« Grand talent d'imitation. Il contrefait à perfection les mélancoliques, les fous furieux et d'autres. Dans l'imitation de l'épilepsie il peut tromper même des médecins expérimentés.

« Notes somatiques: forte musculature, crâne subdolicocéphale; prognathisme. Figure asymétrique. Au-dessus des crètes temporales, le crâne se rétrécit en avant, où il est aplati. Oreilles à anse: dents irrégulières. Sensibilité tactile exagérée; dolorifique, diminuée. Tatouages sur le bras gauche.

TROISIÈME OBSERVATION.

« S...... — Son grand-père est mort de paralysie cérébrale : son père de paralysie progressive, au *manicomio* même. La mère était hémoptoïque et hystérique. Un frère est épileptique; un autre irascible et violent. Une sœur est sujette à des attaques nerveuses, avec accès graves de colère. Le fils du malade présente une difformité de la tête – plagiocéphalie et hydrocéphalie – et souffre d'épilepsie.

« Le sujet manque totalement de sentiments moraux. Il se complaît de mal faire. — Simulateur et menteur. Il a des crises d'épilepsie et des accès de manie de courte durée.

« M. Bianchi conclut en disant que si l'on veut encore retenir comme *entità morbosa* la folie morale, les trois malades qu'il a étudiés sont des types de fous moraux ».

M. **Tamburini** expose un cas typique de délinquance congénitale et de folie morale sur un individu condamné vingt-trois fois par les tribunaux, de douze à vingt-six ans. Il existait chez cet individu une très grave influence héréditaire, aussi bien pour la folie que pour le crime. Sa vie fut une suite ininterrompue d'actions criminelles et d'actes de folie, avec tous les caractères de la dégénération anatomique et fonctionnelle.

M. **Todaro**: « Je présente un cas d'arrêt de développement du corps calleux et de la voûte à trois piliers dans un cerveau de femme de l'âge de 40 ans, dont toutes les fonctions nerveuses — psychiques, sensorielles et motrices — étaient parfaitement normales.

« Ce cas est absolument semblable à un cas décrit par M. le professeur Malinverni. Les actes du Congrès contiendront l'étude complète que j'en ai faite avec M. le docteur Galassi. En attendant, je dois faire remarquer que le cas présent et celui de M. Malinverni démontrent, à mon avis, l'erreur des opinions courantes sur la signification physiologique du corps calleux. En effet, voilà deux cas d'absence ou pour mieux dire d'arrêt de développement de ce corps, avec intégrité parfaite des fonctions psychiques et nerveuses. L'un et l'autre contredisent soit l'opinion de ceux qui admettent que le corps calleux soit formé des fibres commissurales qui relèguent les deux hémisphères cérébraux, soit l'opinion de ceux qui veulent voir dans le corps calleux le croisement des fibres nerveuses venant de la capsule intérieure et de la couronne rayonnante en sens inverse, celles de gauche à droite, celles de droite à gauche, dans l'enveloppe cérébrale.

« Selon moi, l'absence ou l'arrêt de développement du corps calleux, sans altérations psychiques, motrices ou sensorielles, ne se peut expliquer qu'en admettant que ce corps soit formé de fibres d'association, reliant ensemble les différents lobes du même hémisphère. Dans les cas normaux, où le corps calleux est régulièrement développé, les fibres d'association se dirigent aussi bien au-dessus et dans les circonvolutions qu'elles relient ensemble, que dans la moitié correspondante du corps calleux, moitié qui, par suite du développement, vient en contact avec l'autre, le long de la ligne médiane, où elles se soudent ensemble, formant ainsi le rafe. Dans les deux cas anormaux cités, les fibres d'association du corps calleux étant peu développées, se dirigent dans la substance des centres de la moelle, formant un léger rehaussement sur la surface intérieure du corps calleux.

« Je crois que les recherches à faire sur la structure du corps calleux devraient prendre leur point de départ de l'idée que je viens d'exposer ».

M. le **Président** remercie M. Todaro de son intéressante communication.

M. **Motet** offre au Congrès une étude sur l'asile des aliénés de Broadmoor.

M. **Lombroso** récapitule les conclusions d'une étude de M. **Ventra** sur le *sfregio* par amour et par jalousie. Cette étude paraitra *in extenso* en appendice au volume des actes. Le *sfregio*, expression que les mots français *balafre*, *estafilade* ne traduisent qu'imparfaitement, parce qu'ils ne rendent pas l'idée de *marque infligée dans le but d'enlaidir et par jalousie*, le *sfregio* est une manifestation criminelle spéciale au bas peuple napolitain.

M. **Tenchini** expose les résultats de ses études sur les saillies osseuses de l'intérieur du crâne.

M. **Roukavichnikoff** montre au Congrès un album de photographies de jeunes délinquants qui ont été renfermés dans l'asile dont il est curateur, et donne quelques explications. Il croit avoir observé que l'amélioration morale des jeunes détenus est accompagnée d'une amélioration physique, ou tout au moins physionomique (1).

______

(1) Sur l'invitation du Congrès, M. Roukavichnikoff a donné, le jour suivant, un exposé plus développé de ses observations. V. le compte rendu de la cinquième séance de biologie criminelle.

M. **Magitot** présente au Congrès une brochure de M. le docteur V. Galippe, chef de laboratoire de la Faculté de médecine de Paris, intitulée: *Du système dentaire chez les suppliciés.*

M. Magitot présente encore au Congrès de la part de M. Dally, professeur à l'école d'anthropologie de Paris, plusieurs brochures.

La première a pour titre: *L'hygiène des âges au point de vue des devoirs sociaux — Le danger de la prématuration;*

la seconde: *Sur la prétendue irresponsabilité des alcooliques criminels;*

la troisième: *Remarques sur les aliénés et les criminels au point de vue de la responsabilité morale et légale.*

De l'ensemble de ses recherches *sur l'irresponsabilité chez les criminels,* M. le docteur Dally serait autorisé à formuler les conclusions suivantes dont M. Magitot donne lecture au Congrès:

« 1° La notion d'irresponsabilité se rattachant directement à des notions métaphysiques doit être bannie du langage scientifique;

« 2° chacun est logiquement responsable de ses actes, mais les modes de responsabilité doivent être variés, de même que le sont les divers mobiles de nos actions;

« 3° la préservation sociale et l'exemple doivent être les bases uniques de la répression. Les termes « châtiment, pénalité, vindicte publique », doivent disparaître;

« 4° une étude attentive des mobiles des criminels faite par des hommes spécialement compétents peut seule conduire à la détermination des divers modes de répression;

« 5° l'intérêt social et l'intérêt même des criminels devraient servir de guide dans l'intensité de la répression. La justice, l'équité, la pitié, la clémence, etc., sont des notions arbitraires au sujet desquelles chacun a sa manière de voir. Ce n'est pas avec ces sentiments que l'on peut régler une société;

« 6° la société a un droit absolu sur chacun de ses membres, il vaut mieux se débarrasser des criminels par la mort que de laisser nombre de familles mourir de faim faute de ressources suffisantes à l'assistance publique ».

Des applaudissements accueillent les différentes communications de M. Magitot, notamment les conclusions de M. Dally.

M. **Lombroso** croit pouvoir remercier, au nom de l'assemblée, M. Magitot et les savants au nom de qui il a pris la parole. Il constate que les idées de M. Dally sont partagés par beaucoup de membres du Congrès.

La 3ᵉ thèse est mise en discussion. Le programme l'énonce dans les termes suivants: *Comment doit-on classifier les actions humaines par rapport aux affections qui les déterminent? Comment l'éducation morale peut-elle influer sur l'intensité des accès de passion et, indirectement, sur les actions criminelles? Thérapie préventive de la délinquance.*

M. **Sergi** cède la parole à M. **Sciamanna,** co-rapporteur, qui s'exprime dans les termes suivants :

« Messieurs,

« Le titre de cette thèse peut sembler en opposition avec le courant qui prévaut aujourd'hui dans tout le domaine de la pensée humaine, grâce au développement des sciences positives. Aujourd'hui que le monde savant a cessé de disserter sur des abstractions pour s'adonner à l'étude des phénomènes, aujourd'hui que, grâce surtout à la nouvelle Ecole d'anthropologie criminelle, ont succédé, aux discussions sur les délits et les crimes, les recherches expérimentales sur les délinquants, se mettre à parler des actions humaines, en proposer un essai de classification pourra paraître, pour ainsi dire, un pas en arrière.

« Je sais bien, Messieurs, qu'une étude utile des actions humaines s'identifie avec cette série d'observations qui constitue l'examen anthropologique et psychologique de celui qui les accomplit. Je n'entends, certes, pas vous parler des actions envisagées séparément de l'agent-homme. Mais comme il est démontré, qu'on peut, par l'observation des caractères biologiques et anthropologiques, descendre par degrés infinitésimaux de l'homme honnête au délinquant, je crois qu'il y a lieu de rechercher dans les actions humaines une échelle correspondante qui commence à l'honnêteté pour finir au crime.

« En comparant les actions humaines entre elles, d'après leurs effets sociaux, nous constatons deux grandes catégories parfaitement distinctes et facilement reconnaissables: les actions honnêtes et les actions non-honnêtes.

« Si, au contraire, nous les considérons au point de vue subjectif, chaque action nous apparaîtra comme un phénomène complexe, produit par de nombreux facteurs, et si nous examinons analytiquement ces facteurs, nous reconnaissons que les différences entre les actions honnètes et les actions criminelles ne sont représentées que par des différences de rapports ent e des quantités et dans la succession de di.férentes énergies psychiques.

« A ce point de vue, l'honnêteté ou la criminalité dans les actions humaines devient une accidentalité, et nous pouvons facilement repousser l'objection de ceux qui, trouvant des caractères anthropologiques criminels chez des gens n'ayant jamais commis d'actions contemplées par le code pénal, et n'en trouvant pas, par contre, chez de grands malfaiteurs, accusent dans nos observations de simples coïncidences et appellent variétés insignifiantes ce que la statistique criminelle signale comme des formes spéciales de la délinquance. En mettant ainsi en évidence les liens étroits qui unissent les différents caractères anthropologiques et les différents facteurs des actions humaines, on pourra éliminer d'apparentes exceptions.

« Mon intention n'est pas de vous exposer tout un essai de classification : le temps me manquerait pour cela. Un sujet d'une pareille étendue demande de grands développements. Ce que je me propose de démontrer, c'est que toutes les actions humaines, simples ou complexes, plus ou moins adaptées à un but, honnêtes ou malhonnêtes, peuvent se diviser en un petit nombre de groupes, dont chacun est susceptible de nouvelles divisions et subdivisions ; qu'une semblable étude des actions humaines, en servant à distinguer les criminels entre eux, a aussi pour but de nous guider dans l'étude des variétés psychologiques, de nous révéler plus facilement les morbosités du caractère moral et de nous indiquer, s'il est possible, un genre de traitement adapté à chacune d'elles.

« Qu'il me soit permis d'expliquer le sens que j'attribue à quelques termes employés dans l'énoncé de cette thèse et que j'emploierai dans le développement que j'en vais faire.

« J'entends par *affection* tout sentiment qui se révèle plus ou moins nettement comme joint à une tendance du sujet à le prolonger ou à l'écarter.

« Les passions rentrent au nombre des affections. Elles n'ont d'essentiel que le haut degré du sentiment et la plus forte tendance que celui qui les éprouve a de les manifester. Si l'on comprend le terme *accès passionnels,* on comprendra également celui d'*accès affectifs*.

« Chacun sait que toute action humaine, bien qu'accompagnée de la conscience du choix est, au point de vue physiologique, du même ordre que la contraction du protoplasme simple.

« Le protoplasme simple qui, par son homogénéité, est également excitable dans toutes ses parties, n'a qu'une seule et unique manière de réagir à toutes les impulsions. Dans le protoplasme déjà différencié, la présence d'un système nerveux, quelque rudimentaire que soit celui-ci, est tout de suite accompagné d'une différence notable quant aux modes de répondre à des impulsions différentes ; et plus le système se complique, plus devient variée la série des réactions que l'être présente aux différents agents extérieurs.

« Si nous étudions la série zoologique en sens ascendental, nous voyons que chez les animaux inférieurs, chez lesquels l'observation objective est seule à nous guider dans nos recherches, l'adaptation est le degré le plus élevé que nous soyons à même de reconnaître dans leurs mouvements. Ces mouvements ont essentiellement un caractère spécifique, c'est-à-dire ne varient point d'individu à individu. En remontant l'échelle zoologique, nous constatons que les mouvements adaptés prennent de plus en plus un caractère individuel et deviennent plus complexes et plus variés. Tournons nos observations sur les animaux supérieurs et sur l'homme, chez qui se trouve le *maximum* de la complexité et de la variété de mouvements adaptés, et nous sommes frappés par le fait qu'un grand nombre de réactions aux impulsions extérieures considérées objectivement, sont semblables à celles que nous observons en nous-mêmes. Nous sommes, dès lors, portés à projeter sur des faits, objectifs pour nous, le résultat de notre observation intérieure et subjective, et nous faisons ainsi sur les actes d'autrui, pour employer un langage désormais admis en psychologie, une étude exjective. Grâce à ce nouveau critérium, en faisant des recherches minutieuses sur les modalités des actions individuelles, nous pouvons distinguer parmi elles celles qui, au point de vue objectif, sembleraient de la même nature.

« Les mouvements adaptés que l'on constate chez toutes les classes animales, comme nous l'avons dit plus haut, se réduisent physiologiquement à une seule catégorie — celle des mouvements réflexes.

« Ces mouvements sont plus ou moins complexes et présentent à différents degrés le caractère individuel et les apparences du libre choix selon que l'excitation portée à la périphérie du système nerveux arrive directement à un ganglion par un faisceau de fibres, ou bien passe par des voies interrompues, par d'autres ganglions capables de modifier l'impulsion ; ou bien encore selon que l'impulsion première, en suivant les voies centripètes et en traversant divers centres, subit de différentes diffusions, et par conséquent selon le plus ou moins de simplicité des arcs nerveux ou des groupes de cellules que parcourent les courants nerveux.

« Si nous cherchons à interpréter physiologiquement ce mouvement réflexe, assez fréquemment provoqué par les médecins comme recherche diagnostique, que l'on nomme le phénomène du tendon *rotulien*, nous observons qu'une impulsion mécanique portée sur le tendon du quadricipite, est transmise par les voies centripètes à la substance grise de la moelle épinière, et, arrivée aux grandes cellules des cornes antérieures, se propage le long des voies centrifuges et détermine une contraction musculaire.

« C'est là un mouvement réflexe spinal, c'est même le plus simple des mouvements réflexes. Si nous en faisons l'expérience sur un homme sain, nous trouvons qu'il est accompagné d'une sensation. D'autres voies, outre celles que nous avons indiquées, ont été parcourues par un courant nerveux, et l'excitation est arrivée jusqu'aux centres sensoriaux qui, à leur tour, ont propagé aux centres plus élevés leur modification. De là le fait inconscient de la modération dans le mouvement réflexe, de la sensation et la perception du choc ; de là aussi l'inhibition volitive. Si, au contraire, nous faisons cette expérience sur un homme se trouvant dans des conditions pathologiques déterminées, nous pouvons reproduire le phénomène indiqué dans toute sa simplicité, c'est-à-dire sans qu'il soit accompagné des faits de sensation et d'inhibition, et il prend alors un aspect tout mécanique, il ne se différencie de la contractibilité du protoplasme simple que par les condi-

tions inhérentes à la structure relativement élevée des fibres musculaires et au fait que ces fibres ne sont modifiées qu'indirectement
par une impulsion, au moyen d'un courant nerveux. D'ailleurs
dans ce phénomène, comme dans la contraction du protoplasme, nous
ne voyons aucun signe d'adaptation.

« Qu'il me soit permis maintenant de citer une autre expérience. Si nous approchons un fer chaud de la main d'un homme
qui ne le voit pas et dont l'attention est tournée ailleurs, sans cependant lui causer de brûlure, nous observons que le sujet, sans
s'apercevoir de ce que nous faisons, éloigne la main du fer chaud.
C'est là un mouvement complexe, n'ayant rien de fixe dans ses
modalités, et qui varie d'individu à individu, et même chez le même
individu, si l'expérience est répétée. Enfin, c'est un mouvement
essentiellement répondant au but, qui est de fuir une sensation
donnée, bien que celle-ci ne soit pas perçue nettement. Chacun voit
que ce mouvement est aussi un mouvement réflexe, mais que de différence avec l'autre ! Personne ne pourrait comparer à la contractilité du protoplasme, cet acte inconscient si opportunément adapté.

« Pour expliquer la cause de cette différence, faisons attention
aux conditions nécessaires pour qu'un acte et l'autre se produise.
Le fait de la sensation qui, dans la première expérience, n'est qu'un
épi-phénomène, représente, au contraire, la raison essentielle du
second. Dans celui-ci, le mouvement réflexe n'aurait plus lieu, si
la sensation du sujet, au moment de l'expérience, était abolie, ce
qui veut dire, en physiologie, que nous ne devons pas chercher dans
la moelle épinière l'arc nerveux dans lequel se produit la réflexion de
l'impulsion, mais qu'au lieu de cela, l'excitation thermique, devenue
sensation de chaleur dans un centre plus élevé, se répand de là
par les voies qui finissent dans les appareils moteurs. Si donc nous
remarquons qu'une autre différence notable dans les deux expériences réside en ce que, dans la dernière, le mouvement est représenté par les contractions contemporaines et successives de
plusieurs muscles, coordonnées de manière à composer une action
adaptée à un but, nous devrons admettre encore que l'excitation
primitive est passée du centre sensoriel, où elle a subi un premier
arrêt, dans d'autres centres, dont la fonction simultanée détermine
ces mouvements complexes et coordonnés.

« Supposons maintenant qu'une excitation parvenue à un centre sensoriel, au lieu de passer directement aux centres moteurs, se répande par d'autres voies et arrive à déterminer dans d'autres centres des impressions que ceux-ci auraient subis d'autres fois. Qu'arrivera-t-il? C'est que nous aurons une perception plus ou moins complète, qu'il se vérifiera des associations d'idées et que les phénomènes de la mémoire auront lieu.

« Ces états de la conscience avec le fait de leurs rapports nous représentent donc physiologiquement autant de modifications des centres cérébraux rendus connexes entre eux par des voies nerveuses plus ou moins susceptibles de subir les courants des impulsions selon que, dans l'individu ou dans l'espèce, ces voies ont été plus souvent parcourues.

« Ce simple coup d'œil sur le mécanisme mental dans les animaux supérieurs me semble autoriser une conclusion qui est celle-ci: « toute action humaine doit être considérée comme la résul« tante nécessaire d'une excitation qui modifiée différemment et par« tagée par les cellules cérébrales, est transmise en même temps ou « successivement à différents centres moteurs, lesquels, exerçant « une fonction coordonnée entre eux tous, mettent en jeu, par « les voies centrifuges, les appareils moteurs ».

« Les modifications variées qu'une impulsion peut subir en traversant une longue série d'arcs nerveux dans le cerveau, les diverses impressions que reçoivent les centres au passage du courant, portent toute la différence dans les actions qui en résultent; — actions qui, au point de vue objectif, peuvent être plus ou moins complexes, plus ou moins variables dans l'espèce et. dans l'individu, plus ou moins adaptées au but; et qui, au point de vue subjectif, peuvent être inconscientes ou consc'entes.

« Les actions conscientes ne le sont pas toutes au même degré. On peut avoir plus ou moins nettement connaissance des rapports entre les différents états de la conscience et les agents extérieurs, de même que les rapports de succession entre les différents états internes peuvent être plus ou moins connus. On peut avoir la notion de la résistance que présentent les différentes voies au passage du courant nerveux et de l'énergie déployée au même moment par plusieurs centres nerveux à fonctions opposées.

« Cette dernière notion jointe, à celle des résistances, donne au sujet le sentiment de la lutte intérieure. Les différentes impressions des centres qui se relient aux déviations des courants, constituent pour le sujet les motifs de l'action.

« La direction que prend le courant à un moment déterminé est la tendance. La résultante dernière de toutes les impressions reçues du dehors ou produites par l'induction d'un centre modifié sur l'autre constitue pour le sujet le sentiment du libre choix.

« Nous avons vu que toutes les actions qui s'accomplissent dans la série animale ne sont que des varétés différentes d'une fonction unique, fonction qui est représentée de la manière la plus simple par les actes réflexes. Nous devons maintenant l'étudier plus particulièrement dans ses phases diverses, dans ses adaptations multiples aux conditions normales et pathologiques.

« Toute action, comme toute autre fonction organique, ne peut avoir d'autre but que celui de la conservation de l'individu et de l'espèce; toutes se réduisent donc à la nutrition, à la reproduction, à la protection de l'individu et de ses semblables.

« Il suffit d'un regard sommaire sur la série des actions, même les plus élevées, qui se produisent constamment dans les différentes circonstances de la vie des animaux supérieurs et de l'homme, pour voir que toutes sont dirigées vers un des buts que nous venons d'indiquer.

« Si nous observons les animaux supérieurs dans les premières époques de leur vie extra-utérire, nous remarquons que leurs actions ont un caractère individuel et sont parfaitement adaptées à un but important, tel surtout que celui de la nutrition, et tel que celui de la protection de l'individu; nous pouvons facilement reconnaitre par une étude objective que toutes ces actions sont précédées d'une sensation, bien qu'on ne puisse en supposer une perception bien nette.

« Il est clair que, par suite de l'impulsion de quelques centres sensoriels un courant nerveux se dirige vers certains centres moteurs par des voies rendues facilement praticables par la fréquente répétition du phénomène dans la longue série des ancêtres. C'est ainsi que le nouveau-né, s'il a faim, ouvre la bouche et cherche la mamelle autour de lui. C'est ainsi que l'instinct apprend à un enfant, aux premières époques de la vie, que l'action de téter sert à éloigner la sensation moleste de la faim. Plus tard les soins maternels et plus tard encore l'imitation apprennent à l'animal que, grâce à certaines actions, il échappe à certaines sensations désagréables ou pénibles. L'expérience individuelle commence de la sorte; elle accroît ensuite, de jour en jour, dans l'animal, le bagage de notions au sujet des rapports entre chaque sensation douloureuse et chaque action au moyen de laquelle la sensation douloureuse vient à cesser.

« A mesure que le développement ultérieur de l'organisme perfectionne l'animal et que l'expérience répétée de différentes manières et sur une large échelle le rend susceptible d'une sensibilité plus délicate, d'impressions plus durables, il commence à faire d'autres actions destinées à fuir des états de non-satisfaction et à procurer des sensations agréables. L'instinct et l'expérience l'influencent à l'envi, et dans les différents cas déterminent et règlent les actions de l'animal dans tout le cours de son existence. C'est ainsi qu'il pourvoit continuellement à son bien-être, et que chez lui se développe de plus en plus un sens intérieur qui lui rend douloureux tous les états de conscience se reliant aux modifications de l'ambiant, du milieu, au point de mettre obstacle à sa propre conservation, qu'il s'agisse de perceptions pures et simples de sensation, ou bien qu'elles soient le résultat de fonctions cérébrales plus élevées.

« Arrivé à une certaine époque de la vie, l'animal commence à sentir un état intérieur de manque de satisfaction, qui n'est pas une sensation bien définie, ni nettement localisée, mais qui augmente à la présence ou au contact d'un être de la même espèce et de sexe différent, qui le pousse instinctivement au rapprochement, qui cesse après l'accouplement auquel l'animal se détermine par des actes adaptés accomplis sans aucun travail mental conscient (instinct) et pendant lequel il éprouve un plaisir extrême. C'est ainsi que l'animal pourvoit à la conservation de l'espèce, par l'accomplissement d'actes dans lesquels il trouve des moments de bonheur.

« Cet état de tendance à la copulation, cet amour charnel dans la brute aux premiers temps de sa capacité à se reproduire, est quelque chose de plus qu'une simple sensation, ma's pas beaucoup, quelque chose d'analogue à la faim et à la soif.

« Dans cette tendance, l'être avec lequel il s'accouple n'est que le moyen d'éteindre un besoin, l'instrument de bonheur cherché, quelque chose de plus, mais bien peu, que la nourriture ou la boisson.

« Dans les jeunes chiens qui n'ont jamais couvert de femelles, il n'est pas difficile d'observer que le désir vénérien se détermine devant un de leurs semblables du même sexe ou même devant des animaux d'autre espèce, qu'il se produit aussi quelquefois par suite de sensations, n'ayant aucun point de contact avec les faits de la reproduction. Dans ces conditions, on pourrait dire que la conservation de l'espèce est confiée exclusivement à un sentiment égoï tique.

« Mais de même que l'appétit du manger, chez les animaux plus élevés et mieux développés, se modifie de différentes manières, dans ses degrés, selon que le goût est stimulé différemment par le fumet des mets, de même aussi l'appétit charnel, dans la série zoologique et dans la vie de l'animal, subit une modification analogue. Chez les animaux plus rapprochés de l'homme, on peut remarquer que, lorsqu'ils ont atteint un certain degré de développement et qu'ils ont répété plusieurs fois l'acte de la copulation, ils sentent différemment l'amour charnel, selon que leur connaissance instinctive est différemment impressionnée par les sensations dérivant de l'aspect et du contact de l'individu de sexe différent auprès duquel ils se trouvent. Ils éprouvent une tendance plus prononcée pour celui qui par ses formes, par ses mouvements, sait les exciter plus vite. Une sélection commence par laquelle l'appétit charnel est excité, plutôt que par de vagues sensations que détermine le besoin de la copulation, par ces états internes de la connaissance instinctive déterminés par les conditions extérieures de l'autre être. En ce cas, le bonheur de la copulation repose sur les caractères individuels du compagnon, caractères non essentiels au fait de l'accouplement. Alors, l'amour charnel commence à perdre quelque chose du caractère de besoin auquel l'animal veut satisfaire, de tendance le guidant à la recherche d'une simple sensation agréable : c'est quelque chose de plus qu'un simple sentiment égoïstique.

« L'amour maternel lui-même, étudié aux différents degrés de l'échelle zoologique, nous induit facilement à admettre une genèse sensitive. Il n'est lui-même, à l'origine, qu'un sentiment égoïstique. Les soins que les animaux prodiguent à leurs petits ont probablement pour but, à l'origine, de produire des sensations agréables pour les parents, d'éloigner d'eux des états intérieurs douloureux. Dans les animaux d'ordre plus élevé, on remarque qu'il est facile que les enfants d'une femelle soient élevés par une autre. Ayant eu besoin, pour mes expériences, de petits chats, j'ai pu, deux fois, avoir des chattes nourrices dont les soins égalaient ceux d'une mère. On a vu des chiennes donner le lait à de petits porcs, et d'autres animaux ont élevé des petits d'espèce différente. C'est dans les animaux supérieurs et peut-être seulement chez l'homme que l'amour maternel est plus fréquemment accordé aux seuls fruits des propres entrailles, ce qui prouve qu'en remontant l'échelle zoologique. l'amour maternel devient de plus en plus indépendant du fait des sensations physiques agréables qui dérivent pour la mère du contact de ses enfants. En certains cas, on peut observer que, même chez l'homme, l'amour maternel se relie intimément au fait que la présence des enfants a le pouvoir de réveiller dans l'âme de la mère des impressions passées qui étaient accompagnées de sensations ou émotions agréables, d'éveiller des images qui sont accompagnées d'une satisfaction intérieure. La psychologie pathologique fournirait au besoin des exemples à l'appui de mon dire. Il n'y a pas longtemps que, dans ma pratique privée, j'ai rencontré une dame me déclarant ressentir une véritable haine pour une petite fille à elle, de l'âge de quatre ans, qui adorait sa mère. Cette haine venait de ce que la naissance de l'enfant avait été cause pour la mère d'embarras et de douleurs morales.

« Ainsi donc l'amour maternel, qu'on représente comme l'exemple le plus saillant du sentiment purement altruistique, trouve lui-même son origine dans les faits de la sensation, et ses manifestations élémentaires sont des actions destinées à éviter des sensations désagréables, des actes égoïstiques analogues à ceux qui ont pour but la conservation de l'individu.

« Aussi bien l'amour charnel que l'amour maternel, dans

leurs successives évolutions accomplies dans la série zoologique, se modifient tellement qu'à un certain po'nt, chez l'homme, les états intérieurs de douleur ou de plaisir psychique sont indépendants des sensations physiques qui les déterminaient dans l'orig'ne, et se relient, au contraire, directement avec le fait de l'utilité ou du dommage de s's semblables.

« Ce sont donc les sensations douloureuses ou agréabl's qu'éprouve l'animal d'ns les différentes conditions nuis'bles ou utiles à son être, qui éveillent et entretiennent le sentiment qui, du simple instinct de la propre conservat'on dans les animaux inférieurs, arrive chez l'homme jusqu'aux formes les plus variées de l'amour propre. Ce sont à l'origine des sensations qui, subst'tuées dans l'évolution par des sentiments, relient chez l'animal le propre bonheur avec le bien-être de ses semblables. C'est d'elles que naissent ces états intérieurs de la connaissance instinctive qui revêt chez les brutes des formes rudimentales de sympathie et qui, devenues très élevées chez l'homme, sont représentées par la participation qu'il prend à la joie d'autrui ou par la commisération des malheurs de ses semblables.

« C'est de là que prend son origine ce sentiment altru'stique qui commence par les formes élémentaires de l'amour charnel, de l'amour maternel chez les animaux et s'élève par degrés, devenant chez l'homme l'amour de la famille, de la patrie, du prochain, etc.

« C'est ainsi que, dans les conditions physiologiques, ces changements de l'ambiant qui servent à mettre obstacle à la conservation de l'individu, sont en connex'on avec des états intérieurs de plaisir ou de douleur.

« C'est ainsi que, faisant abstraction de toute sens'bilité phys'que, nous devons reconnaitre dans le sujet une sensib'lité, par suite de laquelle le propre dommage ou celui de ses semblables est représenté dans la conscience humaine par une douleur psychique.

« L'amour de soi-même et l'amour d'autrui sont deux différentes énergies de cette sensibilité psychique dans laquelle nous remarquerons deux sens différents, — égo'stique et altruistique. — C'est à cause de ces deux sens que tous nos sent'ments et toutes nos affections s'identifient avec la représentation subjective de ce qui a influence sur la conservation de l'individu et de l'espèce.

« Si nous réfléchissons que dans les conditions normales, lorsque rien ne fait obstacle, dans l'ambiant, à la conservation de l'individu et de l'espèce, le plaisir, dans un sujet, est représenté seulement par l'absence absolue de douleur, nous pouvons dire que, de la part du sujet, l'exécution de cette grande loi de la nature est confiée seulement à la douleur, qui est le stimulant des actes nécessaires à l'éloigner et auxquels se réduisent toutes les actions animales et par conséquent toutes les actions humaines.

« Sans entrer dans d'autres détails plus ou moins hypothétiques du travail cérébral, nous pouvons dire d'une manière absolue que de même que les causes éloignées de toutes nos actions se trouvent dans les diverses sensations physiques que nous avons éprouvées, à différentes époques, avant d'agir, et qui doivent être regardées comme l'origine de tous les phénomènes du travail mental, de même, la cause prochaine de toute action humaine est la douleur psychique, plus ou moins nettement perçue, qui représente la dernière phase de la cérébration précédant l'action mentale.

« Les douleurs physiques, qu'elles soient des sensations désagréables à quelque degré que ce soit, consécutives à un mal'positif et présent de nos organes, ou bien qu'elles ne soient que des formes, pour ainsi dire, négatives, telles que les appétits à n'importe quel degré — les douleurs physiques, dis-je, tant qu'elles ne deviennent pas des douleurs psychiques et ne passent pas dans la sphère des sentiments, ne peuvent avoir dans leur influence sur les actions animales d'autre valeur que celle de stimulants extérieurs, capables seulement d'agir d'une manière directe sur les centres moteurs et de produire de simples actions réflexes au sens habituel du mot.

« Maintenant, pour mieux étudier la genèse psychologique de chaque action volontaire, nous devons porter notre attention sur les différentes formes que prend la douleur psychique en les produisant.

« De ce qui a été dit précédemment découle naturellement une première distinction de la douleur psychique en *offense du sens égoïstique* et *offense du sens altruistique.*

« Appartiennent à la première classe :

a) le sentiment qui accompagne toute douleur physique ;

b) les sentiments qui accompagnent les appétits non satisfaits ;

c) le sentiment qui accompagne des états de non satisfaction dans le développement de l'énergie du sens égoïstique, états qui peuvent se résumer dans les différentes formes d'ambition, d'avidité, de joies, etc.

« Ces différentes espèces de douleur égoïstique, ou comme l'appellerait Mantegazza, de douleur du sentiment de la première personne, peuvent toutes se grouper dans un seul genre, que nous indiquons d'un mot, plus ou moins apte à en exprimer les différentes formes: *tristesse* ou *mécontentement*. A la *tristesse* s'ajoutent deux autres espèces de douleur bien distinctes, pouvant dans certains cas revêtir un caractère altruistique: la *peur* et la *colère*.

« Par douleurs qui proviennent des offenses au sens altruistique, j'entends seulement ces douleurs qui sont la participation du sujet à une douleur quelconque de ses semblables ou d'autres êtres; ou bien qui naissent de la connaissance du dommage ou du mal d'autrui, soit présent soit imminent, en ce que ces douleurs nous représentent réellement une non-satisfaction dans l'énergie du sens altruistique — l'amour.

« Quelques douleurs, que M. Mantegazza appellerait de seconde personne, telles que le soupçon, la jalousie, l'envie, la haine, dépendent, il est vrai, d'une altération fonctionnelle du sens altruistique, dont l'énergie se montre pervertie, abolie ou invertie; mais en tant que douleurs, elles consistent en une non-satisfaction dans l'expansion de l'énergie égoïstique, et doivent, par conséquent, rentrer dans la *tristesse*. Nous ne plaçons donc parmi les douleurs altruistiques que celles qui dérivent de la compassion.

« Toute action humaine est donc coordonnée et dirigée à éloigner un des états intérieurs suivants: la tristesse, la peur, la colère et la compassion.

« Nous avons déjà dit que ces catégories n'embrassent pas certaines actions, d'ailleurs assez simples, dues à la fonction réflexe spinale, ou qui sont le résultat d'une cérébration incomplète, par suite de laquelle les stimulants sensoriels, plus ou moins perçus, passent directement à exciter les centres moteurs.

« Lorsque nous disons que chaque action est indubitablement précédée par un état intérieur de l'homme-agent qui se reporte à l'une ou à l'autre des douleurs psychiques susmentionnées, nous voulons dire qu'aucune action n'est accomplie par le . sujet sans qu'il existe en lui un sentiment douloureux et la tendance à l'éloigner. Nous ne voulons pas, cependant, dire que chaque fo's qu'il se vérifie dans le sujet un de ces états intérieurs — *affect'ons*, selon la définition donnée — une action doive nécessairement s'ensuivre.

« Pour qu'une *affection* soit suivie par une action coordonnée et adaptée à un but, il est nécessaire que ce but domine le sujet et dirige, à préférence d'autres buts, tous les phénomènes de la cérébration ; que les faits de la mémoire et les associat'ons d'idées donnent lieu à des impressions de l'imagination constituant mentalement l'action libératrice, et enfin que les forces des sujets et les conditions de l'ambiant n'empêchent pas que l'action mentale puisse devenir une action extérieure.

« C'est pourquoi tous les facteurs que nous venons d'indiquer constituent autant de moments nécessaires à l'effectuation d'une action et, par leurs différentes modalités, rendent, dans chaque cas, les actions essentiellement diverses. La variabilité des actions humaines adaptées, en ce qui regarde le sujet, résulte donc:

« *a*) de la nature et de l'intensité de l'affection qui se peut rapporter à une des quatre classes susdites ;

« *b*) de ce que le sujet est plus ou moins exempt d'autres affections ;

« *c*) de l'excitabilité des centres de la perception et de l'imagination et du nombre et de la qualité des impressions que les dits centres ont reçues dans le passé de l'individu ;

« *d*) de la longueur plus ou moins grande des voies que les courants nerveux dirigés vers les centres moteurs s nt accoutumés de suivre dans la vie de l'espèce et dans celle de l'individu.

« Comme chacun peut facilement le voir, parmi ces moments étiolog'ques des actions humaines, il en est un petit nombre de fixes de leur nature ; d'autres sont mobiles. Il est certain que, lorsque l'individu, à un certain point de son existence, rencontrera des sensat'ons déterminées et qu'il s'ensuivra en lui des affections, l'action à laquelle il sera ainsi donné naissance sera strictement nécessaire et qu'elle sera telle qu'elle doit nécessairement résulter de l'ensemble des forces et des résistances se trouvant, à ce moment donné, en collision entre elles. Mais cette collision sera bien différente selon que l'éducation aura autrement agi, dans la vie atavistique et individuelle, sur les habitudes de la cérébration.

« En premier lieu, n'est-il pas loisible d'agir sur l'individu de
façon que, dans chaque cas, les conflagrations affectives se maintiennent, en lui, dans de certaines limites? Il est vrai que les différentes conditions de structure des centres, les conditions de la circulation, l'activité même fonctionnelle du cerveau, telle qu'elle peut
résulter, en tant que phénomène à distance, des conditions pathologiques d'autres organes, représentent des moments de la plus haute
importance de la capacité affective de l'individu, moments sur lesquels l'éducation antérieure ne peut avoir aucune influence. Mais
il n'en est pas moins certain que, étant données d'identiques conditions physiques des centres nerveux, étant donnée la même hérédité, la gymnastique des affections, dans la vie individuelle, a une
grande importance sur l'intensité de chaque accès affectif ou passionnel. On pourrait parler ici de cette gymnastique des affections et
par conséquent des méthodes d'éducation; mais ma tâche est autre.

« Je veux seulement constater que pour rendre énergique un
accès passionnel, deux facteurs sont surtout nécessaires:

« 1° la nouveauté de le sensation qui le détermine;

« 2" l'habitude passionnelle.

« Nous voyons sans cesse que les sensations les plus fréquemment
répétées sont, de cas en cas, moins complètement perçues et par
conséquent moins aptes à exciter un sentiment, une affection générale, et dans l'espèce, une douleur psychique appartenant à une
des classes susdites. En second lieu, par une loi d'habitude qui ne
se démentit jamais dans la physiologie du système nerveux, une
attaque affective est d'autant plus susceptible de se développer dans
toutes ses phases, que cette attaque se répétera plus fréquemment.

« Eh bien, c'est surtout sur le second facteur que l'éducation
doit porter et agir. Elle le peut très facilement, si elle est bien
dirigée dès l'enfance du sujet. En effet, nous voyons que chez les
enfants se reproduisent les mêmes sentiments, les mêmes passions
qu'ils ont eu plus fréquemment l'occasion de voir dans les personnes
qui les entourent et qu'ils aiment le plus. En somme, l'imitation
est le moyen le plus apte à exciter et entretenir, dans les premières époques de la vie, une des affections indiquées.

« En outre, si la facilité de ressentir une affection déterminée s'accroît par l'habitude, elle s'accroît non seulement par la répétition fréquente des accès affectifs, mais aussi par leur durée.

« Or, lorsqu'une affection trop intense s'éveille ou bien lorsque cette affection se prolonge trop (et dans ce cas elle ne saurait ne pas déployer au dehors sa puissance centrifuge), nous pouvons faire cesser l'attaque en provoquant une autre affection. C'est ainsi que chacune des quatre affections susdites peut être vaincue par les autres. Nous en avons un exemple dans la colère, qui souvent tombe tout à coup par suite de la peur ou de la compassion.

« Chez l'adulte lorsque la cérébration possède déjà des habitudes bien formées, la substitution d'une affection à l'autre ne donne de résultat que dans le cas où on l'emploie. Mais lorsque l'éducation affective est encore possible, chez l'enfant, par exemple, l'avortement provoqué de chaque accès trop intense sert à établir une habitude utile dans le travail mental.

« L'action inhibitive, d'élimination, qu'une affection a sur l'autre, sert, en tout cas, à ralentir le cours des courants nerveux qui se dirigent des centres fonctionnels des sens psychiques vers les centres moteurs et établissent ainsi une nouvelle habitude utile qui ne concerne plus l'intensité affective, mais le temps qui passe entre le réveil d'une affection et l'accomplissement d'une action.

« Dans ce travail mental prolongé, on excite des centres plus élevés, qui, propageant l'excitation à d'autres centres, réussissent à réveiller d'autres affections, lesquelles agiront toujours comme influences modératrices sur le mouvement provoqué par l'affection préexistante.

« L'éducation peut et doit encore tendre, d'autre façon, à compléter ce résultat, en agissant comme un puissant moyen modificateur des actions habituelles ; en faisant, par l'instruction, que les centres élevés de la perception et de l'imagination emmagasinent et possèdent, pour ainsi dire, une grande provision d'impressions, de sorte que, se renouvelant au passage des courants nerveux, elles puissent se manifester chez le sujet comme sentiments, ou comme affections, et servir à déployer une action modératrice.

« Pour que l'éducation ait toute son influence, il faut qu'aucun vice de conformation, aucun état pathologique, aucune condition héréditaire ayant duré pendant une longue suite de générations, n'aient rendus certains centres absolument inexcitables. Mais lorsque son effet peut être complet, l'influence de l'éducation sur le caractère moral de l'individu est telle qu'elle peut en faire un membre utile de la société, dont, sans elle, il eût été un membre nuisible, vivant aux dépens de ses semblables.

« S'il est vrai (et la chose, à mes yeux, ne saurait être révoquée en doute), s'il est vrai que les habitudes fonctionnelles qu'un individu acquiert dans le cours de sa vie, se reproduisent en partie chez ses descendants, les bienfaits d'une éducation judicieusement dirigée seront ressentis par les générations successives. Rendue plus facile pour ceux qui viendront, puisqu'elle trouvera en eux un terrain déjà préparé par l'hérédité, l'éducation pourra en se répandant, donner avec le temps des résultats dépassant toute espérance.

« S. l'éducation morale devenait une fonction sociale, si l'Etat s'occupait plus directement des mineurs, surtout des plus jeunes parmi eux, si la grave mission de l'amélioration du caractère moral des générations successives était confiée à des hommes compétents, et si rien n'était négligé de ce qui peut concourir à ce but, je crois, je suis convaincu que nous verrions rapidement décroître le nombre des délinquants habituels, d'occasion et passionnels. » (*Applaudissements*).

M. Zuccarelli parle des courants qui partent des centres sensoriaux.

« Il serait très utile, selon moi, dit-il, il serait même nécessaire de déterminer d'une façon plus précise, pour mieux faire comprendre la nature des courants dont parle le rapporteur M. Sciamanna, en tant que représentant des opérations cérébrales supérieures ou des fonctions psychiques. Il faudrait, en d'autres termes, dire comment l'on peut concevoir ces courants d'une manière plus concrète, quels en sont la base naturelle positive, l'origine, le mode de propagation et de coordination, en établir en somme les lois fondamentales.

« Je crois que leur base ne peut être que physico-chimique ; et j'aurais, à ce sujet, toute une théorie à exposer sur l'essence intime et détaillée des phénomènes psychiques, pour rendre facile à comprendre, d'après ce qu'il me semble, comment un souvenir, une idée, un acte de volonté, une impulsion motrice, etc., peuvent ne consister qu'en un seul mode de vibration des molécules des éléments nerveux avec un coefficient varié de vélocité et d'extension . . . . . »

M. **Moleschott** qui a pris la place du Président, interrompt l'orateur. Sa communication, certainement très intéressante, est trop théorique pour être exposée *in extenso*, surtout si l'on tient compte du temps désormais très limité dont le Congrès dispose.

M. **Zuccarelli** admet l'observation du Président et se borne à recommander l'étude du sujet.

M. **Moleschott** rappelle l'assemblée à l'ordre du jour et donne la parole à M. Morselli sur la 4e thèse: *Si le nombre des suicides augmente en rapport inverse de celui des homicides.*

M. **Morselli** (1):

« Messieurs,

« Un double phénomène se produit sous nos yeux, dans les pays civilisés. A mesure que la civilisation s'accroît, le nombre des suicides augmente, celui des homicides diminue.

« L'activité destructive de l'homme se détourne de son semblable pour se retourner contre lui-même.

« Y a-t-il donc antagonisme entre le suicide et l'homicide? A certains indices, on pourrait le croire. Prenons, parmi les belles cartes que notre collègue, M. Bodio, a exposées dans nos salles, celles où des teintes plus ou moins chargées nous donnent, de la manière la plus évidente, l'intensité du suicide et l'intensité de l'homicide en Italie. Superposons l'une à l'autre: nous verrons les teintes foncées de l'une correspondre aux teintes claires de l'autre, et si nous nous contentions d'un examen superficiel de la question, nous dirions qu'entre le suicide et l'homicide il existe antagonisme.

« Ce serait aller trop vite et se prononcer d'une manière trop absolue. L'affirmation à laquelle nous conduit l'examen des cartes

---

(1) M. Morselli, empêché par d'autres travaux, n'a pu nous donner la communication étendue que nous attendions de lui et que des tables et documents devaient accompagner. M. Morselli se réserve de publier ce travail à part et de le faire parvenir à tous les membres du Congrès d'anthropologie criminelle et du Congrès pénitentiaire.

·de M. Bodio est juste si nous en limitons la portée, elle devient faussé si nous la généralisons trop. La vérité est qu'entre le suicide et l'homicide, il y a parfois antagonisme et parfois parallélisme, selon que l'un et l'autre des deux phénomènes est considéré en rapport avec les conditions sociales ou avec les conditions individuelles. Or l'étude de ce sujet montre précisément cette double loi : « le penchant à l'homicide et le penchant au suicide sont en antagonisme entre eux dans le *corps social*, au sein duquel le second tend à se substituer au premier; les deux penchants, par contre, sont parallèles chez l'individu, dans lequel ils naissent et se développent sous l'influence des mêmes causes ». Examinons ce que nous apprennent les statistiques.

« On peut dire que, sauf des exceptions facilement explicables — les grandes villes, par exemple, où l'agglomération artificielle et factice donne à la vie sociale une intensité anormale, — par rapport à la race, à la topographie, l'homicide et le suicide sont en antagonisme. Le nord et le centre de l'Europe nous donnent une prédominance marquée de l'homicide. Tel est le fait, dont les causes sont complexes et multiples, - les unes manifestes, les autres obscures et à peine entrevues, les unes d'ordre ethnique et social, les autres d'ordre cosmique, naturel, climatique. Le même fait se vérifie si nous passons de l'examen d'une vaste région à celle d'un seul pays: nous l'avons vu pour l'Italie, dont la partie septentrionale donne une prédominance des suicides et la partie méridionale une prédominance des homicides.

« L'antagonisme entre l'homicide et le suicide s'observe aussi dans les rapports ethniques et démographiques. La race blanche, par exemple, est celle qui donne au suicide le contingent le plus considérable. C'est aussi celle chez laquelle les crimes de sang — l'homicide sous ses différentes formes — sont relativement les plus rares. Parmi les sauvages, au contraire, le suicide est très rare, l'homicide très fréquent.

« Au point de vue anthropologique, l'antagonisme entre le suicide et l'homicide n'est pas moins frappant. Les bruns, par exemple, donnent un plus fort appoint à l'homicide, un moindre appoint au suicide. Le contraire a lieu pour les blonds. J'entends parler des bruns et des blonds Européens.

« Un phénomène curieux est celui que présentent les populations .
mixtes ou métisses, chez lesquelles on remarque un grand nombre
soit de suicides, soit d'homicides. Il suffit de regarder les statistiques
de l'Empire autrichien.

« Passons aux conditions sociales.

« Le nombre des suicides augmente, celui des homicides diminue avec l'instruction. Au point de vue de la *culture* individuelle, il y a donc antagonisme entre ces deux faits. L'homicide,
en Italie, marche de pair avec l'analphabétisme. A mesure que
l'instruction gagne du terrain, l'homicide en perd; par contre, le
nombre des suicides s'accroît.

« Au point de vue de la religiosité, on remarque ce double
fait: les catholiques donnent un plus fort contingent aux homicides, et les protestants au suicide. Catholicisme et protestantisme –
il est superflu de le remarquer — réprouvent également le suicide
et l'homicide.

« Cette observation, cependant, n'a qu'une valeur relative:
les différences de dogme et de rite coïncident généralement avec
des différences de climat et de race.

« Au point de vue des conditions de caste ou de classe sociale,
il existe aussi un antagonisme marqué entre l'homicide et le
suicide. Les classes élevées donnent le plus grand nombre de
suicides et le moins grand nombre d'homicides; les classes inférieures donnent le plus grand nombre d'homicides et le plus petit
nombre de suicides.

« Même antagonisme dans les professions. Celles qui donnent
le plus grand nombre de suicides donnent le moins grand nombre
d'homicides, et viceversa.

« Jusqu'ici nous n'avons vu qu'antagonisme. Nous allons examiner le double phénomène sous d'autres aspects sous lesquels
nous remarquerons qu'il y a parallélisme entre l'homicide et le
suicide. Mais il s'agit alors de conditions déterminantes qui n'agissent plus sur la masse collective des hommes, mais séparément sur
chaque individu.

« La période de transition entre le printemps et l'été, le mois
de juin surtout –, exerce une influence positive aussi bien sur le
suicide que sur l'homicide. La période de transition entre l'automne

et l'hiver — surtout le mois de décembre — exerce sur les deux phénomènes une influence négative. L'influence des saisons est donc la même sur l'homicide et le suicide. Il y a donc parallélisme — marche de conserve.

« Il y a parallélisme aussi dans le sexe. Les femmes donnent un moins fort contingent que l'homme, soit au suicide soit à l'homicide.

« Les caractères biologiques individuels sont approximativement les mêmes chez le suicide et chez l'homicide. Il n'y a pas de différence sous le rapport des germes héréditaires, de sorte que le suicide et l'homicide se révèlent à nous comme une évolution variable d'un même germe morbide.

« Il est vrai que sous le rapport de l'âge nous retrouvons apparemment un antagonisme. Le penchant suicide semble augmenter chez les deux sexes en raison directe de l'âge et le contraire avoir lieu pour le penchant homicide. Mais il faudrait encore observer si ce rapport qui est inverse dans les chiffres absolus ne devient pas direct dans les chiffres relatifs et notamment dans les données statistiques des diverses espèces de criminalité.

« Quant aux motifs pour lesquels l'homme tue son semblable ou se tue, il y a parallélisme absolu. Suicide et homicide sont deux phénomènes de la lutte pour l'existence. Leur conséquence est la même : l'élimination du faible ». (*Applaudissements*)

M. **Moleschott** demande à M. Morselli s'il a poussé ses recherches dans le domaine de l'histoire.

M. **Morselli** objecte la difficulté de semblables recherches. L'histoire, qui nous a transmis tant de faits insignifiants, en a négligé d'autres, dont l'importance serait extrême pour nous. On n'en connaissait pas la valeur. Les recherches ne peuvent être réellement scientifiques que si nous possédons des statistiques bien faites des suicides et des homicides. La France en possède. Néanmoins, M. Morselli croit que les époques troublées de l'histoire présentent un parallélisme de suicides et d'homicides. La révolution française ne prouve rien, ni pour ni contre. Pendant la période révolutionnaire, les suicides ne nous frappent pas par leur fréquence anormale; mais la raison en est peut-être dans ce fait que l'émigration en fut le substitutif. Rome impériale, au contraire, nous apparaît dans l'histoire ensanglantée par les homicides et par les suicides. La vie humaine n'y compte pour rien. Le Christianisme a radicalement changé cet état de choses.

M. **Moleschott** reconnait l'influence bienfaisante du christianisme. Un pareil jugement ne saurait être suspect de partialité, sortant de sa bouche. Quoi que l'on pense du dogme, l'influence sociale et morale du christianisme a été un bienfait pour l'humanité (*Applaudissements*).

M. **Ferri** annonce que le docteur Colajanni a présenté une étude sur les rapports entre le suicide et l'homicide, et que M. Tarde va publier une étude sur le même sujet dans la *Revue philosophique*. M. Colajanni nie que dans le milieu social il y ait antagonisme entre le suicide et l'homicide. M. Ferri remarque, au nom de M. Tarde, que dans le milieu social l'antagonisme entre l'émigration et le suicide est beaucoup plus marqué, beaucoup plus évident qu'entre l'homicide et le suicide.

M. **Moleschott** demande que le manuscrit de M. Colajanni soit inséré dans les actes et que M. Ferri prie son honorable ami, M. Tarde, de communiquer au Congrès ses conclusions.

M. **Lacassagne**: « J'applaudis sincèrement au lumineux rapport de mon ami M. E. Morselli. Il renferme des vues très justes et je ne me permets d'ajouter qu'une ou deux considérations.

« Dans les thèses de deux de mes élèves, MM. Chaussinand et Menier, en 1881, j'ai étudié la question du suicide et proposé cette définition : le suicide est le meurtre de soi-même. Il me plait en ce moment de rappeler que votre illustre Dante l'avait ainsi compris. Au livre XIII de son *Enfer*, il place les suicidés parmi les violents, entre les violents contre le prochain et les violents contre Dieu. En France, le milieu social a une grande importance sur les suicides. Les suicides sont très fréquents dans les villes, rares à la campagne. Tel département qui, comme la Corse, est en tête de l'échelle de la criminalité au point de vue des crimes de sang, est le dernier pour les suicides. Il faut tenir compte des mouvements d'émigration soit des campagnes vers les villes, soit d'un pays dans un autre pays. Les villes reçoivent à la fois le meilleur et l'écume de la population rurale. L'émigration dans les contrées au delà des mers constitue une soupape de sûreté des plus utiles et empêche certainement l'accroissement de la criminalité. La découverte de l'Amérique et le départ pour le Nouveau-Monde d'un grand nombre d'esprits aventuriers ou mal équilibrés a fait plus de bien que l'on ne pense à notre vieille Europe.

« Quant au rapprochement des suicides et des homicides, on peut citer encore l'influence de l'âge, mais en tenant compte de ces observations: c'est de 25 à 30 ans que l'homme paraît être surtout criminel, c'est vers la fin de la vie que se manifeste la plus grande tendance au suicide. De telle sorte que, si on rapproche ces courbes et leurs maximums opposés, on voit qu'elles forment un plateau continu, comme si la quantité de criminalité ou de violence contre les autres ou contre soi se montrait égale à ces différents âges de la vie.

« Je termine en insistant sur la fréquence de plus en plus grande à notre époque des *homicides-suicides*, c'est-à-dire des assassins ou meurtriers, qui, après avoir tué leur victime, se donnent eux-mêmes la mort ».

M. **Sergi** demande des éclaircissements à M. Morselli sur le suicide et l'homicide dans les différentes races, chez les métis, etc. L'Européen appartient à des races mélangées. Sur quelle race pure M. Morselli a-t-il fait des observations? Qu'est-ce que M. Morselli entend par race pure et race métisse? car il ne semble guère possible de trouver aujourdhui des races pures; elles sont toutes métisses.

M. **Ferri** insiste sur le fait que les provinces qui donnent le moins de suicides donnent le plus d'émigrants. L'homicide-suicide est plus fréquent chez les criminels-fous et les criminels-nés. M. Ferri en a fait un l'objet d'étude, aussi au point de vue juridique, dans une monographie, où il a donné les preuves statistiques qu'il y a antagonisme même dans le mouvement annuel des suicides et des homicides.

M. Ferri observe ensuite que l'antagonisme en raison de l'âge, comme l'a énoncé M. Morselli, n'est pas exact. Car, s'il est vrai que la criminalité en général donne un *maximum* dans la jeunesse et décroît dans les âges avancés, pour l'homicide au contraire et particulièrement pour quelques-unes de ses formes (assassinat, empoisonnement, infanticide), le penchant au crime s'accroit avec l'âge, comme pour le suicide. Ce dont il a donné, ailleurs, les raisons naturelles.

M. **Venezian** observe que si le suicide est fréquent chez les criminels, cela vient de ce que l'on parle de criminels-détenus. La détention forme peut-être un milieu favorable au suicide.

M. **Moleschott** objecte à la définition de M. Lacassagne: le suicide est le meurtre de soi-même. Il y a le suicide par dévouement pour sa famille ou pour sa patrie — le suicide par abnégation, et le suicide par héroïsme.

M. **Morselli** répond à quelques-unes des objections qui lui ont été faites. Par rapport aux races, il reconnait que les Européens appartiennent à des races primitives croisées. Le croisement continue et continuera d'autant plus que les barrières de peuple à peuple tendent à s'abaisser, sinon à disparaître. Mais dans le moment historique actuel, sur lequel portent nos observations, et dans de certaines limites, les races peuvent se regarder comme fixées pour un temps. On ne saurait nier qu'il y ait un type anglo-saxon, un type scandinave, un type allemand, un type italien, etc. Il se réserve d'ailleurs de répondre avec plus de loisir aux objections de M. Sergi sur ce point.

M. Morselli reconnait avec M. Ferri l'antagonisme entre le suicide et l'émigration. Cet antagonisme n'exclut pas celui qu'il a signalé, sous de nombreux rapports, entre le suicide et l'homicide. En allant au fond des choses, on découvrira probablement que les deux antagonismes n'en font qu'un, qui se présente à première vue sous deux aspects différents. Le suicide est un vaincu dans la lutte pour l'existence: un vaincu qui se déclare tel et qui déserte le combat. Il n'en est pas autrement de l'émigré, qui abandonne, lui aussi, un champ de bataille où il pressent la défaite, dans l'espoir de combattre ailleurs dans des conditions plus favorables.

A M. Venezian, M. Morselli assure que, dans ses études, il a tenu compte du milieu créé aux criminels par la détention.

La séance est levée à midi et demi.

CINQUIÈME SÉANCE

22 novembre 1885.

M. Sergi prend place au fauteuil de la présidence.

La séance est ouverte à 9 heures et demie par la lecture du procès-verbal de la dernière séance, qui est adopté.

M. Lombroso présente à l'assemblée M. le docteur Guillaume, directeur du pénitencier de Neuchâtel en Suisse, secrétaire général du 3ᵉ Congrès international pénitentiaire actuellement siégeant à Rome.

M. Guillaume, salué par les applaudissements de l'assemblée, prononce quelques mots de remerciment à l'adresse du Congrès, et de l'Italie en général, si accueillante et si hospitalière aux étrangers. C'est par la science que l'on obtiendra l'amélioration sociale que nous poursuivons tous de nos vœux et de nos efforts. Mais on n'avance dans les études scientifiques qu'en procédant à pas sûrs, c'est-à-dire à pas lents. N'allons pas trop vite dans nos conclusions. Darwin ne précipitait rien : faisons de même. Inspirons-nous de l'adage ancien : *Festina lente.*

M. **Sergi** remercie M. Guillaume, au nom de l'assemblée, pour sa bienveillante allocution, et donne la parole à M. Roukavichnikoff, dont la précédente communication a été trop courte, au gré de tous, et de qui l'assemblée demande unanimement de nouveaux détails sur l'institution philanthropique qui porte son nom.

M. **Roukavichnikoff** : « L'asile urbain pour jeunes détenus dont je suis curateur à vie et qui, fondé par mon frère, porte le nom de ma famille, est le plus ancien de la Russie. Il date de 1864. On n'y reçoit que les enfants de moins de seize ans. Le règlement de l'institut prescrit que l'on ne peut les garder ni moins de trois ans, ni passé l'âge de dix-huit ans. À leur sortie, ils sont soumis à une surveillance dis~rète, de la part de la direction de l'asile, jusqu'à leur vingt-unième année révolue. Ils ne restent donc pas abandonnés à eux-mêmes. Leur retour dans la société, au milieu de laquelle ils sont appelés à vivre, est accompagné d'une protection qui les soutient, les encourage dans le bien, et les achemine dans la vie honnête.

« Nous photographions nos jeunes détenus à leur entrée à l'asile et à leur sortie. Or, nous avons cru remarquer, dans le rapprochement des deux portraits, une amélioration sinon constante, du moins fréquente, de la physionomie. Cette amélioration n'était-elle qu'apparente ? Fallait-il l'attribuer à ce que les enfants que l'on nous amène, sont souvent ramassés dans la fange, ce mot devant être pris autant matériellement que moralement, et qu'ils nous quittent dans un état de propreté corporelle et de bien-être ? Nous ne l'avons pas cru, du moins d'une manière absolue. Ce n'est pas seulement parce qu'ils sont propres, lavés, peignés, bien portants que leur aspect est meilleur. Non : leurs traits ont, chez la plupart, perdu ce qu'ils avaient de menaçant, de hagard, de farouche, pour prendre une expression qui nous paraît plus douce, plus reposée, plus normale, plus honnête. Et chose remarquable ! à l'amélioration de la physionomie nous a semblé correspondre souvent, sinon toujours, l'amélioration de la conduite. Les changements en mieux sont parallèles, ou pour mieux dire, proportionnels, car plus les changements moraux amenés par l'éducation et les bons traitements sont sensibles, plus est visible l'adoucissement de la physionomie. Ce sont là de simples observations, commencées depuis peu d'années et dont je n'oserais tirer aucune conclusion. J'ai exposé un album de photographies de nos jeunes détenus, pris à leur entrée et à leur sortie. Vous l'avez sous vos yeux et vous pouvez, presque aussi bien que sur le vif, controller nos observations. Je vous les soumets : vous avez même nommé une commission pour examiner l'album. Elle ne tardera pas à se prononcer et à dire si nos observations sont suspectes d'optimisme ou bien si réellement nous ne nous trompons pas, ce que je désire et souhaite vivement. » (V. l'Appendice).

M. Sergi remercie M. Roukavichnikoff, au nom du Congrès, dont les applaudissements marquent à l'orateur l'intérêt que l'assemblée a pris à sa nouvelle communication.

M. Tamburini demande à M. Roukavichnikoff si l'on a tenu compte de la nutrition, de l'augmentation d'embonpoint, du poids, etc., des enfants. Ces observations ne devraient pas être négligées.

M. Roukavichnikoff répond à M. Tamburini que des observations de ce genre ont été faites. On a constaté, par exemple, que l'augmentation de poids est considérable, toute proportion gardée, la première année de la détention; et qu'elle diminue les années suivantes.

M. Moleschott demande si l'on a publié des relations annuelles ou périodiques sur les jeunes détenus, au point de vue physiologique et anthropologique. Ces publications seraient très importantes et, eu égard aux difficultés que présente la langue russe, il serait à désirer qu'elles fussent publiées aussi en français. Il serait intéressant, par exemple, de connaître les rations des jeunes détenus.

M. Moleschott rappelle que M. Pagliani, professeur d'hygiène à l'Université de Turin, a fait de fort belles études sur l'accroissement de la taille.

M. Roukavichnikoff donne quelques explications à M. Moleschott.

M. Lacassagne croit qu'il serait utile d'inscrire, à côté des photographies des jeunes détenus, les cotes de leur taille et de leur poids.

Il rappelle quelques observations faites sur des physionomies de criminels — entre autres de Gamahut et de Midi. A douze ans, Midi avait déjà l'oreille aussi développée qu'à vingt-deux.

L'observation de l'oreille est très importante, au point de vue anthropologique. Cette importance a été remarquée aussi par M. Frigerio, dont l'exposition de pavillons auriculaires est curieuse et importante. M. Lacassagne a remarqué que chez les enfants vicieux, le développement de l'oreille est souvent rapide et extraordinaire. Il y a, ensuite, arrêt de développement.

M. Ferri voudrait que chaque portrait fût accompagné de données sur les conditions morales, intellectuelles, etc., des jeunes détenus. Il suggère aussi que les photographies soient prises dans des positions uniformes: de profil et de face. C'est ainsi que procède le Bureau d'identification que dirige M. Bertillon au dépôt de la Préfecture de police de Paris.

M. Lacassagne reprend la parole pour suggérer que les photographies soient prises à une même échelle.

Le carton sur lequel elles s'appliquent pourraient porter une échelle métrique, selon la méthode Lebon.

M. **Roukavichnikoff** déclare qu'il accepte avec reconnaissance les conseils qui lui sont donnés, et qu'il tâchera de les faire mettre en pratique.

M. **Lombroso** tient à remercier d'une manière toute spéciale M. Roukavichnikoff, digne continuateur de l'œuvre de son frère. En obéissant aux sentiments généreux qui sont traditionnels dans la famille, M. Roukavichnikoff fait œuvre d'humanité. Par ses observations anthropologiques, il fait œuvre de science (*approbation*).

La cinquième thèse est mise en discussion. Le programme l'énonçait ainsi :

« *De l'épilepsie et de la folie morale dans les prisons et dans les asiles d'aliénés.* »

M. **Sergi**, président, donne la parole à M. Frigerio, rapporteur.

M. **Frigerio** prend la parole dans les termes suivants :

« Messieurs,

« Bien que l'étude des analogies qui rapprochent, entre elles, l'épilepsie, la folie morale et la délinquance instinctive, ait été faite déjà par des autorités scientifiques de la plus haute compétence en anthropologie criminelle, nous croyons cependant devoir revenir sur un sujet dont les conséquences d'ordre juridique et social sont d'une importance extrême.

« Loin de nous, empressons-nous de le dire, la prétention d'apprécier les résultats auxquels nous sommes parvenus et d'en tirer des conclusions. Le nombre de données qu'il nous a été permis de réunir est trop restreint pour cela. Tout le monde sait d'ailleurs combien l'on rencontre encore d'obstacles dans l'examen des délinquants détenus (1). En compensation nous pourrons citer quelques cas cliniques d'un intérêt spécial, observés dans l'asile des aliénés, et dont nous nous occuperons diffusément.

« Ces prémisses posées, nous dirons avant tout que le caractère dégénératif propre des formes héréditaires et que nous trouvâmes prédominant chez les individus observés par nous, a formé le point

---

(1) Ces obstacles sont plus considérables qu'ailleurs dans le pépitencier d'Alexandrie (Piémont), d'où l'on écarte, de règle générale, les détenus d'une santé trop délicate. (Note de M. Frigerio)

de départ des recherches présentes, dont le but est d'établir un premier terme de comparaison entre l'épilepsie, la folie morale et la délinquance instinctive. La prédisposition héréditaire, la plus puissante peut-être des causes efficientes de la déviation morphologique du type anthropologique, avait laissé des empreintes plus ou moins profondes chez tous nos sujets ; chez la moitié des urs et trois environ des autres, l'alcoolisme du père, en se trasformant en épilepsie, avait engendré, en outre, nombre d'anomalies physiques dort l'ensemble troublait plus ou moins profondément cette eurythmie morphologique qui est propre, en général, des gens normaux et que l'on chercherait vainement parmi les reclus des asiles d'aliénés ou des prisons.

« L'impression que l'on ressent est vive et pénible, cela est incontestable, lorsqu'on examine ces malheureux pour la première fois l'expression de leur regard, leurs gestes, l'irrégularité de leurs lignes, la disproportion, la discordance de leurs parties ont un cachet spécial, caractéristique, qui vous porte à supposer, que, jusqu'à un certain point, ils sont victims d'une même loi de la nature : la déviation du type normal.

« Nous voulons tout d'abord, sans aucun parti pris, faire un choix de ces anomalies soit de conformation soit des fonctions de la vie organique et végétative de ces malheureux, sauf à les étudier plus profondément dans les rapports de la vie psychique. A ces anomalies il faut attribuer, le plus souvent, cet ensemble discordant dont nous parlions, et leur examen seul peut faire connaitre par quels points de contact on peut admettre leur identité nosologique.

« STATURE ET POIDS. — Quoique rous ayons observé des épileptiques dont la taille atteignait 1 m. 71 à 2 mètres, et d'autres chez qui elle variait de 1 m. 60 à 1 m. 70, la plupart étaient d'une taille moyenne. Le poids de leur corps, au contraire, subissait de notables variations en moins ou en plus, suivant que l'examen précédait ou suivait l'accès.

« ANOMALIES MORPHOLOGIQUES. — Comme nous le disions précédemment, nous avons constaté un grand nombre d'anomalies représentées par des déviations plus ou moins accentuées du type normal. Commençons par la tête, nous réservant de donner plus tard des documents crâniologiques. Très souvent nous avons constaté l'occiput déprimé, le front fuyant et déformé ; nous avons moins fréquemment reconnu la scaphocéphalie, la sténocrotaphie et le prognathisme, la plagiocéphalie, l'asymétrie totale ou partielle des traits du visage. Nous n'avons pas été sans trouver de ces caractères somatiques, pathologiques, de nature héréditaire, qui sont en affinité avec les lésions organiques.

« Les phthisiques et les scrofuleux se trouvent en grand nombre parmi les épileptiques des maisons d'aliénés ou de détention. Un épileptique nous offrit aussi une hypertrophie du cœur et la paralysie du grand muscle denté de droite.

« La même fréquence extraordinaire du processus phthisiogène se trouve chez les delinquants, comme le confirment mes confrères du pénitencier d'Alexandrie, MM. Zallio et Roggero, sans manifestations objectives, comme on l'observe fréquemment chez les fous.

« En poursuivant nos observations de la tête, nous avons constaté de nombreuses anomalies de l'oreille : position asymétrique, développement incomplet de diverses parties ou de l'ensemble de l'organe. Nous devons ajouter ici que chez nombre d'individus en conditions parfaitement normales, nous avons reconnu l'adhérence du lobe de l'oreille avec les tissus qui l'entourent, adhérence jugée anormale par plusieurs auteurs, comme par Krafft-Ebing. Nous sommes de leur avis lorsque cette adhérence est jointe à d'autres anomalies soit psychiques soit physiques, ce que nous avons pu observer chez trois infirmiers. L'un d'eux, scapho-plagiocéphale, à chaque changement de temps, devenait irascible et batailleur ; un autre, pour un verre de vin, passait vite de la menace à l'indiscipline ; le troisième, trochocéphale, licencié pour de nombreuses extravagances, fut, peu de jours après, renfermé dans l'hospice des fous.

« YEUX. — Dans quelques cas, le ptérygion et la forme irrégulière de la pupille, ainsi que le staphylome et la mydriase unilatérale rendaient l'œil difforme ; nous remarquâmes fréquemment que la pigmentation de l'iris n'était pas égale dans les deux yeux.

« Le blépharospasme était très apparent chez deux épileptiques aliénés et chez un épileptique reclus du pénitencier. Chez ce dernier nous remarquâmes aussi l'asymétrie de l'œil gauche, placé trop haut.

« Dents. — Nombreuses et très variées sont les irrégularités
des dents. Mal plantées, mal rangées, leur forme est bizarre, leur
développement incomplet. Les incisives sont souvent croisées; les
canines supérieures ont tantôt une longueur exagérée, et tantôt
manquent totalement.

« Organes génitaux. — La phimosis est fréquente, de même
que le gland à forme conique. Nous trouvâmes chez un épileptique
de 37 ans le pénis très petit et phimotique.

« Capacité du crâne. — Chez les hommes épileptiques, la capacité du crâne était, en moyenne, de 1507. 20; chez les femmes
épileptiques, seulement de 1475. 125; chez les criminels, de 1470,
et chez les fous moraux de 1551, sans oscillations marquantes de
maximum et de minimun.

« Index céphalique. — De la dimension de l'index céphalique
nous pouvions conclure que la dolichocéphalie prédominant chez
les épileptiques mâles, tandis que chez les femmes il n'y avait
aucun caractère distinctif spécial, sauf la présence d'anomalies assez
fréquentes. En effet, on comptait, parmi elles, deux dolichocéphales,
deux sub-brachycéphales, une sub-dolichocéphale, et une mésati-
céphale.

« Parmi les trois fous moraux, deux étaient dolichocéphales (72,
97, 72) ce qui est d'autant plus notable que le type ethnique piémontais est brachycéphale.

« Anomalies fonctionnelles. — Le pouls — La moyenne des
pulsations trouvée par nous est de 78. Il faut probablement attribuer ce chiffre, qui dépasse le chiffre physiologique des pulsations, à l'état d'excitation des épileptiques et des fous moraux
après les accès, soit qu'il s'agisse de convulsions proprement dites,
soit que cette excitation vienne de l'émotivité qui se substitue
parfois aux convulsions. A ce propos, nous ajouterons que, dans un
cas d'épilepsie larvée, nous avons, à l'aide du sphygmographe, constaté
les vibrations exagérées de la radiale.

« Nutrition. — L'état de la nutrition se maintenait généralement satisfaisant dans les intervalles de repos entre les accès.
Mais très souvent, tout à coup et avec une grande rapidité, on le
voyait s'amoindrir, en raison de l'intensité, de la succession des
accès, qui entraînaient une profonde altération des traits. Puisque

nous parlons de la nutrition et des organes digestifs, nous devons ajouter que, de cette voracité particulière aux épileptiques et qui leur est commune avec les foux moraux, il résultait pour l'un d'eux une dilatation de l'estomac donnant lieu à d'étranges hallucinations cénesthétiques dont jusqu'à présent, selon nous, on n'a pas assez tenu compte dans l'observation scientifique.

« La température, bien souvent en dessous de la température physiologique, arrivait rarement à en dépasser quelque peu le niveau, et cela arrivait toujours après des accès de convulsions ou de perversion morale; la cause en était due probablement à l'action surmenée du centre circulatoire, qui accompagne toujours l'irritabilité.

« Une autre analogie de fonctionnalité nous apparut dans la sphère du trophisme nerveux. En effet, nous avons remarqué combien, chez les épileptiques, était rapide la cicatrisation des blessures ou des coupures que leur valaient, durant les accès convulsifs, les tiraillements et les soubresauts désordonnés de leur corps. Une observation identique fut faite sur deux fous moraux. Poussés par une tendance toute particulière à la provocation, plusieurs fois ils en vinrent aux mains, et toujours les blessures, même graves, reçues dans la lutte, furent guéries en peu de temps, malgré qu'ils irritassent les tissus, en les couvrant de jus de tabac, en les aspergeant d'urine, etc.

« En corrélation avec la même fonction, nous avons remarqué l'innervation pervertie vaso-motrice qui provoque, selon nous, la pâleur habituelle du visage des épileptiques et des fous moraux que nous avons observés. Mise en regard des chiffres recueillis par Lombroso et par d'autres auteurs, parmi les reclus des maisons de peine, notre observations confirme pleinement la coïncidence du phénomène chez les uns et les autres.

« MOTILITÉ. — Parmi les anomalies motrices communes à l'épilepsie et à la folie morale, nous avons remarqué, en nombre de cas, le bégaiement passager. Fréquente chez les épileptiques, surtout après l'accès convulsif, cette difficulté d'énonciation n'a jamais cessé de se manifester chez un fou moral comme symptôme avant-coureur de l'agitation. Dans le cas dont nous parlons, un autre phénomène de mobilité était remarquable : l'agilité du sujet se décuplait, comme cela arrive d'ordinaire chez les épileptiques. Dans la période de plus forte exercitation, notre fou moral faisait à pieds joints des bonds prodigieux, à faire envie à un *clown* de profession. Si l'espace lui manquait, il se mettait à tourner dans la chambre avec une allure monotone, mais très vive, comme un cheval de manège.

« L'invincible tendance impulsive inséparable de tout cas d'épilepsie, larvée ou non, à été par nous constatée d'une façon absolue chez deux individus atteints de folie morale et dont nous parlerons plus tard.

« Comme preuve que, parfois, cette impulsion irrésistible peut être indépendante de tout acte volontaire ou plutôt est l'effet d'un retour atavistique, nous citerons le cas d'une femme épileptique sub-microcéphale, idiote, dont parle l'*Archivio* des professeurs Verga et Biffi, atteinte d'atrophie cirrhotique de plusieurs circonvolutions, qui, durant la période menstruelle, attaquait avec fureur les jeunes gens qu'elle rencontrait sur son chemin.

« DYNAMOMÉTRIE. — Des études faites à Pesaro en 1872, sur les aliénés de l'asile et les criminels de la maison de réclusion de cette ville, en confrontation d'hommes sains, m'ont révélé des chiffres de peu de différence chez les épileptiques et chez les criminels. En effet, quinze épileptiques donnaient 83 à la traction et 24 à la pression; 241 criminels donnaient 110 et 30 (dynamomètre Broca). Cette infériorité, par rapport aux gens normaux (168 et 49), plutôt que constituer une anomalie analogue des fonctions, pourrait provenir d'une même cause, c'est-à-dire du même genre de vie, de la claustration et par conséquent de la privation de toute activité musculaire.

« Nous devons des résultats bien plus concluants à la dynamométrie appliquée à l'examen comparatif de l'épilepsie et de la folie morale par rapport à la fréquence du mancinisme moteur. De 10 épileptiques en traitement au manicome d'Alexandrie, quatre sont gauchers; sur neuf femmes épileptiques, cinq seulement sont droitières, et des trois fous moraux que nous avons en cure, un est gaucher. Des épileptiques délinquants, l'un se sert indifféremment des deux mains, le second est droitier, le dernier est gaucher.

« Ce phénomène, signalé par de récentes observations sur un

grand nombre de délinquants, assume, à coup sûr, de l'importance, grâce à d'autres anomalies fonctionnelles plus ou moins accentuées; il est d'un certain poids sous le rapport atavistique, par le fait de sa fréquence dans les races inférieures.

« LÉSIONS PSYCHOMOTRICES. — Un des signes caractéristiques chez les épileptiques, ce sont ces actes impulsifs suivis d'amnésie, qui les rendent parfois si dangereux. Nous avons observé chez les fous moraux ces mêmes emportements subits, ce qui accroît le nombre d'analogies fonctionnelles qui les rapprochent et même les font souvent confondre entre eux.

« Le retour périodique de ces élans impulsifs que l'on signale, d'après Lombroso, chez les délinquants, nous l'avons souvent constaté dans un cas d'épilepsie larvée dont nous vous entretiendrons plus tard, et où la manie de déchirer, de détruire, de voler, de se livrer à des voies de fait, sans motif aucun, était toujours précédée d'un état spécial caractérisé par la taciturnité et par la rougeur du visage.

« PHYSIONOMIE. — La collection de profils de délinquants, d'épileptiques, de fous moraux, reproduits avec soin et exactitude, collection que nous avons exposée au public, peut démontrer à toute personne, même étrangère à la science, l'analogie extraordinaire des caractères physionomiques résultant des lignes du crâne, de la saillie des sinus frontaux, du rapprochement des sourcils, des oreilles volumineuses, larges, asymétriques, du regard cynique, et de tant d'autres signes que nous omettons pour abréger. Nous tenons toutefois à remarquer, pour confirmer davantage cette influence héréditaire dont nous avons parlé et cette empreinte de dégénérescence qui en est la conséquence, que ces mêmes profils confrontés avec ceux des dégénérés, dont nous avons donné quelques types très ressemblants, se rapprochent indubitablement les uns des autres par la multiplicité des stigmates communs.

« MOUVEMENTS RÉFLEXES. — A plusieurs reprises, nous avons reconnu que la réaction lente, l'inégalité des pupilles étaient plus fréquentes chez les épileptiques que chez les fous moraux et les délinquants, qui, au contraire, ont le réflexe des pupilles vif, prompt, et sans aucune trace de mydriase ni de myosie.

« Dans les mêmes catégories d'individus, nous avons par contre très fréquemment signalé la photoparesthésie, dont de récentes observations nous ont prouvé la présence répétée dans les psychopathies héréditaires.

« Aucun cas de daltonisme; plusieurs au contraire de dyscromatopsie. Nons avions, dans notre hôpital, un peintre très habile, atteint de folie morale. Il nous avouait lui-même l'impossibilité où il était d'employer les teintes dites teintes chaudes; sa palette n'avait que des couleurs à tons froids produisant une monotonie regrettable.

« RÉFLEXES ROTULIENS. — Plutôt obtus chez les épilept ques, délinquants et non délinquants. Aucune anomalie notable chez les fous moraux.

« ESTHÉSIOMÉTRIE. — L'exploration de la sensibilité tactile, qui souvent resta nulle par suite de l'incapacité de percevoir du patient, a donné pour résultat, chez un épileptique délinquant, la constatation d'un manque sinon presque absolu, du moins très marqué, de sensibilité tactile, surtout du côté gauche.

« Quant au mancinisme sensoriel, nous l'avons trouvé nul chez la plupart de nos épileptiques; un seul d'entre eux accusait 2 pointes à 3 mill. à gauche plus facilement qu'à droite.

« Sur la sensibilité topographique nous n'avons rien remarqué de notable. Cependant chez deux épileptiques et chez un fou moral nous avons constaté que la sensibilité dolorifique était complètement abolie; un épileptique de l'asile des fous de Pesaro (1) se fit, avec un morceau de verre, une longue et profonde entaille à l'abdomen, pour arracher, disait-il, la cause des convulsions; une épileptique du même hospice, qui subit la désarticulation de l'index à la main gauche, (par suite de carie produite par une morsure qu'elle se fit d'elle-même lorsqu'elle vivait dans sa famille avec l'apparence du plus grand calme), supporta cette douloureuse opération avec une manifeste indifférence. Chez le fou moral, dont nous avons parlé, l'anomalie de la sensibilité se révéla par le tic de s'arracher les poils de la barbe et de se serrer la verge avec un cordon, au point de finir par y provoquer la cangrène.

« Le tatouage, auquel la science moderne attribue une certaine

---

(1) Voir *Il manicomio di Pesaro dal 1867 al 1872*, Cenni statistici clinici del Dr. Frigerio - Pesaro, Tip. Nobili, 1874.

importance, confirmant ainsi le principe posé par Lombroso et Lacassagne, est assez rare dans l'asile des fous. En effet sur 340 aliénés, cinq seulement, dont deux épileptiques, étaient tatoués; mais dans le pénitencier au contraire, parmi 480 reclus, on en comptait 48 tatoués, dont un épileptique homicide.

« Pour traiter plus amplement cette thèse et dans ses détails, ne fût-ce que sous le seul point de vue de l'anthropologie criminelle, nous avons cru utile de considérer le tatouage sous le rapport de l'âge, du délit commis, de la localité, de sa signification, etc.

« Les tatouages que nous décrivons font partie des matériaux qui ont servi à l'étude de l'*Homme délinquant* et ont été recueillis par nos soins dans les pénitenciers de Pesaro et d'Alexandrie. Ces tatouages peuvent être classés comme suit au point de vue des figures, emblèmes, etc., qu'ils représentent, ou de leur légende:

```
Tatouages de caractère  politico-patriotique. . .   7
      id.          id.     érotico-lubrique. . . . 13
      id.     . .  id.     amoureux platonique. . .  5
      id.          id      historique . . . . . .    6
      il.          id.     métaphysique. . . . . .  22
      id.          id.     militaire . . . . . . .   3
      id.          il.     professionnel . . . .     3
Tatouages avec légende patriotique. . . . . . . .    4
      id.      avec légende amoureuse. . . . . . .    6
      il.      avec dates . . . . . . . . . . .     13
      id.      avec initiales . . . . . . . . . .   17
```

« Parmi les délinquants examinés, 4 seulement ont servi dans l'armée; 13 étaient tatoués avant leur réclusion dans le pénitencier; leur âge variait entre 19 et 43 ans; un seul atteignait 56 ans. Treize savaient lire et écrire; un seul avait reçu une instruction supérieure; 4 étaient bâtards.

« Quant à l'endroit où le tatouage était placé:

```
25 étaient tatoués sur le bras droit;
26 étaient tatoués sur le bras gauche;
 4 étaient tatoués sur la main droite;
 3 étaient tatoués sur la main gauche;
 1 était tatoué près du nombril;
 9 étaient tatoués sur les deux bras;
 1 était tatoué sur le mamelon gauche;
 2 étaient tatoués près de la mamelle gauche;
 1 était tatoué près de la mamelle droite.
```

« Quant à la signification des tatouages, parmi de nombreuses devises politico-patriotiques, nous avons trouvé: *Roma o morte*, sur le bras droit d'un escarpe âgé de 25 ans ; *Viva il Re*, sur le bras droit d'un incendiaire récidiviste pour la 15me fois; *Viva l'Italia*, chez un coupable d'inceste, récidiviste pour la seconde fois.

« Plusieurs inscriptions se rapportaient à l'amour. *Alla mia Lucia*, avons-nous lu sur le bras gauche d'un homme de 56 ans, condamné pour attaque à main armée et homicide dans un but de vengeance. Un maçon âgé de 43 ans, cinq fois condamné pour vol qualifié, portait sur le bras gauche: *Viva l'amore*, avec deux cœurs transpercés de dards et enlacés par une chaîne à une figure de femme, aux formes provocantes et à la chevelure abondante. *Vieni mia dolce Ersilia*, avec un cœur transpercé d'un long poignard, des initiales, deux branches d'un arbuste fantaisiste, tel était le tatouage gravé sur le bras gauche de l'incendiaire dont nous avons parlé plus haut, qui avait, en plus, sur son bras droit, une femme nue, aux formes lascives, et deux banderoles.

« Plusieurs dates, relatant l'époque de la condamnation ou d'évènements mémorables, des initiales, celles le plus souvent de la personne aimée, et très souvent, le nom et prénom du délinquant.

« Les emblèmes de caractère politique étaient représentés par l'étoile d'Italie, par la croix de Savoie, par des trophées, des drapeaux, etc.

« Les emblèmes militaires représentaient des casques, lances et cimiers. Ceux de caractère religieux, les plus nombreux et les plus variés, portaient une croix seule, ou une croix sur un piédestal informe, ou bien des calices, des ostensoirs. Un voleur avait sur le bras droit le saint-suaire, le coq, l'échelle, l'éponge, les tenailles et le marteau de la Passion.

« Parmi les emblèmes métaphoriques (qui forment le plus grand nombre), figuraient le lion, le serpent, la colombe avec le rameau d'olivier, beaucoup de poignards : nous en avons compté sept, plantés dans le même cœur, sur le bras droit d'un paysan épileptique, condamné pour vol à main armée, qui avait d'autres tatouages sur le corps, des initiales, un cœur percé, une demi-lune et une tête humaine près du nombril.

« Tout en discourant de ces singularités, il nous revient à l'esprit le souven'r d'un individu, qui nous fournira une preuve de plus que le tatouage est un des caractères de la dégénérescence.

« C'éta:t un jeune soldat des Abruzzes, haut de stature, quoique voûté des épaules, d'une constitution très robuste et d'une force peu commune. A voir ses traits, ainsi que les formes et les angles de son corps, on pouvait croire que la nature s'était limitée à l'ébaucher, sans vouloir achever son œuvre : la tête plutôt petite, toujours inclinée vers la terre, le teint blème, la figure avec les pommettes saillantes et un front étroit, où se collaient quelques mèches de cheveux fins, luisants et de couleur fadasse. Le moral correspondait parfaitement au physique. Dissimulé, irascible, emporté, il cherchait noise au premier venu ; tout son corps était labouré de cicatrices de coups et de blessures. C'est avec peine qu'étant militaire, il supporta't la discipline. Un jour, calomnié par un compagnon, il lui planta dans l'abdomen un pet:t couteau, qu'il avait par hasard sur lui. Or cet individu avait une espèce de manie pour le tatouage; son corps était littéralement couvert de figures symboliques. Cette bizarrerie, croyons-nous, n'avait pas surgi spontanément en lui ; elle faisait part:e, avec d'autres signes caractéristiques de dégénérescence, de l'héritage légué par son père, condamné aux galères pour homicide, et qui, au dire du fils, se vantait d'être couvert des tatouages les plus étranges.

« La déduction le plus pratique à tirer, à notre avis, des observations sur les tatouages, c'est que leur fréquence est en rapport avec certa:nes classes de délits déterminés. Ainsi, sur 60 délinquants, dont nous avons cité les tatouages, le plus grand nombre (39) a été condamné pour agressions, vols, déprédations, emploi conscient de faux billets ; 15 pour viol, inceste ; 6 pour homicides, blessures suivies de mort ; les autres comme incendiaires.

« Si nous tenons compte de la fréquence du tatouage chez les races inférieures et les délinquants, nous aurons une nouvelle donnée à l'appui de la dégénérescence de ces derniers.

« Nous nous limiterons maintenant, pour abréger, à exposer quelques cas cliniques assez intéressants, dans lesquels l'épilepsie larvée se manifestait sous l'apparence de la folie morale et de la délinquance inst:nctive.

« 1° S. F. âgé de 53 ans, de Tortona, hérita de son père fou et ivrogne, une prédisposition à la folie; il vivait dans une certaine abondance et fut toujours adonné à la débauche. En 1865, pour la première fois, il fut enfermé dans l'hospice des fous; sa perversité morale, de plus en plus dangereuse, rendait sa présence impossible dans la société. Sa taille était de m. 1.63; son poids de k. 70. 50, la capacité de son crâne de c. c. 1536. L'index céph. de 72. 77. On remarquait chez lui une plagiocéphalie postérieure gauche et une clinocéphalie; les oreilles grandes et à anse. Mouvements des pupilles normaux. Photoparesthésie. Sensibilité aux agents extérieurs abolie.

« Dans le cœur de l'hiver, alors que les autres aliénés réclamaient des vêtements plus chauds, il enlevait les siens et n'avait pas de plus grand plaisir que de jouer avec la neige ou l'eau glacée.

« *Conditions psychiques et morales.* Il nous résulte que S. F. a toujours été dépravé, enclin au mal, querelleur et plein d'orgueil. Depuis plus d'un an dans l'asile, où nous l'observons journellement, nous avons pu constater que, quoique sa dépravation soit parvenue au plus haut degré, il a conservé une grande lucidité d'esprit. Supportant mal la discipline, faits, gestes et paroles, tout lui est bon pour se révolter contre les conseils et les remontrances. A toute occasion il harcelait, battait, pour le plaisir de mal faire, quelque pauvre idiot incapable de se défendre. Aux remontrances il répondait par des mots à double sens, et souvent spirituels. Avec un cynisme brutal, il déversait sur sa propre fille d'atroces injures, dans un langage si étrangement obscène qu'il égalait l'argot des criminels.

« Jusqu'ici rien de bien extraordinaire; mais ce que nous tenons à faire remarquer, c'est que ces manifestations de dépravation morale survenaient en coïncidence avec les accès convulsifs des épileptiques; ce qui nous amène à croire qu'elle n'est qu'un substitutif de l'épilepsie.

« 2° L., âgé de 12 ans, renfermé depuis sept mois environ dans l'asile des fous, naquit d'une mère épileptique et d'un père névropathique, issus de germains. Un oncle est excentrique, faible de cerveau; un autre est épileptique. Dans son enfance, L. ne manifesta aucun symptôme notable d'ordre psychique, sauf une tendance exagérée aux pratiques religieuses. Le père nous raconta qu'il y a un an, son fils commença à se croire coupable de tous les péchés que stigmatisait le prédicateur du haut de la chaire. Plus tard, il L. perdait entièrement le sommeil; chaque sept jours, on constatait chez lui une grande dépression morale; il versait d'abondantes larmes, désespérant de pouvoir sauver son âme, etc.

« Avec le temps, à cette dépression périodique, vint s'adjoindre l'agitation, sans trouble mental. Il en arriva à des actes vandaliques de nature impulsive et à exposer sa vie en courant sur les toits, sur la margelle des puits, etc.

« *Examen somatique.* — L. est de la taille de m. 1.32 et pèse kilog. 35.50. Capacité du crâne 1362. Index céphalique, 82. Type du crâne: sub-brachycéphale. Type facial prognathique. Tête aplatie à la voûte, déprimée au sommet. Occiput saillant; front étroit et fuyant. Cheveux fins, châtain. Iris gris, sans uniformité de pigmentation; mouvements des pupilles vifs; oreilles à anse; lobes adhérents aux tissus voisins; pavillon gauche plus bas que le droit. Angle de la mâchoire inférieure prononcée. Dents grosses. L'examen du squelette montre un développement incomplet, proportionnellement à l'âge.

Pouls 88. Température 37. Sphygmographie: vibration exagérée de la radiale. Dynamométrie: main droite, 27; main gauche, 26. L'examen de la sensibilité tactile, dolorifique, etc., est négatif. Parole facile, fonctions sécrétives normales. Insomnie à intervalles. Rougeur du visage facilement provocable, surtout avant l'accès.

« *Examen psychique.* — L. ordinairement gai, est sujet, chaque sept ou huit jours, à des accès pendant lesquels son humeur s'assombrit (espèce d'*aura*), puis il tombe dans une telle dépravation morale de nature impulsive qu'il n'est plus reconnaissable. En effet, à ces époques, il devient insolent, déchire et brise tout ce qu'il peut atteindre. Il s'adonne avec transport au vol, usant d'une rare astuce et d'une incroyable adresse, aux dépens des infirmiers ou d'autres aliénés. Sa rapacité périodique et maladive s'attache à tout objet. Quand il ne peut voler lui-même, il excite ses compagnons (de préférence les épileptiques) à le faire et leur sert de guide. Parfois, ce sont des explosions de tendances impulsives qui carac-

brisent bien des conditions psychiques maladives. — Un exemple suffira. Un jour, L. pénétra sournoisement dans la chambre d'un employé de l'établissement, saisit brusquement une bouteille, la jeta contre le mur en criant : *banqueroute*. Nous avons hésité longtemps à le croire l'auteur de nombreuses filouteries dont on l'accusait. Il protestait, pleurait et se défendait avec énergie ; une fois convaincu du méfait, il s'excusait en jurant qu'il ne se rappelait plus l'avoir commis.

« Surpris au moment où il cherchait à dissimuler un cigare qu'il venait de dérober, il ne cessa de nier, et lorsqu'on sortit de sa poche le corps de délit, il en parut extrèmement étonné. Du reste, entre les accès, il se montra toujours bon, docile, au point de laisser supposer que sa perversion morale n'est due à d'autres causes qu'à un dérangement des fonctions nerveuses, et que L. est atteint d'épilepsie larvée.

« 3° — B. dont on ignore complètement les antécédents, est un individu sain et robuste, qui, ayant parfois, suivant ses aveux, abusé des boissons alcooliques, donna des signes de folie, et fut enfermé pour tendances impulsives.

B. a la taille de m. 1. 61 ; il pèse k. 68. Sa capacité crânienne est de 1540. — L'index céphalique de 72. — Type dolihocéphale. Le tubercule occipital est plutòt proéminent; les bosses frontales assez saillantes, le nez écrasé et rentrant. A l'oreille gauche, on remarque que le tubercule de Darwin est fortement développé. La màchoire supérieure n'a jamais eu la dent canine gauche; les cheveux sont remarquablement touffus, et tout le corps est recouvert de poils. Il est gaucher. Le réflexe rotulien est vif. Le mouvement des pupilles et la sensibilité sont réguliers. Sécrétions normales.

« *Examen psychique*. — Plusieurs particularités sont dignes de remarque dans cet individu. Quoique d'une bonne nature, il était pris d'accès périodiques d'exaltation, durant lesquels, tout en conservant une entière lucidité, il devenait querelleur, arrogant et batailleur. Il était alors ordinairement poussé d'une façon irrésistible à modeler avec l'argile une foule de figures d'une originalité et de formes toutes spéciales, précieuses pour l'étude des anomalies de la formation des idées, par rapport avec les tendances atavistiques.

Rien ne servit de mettre sous les yeux de B. des modèles de bons
peintres ou sculpteurs; c'est en vain qu'on lui donna pour compagnon un artiste éprouvé. Au contraire, plus il s'appliquait, par
complaisance, à l'imiter, moins ses dessins étaient esthétiques; il
créait des figures fantastiques, dont le grotesque et l'invraisemblable rappelaient les bas-reliefs symboliques ou, autres sculptures
informes des siècles de décadence.

« Si nous devions exprimer notre pensée sur l'importance clinique de ces représentations idéographiques, nous serions embarrassé, à moins d'admettre que cette surexcitation morale périodique puisse se comparer à l'état aigu de la folie morale ou soit
l'équivalent d'un accès d'épilepsie larvée.

« 4° M. T. . . a 32 ans; fils d'un père excentrique et ivrogne
il n'a jamais possédé de sens moral; mais, par contre, il est doué d'un
développement mental peu commun. Entraîné par une prédilection
toute spéciale vers les beaux-arts, il s'adonna à la peinture; les
résultats auraient pu être brillants, si le trouble moral dont il est
affecté n'avait forcé sa famille à le séquestrer de la société. Atteint de névropathie depuis son enfance, il devint, en grandis-
sant, d'une susceptibilité maladive; il était soupçonneux à l'excès et
d'une défiance telle, que sous l'entraînement d'une impulsion irrésistible, il blessa un compagnon qu'il taxait injustement d'être
calomniateur.

« Marié à une femme belle et très jeune, il en devint bestialement jaloux ; alors, pour s'étourdir, il eut recours aux boissons
alcooliques qui l'abrutirent tout à fait.

« Conduit, à cette époque, à l'hospice des fous, voici à son
entrée, ses notes caractéristiques: taille m. 1. 68; poids k. 47. 50
capacité du crâne 1577. Orthocéphale. Index céph. 78; température
36. 8; pouls 64. Réflexe rotulien très vif. Motilité exagérée
durant l'accès, provoqué par un rien et souvent sans motif apparent, il tourne avec un mouvement de va-et-vient comme un
ours dans sa cage.

« Il nous rappelle deux autres de nos épileptiques, dont les
accès convulsifs étaient précédés d'un besoin irrésistible de sauter
et de courir d'une manière effrénée.

« L'activité mentale, longtemps assoupie, se réveilla lentement mais reste sans constance et sans uniformité de production. Avec le retour de l'agitation, M. devient taciturne et irascible, ou bien immodéré dans sa joie. Dans le premier cas, la moindre contradiction le fait bondir; il s'emporte jusqu'à tenir des propos inconvenants, qui pourraient se changer en voies de faits, si la discipline n'exerçait pas son influence répressive. Sa parole ordinairement normale, devient difficile et c'est à grand'peine, alors, que M. peut exhaler sa colère maladive.

« CRÂNIOLOGIE. — Comme le démontre le matériel que nous avons exposé, le premier et principal caractère de l'analogie constatée entre les crânes appartenant aux épileptiques et aux délinquants, réside dans l'épaisseur des os, épaisseur vraiment extraordinaire dans deux de nos exemplaires. Il faut noter que le plus grand poids chez les épileptiques en rapport avec la moyenne normale, provient, selon toute apparence, de la sclérose des os. Tel est aussi l'avis d'Amadei et de Lombroso.

« La forme de ces crânes varie à l'infini; nous avons entre autres, celui d'un épileptique, fils d'ivrogne, dont le diamètre transversal (16 cent.) est égal au diamètre antéro-postérieur.

« Un autre crâne digne de remarque est celui de A. F. de Bergame, épileptique de naissance, fils d'ivrogne et de mère convulsionnaire; à l'examen somatique, A. F. décelait une sensibilité dolorifique excessive, et ne présentait que des manifestations instinctives. Il était batailleur, d'une violence extrême, surtout à la veille des accès.

« Le crâne de cet individu présente diverses particularités; il est volumineux, déprimé dans la région frontale; le tubercule occipital externe est très prononcé. L'épaisseur des os du front est d'un centimètre; la partie spongieuse est abondante. La mâchoire inférieure est large, avec de robustes attaches.

« Les caractères que l'on pourrait presque dire communs aux autres crânes que nous avons exposés sont ceux du prognathisme facial, de la proéminence exagérée des sinus frontaux, de la métopie et de la fréquence des os wormiens au bregma.

« Les ostéophytes sont fréquents; nous en avons exposé quelques exemplaires. Un seul cas d'os wormien au ptérion. Fossette occipitale médiane à peine marquante dans quelques cas. Nous notons toutefois que le crâne d'un paranoïque-homicide, que nous avons placé dans la collection commencée par Lombroso et que nous continuâmes dans le manicome de Pesaro, avait la fossette occipitale médiane large et très profonde. Un crâne, véritable mégacéphale, appartenant à un fou moral, et qui fait partie de notre collection, n'est pas sans intérêt.

« Si nous mettons ces données en comparaison avec celles que Pawloski et Tane ont réunies sur des criminels, nous voyons qu'elles coïncident dans la plus grande partie, ce qui contribue ainsi à établir un nouveau point de rapprochement, dans l'échelle anthropologique, entre ceux qui les offrent, et par conséquent une plus grande et plus solide base d'analogie dans leurs caractères somatiques.

« ANOMALIES PSYCHIQUES. — Très variées sont les manifestations anormales de l'esprit chez les épileptiques, bien que le caractère impulsif domine constamment chez eux. Nous avons pu, en effet, remarquer que, dans cette catégorie de malades, on passe d'une fréquente intensité dégénérative, représentée par la dépression des facultés intellectuelles, jusqu'à l'activité exagérée d'un esprit créateur.

« Parmi eux, en effet, on rencontre l'idiot le plus stupide et le génie le plus élevé; l'homme dont toutes les facultés intellectuelles sont presque éteintes, à côté d'un esprit sublime et divin qui crée des chefs-d'œuvre immortels. Ces êtres si différents entre eux ont pourtant un caractère commun et propre à tous les épileptiques, l'impulsivité, qui se manifeste cependant sous des aspects divers. Ainsi chez l'idiot, le cerveau est inerte ; mais parfois sa faible raison paraît renaître, s'absorbant dans une seule préoccupation, celle de donner cours à ce mouvement que nous appelons d'impulsion; c'est en proie à cette impulsivité, seule explication de son activité cérébrale momentanée, que le malade outrage, par ses propos et par ses actes, ceux qui l'excitent ou le tournent en ridicule.

« Il en est tout autrement des épileptiques, doués d'hyperactivité cérébrale.

« Nous voyons chez eux la même impulsivité, au l'eu de donner lieu à des mouvements impulsifs bestiaux, se traduire en perfides et habiles insinuations, en calomnies sanglantes. C'est précisément ce caractère impulsif commun à tous les épileptiques pour faire le mal, qui explique, à nos yeux, leur instinct d'association pour se mettre en révolte ou en grève, instinct qu'on ne rencontre pas chez les autres fous, et qui font d'eux les hôtes les plus dangereux des asiles d'aliénés.

« Un exemple concluant nous est fourni par P., sorte de rustre, épileptique, âgé de 40 ans. Sous une impulsion furieuse, il avait déchargé un coup de fusil sur un malheureux qu'il prit pour Satan en personne. Doué d'une fantaisie extraordinaire, il nous faisait, chaque jour, le récit des voyages qu'il accomplissait, grâce aux ailes dont il se prétendant muni. De retour de l'enfer ou du paradis, il en décrivait les horreurs ou les délices, avec la conviction d'un homme qui les aurait vues de ses yeux ou touchées de ses mains. Il mêlait à ses récits des épisodes si extravagants et si variés que c'était dommage qu'il fût incapable de mettre sur le papier les élucubrations de sa folle imagination.

« P., témoigna toujours une grande aptitude pour des travaux d'une certaine difficulté; entre autres il fabriqua des violons assez harmonieux et sur lesquels il jouait la tarantelle de son pays. Ici encore, par une singulière coïncidence, que l'on dirait atavistique, ces instruments, dans leur ensemble et leurs détails, rappelaient des luths, des mandoles et mandolines aux formes bizarres, archaïques, différentes de celles des instruments de notre époque, telles que dans les siècles passés.

« Un autre épileptique du manicome d'Alexandrie, très agile, très intelligent, n'avait aucun notion de dessin, et après quelques leçons, il traçait déjà des profils très réussis.

« Ce qui précède n'exclut pas, cependant, que d'autres manifestations psychiques ne se produisent, procédant d'un délire de vanité et d'un dédoublement de la personnalité.

« Rappelons à cet égard le cas d'une épileptique, qui, avant les accès, se posant en inspirée, nous répétait chaque jour, avec peu de variantes, les mêmes propos : « Maintenant ce n'est plus la Go-
« rini qui vous parle, c'est le Seigneur qui est renfermé dans son
« corps, et lui dit : — Madame, le moment d'agir est venu, agissez ! — »

« Si l'on remarque, maintenant, la fréquence des actions sanglantes commises par des malheureux, qui, en proie à ces hallucinations auditives sont poussés à l'homicide, à l'incendie et au vol

comme il arrive précisément de beaucoup de délinquants impulsifs,
on doit admettre une cause fondamentale unique pour des effets
identiques.

« De neuf épileptiques de l'hospice de Pesaro, sept étaient
d'une nature très irritable, paresseux, indolents, malicieux et à la
fois pusillanimes. L'un d'eux, à qui une difformité physique donnait un aspect monstrueux, de calme qu'il était, passait, pour un
rien, à un état de fureur impulsive et sans prononcer un mot,
mordait avec férocité son voisin. Un autre, dont la tête et la
physionomie rappelaient l'effigie de Caligula, entrait tout à coup
dans une fureur d'autant plus dangereuse, qu'étant d'une force
herculéenne et d'instincts dépravés, il se jetait comme un tigre sur
un compagnon sans défense et le blessait cruellement.

« Tous ces actes, qui sont plutôt de la bête que de l'homme,
se trouvent malheureusement répétés par ces brutes dont les fu-
nestes excès épouvantent à juste titre la société, et qui appartiennent à la catégorie des délinquants par instinct.

« Trop nombreux sont les points de contact, pour que l'on
puisse mettre en doute l'existence d'une étroite relation entre l'épilepsie et la délinquance instinctive. Si les recherches faites ju -
qu'à ce jour, sont insuffisantes pour déchirer totalement le voile
léger qui nous dérobe encore une partie de la vérité, nous no
devons pas cependant nous arrêter dans nos investigations.

« L'heureuse intuition qui a fait entrevoir au professeur
Lombroso la solution de ce problème si important, sera certainement couronnée de résultats splendides. Mise en défiance, la société demande des faits pour secouer d'anciens préjugés, et ces
faits, l'école expérimentale en a déjà fourni et continuera à en
produire.

« Trop longue et inutile d'ailleurs serait l'énumération des
appréciations émanées de célèbres psychiatres italiens et étrangers
sur la nature intime de cette maladie protéiforme, le plus souvent
d'origine héréditaire, qui résulte d'un ensemble de nombreux
éléments morbides, se fondant ensemble pour se révéler sous la
forme de l'épilepsie, de la folie morale ou de la délinquance.

« Résumant en peu de mots les résultats de nos observations,
nous concluerons que l'élément de dégénérescence, et les nombreu-

ses anomalies physiques et psychiques énoncées plus haut, confirment l'analogie existante entre l'épilepsie, la folie morale et la
délinquance et affirment avec plus de poids leur affinité étiologique
et même clinique.

« Une telle analogie est plus évidente encore, lorsque de l'épilepsie convulsive l'on passe à l'épilepsie larvée, pour arriver à la
forme de la folie morale et de la délinquance héréditaire, qui, dans
beaucoup de cas, ne sont qu'une expression de l'épilepsie larvée elle-
même.

« Attendons-nous à que les criminalistes théoriciens protes-
tent contre ces conclusions par crainte de ce qu'ils croient dé-
voir en être inévitablement la conséquence. Nous avons, nous,
la certitude que la vraie science finira par dissiper les ténébres
et fera pénétrer la lumière dans l'esprit de ceux qui, par conviction ou par défiance naturelle, se montrent rebelles à en adopter les principes.

« De même que toutes les grandes réformes sociales ont dû employer nombre et nombre d'années pour accomplir leur évolution, par
suite des difficultés de toute sorte qui en retardaient le développement avant qu'on ait pu apprécier leur importance, de même,
croyons-nous, cette difficile et imposante question de la criminalité,
depuis si longtemps débattue, et autour de laquelle de grands esprits
ont lassé les forces de leur intelligence et de leur cœur, a dû franchir une longue série d'obstacles divers. Nous appelons de tous nos
vœux le moment non éloigné où le triomphe de la méthode expérimentale arrachera des prisons les délinquants de naissance pour les
confier aux cliniques criminalistes. »

M. **Barzilai** fait hommage au Congrès de son ouvrage sur *La
récidive et la méthode expérimentale.*

M. **Lombroso** a la parole pour développer ses idées sur l'identité fondamentale de l'épilepsie et de la folie morale :

« Messieurs,

« On a objecté à juste titre, contre la fusion, déjà tentée par
moi, entre les fous-moraux et les criminels-nés, que les cas de vraie
folie morale que j'ai étudiés, sont en nombre trop restreint. Cela
est vrai, mais cela est aussi bien naturel : les fous moraux, justement
parce que ce sont des criminels-nés, ne se trouvent pas fréquem-

ment dans les asiles, tandis qu'ils abondent dans les prisons. Que
l'on ajoute à cela la difficulté qu'on éprouve à instituer des comparaisons ou des différenciations entre des objets qui sont identiques.

« Il existe, cependant, entre les uns et les autres, un trait d'u-
nion essentiel et bien plus saisissable. C'est l'analogie du crime
avec l'épilepsie, qui réunit les fous-moraux et les criminels-nés, et
les fait rentrer dans la grande classe des épileptiques.

« Pour les gens du monde, qui n'aperçoivent dans l'épilepsie que
l'accès convulsif, ou l'équivalent psychique, ou ces formes singu-
lières qu'on nomme *aura*, absences, vertiges, etc., tout rapprochement pourrait d'abord paraître absurde; toutefois il ne l'est plus du
moment où l'on embrasse dans un même coup d'œil, non seulement les épiphénomènes les plus saillants de ces malheureux, mais
aussi tous les caractères dont l'ensemble constitue ce que j'appelle
l'histoire naturelle de l'épileptique.

« C'est dans cet ensemble que nous allons trouver, quelque peu
exagérés, tous les traits des fous-moraux et des criminels-nés (1).

« *Stature et poids.* — On rencontre chez les épileptiques la
haute taille, le poids supérieur à la moyenne et l'état de bonne
nutrition qu'on remarque si souvent chez les fous-moraux et les
criminels-nés.

« Cividalli, Adriani, Albertotti, Virgilio (2) et Herpin trouvèrent sur 410 épileptiques :

Taille moyenne . . . . . . 202 ⎫
   » inférieure à la moyenne 106 ⎬ 410
   » supérieure à la moyenne 102 ⎭
Etat de bonne nutrition . . 156
Constitutions faibles . . . 4

(1) Si j'ai pu achever cette étude, c'est grâce à la coopération de mes collègues Bonvecchiato, Tamburini, Raggi, Bergonzoli, Albertotti, Musso, Morselli, Adriani, Seppilli,
Marro, qui me procurèrent plus de 200 photographies d'épileptiques avec leur biographie,
et grâce surtout aux professeurs Frigerio, Bianchi, Tonnini, Cividalli et Amati, qui m'ont
communiqué des données précieuses sur les épileptiques, dont quelques-unes ont été présentées ou lues au congrès d'Anthropologie criminelle. Tonnini a publié ses données dans
le beau livre *Le epilessie*, Bocca, 1886.

(2) Virgilio assigne les chiffres suivants à la taille de ses épileptiques (*Delle malattie mentali*, 1883):

Hauteur m. 1 80 et 1.58 pour ceux dont la taille est supérieure à la moyenne,
    »   » 1,63 et 1,48 taille moyenne,
    »   » 1,53 et 1,39 taille inférieure à la moyenne

« *Crâne et cerveau.* — Chez presque tous, on remarque la coïncidence d'anomalies du crâne et du cerveau.

« Sur 43 épileptiques, Müller en trouva (HASSE, *Maladies du système nerveux, pag.* 321) 39 avec crâne anormal par fréquentes scléroses, exostoses, asymétries, et en plus épaisissement et œdème des méninges, richesse de corpuscules de Pacchioni.

« Le cerveau, 17 fois sur 30, était anormal, par suite de scléroses, ramollissements, accusant non seulement des vices fréquents de conformation, mais aussi de précédentes inflammations.

« Nous trouvâmes les mêmes données chez les criminels.

« La fréquence de l'asymétrie du crâne que nous avons remarquée chez les criminels dans la proportion de 12 à 37 %, et associée à l'asymétrie du visage, parut à certains auteurs, notamment à Lasègue, tellement constante qu'elle formerait pour eux un caractère tout à fait spécial des épileptiques.

« Ajoutez à cela la fréquence des mâchoires et des zigomas volumineux, des sinus frontaux, de la fossette occipitale médiane, trouvée dans 14 crânes d'épileptiques sur 92, soit sur le 16 p. %, la même proportion exactement que chez les criminels.

« Les différences sont minimes; chez les épileptiques ou rencontre moins d'os wormiens, de synostoses de l'atlas; moins de fréquence de microcéphalie frontale.

« Mais, au contraire, par rapport à la capacité du crâne, l'analogie est complète (Amadei, *Sulla craniologia degli epilettici,* Florence, 1882).

« Quoique parmi les épileptiques il y ait souvent, d'après M. Amadei, des individus bien portants, robustes, de haute taille, quelquefois de véritables atlètes, la capacité moyenne du crâne est pourtant un peu au-dessous de la moyenne générale trouvée pour les fous — au moins pour les mâles. On y remarque les deux extrèmes, des capacités exagérées qui sont en très petit nombre et des capacités moindres qui prédominent.

Sur 133 épileptiques de Cividalli et Tonnini, je trouve :

38 supérieurs à m. 1,69			46 supérieurs à kilog. 61 85		
31	»	» 1,60	26	»	» 60 65
			5	»	» 59 49
			7	»	» 40 50

« Amadei le prouve par les moyennes suivantes établies par séries:

De 1700 à 1600	hommes 18 7 %	femmes —			
» 1600 » 1500	»	18.7 %	»	28 6
» 1500 » 1400	»	43 7 %	»	—
» 1400 » 1300	»	12 5 %	»	14.3
» 1150 » 1000	»	6.2 %	»	28.8

« Ce résultat est le même que celui trouvé par Ranke sur les criminels allemands et par Manouvrier sur les criminels français (V. p. 146-147, *Homme criminel*. édition française).

« Les récentes observations de Tonnini et de Frigerio démontreraient aussi, chez le 55 p. % des épileptiques, l'exagération de l'index céphalique que nous remarquâmes chez les criminels; et — nouvelle analogie — la prépondérance, pour le 50 p. %, de la demi-courbe postérieure sur l'antérieure.

« Qu'on ajoute à cela la fréquence des affections cardiaques trouvées par Cividalli de 45 p. % chez les épileptiques mâles et de 30 p. % chez les femmes.

« *Physionomie* — Il ne manque pas d'analogies frappantes dans la physionomie.

« Grâce à une collection de photographies que je tiens de l'exquise amabilité de Bonvecchiato, Tamburini, Bergonzoli, Adrian, Sepilli, Testi, Bianchi, Frigerio, grâce aussi à l'examen direct de 51 épileptiques, j'ai pu réunir et étudier la physionomie de 278 fous épileptiques, (58 femmes et 220 hommes). J'ajoute à mes observations celles de Cividalli et Tonnini sur 80 épileptiques mâles et 52 femmes. J'ai donc un total de 410 sujets. D'après nos observations mises en commun, j'ai trouvé les résultats réunis dans la table suivante:

	Lombroso 220 M	Cividalli 68 M	Tonnini 12 M	Lombroso 58 F	Cividalli 52 F
Oreilles à anse . . . . p. %	39	41	32	12	19
Zigomas saillants . . . . »	34	42	»	39	36
Sinus frontaux . . . . »	28	26	32	20	9
Absence de barbe . . . . »	20	42	24	»	»
Mâchoire volumineuse . . . . . »	19	16	10	32	15
Asymétrie faciale . . . . . . »	11	57	76	5	32
Asymétrie crânienne . . . . . . »	30	33	»	»	»
Front fuyant. . . . . »	11	»	»	1	»
Front hydrocéphalique . . . . , . »	»	»	»	8	28
Front bas . . . . »	9	»	»	3	9
Œil fier et menaçant . . . . . »	6	»	»	»	»
Plagiocéphalie frontale . . . . . »	4	»	»	8	»
Saillie de l'angle orbital du frontal »	3	»	»	»	»
Strabisme divergent . . . . . . »	3	»	»	10	»
Prognathisme. . . . . »	3	»	»	6	»
Microcéphalie frontale . . . . . »	8	»	»	»	»
Macrocéphalie . . . . »	19	»	25	»	»
Pâleur . . . . »	2	»	»	1.0	»
Occipital aplati. . . . . »	9	25	»	»	5,7
Cheveux épais, yeux hagards, oxycéphalie, figure allongée, lobule de Darwin exagéré. . . . . »	1	»	»	»	»
Strabisme convergent. . . . . . »	»	11	16	1	9
Acrocéphalie . . . . »	»	15	16	»	»
Physionomie virile . . . . . . »	»	»	»	31	6
Ajouté par Tonnini — Paupières clignotantes (sur 12) . . . . »	»	»	8	»	»
Progénéisme . . . . »	»	»	25	»	»
Diastème dentaire. . . . . »	»	»	25	»	»
Bichromatisme de l'iris . . »	»	»	25	»	»
Tubercule goniaque . . . »	»	»	33	»	»

« On reconnaît là les mêmes caractères dont nous avons trouvé la prépondérance chez les criminels-nés ; ce sont aussi, exclusion faite de la microcéphalie frontale moins fréquente, presque les mêmes proportions numériques (V. *Uomo delinquente*, pag. 244 à 268).

« Mais ce n'est pas tout. Car nous avons trouvé aussi sur 26,9 pour 100 mâles, 25,8 pour 100 femmes cet ensemble de caractères dégénératifs (jusqu'à cinq, six, sept réunis) qui constitue pour nous le *type criminel:* et dans le 9,5 pour 100 des mâles et le 10,3 pour 100 des femmes la réunion de quatre et cinq de ces caractères, que nous nommerons *demi-type*; en totalité, il ne reste exempt de type criminel que le 63,4 p. %, des hommes, et le 63,7 p. %, des femmes, ce qui correspond arithmét'quement à mes observations sur les criminels mâles et ce qui s'éloigne bien peu de mes remarques sur les femmes.

« Les nombreux portraits qui m'ont été obligeamment fournis m'ont permis de constater une parenté physionomique étroite entre les épileptiques et les criminels.

« Jusqu'à un certain point on peut expliquer ce fait, inobservé jusqu'à présent, que je sache, ou non s'gnalé, en ce que la répétition, dans les accès, des actes impulsifs propres aux criminels, et surtout de ces contorsions de la figure qui rappellent souvent les expressions de l'homme criminel ou sous l'empire de la fureur, finit par laisser une trace sur la phys'onomié.

« *Anomalies diverses.* — On trouve encore chez les épileptiques des anomalies dégénératives, la plupart atavistiques, telle que la syndactilie (14 %), les mamelles developpées et le gland conique chez les hommes, (3 p. %), l'albinisme (6 p. %), la scoliose vertébrale (25 p. %) accompagnée de la déformation du thorax (61 p. %) (Bianchi), soit par rachitisme, soit par exagération d'asymétrie.

« Qu'on remarque encore que Tonnini, pour le 25 p. %, Cividalli et Amati pour le 30 p. % des hommes et le 25 % des femmes, trouvèrent la grande l'envergure des bras supérieure à la taille, et inférieure, seulement dans le 8,8 p. % (mâles), 9,6 p. % (femmes), ainsi que Ferri et Lacassagne le remarquèrent chez les criminels.

« *Sensibilité.* — Le phénomène de l'obtusité tactile est aussi très important. Sur 35 épileptiques étudiés par moi et par le Dr. Albertotti:

<pre>
6 seulement avaient la sensibilité tactile normale
8   »   »   »   de 4 à 5 à 8 mm.
6   »   »   »   de 3 mm.
</pre>

« Dans un cas on arrivait à 12,1 à gauche, 6,8 à droite.

« Qu'on ajoute encore la fréquence de l'obtusité des quatre sens, démontrée d'abord par Thomsen (*Centralblatt*, 1882) et ensuite par Cividalli et Tonnini chez les épileptiques, dans la proportion de 35 %, et cela avant et après l'attaque, et dans l'équivalent psychique.

« Récemment Oscrez Kocoski (*Medic. Observ.* 1885) remarquait sur 26 conscrits russes épileptiques (de 20 ans):

l'obtusité tactile	. dans le 60 %	et moi-même sur 100 criminels de 93				
»	de la vue . . .	» le 56 %	et Biliakoff	»	»	» 25
»	de l'ouïe. . . .	» le 26 %	et Venturl	»	»	» 23
»	du goût. . . .	» le 48 %	»	»	»	»
»	du sens musculaire »	le 31 %	»	»	»	» 59
»	de la douleur . .	» le 69 %	»	»	»	» 19

« Amadei et Cividalli ont constaté une diminution de douleur dans le 19 %, et Tonnini trouve un vrai analgésique sur 12, analgésique au point qu'on pouvait le percer en tout endroit du corps, avec une aiguille. Frigerio nous a parlé d'une épileptique qui s'ouvrit le ventre avec un morceau de verre, pour enlever, disait-elle, le mal; et d'un autre qui se coupa le membre viril.

« Pour la vue, Holmgren calculait déjà le 55 % de daltoniques parmi les épileptiques. Et récemment Seppilli trouvait en ceux-ci la dischromatopsie pour le 21 %, Cividalli le 44 % (hommes) et le 51 % (femmes): proportion de beaucoup supérieure à celle que donnent les criminels. On se souvient de la diminution du champ visuel trouvée par D'Abundio et par Bianchi.

« Pour l'odorat, je trouve digne de remarque la plus grande acuité que Tonnini aurait observée chez un de ses sujets de deux côtés, et chez deux d'un seul côté. Chez quelque criminel j'ai aussi, pour ma part, observé une certaine acuité de l'odorat.

« *Température.* — Par rapport à la température, la chaleur moyenne des épileptiques, déterminée par Gottardi et plus tard pas Tambroni, en dehors des accès, serait de 37,3 à 37,2 (*Rivista di freniatria*, 1884). C'est la température que Marro a trouvée chez 35 délinquants-nés.

« *Latéralité et mancinisme.* — Une plus grande analogie nous est donnée par la latéralité, qui est une vraie asymétrie sensorielle.

« J'ai trouvé une plus grande sensibilité tactile à gauche, dans le 45 %, et j'ai eu ainsi une moyenne de 2.15 à gauche et de 2,80 à droite. Ces donné s se rapprochent de celles fournies par les criminels : à gauche 2,8, et à droite 2, 9.

« Dans quelqu s cas, je suis arrivé à d'étranges différences ; 12 à gauche et 6,8 à droite.

« Ce mancin sme, cette vraie asymétrie sensorielle, mieux que par moi, fut illustrée par Tonnini, qui la vérifia aussi pour les autres sens, constatant l'inégalité de l'ouïe 8 fois, de l'odorat 2 fois, et du tact 7 fois sur 11.

« La prépondérance presque constante de l'obtusité sensorielle à gauche, tandis que la plagiocéphalie crânienne prédomine à droite, confirme la relation déjà entrevue par nous, chez les criminels, du mancinisme sensoriel avec développement de l'hémisphère droit ; c'est ainsi que, sur 21 plagiocéphalies du crâne, j'en ai remarquées 13 à droite.

« Tonnini, Bianchi et Zuccarelli démontrèrent une latéralité, une asymétrie non seulement de la face, mais aussi du thorax, ainsi que nous la notâmes, nous-même, avec une prépondérance du 50 %, à droite et du 40 %, à gauche. Tonnini observe, jusque dans la température des deux côtés, une différence de 0°,2 à 0°,4 chez 9 individus sur 12. On peut en dire autant des réflexes vasaux différents des deux côtés chez 5 sur 12, et de la dilatation pupillaire inégale pour 5 sur 12, de la sensibilité à la douleur différente chez 7 sur 12, et même de la sécrétion de la sueur.

« C'est cette latéralité, manifeste et générale, qui fait penser à Tonnini qu'une des causes de l'épilepsie réside dans la disproportion exagérée entre les deux hémisphères, disproportion que nous avons constatée à un moindre degré chez les criminels, et qui se relie aussi au mancinisme.

« J'ai trouvé le mancinisme 18 fois sur 176 épileptiques, et chez 9 de ceux-ci j'ai observé l'ambidextrisme : les proportions (10 %) ne sont pas égales à celles des criminels, mais n'en restent pas moins supérieures à celles que fournissent les gens normaux. Un autre fait m'a frappé, qui s'enchaîne avec celui-ci, c'est que la plupart des hémiplégies épileptiques (10 sur 15) le sont du côté droit. Marro vient de fa re la même observations pour les phénomènes paralyt ques, notamment du visage, sur 500 criminels (1).

Agilité. — Sur 58 épilept ques, j'en ai pu remarquer 9 d'une extraord naire a lresse; l'un éta t acrobate, l'autre, très habile cocher; un trois ème savait se glisser à travers les barreaux des fenêtres de sorte qu'il s'évada plusieurs fo s; nous remarquâmes la même chose chez l s fous moraux et chez l s cr minels.

Réflexes tendineux. — Bewoor remarquait déjà que sur 70 épileptiques, après la pério le clonique, 11 avaient les réflexes rotuliens abolis ou diminués et 7 seulement l s présenta ent augmentés.

« Cividalli trouva exagérés l s réflexes du genou dans le 41 p. °/.; Tonnini dans le 32 p. °/₀ et moi dans 85 p. °/₀. Nous les trouvâmes tout à fait abolis ou affaiblis, moi, dans le 11 p. °/₀; Tonnini dans le 16 p. °/₀. Ce sont à peu près les proportions fournies par l'examen des cr minels.

« Sur 12 sujets examinés, Tonnini constata, pour 6, un retard de la réaction vasale, qui était au contraire très prompte chez les autres 6.

« *Pupille.* — Mo so observa dans le 22 p. °/₀ des épileptiques par lui étu lié, l'inégalité de la pupille plus fréquente dans les formes psychiques, et dans les moments qui précédent la crise.

« Il remarqua, lui aussi, le réflexe pupilla re retardé chez beaucoup d'épileptiques et souvent plus prompt après la crise.

« *Psychologie.* — C'est surtout par l'étude psychologique des épileptiques qu'on peut dé nontrer l'id ntité du cr minel et de l'épileptique.

« La prem ère preuve en est donnée par la psychométrie.

« Sur ma prière, M. Tanzi (*Archi io di Psichiatria*, vol. VII) compara 13 épileptiques avec 13 normaux et calcula un retard dans les premiers à l'égard des derniers comme de 3 à 2; ou plus précisément comme 150 pour °/₀ avec oscillat ons moyennes de 0″,024 pour 0″,011 : sur 320 cas Algeri et Tonnini en constatèrent autant.

« Si maintenant nous venons à parler de la psychologie proprement dite, nous constatons que seuls les épileptiques peuvent

---

(1) *I caratteri dei criminali*, Roma, 1886 (Bibl. antropologico - crim., vol. VI).

embrasser, comme les fous moraux (*Uomo delinquente*, pag. 558), tout en ayant toujours une forme clinique également précise, une divergence intellectuelle énorme, qui du génie va jusqu'à l'imbécillité, bien que généralement cette dernière domine. Krafft-Ebing dans son *Traité*, pag. 187, fait entrevoir dans Mahomet, Napoléon, César, Pétrarque, Molière, des génies épileptiques que n'étaient pas bien sûrement sains d'esprit. Pour moi, j'ajoute que leurs **rares** descendants, criminels ou fous, leurs fréquentes hallucinations, et le fait que les conceptions du génie (ainsi que je l'ai démontré dans mon ouvrage *Genio e follia*), par la soudaineté, l'intermittence si fréquente, l'inconscience suivie même d'amnésie, ont une remarquable ressemblance avec la décharge épileptique, sont autant de preuves qui expliquent et confirment cette concomitance.

« Le talent de l'épileptique non idiot se rapproche toujours de celui du criminel-né, par le fait de la fréquente paresse, ou du contraste de l'indolence habituelle avec l'excès dans les actions mauvaises, étranges ou fantastiques.

« Dans l'intelligence aussi, écrit Schüle, leur indolence s'alterne avec une activité excessive, une fantaisie excitée, une convoitise effrénée ». Paresseux, dit Voisin, ils ne travaillent que par âpre désir du gain.

« Quelquefois l'inclination naturelle, la fantaisie excitée, leur font rêver de vrais romans auxquels ils finissent par croire ; en même temps, ils ont des délires qui rappellent les grandes crises.

« Aux prises avec la justice, leur lucidité apparente, leurs agissements selon un plan arrêté à l'avance, donnent à croire qu'ils sont des simulateurs, et non pas certes des épileptiques. Cet état trompeur peut durer des heures, des jours, des semaines (Krafft-Ebing).

« Quelquefois aussi (écrit *Italus*) ils ont un étrange sentiment de satisfaction, de jouissance, qui leur fait bâtir des projets insensés et concevoir des plans impossibles : nous en avons eu un qui rêva la conquête de l'Inde qu'il comptait accomplir avec une soixantaine de paysans, au moyen de l'argent qu'il aurait gagné par un vol. Il ne tarissait pas en inventions ambitieuses.

« C'est surtout la contradiction, l'excessivité du contraste qui les caractérise. Tonnini en connut un qui se croyait par moment

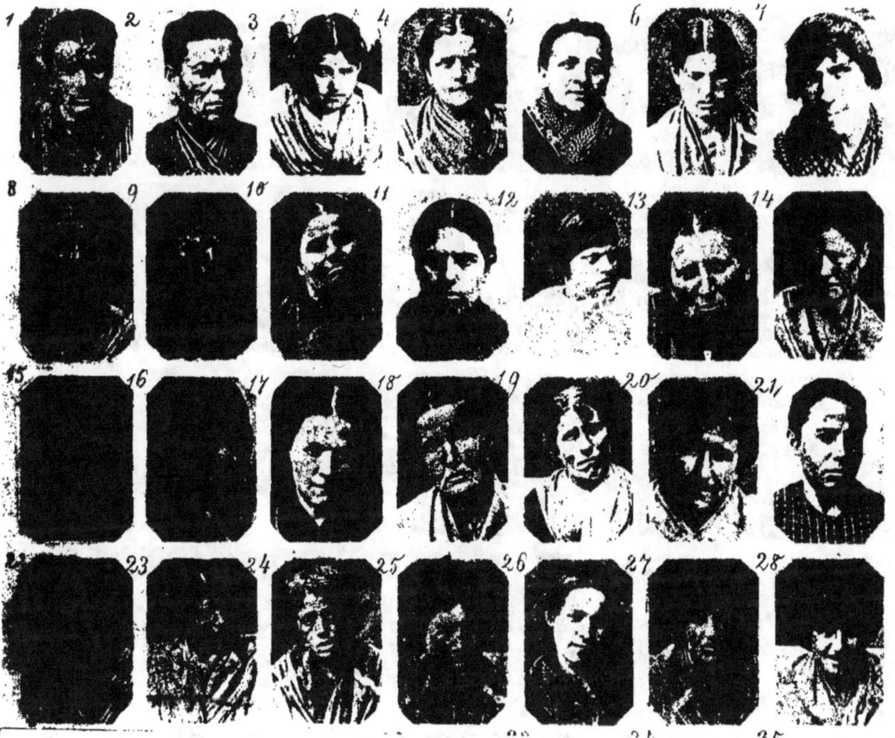

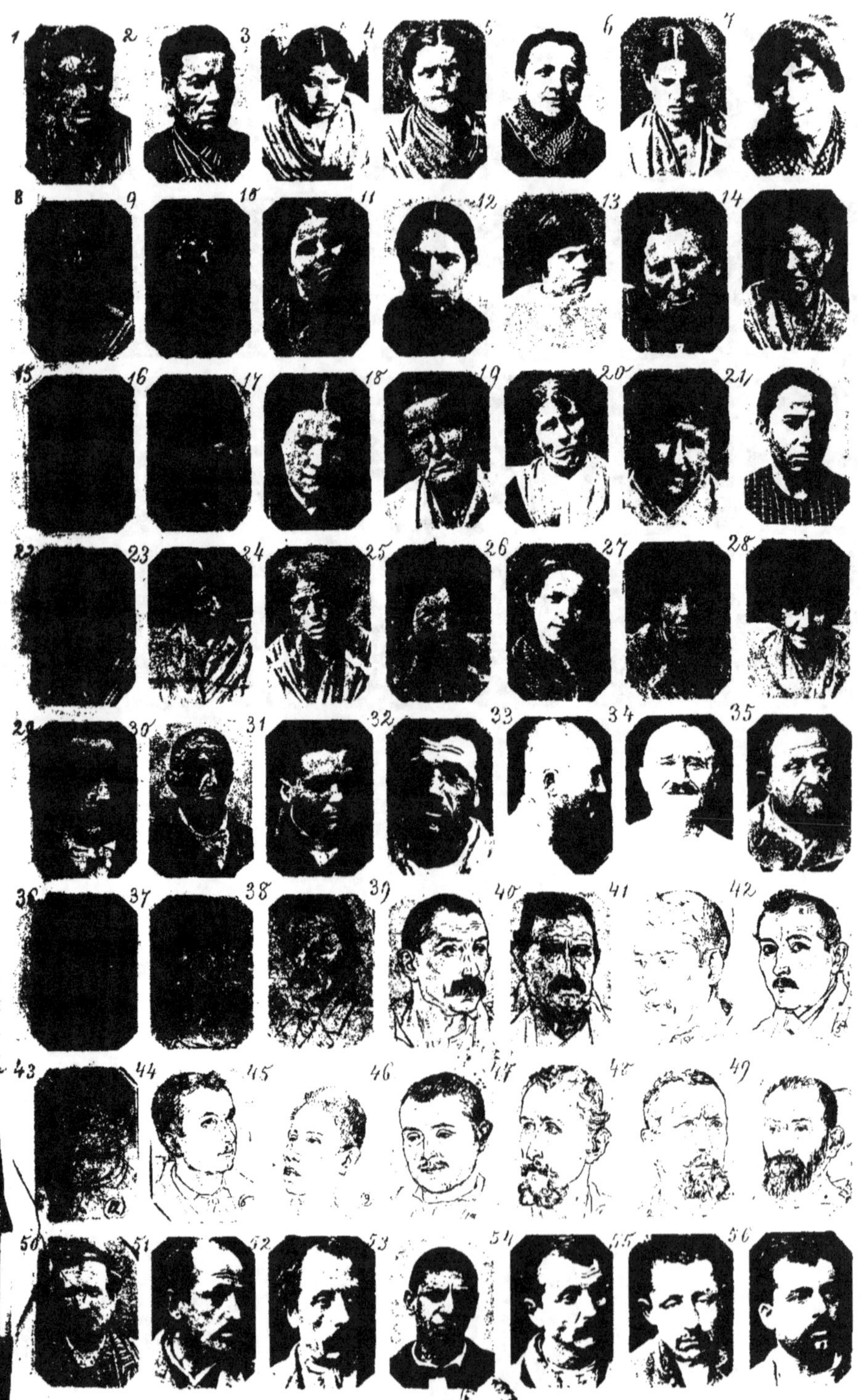

Farmacie Doyen fil Torino

Napoléon, et d'autres fois léchait la terre comme l'aurait fait le dernier des esclaves.

« Ils ont, dit Krafft-Ebing, une émotivité énorme; tour à tour timides et exaltés, incapables de loyauté, tyrans domestiques. Méfiants, intolérants, écrit Legrand du Saulle (*Epilepsie*, 1880), un geste, un regard suffisent pour les jeter en colère. — Ils présentent encore les plus saisissantes contradictions : de querelleurs, méfiants, cyniques, ils deviennent tout à coup timides, respectueux, dévots; ils sont surtout caractérisés par le pervertissement des affections, par la dureté du cœur.

« Falret dit: « L'intermittence des sentiments, ainsi que des facultés intellectuelles, est le trait dominant de leur caractère».

« La plupart du temps, entre deux accès, ils sont sournois, irascibles, bizarres ; par moments polis et aimables, par d'autres grossiers, querelleurs, calomniateurs. Il arrive aussi que leurs parents, sans être épileptiques, partagent les mêmes défauts, la même inconstance de caractère.

« Delasiauve dit : — Ils avouent leur crime sans réticences, parce qu'ils n'y voient que l'effet d'une sorte de légitime défense ou d'un fait involontaire, et ils en ont plus de chagrin que de remords. Indifférents aux dangers qui menacent leur existence ou leur liberté, ils n'ont garde de faire disparaître les traces de leur forfait, ou de se soustraire à ceux qui les poursuivent ».

« Le caractère des épileptiques, écrit Schüle, consiste dans une extraordinaire irritabilité maladive, qui rapidement se transforme en des actes impulsifs. Ils sont des hommes capricieux, méfiants, excités contre eux-mêmes et contre les autres, turbulents, mauvais voisins, d'une gaieté, souvent, dont ils ignorent la raison, et d'une dépression, après, exagérée : tour à tour humbles, avec tendances religieuses, et orgueilleux, durs, méchants ».

« Dans une certaine mesure loyaux dans le commerce, consciencieux, ils deviennent tout à coup grossiers, cruels, malhonnêtes jusqu'au vol ».

« On ne trouve pas chez les aliénés une tendance clephtomaniaque aussi fréquente, aussi manifeste que parmi les épileptiques. Ces malades volent tranquillement tout ce qu'ils peuvent attraper dans

16

le début de l'exaltation nerveuse ; ils sont à même d'accomplir le vol le plus raffiné, ou de voler par ci, par là, sans plan arrêté, dévoilant, de suite après, l'adresse de leurs exploits.

« Ainsi donc, au caractère anthropologique des épileptiques, qui n'est en résumé qu'une dégénération morale, un *penchant au mal* que les malades eux-mêmes révèlent comme une douloureuse nécessité organique, on peut ajouter (et cela forme une sorte de trinité clinique) *l'obtusité de la conscience*, qui facilite l'impulsion sans cause, et une *succession alternative et contradictoire* dans le caractère et dans la direction de la pensée. Or l'intermittence, l'excessivité passagère du sentiment, est justement un des caractères des caractères des criminels-nés (Schüle).

« Les épileptiques les plus apparemment sains d'esprit (écrit Voisin) peuvent commettre, en certains moments, des actes irrésistibles par rancune etc., par les sensations trop vives qu'ils éprouvent et qui, en faussant leur jugement, leur empêchent d'apprécier à leur juste valeur les actes et les paroles.

« L'épilepsie gâte le caractère, engendre la perte du sens moral, l'irritabilité : elle gâte surtout l'intelligence, provoquant l'affaiblissement, la stupeur, la dépression, les morosités, les éblouissements, les « illusions » (Voisin).

« En somme, les contrastes, l'immoralité sont les caractères dominants des épileptiques; le cynique, tel jour, devient religieux; le bourreau de sa femme se jette, tel autre jour, à ses pieds. Fischer et Pick écrivent :

« Ils oscillent toujours entre les deux extrêmes et ne peuvent pas être réprimés par les sentiments.

« Ils ont, mais rarement, un sentiment exagéré d'eux-mêmes, avec facilité et puissance de conception; ils ont fréquemment des hallucinations de flammes, de voix mistérieuses, rarement d'odeurs (Krafft-Ebing).

« Ainsi donc, selon Voisin, la distinction des épileptiques en fous ou non, est un sophisme sans aucun appui pratique. « A Bicêtre, j'ai constaté que sur 60 épileptiques non maniaques, 4 seulement étaient intelligents ; d'autre part sur 150 épileptiques fous, 22 étaient d'intelligence au moins égale à celle de ces quatre derniers. Parmi

148 épileptiques de la ville j'en ai trouvé 10 apparemment sains d'esprit ».

« La cause principale qui éveille le doute de l'immunité mentale dans l'épileptique non atteint de folie, c'est le penchant même à l'excitation et à la colère subite. La trop grande irritabilité, les sensations trop vives faussent leur jugement et, dit Thompson, l'anesthésie qu'ils ont dans tous les sens, ils l'ont dans l'intelligence.

« Les accès maniaques si fréquents chez les épileptiques, par le caractère même de la soudaineté, de l'intermittence, de l'hallucination de persécution, de la facilité à éclater pour un rien et surtout par la commotion de la colère, expliquent aussi les accès des fous moraux et des prisonniers.

« La belle découverte de Magnan (*Leçons sur l'Epilepsie*, 1880) que les épileptiques peuvent accoupler au délire maniaque un autre délire d'hallucination et de mélancolie, explique la complication que nous trouverons souvent aussi du délire systématique hallucinatoire, mélancolique, etc., parmi les détenus et les fous moraux.

« Ainsi la X de Cantarano était une pyromaniaque avec inversions sexuelles : la Glaser, la Jeanneret et la Serb'm étaient atteintes d'hystérisme. Dagonet parle de manie aiguë et d'hallucinations chez des fous moraux.

« Pour compléter, selon notre habitude, ce tableau par des chiffres, nous donnons ci-après les résultats trouvés par Cividalli, Bianchi et Tonnini, qui résument en très peu de lignes les caractères de la folie et de la perversité des épileptiques.

Hommes et femmes.

	Cividalli 65 hommes	Cividalli 52 femmes	Tonnini et Bianchi 42
Intelligence limitée......... p. %	61	69	30
Mémoire faible............... »	91	78	14
Hallucination .... »	41	36	20
Impulsivité .... »	50	49	2,3
Idées de grandeur........... »	1	»	2,3
Irascibilité .... »	100	61	30
Mensonges................... »	100	100	7
Vols....................... »	63	75	4,6
Croyances religieuses exaltées »	86	100	14
Pédérastie .... »	39	38	2,3
Perversité .... »	57	15	30
Onanisme................... »	67	21	»
Sens moral intègre......... »	»	»	16

« Remarquez, Monsieurs, combien sur tous les vices, ou, pour mieux dire, sur tous les penchants au crime prédomine surtout cette impulsivité, cette irascibilité qui est la cause la plus fréquente des crimes contre les personnes.

« Je pourrais apporter d'autres détails, trop peu nombreux et trop insuffisamment précisés pour être classés, mais qui montrent d'une manière frappante l'analogie extrême des deux formes.

« Par exemple : j'ai vu les épileptiques, les fous-moraux et les criminels-nés avoir d'étranges prédilections, et des haines plus étranges encore, pour les animaux, surtout domestiques.

« Deux épileptiques, jeunes gens riches, pendant toute la journée n'avaient de soucis que pour leur cheval, qu'ils affectionnaient plus que leurs parents.

« Un montagnard aimait de véritable passion les brebis, et il portait son amour jusqu'aux rapports charnels.

« Un prisonnier s'emparait de rats communs, dans l'espoir de les dresser à traîner : un étudiant de lycée, ramassait des poux pour les exercer militairement, tandis qu'un autre s'efforça.t d'apprendre à une oie à obéir aux commandements.

« Pour ce qui se rapporte aux criminels et aux fous-moraux, je n'ai que le choix parmi les étranges prédilections pour les animaux, que montrèrent Commode, Caligula, le Dr. Francia, Lacenaire, la Trossarello. Cette dernière préférait de petits chats à ses propres enfants.

« Dostoievsky raconte (*Souvenirs de la maison des morts*) que les forçats aimaient la chèvre Vasci jusqu'à vouloir lui dorer les cornes : ils avaient rempli leur chambrée d'animaux.

« *Destructivité.* Un autre caractère commun aux épileptiques, aux criminels-nés et aux fous-moraux, c'est le besoin automatique de destruction des objets inanimés, mais plus encore des êtres animés. Ce besoin explique les coups, suicides, assassinats, blessures, etc., dont ils sont coutumiers. On ne le rencontre, hélas ! que trop souvent même chez les enfants.

« Misdea, qui était barbier du régiment, au moment d'être relevé de ce service, cassa avec les dents trois rasoirs en petits morceaux.

« Piz., pour se soulager, comme il disait, cassait régulièrement, chaque deux jours, la vaisselle de sa cellule.

« Cette tendance, chez certains épileptiques, arrive jusqu'au cannibalisme, phénomène remarquable et saisissant, sans aucun rapport avec les sentiments de vengeance.

« Un épileptique prisonnier, auquel j'appliquais l'aimant, me disait qu'il sentait se réveiller en lui l'irritation qui avait été la cause de son forfait : « Je me mangerais moi-même, si l'on ne m'en empêchait pas, disait-il. Misdea éprouvait les mêmes sensations.

« Cividalli vit un épileptique manger le nez à trois de ses camarades.

« Verzeni et Garayo, après avoir étranglé leurs victimes, mettaient de côté certains morceaux choisis, pour les faire rôtir et les manger.

« Dans les prisons dont je suis médecin, j'ai vu prendre par un épileptique, G. . . une couvée de rats vivants, et les manger à peine brouillés avec l'huile de lampe, comme on ferait d'une salade.

« Mais l'exemple le plus classique et le plus saisissant, est celui observé par Adriani (1).

« Un épileptique de 42 ans, paysan de son état, avec sinus frontaux, mâchoires énormes, os occipital aplati, oreilles difformes, œil injecté de sang, était la terreur de ses compagnons de travail, parce que, sans aucune provocation, il les mordait avec rage. Un jour, ayant rencontré sur sa route un jeune homme, il l'attaqua, le renversa, et lui laboura les joues avec les dents. Arrêté, au moment où on lui apportait l'ordinaire, il mit les gardiens en fuite, courut chez lui, s'empara de sa fillette âgée de deux ans, et se mit à lui manger les fesses, les cuisses, la poitrine, jusqu'à ce que des voisins lui sautèrent à la gorge, et l'obligèrent à lâcher prise. La pauvre enfant en mourut. Lui, il erra tout nu quelque temps dans la campagne et un beau jour s'en retourna chez lui. À sa vue, sa femme s'enfuit avec les autres bébés, mais il la rejoint, lui arrache des bras un petit garçon de 5 ans, en cherchant de lui écraser le crâne. Il l'aurait certainement achevé si la mère, au péril de sa vie, ne l'en eût empêché.

« *Religiosité.* — Ainsi que nous l'avons vu et prouvé à l'aide de la statistique, les épileptiques sont sujets aux exagérations des sentiments religieux, que nous savons être un caractère fréquent des criminels.

« Cette religiosité est si marquée que le Dr. Toselli en a fait justement un caractère spécifique de l'épilepsie. Je l'ai prié d'entreprendre de nouvelles études sur les épileptiques vivants dans la bonne société. Il a remarqué la religiosité 11 fois sur 19 personnes de sexe masculin et 5 fois sur 11 personnes de sexe féminin, toujours mêlée à des excès contraires : nymphomanie, penchant au meurtre — ou bien encore avec de véritables caractères atavistiques rappelant quelquefois les plus anciennes religions.

« Mais, selon moi, il faut faire attention surtout à cette perversité, alternée de religiosité, qui me semble réellement un des caractères les plus typiques des criminels. Il y a en eux quelque chose de sauvage qui va de pair ou qui alterne avec le cynisme et sert de prétexte ou d'excuse aux actes criminels impulsifs. J'en ai

____

(1) Adriani, *Des maladies mentales dans l'Asile des aliénés de Fermo.*

connu un qui, en tuant sa femme et sa belle-mère qu'il haïssait, croyait exécuter les ordres du Saint, son patron, lequel par des signes et par la parole l'excitait au crime. Lorsqu'on parle au nommé Preganò, que Tonnini a illustré, de ses enfants, qu'il a tués bien qu'il les aimât : « Là où les deux premiers étaient morts, répond-il, il était prédestiné que le dernier mourût. » Frigerio nous a parlé d'une épileptique qui lui disait : « Ce n'est pas moi qui parle ; c'est Dieu « qui est en moi, et qui me commande de parler et d'agir. » Tonnini mentionne un épileptique qui adorait le soleil. .

« La *vanité* est fréquente chez les épileptiques, ainsi que la vanterie des délits. Interrogé sur le nombre de coups dont il avait frappé sa fille, Preganò répondait : « Un seul a suffi ; ce bras ne se trompe pas facilement ». Un autre enregistrait sur son calepin : « Aujourd'hui j'ai tué une petite fille : elle était chaude ».

« Le *penchant exagéré aux plaisirs vénériens* et surtout aux spiritueux est aussi frappant chez beaucoup d'épileptiques que chez les criminels. Aussi a-t-on voulu faire de ceux chez qui prédomine cette seconde tendance, une classe à part (épileptiques alcooliques).

Suicide. — La tendance au suicide est fréquente chez les épileptiques — quelquefois sincère, souvent simulée, plus souvent encore automatique, sans motifs — comme chez les criminels. Le suicide des épileptiques a parfois pour but, comme chez ceux-ci, de les soustraire à la peine, et même au délit. Sur 128 épileptiques, Leidesdorf a trouvé 13 suicides ; sur 306, j'en ai trouvé 11.

« Legrand du Saulle dit les suicides rares chez les épileptiques. Mais dans son ouvrage j'en trouve 9, l'un desquels écrivait : « Je me sens poussé à te tuer.... Si je ne me tuais pas, sauve-toi, ne me remercie pas : tu aurais été ma victime.... Et voici que ma tête bout encore, que la plume me tourne entre les doigts. » Cet épileptique était fils d'un ivrogne et d'une phthisique. Il finit par se pendre.

« Un autre, sergent, frappait un camarade ; ensuite pris de remords, il se blessait à l'abdomen avec un couteau. Un mari, congédié par sa femme à cause de l'épilepsie dont il souffrait, se tua à sa porte. Son fils, âgé de 17 ans, se tua à son côté.

« Morel vit une épileptique, condamnée par lui à subir la douche, pour avoir frappé ses compagnes, prendre un morceau de verre et se couper la jugulaire.

« Misdea essaya plusieurs fois de se suicider, sans aucune cause, par caprice ou par dépit de ne pouvoir assouvir ses tendances brutales.

« Delasiauve raconte qu'un épileptique, après des accès nocturnes, avait un penchant à se couper la gorge en se rasant.

« *Tatouage.*— Sur 46 fous tatoués, étudiés par Severi, 2 étaient épileptiques. Le tatouage de l'un de ceux-ci lui couvrait tout le corps, comme cela se rencontre quelquefois chez les prisonniers. L'un et l'autre avaient été renfermés dans l'hospice des aliénés. Or, le fait du tatouage exécuté au manicome est rare, et quand il se vérifie, le tatouage n'est pas étendu à tout le corps. Sur 5 tatoués, trouvés par Frigerio parmi 350 fous, 2 étaient épileptiques. Sur 31 épileptiques étudiés par Bianchi, 3 étaient tatoués.

« *Association.* — Parmi les individus internés dans les hospices, les épileptiques sont les seuls qui, de même que les criminels, aient une tendance à se rechercher et à s'associer. Ils conspirent non seulement avec les individus affectés de leur propre maladie, mais aussi avec les fous moraux. Ils ne recherchent souvent l'association que pour la trahir dans un but criminel, pour se frapper mutuellement ou encore dans le seul but de mal faire (Reimer, *Allgem. Zeitsc. für Psyc.*, 1884). Dans la maison de santé de Schönenberg, 5 fous complotent une évasion, en allumant un incendie: or, de ceux-ci trois étaient des fous moraux, 2 étaient épileptiques. Frigerio nous a parlé d'un certain L. T., épileptique, qui non seulement vole avec une dextérité incroyable, mais qui souvent pousse ses camarades au vol et leur sert de guide.

« *Simulation.* — De même que les criminels, les épileptiques donnent un grand nombre de simulations, non seulement de folie, mais aussi d'épilepsie. Il est des cas où, chez les uns et chez les autres, il est absolument impossible de discerner si l'accès est simulé ou réel. Cappello publia le cas d'un enfant de 12 ans, épileptique, qui simulait l'épilepsie. D'autres cas très importants sont ceux dont nous parlera Venturi, notamment celui de cet épileptique qui, ayant tué son ennemi par esprit de vengeance, simula un accès d'épilepsie.

« Un fait remarquable est que les épileptiques détenus sont

précisément, de tous les prisonniers, ceux qui commettent le plus de méfaits dans la prison même. Sur 44 punitions infligées dans les prisons de Turin, de 1881 à 1884, 21 ont frappé des épileptiques, qui n'étaient qu'au nombre de 17; tandis que des autres 378 détenus non épileptiques, 23 seulement ont été punis (Marro).

« *Intermittences - Amnésies*. — Que l'on ne dise pas que chez les fous moraux manque la forme intermittente ou par accès précédés d'*aura*. Ce phénomène se remarque aussi chez eux, quoique moins frappant que chez les fous moraux et chez les criminels, dont les gardiens ont coutume de dire qu'ils ont, de temps à autre, un *mauvais moment* dans la journée, moment où, sars cause spéciale, ils deviennent intraitables. C'est une observation que Dostoievsky fit aussi parmi ses compagnons de bagne (*Souvenirs de la maison des morts*, p. 17). « Etranges, dit-il, sont les éruptions « d'indiscipline de ces gens-là. Pendant des années entières, ils sup-« portent des supplices cruels, et ils se révoltent pour un rien.... « D'autres qui pendant des années avaient été endurcis dans le « mal, au moment le plus inattendu se répandent en sentiments « de cordialité, comme si les écailles leur tombaient des yeux. »

« J'ai observé, dans les prisons de Turin, que, les mêmes jours où, sous des influences certainement météoriques, les accès des épileptiques devenaient aigus, les criminels non aliénés commettaient des actes violents ou de folie; ainsi, ils déchiraient leurs vêtements, détruisaient le matériel de travail, frappaient sans raison le premier gardien venu. Frigerio a remarqué le même fait chez ses fous moraux.

« J'ai, enfin, vu des cas où l'impulsion du fou moral ou l'acte criminel était parfaitement précédé, comme chez l'épileptique, par un vrai tic de mouvement. J'ai noté ailleurs (*Archivio di psichiatria*, vol. III) le cas d'un jeune homme dont la famille s'apercevait qu'il méditait un vol, lorsqu'il portait continuellement ses mains au nez, habitude qui finit par le lui déformer.

« Qu'on ne nous dise pas, non plus, que l'amnésie manque. Bianchi a observé l'amnésie de leurs actes chez 4 fous moraux. Nous l'observons souvent dans les reges et caprices des enfants. L'amnésie est certainement moins fréquente chez les fous moraux, mais on sait désormais que, bien qu'elle soit un des traits les plus fréquents des actes épileptiques, elle n'est pas indispensable pour les caractériser (Samt et Tamburini).

« *Cas cliniques.* — Un fait très important pour notre thèse est que dans les cas les plus frappants de folie morale, l'épilepsie se confondait avec les tendances criminelles et datait de la première enfance. Voyons-en des exemples.

« Graffiano Celestino, de 16 ans, stature 1,51; poids kilogrammes 40,500, peau jaunâtre, couvert de tatouages, crâne présentant une plagiocéphalie frontale gauche, asymétrie de la face, front étroit, angle orbital saillant, incisives supérieures latérales semblables aux canines, canines très développées, incisives éloignées l'une de l'autre; capacité crânienne c. c. 1516, largeur 0,90; longueur 0,122; relèvement le long de la coronaire; yeux obliques, coupe de la bouche horizontale comme chez les singes. Sensibilité tactile, à droite 4 mm., à gauche 2. Analgésie à droite, avec 40° de douleur à gauche. Réflexe rotulien presque manquant à gauche, vif à droite. G. C. parle mal de ses frères : il essaya même d'en tuer un, « pour faire, disait-il, une pipe de sa tête. » Il fit le boucher pour jouir des souffrances des bêtes. Né de père ivrogne et méchant, il souffrit d'épilepsie jusqu'à l'âge de 7 ans. Adonné de bonne heure à l'ivrognerie et à la masturbation, il s'enfuit de la maison paternelle et se livre au vagabondage. Renfermé, il grimpe sur les fenêtres, monte par les cheminées, brise les meubles, menace sa mère, etc. Partout où il est placé en apprentissage, on le chasse comme inepte, insolent et mauvais sujet. A dix ans, il s'enfuit et entre dans une troupe de saltimbanques. A onze ans, se trouvant à la maison de correction de Gênes, il cherche, avec des camarades, de mettre le feu à l'établissement et se fait renfermer en cellule pendant huit mois. Après une seconde tentative d'incendie, il est mis en prison. C'est là que se révèle l'accès épileptique, le plus souvent larvé, mais quelquefois aussi convulsif. Dans un de ces accès, il essaya de se pendre.

« Les discours, le maintien, les habitudes de G. révèlent une absence absolue de sens moral. Sourd aux sentiments d'honnêteté et de justice, il n'a d'affection pour personne. Il n'aime sa mère, dit-il, que lorsqu'elle lui apporte des cigares et de l'argent; à part cela, elle est pour lui une femme comme toutes les autres.

Il ne rougit pas de s'entendre dire du mal ; sa physionomie ne s'anime un peu que si on l'accuse d'être pédéraste passif, tandis qu'il se vante de l'être activement.

« Fainéant, joueur, querelleur, il passe ses journées dans l'insouciance du lendemain. Quand on lui demande ce qu'il ferait pour vivre s'il était mis en liberté sans argent, il dit qu'il le prendrait dans la poche des autres, mais qu'il ne travaillerait pas.

« Piz., de bonne famille, mais fils de mère épileptique, et de père bizarre, ayant des tantes folles, âgé de vingt ans, présente une asymétrie faciale notable, les sinus frontaux proéminents. Sa sensibilité tactile est de 3,1 à droite ; 2,5 à gauche. A l'âge de trois et ans demi, il s'enfuit sans raison de la maison paternelle. A cinq ans, il essaie de se pendre, pour avoir entendu dire qu'un autre s'était suicidé ainsi. Il fait des projets en masse, se montre bon écolier, sans cependant se bien comporter. Il jette l'argent par la fenêtre, se fait passer pour comte, millionnaire, etc. A 13 ans, il écrit en Hollande pour qu'on lui donne l'île de Robinson Crusoé dont il prétend avoir hérité. A vingt ans, il vole pour aider le parti de Coccapieller, se faire nommer député et enrôle 40 *butteri* (pasteurs et gardiens de biens-fonds de la campagne romaine) pour aller à la conquête de l'Inde.

« L. colporteur, 34 ans, vend pour son compte les marchandises qui lui sont confiées. Arrêté, on constate sur lui une blessure à la tempe, produite par un coup de feu, en 1870. Depuis 1872, L. a subi onze condamnations, dont huit pour recel, une pour vol, une pour faux et une pour dégâts à la propriété. En 1881, il est accusé de faux témoignage. Mis sous observation dans un hospice d'aliénés, il déclare souffrir de céphalies et de vertiges. On constate des cicatrices crâniennes. De temps à autre, le malheureux est excité ; il plaisante lugubrement sur son infirmité, se dit infortuné et prédestiné au suicide. Il finit par devenir menaçant ; il pleure et transpire abondamment. Il supporte mal les alcools, réfléchit avec difficulté. Il eut aussi des convulsions.

« Libéré, il devient incapable de travail, par suite de maux de tête et de vertiges. Condamné à deux ans de prison pour escroquerie, il reconnaît que cette peine est juste, mais ne se rend pas compte de la manière dont il a commis l'acte incriminé. Depuis lors, en 1874, il s'est sauvé en Suisse avec des marchandises que, rentré en lui-même, il renvoya à son patron.

« Preuss (*Zur Casuistik der zweifelhaften Geisteszustände*, 1885) nous fournit l'exemple de R. P., âgé de 23 ans, dont la sœur est épileptique. Fainéant et indiscipliné à l'école, dès son jeune âge convulsionnaire et ivrogne, il vole ses parents, et se livre au vagabondage. Enrôlé dans l'année, il est d'abord bon soldat, puis détestable et voleur. Il disait souvent qu'il en coûtaît chér de s'en prendre à lui, qu'il aurait fait quelque *diablerie* (Misdea en disait autant) pour être mis en liberté et ne plus servir comme simple soldat. Plus tard il eut un accès d'épilepsie. Un mois et demi après, il s'absente, veut être visité par le médecin militaire à l'auberge, menace de frapper les sous-officiers qui veulent le reconduire à la caserne, prend à partie les soldats avec lesquels il a précédemment eu à dire, leur crie (comme Misdea le fit): « Si vous « me croyez fou, c'est que c'est vous qui l'êtes! », les traite de vauriens, et leur résiste au point que dix d'entre eux peuvent à peine le maintenir. Une heure et demie après, il redevient tranquille. Mais le jour suivant, il refuse de se soumettre à l'examen qu'on veut faire de lui. Trois jours après, il ne présente plus rien d'anormal, sauf la fixité du regard, la contraction des muscles de la face, du côté gauche, et l'amnésie des faits.

« Liman (*Vierteljahres. f. Gericht. Medicin*, XXXVIII) rapporte le fait d'un certain F., de trente ans, fils d'ivrogne, frère de fou et d'épileptiques, sujet lui-même à des accès épileptiques et hypnotiques, pendant lesquels il rôde inconscient dans les rues. Honnête et laborieux à l'état normal, il subit plusieurs condamnations pour s'être déshabillé indécemment devant des femmes, etc., actes commis pendant des accès épileptiques.

« Krafft-Ebing (*Wiederholte Verbrechen*, nell' *Irrenfreund*, 1883) écrit: R., de 31 ans, vagabond, mal famé, n'est pas plutôt en prison qu'il menace tout le monde, brise tout. Au bout de quelques jours il se calme.

« Examiné, il montre une irascibilité morbide, et souffre d'insomnie. On le soupçonne d'être d'épileptique, sans en avoir des preuves jusqu'au jour où, pendant la visite, il présente un accès complet.

« C'était encore un épileptique que ce coupeur de bourses, ivrogne, espion, fils d'ivrogne, neveu de fous, voleur dès l'enfance, qui ne parlait que l'argot, qui ne dormait pas la nuit s'il n'avait commis un vol pendant le jour, qui ne se croyait mis au monde que pour voler (*Archivio di psichiatria*, 1881, p. 207). C'était un épileptique que ce D. (*Genio e Follia*, quatrième édition, p. 215), presque analgésique, qui voulait fonder une nouvelle religion dont la prostitution aurait été la règle fondamentale, et qu'il voulait pratiquer le premier sur les places publiques; qui était à la fois ivrogne, violateur, escroc; qui faisait du chantage en journalisme, rouait sa femme de coups et la couvrait de blessures. C'était un épileptique que ce voleur-escroc, condamné 14 fois et mis 21 fois sous procès, que Tamburini a illustré (*Rivista freniatrica*, 1881); c'en était un autre que ce soldat, étudié par De Paoli (*Archivio di psichiatria*), qui en six ans subit douze condamnations criminelles. Et viceversâ, c'étaient des criminels que tous les épileptiques fameux qui ont été illustrés: P, par Preuss; R, par Krafft; Morzani, R. V., par Tamburini; Hofstapfel, Meloni, Thauriot. — Banon et Bionzo, épileptiques très honnêtes, étaient en consanguinité avec des voleurs (*Archivio*, 1881, II). Plusieurs des Césars étaient épileptiques: Caligula, par exemple. Cette famille fatale de criminels, de fous moraux descendait d'un génie épileptique. Presque tous ses membres, comme le remarque Mayor, présentaient des asymétries faciales (*Iconographie des Césars*, Rome, 1886).

« *Epilepsie dans les prisons*. — L'identité essentielle du criminel-né et de l'épilepsie semble inexorablement prouvée par la statistique. Les études récentes de Sommer et de Knecht (*Archivio di psichiatria*, V, p. 148), démontrent que les épileptiques se trouvent parmi les prisonniers dans la proportion de 5 %; Virgilio a trouvé le 6,3 % parmi les voleurs. Or parmi les individus normaux, Rayer compte 6 épileptiques par 1000, et Villeneuve en compte 5 sur 1000 conscrits (*Statistique des Bouches de Rhône*, 1826). En Allemagne, Hirsch en compte 1 par 1000; en Italie, Morselli 1,3 par 1000. Ainsi donc, les prisonniers donnent environ 10 fois plus d'épileptiques que les gens normaux. Clark constata le délit chez 11 % d'épileptiques communs (*Heredity and crime in epilepsy*, 1880).

« Sur 306 prévenus épileptiques, dont les données ont été réunies par Krafft-Ebing, Legrand, Tamburini, Morselli, Liman et par moi, j'ai compté:

Homicides	76
Voleurs	63
Accusés de blessures, brutaux	47
Vagabonds, fainéants	38
Incendiaires	16
Déserteurs, escrocs	17
Violateurs	11
Suicides	11
Vagabonds et mendiants	8
Rebelles, violents (en paroles)	5
Empoisonneurs	3
Calomniateurs	2

« *Etiologie.* — L'étiologie de l'épilepsie se montre à nous semblable à celle de la criminalité.

« La distribution géographique est la même.

« En effet les chiffres de la criminalité italienne, fournis par M. Bodio dans le *Movimento della criminalità in Italia nel quinquennio 1879-83*, et les chiffres de l'épilepsie, comme cause de réforme dans le service militaire, que nous a fournis Sormani pour quatorze années 1843-56, dans son ouvrage *Geografia nosologica d'Italia*, nous donnent les résultats suivants:

Des 69 provinces de l'Italie:

39 sont au-dessous de la moyenne quant au nombre des épileptiques. Des mêmes 39 provinces; quant à la criminalité:

25 sont au dessous de la moyenne pour les crimes de rébellion, etc. (1);

25 sont au dessous de la moyenne pour les crimes contre les bonnes mœurs (2);

23 sont au dessous de la moyenne pour les crimes d'homicide et blessures suivies de mort (3).

----

(1) Cette catégorie comprend les rébellions, violences, outrages aux dépositaires et agents de l'autorité et de la force publique.

(2) Cette catégorie comprend les délits contre les bonnes mœurs et contre l'ordre des familles.

(3) Cette catégorie comprend les homicides qualifiés, simples et sans préméditation, les blessures suivies de mort, les agressions à main armée et dans un but de vol, le rançonnement, l'extorsion, la rapine avec homicide.

Par contre, sur 32 provinces qui dépassent la moyenne quant au nombre des épileptiques:

11 sont au-dessus de la moyenne par le nombre des délits de rébellion (1);
13 sont au-dessus de la moyenne par le nombre des délits contre les bonnes mœurs (2);
13 sont au-dessus de la moyenne par le nombre des blessures suivies de mort (3).

« Les provinces de Chieti et Reggio de Calabre, qui ont un nombre d'épileptiques égal à la moyenne du royaume (24/00000) ont cependant des moyennes de crimes supérieures à la moyenne du royaume dans les trois catégories susmentionnées; l'on remarque que sur 7 provinces qui font exception en ce qu'elles donnent peu d'épilepsie et beaucoup de criminalité, une (Rome) est anormalisée par la présence de la capitale. Pour celles de Campobasso, Avellino et Potenza, il faut tenir compte des traditions et des restes du brigandage.

« Sur les 14 provinces où l'épilepsie est plus diffuse et la criminalité l'est moins, quelques-unes, comme Bergame, Còme, Sondrio Port-Maurice, Massa et Carrara, ont une forte proportion d'endémies goîtreuses, auxquelles l'épilepsie se relie étroitement.

« Il s'ensuit que la négation absolue du rapport entre épilepsie et criminalité se trouve dans 23 provinces, sur 69, mais pour 9 de ces 23 provinces, cette négation s'explique par d'autres causes. Ajoutons que pour certaines provinces, si l'on s'en tient à des observations qui ne sont pas strictement statistiques, mais qui sont dignes de foi, la disproportion entre la criminalité et l'épilepsie serait plus apparente que réelle (Ravenne, Forli, Palerme) (1).

« On ne peut nier que l'accord de trois genres de criminalité entre eux et avec l'épilepsie ne soit frappant. Il ne se dément que dans peu de cas: à Lecce et Venise, pour les délits de rébellion; à Syracuse et Grosseto pour ceux contre les mœurs; à Pise pour l'épilepsie.

« Une autre analogie nous est fournie par l'âge des parents.

(1-2-3) Voir à page 254.

(1) J'interrogeai récemment un jeune homme de Forli, condamné pour blessures, et je lui reprochai sa violence : — Que voulez-vous ? me dit-il, je suis de Forli ! —

Marro a récemment démontré (*I caratteri dei delinquenti*, *1886*) l'influence étiologique notable que l'âge des parents, au moment de la conception, exerce sur les délinquants et les épileptiques, fils le plus souvent de parents déjà vieux.

« La fréquence soit de la folie morale soit de l'épilepsie dès le jeune âge montre l'origine congénitale des deux phénomènes. Cividalli a trouvé que, sur 120 épileptiques observés par lui, 78 l'étaient déjà avant l'âge de 14 ans. Voici les chiffres que nous fournissent d'autres observateurs :

	Herpin	Reynolds	Hammond	Gowers
de 0 à 10 ans	15	19	60	422
» 10 à 20 »	20	106	329	651
» 20 à 50 »	9	45	143	442
» 50 à 80 »	6	2	40	21

« Cette chronologie est analogue à celle que j'ai trouvée pour les délinquants.

« L'âge critique marque une recrudescence, selon Griesinger, surtout par rapport à l'état épileptoïde larvé, ce qui explique ces cas de crimes de sang commis avec férocité par des gens d'âge mûr, dont le passé était honnête, mais qui avaient souffert de vertiges (Garayo, par exemple).

« Nous donnons ci-après un tableau des causes de l'épilepsie :

	Sur 206 Hammond	Sur 60 Reynolds	Sur 128 Leidesdorf	Sur 428 Gowers
Peur, crainte, anxiété	15	29	24	186
Scarlatine, typhus	11	9	4	35
Coups de soleil	—	—	—	27
Traumatisme à la tête	10	9	13	65
Excès intellectuels	17	—	—	
Id. vénériens	15	—	—	
Première dentition, indigestion chez les enfants	11	16	—	72 (1)
Troubles menstruels	10	—	—	—
Grossesse	3	—	—	6

---

(1) Vers 6; asphyxie 9; empoisonnement saturnin 6; par le tabac 1; — **affection chronique des reins** 2; anesthésie artificielle 1.

CRIMINALITÉ ET ÉPILEPSIE EN ITALIE.

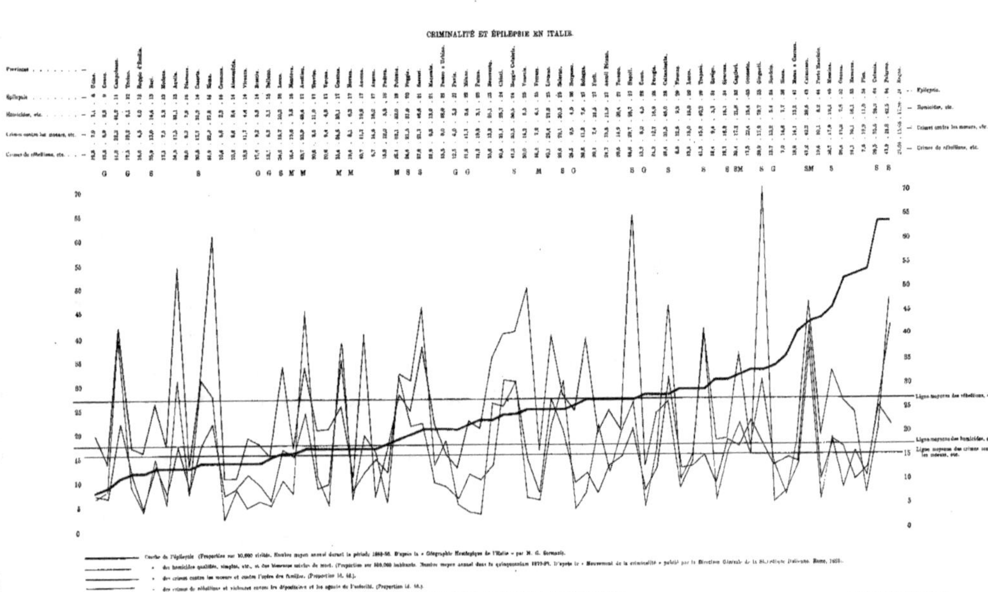

	Sur 206 Hammond	Sur 60 Reynolds	Sur 128 Leidesdorf	Sur 428 Gowers
Syphilis	3	—	—	—
Méningite chez les enfants . . .	—	—	7	—
Alcoolisme	—	—	4	13
Eclampsie	—	—	2	—
Eau froide répandue sur la tête .	—	—	2	—
Coït avec femme hystérique . .	—	—	2	—
Sans cause connue	104	—	67	—

« Les troubles de la nutrition qui se produisent dans les centres nerveux prédisposent à l'épilepsie. La douleur, les affections morales, qui pénètrent lentement dans le système nerveux, n'ont pas des effets également graves, parce que l'on voit que les nerfs ne réagissent pas par une contraction quand on les irrite graduellement au moyen de l'excitation électrique ou mécanique. On peut faire cuire une grenouille sans qu'elle s'agite, si l'eau est chauffée lentement. Un passage rapide de température, même de quelques degrés seulement, ferait sauter la grenouille hors du vase ou pour le moins la ferait s'agiter.

« Une cause plus aiguë a un effet plus rapide et immédiat.

« L' hérédité directe de l'épilepsie que Herpin a trouvée de 10 sur 68, Gowers de 408 sur 1113, Reynolds de 12 $^0/_0$, Delasiauve de 33 sur 300, Hammond de 21 sur 171, n'aurait d'importance ici que pour les cas assez fréquents de fous moraux et de délinquants fils d'épileptiques (selon Virgilio, 14 p. 100). Récemment Knecht, dans l'étude de 400 criminels de Waldheim, trouva que 60 d'entre eux avaient des parents épileptiques (15 $^0/_0$), c'est-à-dire, 24 la mère, 14 le père, 17 des frères et sœurs. De ces 60 criminels, 5 seulement étaient épileptiques et 3 sur 42 avaient des caractères marqués de dégénérescence (*Allg. Zeits. für Psychiatrie*, vol. 40, liv. 4).

« Les premiers Césars descendaient d'un épileptique. L'analogie de l'épilepsie, de la criminalité et de la folie morale se voit précisément aussi par leur fréquente dérivation commune de l'hystérie, des névroses, de l'alcoolisme des parents.

« Hammond a trouvé l'hystérie des parents dans 24 cas sur 175 épileptiques. Voisin, sur 95 parents d'épileptiques, en trouva 12 affectés d'alcoolisme chronique, sans compter 12 épileptiques conçus pendant l'ivresse; 41 avaient des ascendants névropathiques, choréiques ou fous.

« Virgilio a constaté, chez les parents de 14 fous moraux d'Aversa, 8 alcooliques, 3 névropathes, 6 fous, 10 criminels. Sur 255 criminels, il trouva le 12 %, d'épileptiques et le 21 %, d'alcooliques. On a trouvé, dans le même cas, le 34 % d'alcooliques dans le grand-duché de Bade, le 22 en Prusse (1). L'alcoolisme des parents va jusqu'au 37 %.

« J'ai montré dans mon *Archivio* (2), par plusieurs cas, que souvent des individus ayant reçu des coups sur la tête présentaient des accès imprévus d'irascibilité, de brutalité, de tendance au vol; on sait la fréquence des cicatrices crâniennes chez les criminels.

« Les ostéomes trouvés chez les épileptiques par Leidesdorf, par Battanoli, Frigerio, ont été constatés, par moi, 3 fois sur 90 criminels-fous.

« On connaît la grande fréquence de la folie morale causée par le typhus et par la scarlatine.

« Quant à la méningite, Flesch l'a trouvée sur le 50 %, (*Uomo delinquente*, pag. 206). Les plus grands criminels, Lemaire, Léger, Guiteau, Guinier, Faella et d'autres avaient souffert de méningites dans l'enfance, assez fortes pour laisser à leur suite des tendances perverses et, dans l'âge adulte, des actes impulsifs.

« On dira que les causes morales sont bien plus nombreuses dans l'épilepsie proprement dite que dans la folie morale, et même que les causes de l'une et de l'autre diffèrent entre elles, la folie morale étant plus fréquemment causée par les chagrins, et l'épilepsie par la peur. La chose est vraie. Un illustre savant, M. Mosso, qui s'est beaucoup occupé de la peur, me l'expliquait en ces termes: « Je crois qu'aucune émotion ne produit une contraction aussi forte des vaisseaux cérébraux, que la peur. La peur produit les effets les plus graves, parce que son action est imprévue, parce qu'elle déchaîne la plus grande abondance d'énergie nerveuse, et parce qu'elle est suivie de plus grande dépression et de plus grand épuisement que tout autre fait psychique ».

Epilepsie larvée. — Les accès de fureur épileptique, ou, pour mieux dire, d'équivalent psychique, par leur caractère d'instantanéité, de non préparation, par leur férocité inutile et exagérée, présentent aux yeux de l'observateur attentif, dans une période aiguë et courte, ce que l'épileptique est normalement: - une caricature du crime; de

---

(1) Virgilio, *Delle malattie mentali, ecc.* Aversa, 1889.
(2) Vol. III, pag. 43.

même que l'obtusion sensorielle, la stupidité momentanée qui suivent et accompagnent les accès ne sont que l'acuité de l'état habituel et souvent congénital de l'épileptique.

« On objectera que la fureur épileptique, par son instantanéité, par le manque de but utile, se révèle tout de suite comme morbide, surtout par l'amnésie qui suit le fait. Mais il ne manque pas de cas où même l'équivalent, même la fureur épileptique semble préméditée et s'accorde avec les intérêts des sujets, et se prolonge aussi longtemps qu'il le faut, et n'exclut pas le calme, de façon à se confondre, d'une manière absolue, avec le délit. Samt et Tamburini, et Bonfigli, et Toselli et plus récemment Echevendi, fournissent des faits à l'appui de notre dire et prouvent qu'il y a des cas où l'accès psychique, même le mieux caractérisé, a été suivi du souvenir le plus net. Voici un cas que nous fournit la *Rivista di freniatria* de 1878.

« B., de 41 ans, ayant un frère voleur et des sœurs épileptiques, sujet depuis des années aux vertiges, voit, en avril 1878, un chat mort dont les yeux sortaient de la tête. Il en est impressionné: ses rêves deviennent bizarres. Il pleure, veut se séparer de sa femme. Mis au lit, il injurie ceux qui parlent de le saigner, de l'exorciser, etc. Il se calme, et demande une faucille à une voisine, qui la lui remet. Il sort et se fait accompagner de sa femme, en lui prodiguant une foule de bonnes paroles. Il se roule avec elle dans un champ, trouve un caillou qu'il croit placé là expressément et lui écrase la tête, en lui bourrant la bouche de terre pour suffoquer ses cris. Les voisins accourent: il les menace et les poursuit en criant: « Vous êtes venus m'épier pour dénoncer que j'ai tué ma femme, mais je vous tuerai. » Désarmé, il se calme, mais, peu d'instants après, il enfonce la porte de ces mêmes voisins, se précipite chez eux et avec des pincettes casse la tête à la femme et à trois petites filles. On entoure la maison; il monte sur le toit, prend une poutre à bras-le-corps et se laisse tomber, privé de sentiment, d'une hauteur de six mètres. Le jour après, il se souvient de tout et déclare avoir commis un tel massacre pour obéir à une voix qui lui criait: « Tue, tue!... »

« Renfermé dans un hospice, il est, un jour, effrayé par un bruit de cloches et éprouve un nouvel accès psychique et motile.

Il voulut, depuis, se tuer en avalant du verre, et souffrit d'accès épileptiques. B. est complètement anesthétique et analgésique.

« Autre cas : V. S. est imputé de vol. Insubordonné depuis l'enfance, adonné à mal faire, somnambule à 20 ans, convulsionnaire à 22, il maltraite sa femme, commet des escroqueries, etc. Il s'éprend d'une dame, qui ignore qu'il est marié, et l'accueille assez bien. Ayant appris la vérité, elle l'éconduit. Il devient furieux, féroce ; il brise les meubles, écrit des insolences, menace. Un matin, il pénètre de vive force, armé de deux pistolets, chez la femme qu'il aime, disant qu'elle lui a fait cadeau de ces armes pour qu'il la tue au cas où elle le trahirait. Il tire sur elle et sur un domestique, la poursuit en jetant bas deux portes. Lorsqu'on l'arrête, son aspect est celui d'un homme arraché inopinément au sommeil. Mis sous procès, il est calme; c'est lui qui se fait accusateur. Elle a voulu l'empoisonner. Mais il se plaint de vertiges. Le médecin constate une hyperémie des méninges. Après quelques jours de prison, il est pris d'accès pendant lesquels il frappe ses compagnons avec une violence telle qu'il se luxe le pouce. Sa face est congestionnée; les muscles du visage ont une mobilité extrême (Tamburini, *Rivista di freniatria*, 1876).

« Th. est fils d'une femme publique et d'un vieux juif sordide et violent. Père suicidé et grand-père aphasique. Il a exercé tous les métiers : soldat, libraire, sculpteur. Il se plaint d'étourdissements et de certaines crises pendant lesquelles l'envie lui prend de tuer quelqu'un. Ces crises durent de *un à trois* jours. Pendant ce temps, il lui est impossible de rester tranquille; il éprouve le besoin de commettre quelque violence. Une fois, pendant un accès, il quitte la boutique où il était, achète un couteau, passe la nuit avec une fille publique et le matin suivant prémédite de la tuer. Il craint qu'on ne le prenne pour un voleur, et s'en va, le couteau dans sa poche, résolu toutefois à tuer quelqu'un. Dans la journée, il se rend dans un restaurant et pendant qu'on lui prépare ce qu'il a commandé, il écrit que sa destinée est de finir au bagne ou sur l'échafaud, que dans peu d'instants il va frapper quelqu'un et ne sait encore si ce sera la servante ou la maitresse. La servante le sert : c'est elle qu'il tue. En prison, il est calme. Seulement, une nuit, il cherche de se tuer après avoir parlé avec un ami qui l'avait ému.

« Envoyé à l'asile des aliénés, on ne remarque en lui pendant longtemps que de la pâleur, alternée avec des rougeurs et des vertiges. On découvre plus tard qu'il avait, pendant la nuit, des accès d'épilepsie. Des témoins rapportent qu'étant commis-libraire, il avait commis des actes sottement obscènes, qui avaient causé son renvoi. Une autre fois, il perdit connaissance près d'un fourneau et fut sur le point d'être brûlé vif (Legrand du Saulle, *De l'épilepsie*, 1876).

« Tout dernièrement Jac. A. Botkin, dans son étude sur l'*Aliénation mentale épileptique* (Kovalewski, *Archiv.*), raconte le cas d'un soldat qui, en 15 mois, avait commis 16 infractions à la discipline et autres fautes.

« La punition l'exaspérait au lieu de le corriger. Il en arriva à se jeter sur un officier, les poings levés. D'après l'instruction, il s'agissait d'un criminel endurci. On en donnait comme preuve qu'il prétendait n'avoir gardé aucun souvenir de son dernier crime, tandis que d'autres faits lui étaient restés dans la mémoire. On trouvait naturel qu'il ne se rappelât pas un fait qui pouvait le conduire en Sibérie. Une expertise prouva que ce soldat appartenait à une famille qui, dans le cours de trois générations, avait donné 5 aliénés. Dès son enfance, le prévenu avait montré un caractère triste et obstiné. On l'avait renvoyé de toutes les écoles. Sa famille le regardait comme un fléau. Plus tard, l'épilepsie s'était déclarée.

« Hofstapfel (*Archiv für Psychiatrie*, Berlin 1874), garçon d'auberge, jouissait d'une mauvaise renommée. Agé de 19 ans, il coupe un soir le fil de la sonnette qui fait communiquer sa chambre à celle de la maîtresse ; puis, une lumière d'une main et le revolver dans l'autre, il tire sur deux de ses camarades (morts plus tard de leurs blessures), cherche à en blesser un troisieme et, dans la lutte qui s'ensuit, s'acharne sur un des premiers blessés. On le désarme : il demande à se tuer, puis se calme, s'habille avec recherche et disparait, mais pour se rendre à la police et déclarer que deux de ses camarades ont été tués. On l'arrête ; il prétend que les coups sont partis au moment où on lui arrachait l'arme des mains et que ces mêmes coups l'ont réveillé. Il dit que depuis l'enfance il est somnambule, que la veille du fait, une voix lui avait dit: « Tue ! », et qu'il en avait parlé à ses camarades. On sut plus tard qu'il s'était rendu coupable de quelques légers vols et d'incendie et on le soupçonna d'avoir voulu tuer ses camarades pour pouvoir piller plus commodément la maison.

« A l'audience, il s'arrête sur des minuties et ne se souvient pas des circonstances importantes. Les experts ne furent pas d'accord à son sujet. On le taxa de simulation, malgré qu'il résultât que deux de ses oncles étaient épileptiques, une grand'tante aliénée, le fils d'un grand-oncle imbécile et un autre épileptique. De 7 à 19 ans, il avait eu des accès de somnambulisme, avec accès de fureur contre ses parents. Il y avait des raisons pour et contre l'épilepsie: il fut condamné. Plus tard, on reconnut qu'il souffrait réellement d'accès épileptiques et de somnambulisme. Le premier à le reconnaître fut Liman, qui pourtant avait cru voir en Hofstapfel un simulateur (*Praktiches Handbuch des geriehtlichen Medicin*, de Karl Liman, 1876).

« Meloni (*Rivista di freniatria*, 1878), plusieurs fois mis sous procès et réprimandé (*ammonito*), était fils de mère épileptique, neveu d'aliéné. Après une maladie (petite vérole), à l'âge de cinq ans, il est pris de vertiges épileptiques avec courtes amnésies, pour lesquels il eut recours aux médecins: il devient dès lors irascible, de doux et affectueux qu'il était. Il commet des actes étranges: se jette par la fenêtre, se plonge la tête dans la neige, etc. Devenu soldat, en 40 jours de service il est continuellement puni. Un jour, il abandonne sur le chemin public le panier aux vivres et n'en garde aucun souvenir. Plus tard, il se fait marchand, s'adonne à l'ivrognerie, devient brutal, peut-être voleur, se fait aimer des uns, haïr des autres, commet des actes de folie pour une femme qu'après trois jours il roue de coups et méprise sans raison. Le 27 mai, il s'enivre; peut-être aussi le 28. Ce jour-là, il est à la taverne; un nommé Gononi se plaint de sa sœur, sans qu'il s'en ressente le moins du monde. Plus tard, il est surpris à bougonner: il dit qu'il veut le tuer et montre un couteau. Il l'aperçoit, se lance à sa poursuite et le frappe. Il s'enfuit dans les champs et y passe la nuit. A son réveil, il a tout oublié. Mais lorsqu'il apprend que G. est mort, il va se livrer. Il avoue le crime, en reconstitue les précédents et proteste qu'il portait le couteau sur lui par pur hasard et que le crime n'était nullement prémédité, ce qui était vrai.

« Un an plus tard, en prison, il est pris d'un accès de manie. Bonfigli, qui l'étudia, trouve : poids k. 56; stature 1,54; capacité crânienne 1575. index céphalique 86; ultra-brachycéphale, avec front bas et étroit; veines de la rétine tortueuses, langue liée, parole lente. Il déclare souffrir de vertiges, mais proteste qu'il n'est pas fou. Il ne se souvient plus de rien. Il sait qu'il est l'auteur de la mort de Gononi, parce qu'on le lui a dit.

« Un jour, il a de nouveaux vertiges, et de l'inappétence. Dans la nuit, il est pris d'un accès d'épilepsie furieuse; il se jette sur les infirmiers ; ses pupilles sont dilatées et insensibles. Le matin, il a les souvenirs clairs; dans le jour, il a tout oublié

« Ces circonstances rappellent d'une manière frappante le cas de Misdea, trop connu pour que je m'y arrête » (1).

« Dans ces cas, on a dans l'accès épileptique-psychique la continuation des tendances antérieures; on trouve la préméditation et le souvenir complet ou presque ; il n'y a plus rien, enfin, qui le distingue de l'acte criminel. Qu'on remarque que cet état, apparemment raisonnable, peut durer des jours et des mois entiers.

Krafft-Ebing écrit : « Souvent l'accès est suivi d'un état qui se rapproche du somnambulisme, sous l'empire duquel on dirait que le malade a conscience de ses actes ; il parle avec connexion, agit avec ordre, poursuit ses occupations, et néanmoins il n'a pas sa conscience, de sorte que, plus tard, il ne sait rien de ce qu'il a accompli. — Cet état d'aveuglement psychique peut durer longtemps et même pendant tout l'intervalle entre deux accès ».

« Falret dit à son tour : « Il y a certains accès d'épilepsie incomplète, pendant lesquels on croit que les malades sont encore en relation avec le monde extérieur ; ils parlent, agissent comme les gens normaux, et pourtant ils sont inconscients ».

« On objectera que dans tous ces exemples on avait constaté antérieurement des accès épileptiques. Je répondrai que dans plusieurs cas, ces accès ne furent reconnus que longtemps après le crime ou après le jugement, ou bien encore qu'on s'est souvenu, beaucoup plus tard, qu'ils avaient eu lieu des années auparavant.

« Auguste N.. âgé de 17 ans, au moyen d'une massue, écrase

---

(1) Voir *Misdea e la nuova scuola penale*, 1885, Bocca, editeur

le crâne du camarade qui partage son lit. On l'arrête de suite, pendant
qu'il déclame des vers latins et chante des chants d'église ; il continue
ainsi pendant 5 jours, après lesquels il revient à lui tout à fait inconscient de son forfait. Il n'avait jamais eu aucun accès , mais il
se rappelle qu'à trois ans il tomba, sans connaissance, dans le feu,
et à huit ans il eut un éblouissement par suite duquel il tomba d'un
arbre. On finit par observer sur lui un accès épileptique à l'hôpital
des fous (Magnan).

« Legrand du Saulle, consulté au sujet un enfant de 9 ans, fils de
maniaques et neveu de suicide, rusé, voleur, onaniste et cruel
avec ses camarades et avec les animaux, suspecte l'épilepsie, bien
qu'il n'y en eût auparavant aucun symptôme ; et, en effet, grâce au
bromure, il obtint une sensible amélioration. Les vrais accès épileptiques ne se déclarèrent que onze ans après.

« D..., était connu pour un homme violent, malhonnête; arrêté
plusieurs fois pour vol de chevaux, lui qui était maquignon,
c'est par hasard que Legrand (pag. 61) le vit une nuit dans l'accès
épileptique ; autrement personne ne s'en serait douté.

« C..., très emporté dans sa jeunesse, fantasque, urinait dans
son lit; à 18 ans, il eut quelques accès de peu de durée, avec
délire. Devenu officier, il s'irrite constamment avec ses camarades et les
colonels des deux régiments dans lesquels il passe. Il eut une faible attaque de délire qu'on attribua à un coup de soleil : puni pour
une dernière querelle, il donna ses démissions. En 1870, il se battit
comme simple soldat, à Metz, dans un autre régiment ; il écrivit,
après, à Gambetta qu'il était lieutenant et décoré, et il reçut les
brevets de son grade et de la décoration. Découvert ensuite et
poursuivi devant les tribunaux, on s'aperçut qu'il était épileptique et
il fut acquitté.

« Cette ignorance des accès tient à plusieurs causes. « Bien
souvent, écrit Trousseau, les accès épileptiques, surtout au début,
arrivent la nuit, de sorte qu'on pourrait en être frappé pendant 8
ou 10 ans sans le savoir ; il y a des accès incomplets qui sont
ignorés toute la vie » (Clinique médicale, 1868).

« C'est justement pour cela que tous admettent cette forme spéciale d'épilepsie absolument privée de convulsions, et qui consiste en
absences ou en vertiges.

« Plusieurs cas classiques, surtout ceux de Garayo et Verzeni, prouvent ce fait et en même temps la coexistence des penchants obscènes et cruels jusqu'au cannibalisme que nous avons trouvés comme caractérisant ces formes morbides dans lesquelles l'épilepsie se trahissait aussi par la périodicité et par les contrastes avec la vie antérieure.

« Je rappellerai le cas de G. Diaz Garayo, né à Eguilar, de parents honnêtes. Le père était cependant adonné à l'ivrognerie et mourut d'apoplexie. La mère était névropathique et s'enivrait. Ils eurent neuf enfants, qu'ils élevèrent avec peine.

« Diaz, depuis l'âge de 14 ans, exerça les métiers de portefaix, de charbonnier et d'agriculteur. Sa conduite était bonne. Il se maria à 22 ans et se montra honnête et bon mari pendant 13 ans. Au bout de ce temps, sa première femme mourut. Il en épousa une seconde, pour élever les trois fils qui lui restaient, sur cinq qu'il avait eus. Cette seconde femme se comporta en marâtre, au point que les enfants quittèrent la maison paternelle. En 1870, la seconde femme de Diaz mourait. Il en épousa une troisième; un mois après, elle mourut. En 1876, il passa en quatrièmes noces avec une vieille, avec laquelle il eut de fréquentes querelles.

Jusqu'en 1870, la vie de Garayo fut des plus honnêtes. La série de ses crimes commence alors et se poursuit jusqu'en 1880; ils restent ignorés par suite de sa vie laborieuse et apparemment bien réglée.

En mars ou avril 1870, il trouve une femme de mauvaise vie, de l'âge de 40 ans, lui propose le coït pour trois réaux, en ajoute un de plus, se fâche, la jette à terre, l'étouffe de ses mains, et l'achève en la tenant sous l'eau d'un ruisseau voisin. Morte, il la dénude, la viole, l'étend sur le ventre, la couvre de ses hardes, s'enfuit et reprend tranquillement ses occupations.

« Un an après, le 12 mars 1871, il trouve une pauvre femme, plus vieille que l'autre, lui propose une promenade dans les champs. Comme elle n'avait pas mangé, il lui permet d'aller prendre son repas, après quoi elle le rejoint. Ils se disputent au sujet du prix de la prostitution, et lui, l'étrangle et la viole. Il l'étend ensuite comme l'autre et retourne à ses affaires.

« Au mois d'août 1872, il prend à bras le corps une jeune

fille de 13 ans qui passait près de lui et, sans proférer un mot,
la porte loin de la route, l'étrangle et la viole. Il cherche ensuite de la cacher dans un canal voisin.

« Le 23 du même mois, il trouve une fille de mauvaise vie,
l'accompagne, lui propose un prix, qu'elle discute. Il l'étrangle et
la viole. Morte, il la regarde, et croyant voir un mouvement, lui
perce la poitrine avec une épingle à cheveux, qu'il lui arrache
de la tête. Il jette le cadavre à l'eau, rentre en ville, soupe et
dort tranquillement.

« Au mois d'août 1873, il cherche à étrangler une prostituée,
qui crie au secours et lui échappe. La même chose lui arrive, en
mai 1874, sur une vieille mendiante, qu'il prend tout à coup à la
gorge et qui s'enfuit, le croyant ivre.

« Aucun nouveau fait jusqu'en 1878. Cette année-là, au mois de
novembre, il attaque une meunière chez elle et tâche de l'étrangler.
Elle se défend et s'enfuit. D'az est arrêté et condamné à deux
mois de prison, pendant lesquels il se montre indifférent et réservé.

« Cinq mois après sa sortie de prison, au mois d'août 1879, il
essaie de tuer une pauvre vieille mendiante à qui il a fait l'aumône.
Elle s'enfuit. Plus tard, pour lui empêcher de parler, il lui fait
promettre une certaine somme par sa femme.

« Au mois de septembre, il attaque une belle fille de 25 ans,
forte et robuste, à qui il venait de faire la conduite sur la grande
route. Il commence à la serrer par le cou en lui proposant de se
donner à lui. Elle refuse et alors, tirant un coutelas de sa poche,
il la larde de coups, la viole, la frappe de nouveau. Trouvant dans
le panier qu'elle portait de l'eau-de-vie et des sucreries, il en mange
et boit tranquillement et cache le reste. Ensuite il va fumer sous
un arbre à peu de distance, passe à l'auberge pour y boire encore,
et va se coucher à l'écart.

« Deux jours plus tard, c'est le tour d'une paysanne de 52 ans,
qui portait sur la tête une manne de pain. Il pleuvait, ils se ré-
fugient sous un arbre. Là, il lui fait des propositions qu'elle repousse. Alors il l'étrangle, la déshabille et tâche de jouir d'elle
sans y réussir. Elle respirait encore. Il la frappe alors de son couteau, lui arrache les intestins et un des reins qu'il dépose près du
panier. Il racontait plus tard avoir fait cela pour le manger après;

à d'autres il disait l'avoir fait pour confirmer les paysans dans la croyance que tous ces meurtres successifs étaient le fait d'un *Sacamantecas,* sorte de magicien tueur de femmes, de la chair desquelles il est censé faire une pommade magique. Après quoi, il se lave les mains et prend les pains de la manne. Il passa la nuit sous un pont, jeta le couteau à l'eau et rentra chez lui se changer pour se rendre, tout de suite après, à l'ouvrage chez un propriétaire des environs, où une petite fille s'effraie à sa vue et crie: le *Sacamantecas!* On se souvient alors de l'avoir vu en colloque avec son avant-dernière victime. On rapproche ce fait de celui de la meunière; on l'arrête. Il finit par tout avouer.

« Garayo était un homme de type vulgaire, tempérament sanguin, taille régulière, front bas, avec une cicatrice profonde à la partie supérieure du crâne. Yeux encavés, narines larges, grosses à la pointe. Crâne haut et étroit au sommet, large à la base, plat à l'occiput, avec développement exagéré du pariétal droit, mâchoires énormes, épaules fortes. Sa santé avait toujours été bonne, sa vie méthodique et honnête pendant l s trois premiers quarts de son existence. Il avait souffert, cependant, d'hydrocèle et de spermatorrhée. Il avait éprouvé des bourdonnements dans la tête et d s vertiges. Bon travailleur, bon mari et bon père pendant les 13 années de son premier mariage, il était devenu plus tard égoïste et avare. Il était intelligent et apprit à lire en un mois. Il ne démontra ni remords ni honte. Sa plus grande préoccupation était de manger. Le jour de sa condamnation à mort, il demanda un plat à son goût qu'il dévora avec le plus grand appétit.

« C'est presque le même cas que celui, bien connu, de Verzeni.

« Magnan raconte un cas de délire épileptique chez un individu qui n'éprouva jamais de convulsions, mais qui avait de telles altérations intermittentes qu'on pouvait suspecter l'épilepsie. Une nuit, cet individu se lève et, malgré les prières de sa mère qui cherche de l'en dissuader, il s'en va, à moitié nu, dans la rue, un couteau à la main, et tue des passants. Il demeure étonné pendant six jours, et oublie tout, ensuite. Ou sut depuis qu'il n'avait jamais souffert de convulsions, mais que, par moments, il sortait de la maison, restait dehors deux jours, et rentrait ensuite chez lui, harassé de fatigue et inconscient de ce qu'il avait fait.

« Preganò, de Girifalco, âgé de 52 ans, paysan, d'un bon développement squelettique, sauf le crâne scaphoïde et plagiocéphale, sinus frontaux énormes, asymétrie faciale, nez dévié à droite, oreilles à anse, sensibilité tactile obtuse (m. 5 à droite, 6 à gauche), plutôt sourd, d'une extraordinaire sensibilité olfactive, ayant deux frères fous, n'a jamais souffert d'accès convulsifs épileptiques. Soucieux de ses pratiques religieuses, on le dirait un chrétien modèle, et pourtant il tua, certainement, trois et probablement quatre personnes, dont ses trois enfants. Il était aide chez un pharmacien débauché et immoral et, à ce qu'on dit, il l'aida à se débarrasser de sa femme par le poison.

« Un fils de ce dernier, dans un accès de folie, ayant essayé de tuer son père, Preganò en fut (dit-il) très frappé. Le pharmacien mourut, après avoir bu d'une certaine potion que Preganò lui administra, dans l'espoir d'en hériter; mais il fut déçu de son attente, car les parents légitimes le mirent impitoyablement à la porte et il se trouva dans la rue et sans pain. Il se mit à travailler comme paysan, songeant toujours à la tragédie dont il avait été témoin et à la charge pénible que lui imposaient ses enfants. Un jour de Pâques, il emmène ses fils près d'un bassin où il travaillait, s'assied à leur côté, s'amuse avec eux et leur offre des œufs de Pâques. Tout à coup, il se sent, d'après ses propres paroles, le sang tourner de la tête aux pieds, voit les arbres et les montagnes tournoyer, se rappelle la scène du fils du pharmacien, se jette avec ses enfants dans le bassin, en repêche les cadavres et fait croire dans le pays à un accident malheureux.

« Deux mois après, sa fille, belle enfant de 18 ans, qu'il aimait par-dessus tous les autres, était elle aussi près du fatal bassin. Il eut un retour de son vertige criminel. « Où les autres sont morts, il faut qu'elle meure » s'entend-il suggérer; d'un coup de hâche, il la tue, en essayant après de se jeter du haut d'un rocher.

« Maintenant il est gai, souriant, respectueux; il donne des conseils aux malades, aux infirmiers; il a une idée très élevée de lui-même, comme grand travailleur, et surtout comme habile criminel. « *Vous pouvez mesurer mon crâne, mais vous ne saurez jamais ce dont ma tête fut capable* ».

« Le fait étrange, c'est qu'il eut toujours pour ses enfants une tendresse sans bornes, jusqu'à vouloir leur épargner les travaux les moins pénibles (TONNINI, *Le Epilessie*, pag. 40).

« Or, ce qu'il importe de noter ici, c'est (comme le dit fort bien Krafft-Ebing) que les formes d'accès impulsifs, que nous dirons criminels, sont bien plus fréquentes chez les épileptiques qui ne souffrent que de vertiges. — Esquirol remarqua aussi que les accès vertigineux troublent plus facilement l'esprit des malades que les accès convulsifs, et Halmhaus (*British medical Journal*, 1883) remarqua, sur 250 épileptiques, que ceux qui étaient exempts apparemment de folie, souffraient de convulsions, tandis que ceux qui étaient frappés de vertiges, étaient par moment aliénés. Magnan dit justement que les absences, les vertiges, bien plus que les accès impulsifs, s'associent aux plus fortes dégradations intellectuelles.

« *Physiologie.* — Tout s'explique, à présent que l'on sait que l'épilepsie n'est autre chose qu'une décharge de certains centres corticaux irrités. L'irritation envahit, dans ces cas, les centres psychiques, laissant indemnes les centres psychomoteurs. Il se produit, ici, le même phénomène que dans les paralysies qui suivent fréquemment les attaques très légères d'épilepsie, et ne suivent pas les plus graves, ce qu'on explique parce que plus les décharges sont violentes, plus elles sont diffuses et moins elles se concentrent dans certaines régions, et bien moins encore elles les désorganisent (Jackson). Du reste, cela est clairement démontré par les études et expériences récentes sur l'épilepsie. C'est le grand mérite d'Albertoni et Luciani, et surtout, dans ces derniers temps, de Rosenbach (*Über die Pathogenesis der Epilepsie*, Virchow Archiv. 1884), et expérimentalement de Ziehen (*Über den Krampf in Folge elektrisch Reizung der Grosshirrinde*, 1886) selon l'hypothèse de Jackson (*The medical Press*, 1884), que la phénoménologie épileptique n'est qu'un effet de l'irritation des zones motrices de l'enveloppe cérébrale, absolument comme l'hallucination est le résultat de l'excitation des centres sensoriels, la perte de la conscience, l'impulsion criminelle, est une décharge des centres psychiques plus élevés, des lobes antérieurs.

« Un accès épileptique n'est qu'une décharge rapide et excessive de la matière grise, qui au lieu de développer sa force graduellement, éclate tout d'un coup, à cause même de son état de

distrophie. Pour qu'il y ait épilepsie, il n'est pas toujours nécessaire qu'il y ait les convulsions: les décharges locales sont suffisantes ; et on peut aussi avoir une attaque épileptique avec les
seules hallucinations olfactives, etc. (Jackson).

« La perte de la connaissance, selon Hammond, ne diffère pas
des autres symptômes; la conscience aussi occupe un substratum anatomique déterminé ; quand celui-ci est frappé, la perte de connaissance se manf ste, autrement non.

« En effet, poursuit Rosenbach, avec de faibles courants
appliqués sur les centres psychomoteurs, on détermine une épilepsie partielle, qui se transforme ensuite en un accès épileptique
complet, en gagnant les autres groupes musculaires ; tandis que,
avec un courant très énergique, qui va des centres psychomoteurs aux zones non excitables, on a tout de suite un accès épileptique complet.

« Pour ce qui est de la conscience, il peut se manifester des
convulsions sans perte de connaissance, et sans altération de
l'excitabilité de l'écorce, convulsions limitées à une extrémité, ou
à une moitié du corps, produites par l'excitation immédiate, mais
faible, des centres psychomoteurs.

« Ainsi, par l'excitation du même centre cortical, on peut avoir
des formes diverses d'épilepsie.

« Nous aurons donc la forme convulsive, s'il y a décharge de la
zone motrice, épileptogène ; impulsivité criminelle quand l'irritation
et la décharge se bornent aux circonvolutions frontales ; et pis
encore, si les deux se produisent ensemble.

« Cela est pour nous d'autant plus évident après que Charcot
et Pitres ont démontré que les affections corticales qui engendrent
l'épilepsie, ont une topographie bien peu déterminée, l'irritation
d'une localité pouvant se déplacer et se propager dans une localité
voisine (*Revue de médecine*, 1883).

« Les phénomènes de l'*aura* (vertige) épileptique n'excluent
pas, loin de là ils prouvent la localisation cérébrale, et, comme dit
fort bien Rosenbach, ils ont l'empreinte d'une projection excentrique
des excitations des centres sensoriels ; par le fait, ils sont presque
toujours des phénomènes des sens.

« Dans la statistique de Gowers, sur 505 malades, nous trouvons *l'aura* (vertige) formée dans le 16 °/₀ de sensations visuelles, et dans le 5 °/₀ de sensations acoustiques, olfactives.

« Herpin remarque une *aura* sensorielle dans le 27 °/₀ de ses épileptiques.

« Ajoutez à cela que souvent l'*aura* n'est qu'une hallucination compliquée, ou un symptôme psychique, anxiété, impulsion, et qu'on a une *aura* sensorielle même dans le petit mal, selon Gowers, 55 fois sur °/₀. L'*aura* motrice, comme l'inflexion d'un ou de plusieurs doigts, peut très bien s'expliquer par une excitation limitée du centre cortical psychomoteur.

« Il est bon de remarquer ici que l'analogie anatomique très saillante entre les épileptiques et les criminels complète ces recherches. Nous avons signalé la microcéphalie frontale, très fréquente chez les criminels, parmi lesquels nous trouvâmes aussi une infériorité quadruple de la semi-circonférence crânienne antérieure par rapport aux normaux, et une infériorité de 95 à 100 du diamètre frontal minime et une majorité de fronts plus bas et plus étroits (1) ; nous avons remarqué encore l'aplatissement de la région frontale en suite de la sclérose de l'os, et les sinus frontaux. Toutes ces anomalies, qui ne se trouvent pas avec autant de fréquence dans les épileptiques en général, expliquent pourquoi ceux-ci plus que les autres épileptiques, chez qui prédominent les anomalies des circonvolutions pariétales et des pariétales ascendantes, présentent des accès criminels, dans lesquels il y a toujours manque ou de conscience ou de prévoyance et surtout de cette énergie de frein, d'inhibition aux premières impulsions, qui distingue l'homme adulte et civilisé du sauvage et de l'enfant et même de l'hypnotisé, et qui dépend de la faiblesse des centres modérateurs psychiques qui ont leur siège dans les lobes antérieurs (2). Il faut peut-être ajouter à cela, comme cause

---

(1) Marro, dans son beau livre déjà cité, sur les caractères des criminels, signale

sur	119 criminels,	fronts	étroits 86 °/₀	bas	41 °/₀
	»	»	larges 13 °/₀	hauts	58 °/₀
et sur 100 normaux		»	étroits 59 °/₀	bas	15 °/₀
	»	»	larges 41 °/₀	hauts	84 °/₀

(2) On peut le démontrer aussi psychologiquement : « Dans presque tous, écrit Ferri *(Archivio*, VII, n. 129) l'homicide tient à une faiblesse de volonté, à une volonté anormale ; de sorte que, selon leur expression, les criminels veulent avec trop d'élan. Dans les meurtres communs, cela dépend d'atrophie (congénitale) des centres modérateurs ; dans les meurtres par passion cela dépend d'une faiblesse relative à la force extraordinaire d'impulsivité externe ».

impulsive chez les épileptiques, l'extraordinaire asymétrie cérébrale révélée par la plagiocéphalie, par le latéralisme des fonctions qui rendent les hommes, à la lettre, des gens sans équilibre.

« Du reste, tout ce qui précède n'est pas aussi nouveau dans le monde scientifique qu'on pourrait le croire. En effet, ces idées, si elles n'ont jamais été nettement affirmées, furent au moins soupçonnées et je dirai devinées par quelques-uns de nos aliénistes les plus savants ou les plus perspicaces. « Souvent les hommes privés de sens moral sont des épileptiques ou des idiots », écrit Maudsley (*Mental science*, 1882). Krafft-Ebing (*Lehre der Gerichtl. Psych.*, 1882, p. 248), après avoir dit que les fous moraux descendent souvent d'épileptiques ou de buveurs ou de fous, énumère encore parmi leurs caractères la fréquence très grande de symptômes épileptiques en plus d'autres anomalies, et, parlant de l'épilepsie, il écrit: « L'excessive fugacité et la fréquence des phénomènes psycopathiques, la facilité toujours plus grande qu'un acte criminel soit accompli sous l'empire d'un accès épileptique vertigineux ou dans l'état crépusculaire de l'épilepsie, donnent à penser que beaucoup de crimes ne sont peut-être que des phénomènes épileptiques mal jugés ».

« Ainsi Gaustner (*Das impulsive Irresein*, Tubingue, 1882), et auparavant Schüle dans son *Handbuch der Geisteskrankheiten*, (1878), parlant des impulsifs, pyromanes, dypsomanes et clephtomanes, réunirent ces formes au processus de l'épilepsie psychique, grâce aux accès intermittents, à la transformation directe de la clephtomanie en manie épileptique, à l'amnésie fréquente, à l'inconscience et soudaineté des accès, à l'anxiété précordiale, avec douleurs de tête et d'estomac, à la durée, tantôt courte, tantôt prolongée, mais toujours à intervalles; à l'analogie typique des actes entre eux, à la fréquence des conditions hyperémiques du cerveau qui les précèdent, ainsi qu'à de préalables *aura* de sang, à des flammes hallucinatoires et à leur transformation en accès de fureur périodique.

« Griesinger avait déjà étendu, en 1866, le cadre de l'épilepsie, en donnant le nom d'état épileptique à de certaines névroses périodiques avec hallucinations instantanées ou perte de la conscience, ou lourdeur de la tête, ou douleurs qui descendaient de la tête jusqu'aux pieds, pourvu que, dans un temps plus, ou moins ancien, ces états eussent été précédés par des amnési s, des vertige :, des palpitations de cœur et des coups dans la tête, ou par l'abus des alcooliques, surtout dans l'adole cence et dans l'âge mûr.

« Il y a peu de temps. Cividalli et Amati d'un côté, et Reich (*Epilepsie*, 1886) Frigerio et Tonnini, de l'autre, non seulement appuyèrent mes idées, mais ils les appuyèrent, comme nous avons vu, par un nombre formidable de faits nouveaux. Tonnini, surtout, allant plus loin que les autres, admet et démontre que l'épilepsie provoquée par les altérations de tous les centres corticaux ou de certains d'entre eux présente cinq variétés particulières:

« 1° l'épilepsie à forme motrice (?) convulsive, qui est très rare et qu'on peut observer dans des sujets de bon caractère, mais d'une grande émotivité;

« 2° l'épilepsie psychique, qui est fréquente chez le fou moral ou le criminel-né, avec des lésions spéciales dans les lobes frontaux;

« 3° l'épilepsie sensorielle, dans laquelle prédominent les hallucinations terrifiantes et impulsives et dont sont affectés beaucoup de ces fous périodiques, de ces monomanes, qui, bons et dociles toute la vie, sont tout à coup poussés aux meurtres, aux incendies, etc., par des voix impérieuses, etc.;

« 4° l'épilepsie complète avec altération motrice, sensorielle et psychique;

« 5° l'épilepsie mixte, tantôt psychosensorielle, avec des impulsions hallucinatoires, tantôt motorio-sensorielles, tantôt psychomotrice.

« Toutes ces variétés, exception faite des cas où elles sont motivées par des causes traumatiques, ont des caractères de famille: l'asymétrie, p.e., le latéralisme, l'obtusité (*Le Epilessie*, 1886).

« J'ajouterai encore que, si l'on est parvenu de nos jours non seulement à fondre l'épilepsie partielle avec l'épilepsie générale, mais à regarder comme des phénomènes épileptiques les barres épigastriques, les céphalées, pourvu qu'elles aient été précédées d'une *aura*, quelle difficulté peut-on avoir à admettre la folie morale dans la famille de l'épilepsie?

« Je dirai avec Tonnini (*Le epilessie* 1886): S'il y avait, du reste, dans ces cas, des difficultés, c'était quand nos prédécesseurs reconnurent dans l'épilepsie larvée une épilepsie sans convulsions, en se basant sur les seuls caractères criminels et vertigineux. De prime abord, quelle analogie peut-il y avoir entre une simple convulsion et un vertige, et entre un vertige et un acte de massacre? Toutefois, nos devanciers, partant de l'épileptique classique, et voyant que les convulsions se substituaient et s'alternaient avec les absences, les vertiges ou les impulsions, élevèrent un symptôme isolé, qui tenait seulement par un coin à l'épilepsie, jusqu'à la forme épileptique, et firent alors bien plus que nous n'essayons aujourd'hui d'accomplir pour la folie morale.

« Mais combien cela nous est-il plus aisé! maintenant qu'aux rares points d'appui qu'on avait autrefois, on peut en ajouter tant d'autres, tels que les caractères anthropologiques, fonctionnels, anatomo-pathologiques et étiologiques.!

« Du reste, bien des années avant que le baptème physiologique eût confirmé cette fusion, elle était déjà entrée dans le domaine de la pratique médico-légale.

« Je rapporterai ici les paroles de Trousseau : « On peut admettre, sans le moindre doute, toutes les fois qu'on a sous les yeux un meurtre qui n'est provoqué ni par aliénation mentale ni par empoisonnement alcoolique, ni par autre cause, que le meurtrier est épileptique ».

« Avant Trousseau, Plater avait écrit : « Facta epileptica, quamvis malefaciendi et ulciscendi consilio suscepta, amentiæ excusatione non carent ».

« Citons encore le mémorable ordre du jour, approuvé en 1875, par la Société de Médecine légale française, après une discussion très étendue sur la responsabilité des épileptiques, par des savants comme Lasègue, Falret, Manuel, Devergie :

« Considérant :

« que sous le nom générique d'épilepsie, il faut comprendre « des états morbides ayant les mêmes caractères intermittents, « convulsifs, vertigineux, mais qui diffèrent par le type, l'intensité « la fréquence et la durée ;

« que le pervertissement moral d'un même individu à des époques diverses, ou de plusieurs malades, peut défier les prévisions « les plus habiles ;

« que l'épilepsie se transforme, par le seul fait de la durée
« du mal et par la périodicité des accès ;

« que l'état mental de l'épileptique se modifie selon l'âge et
« les évolut'ons de la maladie ;

« que, dans ces cas difficiles, il n'est pas aisé de proposer une
« loi générale ;

« il est avis de la Société médico-légale que les règles géné-
« rales qui président aux arrêts sur la responsabilité des aliénés,
« doivent s'appliquer à l'épilepsie, en tenant compte des difficultés spé-
« ciales que nous présente une affection dont les accès éclatent
« soudain dans toute la lucidité de la raison, et s'évanouissent après
« sans en laisser aucune trace ».

« Il est bien entendu que la fusion de la folie morale avec l'é-
pilepsie n'exclut pas l'atavisme.

« Presque toutes les maladies mentales engendrent, on le sait,
une espèce de folie morale intermittente, mais l'épilepsie en provoque une bien plus constante, plus durable, et cela parce que les
premières à s'arrêter et à s'effacer sont toujours les activités qui
se manifestèrent le plus tardivement dans l'organisme mental.

« Si une lésion du cerveau enlève la propriété de reconnaître
les couleurs, la première couleur qui s'efface est justement la
dernière apparue dans le processus de différenciation (le violet).
Dans l'évolution normale du cerveau, le sens moral est le dernier
à se manifester ; il est le premier à s'évanouir dans son infirmité.

« Que l'atavisme des épileptiques ne soit pas seulement plus
constant, mais qu'il soit aussi plus complet et plus caractéristique
que l'atavisme révélé par toutes les autres maladies mentales, c'est
ce que l'on conçoit très vite, si l'on se rapporte à leur étrange religiosité, au cannibalisme et à bien d'autres vrais penchants de
l'animalité qui se révèlent en eux.

« Gowers, après avoir noté certains actes étranges des épileptiques, comme celui de manger de la chair humaine. de boire du
sang, des animaux vivants avec leur poil, d'aboyer, de mordre,
de miauler, etc., ajoute : « On dirait qu'il y a là les manifestations
de cette animalité instinctive que nous possédons à l'état latent »
(*Epilepsy*, 1880, Londres).

« Aveu précieux de la part d'un praticien qui n'avait pas la moindre idée de ces théories!

« L'épilepsie ne nous fait pas perdre de rue, non plus, la trace, ou, pour mieux dire, le trait d'union que nous avons trouvé entre la folie morale et l'enfance, car elle fut justement appelée maladie de l'enfance « morbus primae infantiae », et Cividalli et Amati, sur 120 épileptiques, en trouvèrent 78 frappés dans leur première enfance. La passion pour ou contre les animaux, la manie de destruction des objets inanimés sont propres des enfants, ainsi que des épileptiques et des fous *moraux*. Ajoutons le peu de sensibilité et les emportements de colère aussi souvent remarqués chez les uns que chez les autres.

« Avec cela, nous n'avons pas la prétention d'aller jusqu'à dire que la folie morale est une épilepsie ordinaire, et que toutes les épilepsies sont des folies morales; mais nous croyons que cette forme d'épilepsie est une de celles qui s'élargissent toujours et en renferment d'autres, très peu examinées auparavant. C'est ainsi que l'on eut successivement l'épilepsie absinthique, alcoolique, toxique, hystérique, vertigineuse, larvée, qui ne serait pas autre chose que la forme aiguë de la folie morale et de la criminalité innée.

« *Différences.* — La variété criminelle, à son tour, bien que, par beaucoup de diramations, elle se rapproche de l'épilepsie ordinaire et lui ressemble, nous montre pourtant pas mal de différences: dans le crâne, par ex., elle présente les os wormiens moins fréquents, ainsi que la microcéphalie frontale, ce dont on a l'explication par le fait que, dans la folie morale, les circonvolutions les plus frappées ne sont pas les circonvolutions pariétales, mais les frontales.

« Le véritable épileptique présente, au surplus, moins d'acuité visuelle, tandis que la plupart des criminels l'ont supérieure aux normaux (1). Selon les dernière études, il a, après la crise, l'augmentation thermique plus fréquente; il donnerait, selon Charcot, 38° et même 41° (2), tandis que dans les criminels la température ne dépasse jamais 37° 5.

---

(1) Pendant l'impression de ce volume, Ottolenghi a trouvé, dans mon laboratoire, que l'acuité visuelle des criminels, contrairement à ce que trouve Billiakoff, est plus grande que celle des gens normaux: 1,8 pour les voleurs; 2,2 pour les homicides. Les daltoniques sont très rares : 0,22 %.

(2) Herbz (*Ueber den Status epilepticus*, 1877) trouva 39°3 trois jours après l'accès.

« Les criminels nous offriraient aussi une plus fréquente exacerbation pendant les grands chaleurs, tandis que, selon les études de Lachi (*L'influence des météores sur l'épilepsie*, 1882), les épil ptiques convulsifs ont les accès plus fréquents dans les jours froids : ils auraient aussi les reprises plus fortes, plus saillants les contrastes entre les accès, une plus grande asymétrie crânienne, thorac'que, etc., et une latéralité supérieure et exagérée, et moins de van té, et plus de cruauté et d'irascibilité. Ajoutons que dans l'étiologie de l'épilepsie la peur tient une place bien plus grande que dans celle de la criminalité.

« Le caractère différentiel réside surtout dans l'exagération des lignes : de même que la folie morale se fond avec la criminalité innée (dont elle diffère en cela seulement qu'elle est une exagération de ses caractères). ainsi le criminel épileptique proprement dit, chez qui se continue chroniquement la férocité des accès aigus ou larvés, nous présente l'exagération de la folie morale; mais, dans les périodes les moins prononcées, elles se fondent ensemble. Et comme deux choses égales à une troisième. sont égales entre elles, il est hors de doute que la criminalité innée et la folie morale ne sont que des variantes de l'épilepsie; elles sont, comme dirait Griesinger, des états épileptoïdes.

« C'est à quoi, à notre insu, nous aboutissions continuellement en constatant d'aussi nombreux phénomènes pathologiques, s'additionnant aux phénomènes atavistiques, pour former le type du criminel.

« Il est bon de remarquer que l'épileptique, dans les cas les moins fréquents, où il y a seulement émotivité exagérée, sans penchants mauvais et sans caractères dégénératifs, nous offre un trait d'union avec les criminels par passion, lesquels, d'autre part, n'auraient aucune autre analogie avec la folie morale. »

M. Tamburini déclare que tout en acceptant l'idée de l'affinité entre la délinquance congénitale et la folie morale, tout en reconnaissant et confirmant les grandes analog'es qui existent entre la délinquance congénitale et l'épilepsie, il ne peut cependant admettre qu'il y ait *identité* entre ces deux formes, par la raison que les mêmes analogies sont communes aussi aux imbéciles et aux hystériques, avec lesquels on ne voudra certes pas identifier les délinquants par délinquance congénitale. D'autre part, pour admettre l'identité des deux formes morbides, il faudrait que tous les caractères communs s'y retrouvassent d'une manière constante: ce qui n'est pas. Les délinquants-nés ne présentent pas toujours les caractères de l'épilepsie, et les épileptiques ne présentent pas toujours ceux de la délinquance ou de la folie morale.

M. **Lombroso** répond vivement à M. Tamburini, en insistant sur l'*analogie* des formes cliniques. Il parle à nouveau de l'épilepsie larvée. Il y a des épileptiques qui n'ont jamais éprouvé de convulsions motrices, mais qui souffrent de vertige épileptique. Il propose d'adopter le terme d'*épileptoïdes* pour indiquer les gens affectés de certaines formes incomplètes mais spéciales de l'épilepsie.

M. **Moleschott** voudrait se faire modérateur entre les opinions contraires qui viennent d'être exposées. Il croit que l'on ne s'entend pas. Lombroso a cité des faits; mais son pourcentage est défectueux. De plus, il a la « phrase ailée » et celle-ci va quelquefois trop loin. Il objecte à l'expression *réduire,* qu'il trouve au deuxième alinéa des conclusions de M. Lombroso. On connaît son admiration et son amitié pour M. Lombroso. Il croit donc pouvoir lui dire qu'à son avis, M. Lombroso a le tort de conclure en généralisant trop.

M. **Roussel** parle sur l'épilepsie larvée, et conseille la prudence et la modération. Il rappelle un fait qui s'est passé en France, dans le département de Saône-et-Loire. Un cordonnier, modèle de régularité de vie, de mœurs douces, était pris de temps à autre d'accès subits. Il sortait la nuit, commettait des vols avec effraction et en portait le produit dans une caverne connue de lui seul. L'accès passé, sa vie redevenait régulière. Rien n'avait jamais transpiré de ses vols. Il fut pourtant surpris et arrêté. Un premier médecin le trouva responsable. Un autre fut d'avis contraire, soupçonnant une maladie. En effet, le pauvre homme eut un accès d'épilepsie véritable en prison. La maladie reconnue, que faire du malade? En général, la justice est très méfiante contre ce genre d'épilepsie, et elle a raison. Les cas d'épilepsie larvée sont cependant d'une certaine fréquence. C'est ce qui a fait que l'orateur a proposé au Sénat français l'institution d'asiles pour aliénés-criminels.

M. **Tamburini** réplique. Pour admettre qu'il y ait épilepsie

larvée, il faut qu'on ait pu constater quelque phénomène propre
de l'épilepsie. Les altérations de l'écorce accompagnent, selon lui,
tous les troubles mentaux et nerveux. Tout ce qu'il peut admettre, c'est que l'épilepsie et la délinquance soient deux branches d'un
même tronc.

M. **Lacassagne**: « Tout en faisant les plus grandes réserves sur
la théorie de mon savant ami M. Lombroso, je ne puis cependant
m'empêcher d'objecter que le mot d'épilepsie larvée n'est pas assez
nettement défini pour en faire l'équivalent de criminalité. Cette
épilepsie larvée ne cache peut-être que l'ignorance où nous sommes
de l'interprétation de certains phénomènes nerveux. On disait autrefois: métastase, génie épidémique, et ces mots ont disparu devant la lumière projetée par la physiologie moderne. Je crois qu'il
y aurait un danger pour l'avenir de l'anthropologie criminelle
à employer devant le jury ou les magistrats une comparaison ou des
mots dont on n'apprécierait pas exactement la valeur. »

M. Lacassagne ajoute qu'il croit les épileptiques parfaitement
responsables quand ils commettent un crime dans l'intervalle d'une
attaque à l'autre. De nombreux épileptiques ont été de grands
hommes — Jules César, par exemple.

M. **Mayor** observe, en passant, que l'épilepsie de Jules César
lui semble insuffisamment démontrée.

M. **Lombroso** répond à MM. Tamburini et Lacassagne. M. Lacassagne croit dangereux d'admettre pratiquement l'épilepsie larvée.
Mais ici nous ne faisons pas de la pratique: nous faisons de la
science. Or, scientifiquement, le rapprochement de l'épilepsie et de
la délinquance lui semble confirmé. Tout crime commis sans motif
devrait être considéré comme commis dans un *raptus* épileptique.
Il cite aussi Voisin, dont les observations à la Salpétrière confirment cette manière de voir.

M. **Ferri** croit aussi qu'entre l'épilepsie et la criminalité instinctive, il y a une identité fondamentale, d'origine, sinon absolue,
car il n'y a rien d'absolu dans la nature, ni par conséquent dans
les sciences naturelles. Il y a surtout identité fondamentale entre
certaines formes d'épilepsie et certaines formes de criminalité.

Cette idée a jeté, pour lui, une grande clarté dans les études
qu'il a faites sur les homicides-fous et il a pu ainsi, par son expé-

rience personnelle, voir une grande utilité pratique venir confirmer
ce qu'il croit la vérité scientifique. Tous les cas douteux de folie criminelle, où l'on parle de folie transitoire, de folie morale, de tendances à la criminalité, de « méchanceté brutale », de délits sans
motifs, de férocité dans l'exécution du meurtre etc., sont éclairés
par l'idée de l'épilepsie larvée ou psychique. Dans l'exposé des faits des
expertises médico-légales, l'on en retrouve des symptômes que les
experts ont négligés, parce qu'ils étaient préoccupés par d'autres
idées et ne pensaient pas à l'épilepsie.

M. **Roussel**: « Dans la pratique, on assimile déjà les épileptiques,
en certains cas, aux fous. Par exemple, il existe en France, depuis 1876, une maison de fous-condamnés, à Gaillon. On y reçoit
aussi bien les fous que les épileptiques. Quant à l'expression *épilepsie
larvée*, elle me parait claire. L'épilepsie larvée n'est pas *trouble*,
mais masquée: *larva*, masque. »

On passe à la discussion de la 6e thèse sur la *simulation chez
les aliénés et les épileptiques*.

M. **Venturi** a la parole pour développer son rapport et s'exprime dans ces termes:

« Messieurs,

« Les fous et les névropathes peuvent simuler et dissimuler.
Ils peuvent simuler soit la maladie dont ils sont atteints, soit d'autres maladies qui en diffèrent plus ou moins. Nous ne nous occu-
pons pas ici de simulations d'autre genre, étrangères à la maladie.
Nous nous bornons même à parler de la simulation de maladies ou
de troubles nerveux ou mentaux.

« Un fait étrange et qui n'a pas échappé à l'attention des
aliénistes est celui de la simulation, chez les aliénés, d'un genre
de folie qu'ils n'ont pas. En d'autres termes, les fous peuvent
joindre aux phénomènes de la folie dont ils souffrent, des symptômes de maladies d'autre genre. Krafft-Ebing dit que les fous héréditaires et les hystériques sont précisément ceux qui parfois joi-
gnent aux symptômes réels de leurs maladies, d'autres symptômes
simulés. Legrand du Saulle, dans son ouvrage sur les hystériques [1]
parle longuement des simulations de différents genres que nous

------

[1] *Les hystériques* — Paris, 1884.

malheureuses commettent, même de symptômes hystériformes dont, à d'autres moments, elles souffrent réellement. C'est pourquoi, l'on a prétendu que les simulations des hystériques ne pourraient pas se dire, à un certain point de vue, de véritables simulations, puisque la simulation est elle-même un symptôme fréquent et commun de l'hystérie. Tardieu ne fait qu'indiquer l'opinion de ceux qui admettent la simulation chez les aliénés, et passe outre sans la discuter.

Griesinger mentionne clairement le fait de la simulation, de la part des fous, de maladies mentales différentes de celles dont ils sont atteints, mais cet auteur ne porte à l'appui de son dire aucune observation personnelle ou d'autres. Baillarger, dans une note à Griesinger, rapporte le cas d'une dame qui simulait des convulsions: il ne dit pas si cette personne était malade ou en bonne santé. Nous reviendrons sur ce fait à cause d'une considération importante qu'il inspire à Baillarger. On dit que Vingtrinier aussi a observé des fous simulant une forme de folie autre que celle dont ils souffraient. Les autres auteurs ne traitent que superficiellement ce sujet, sans entrer dans des détails précis et sans apporter d'observations. L'opinion de Maudsley, partagée par Tardieu, par Krafft-Ebing, par Louys, par Voisin, par Marcé, etc., et par Vingtrinier lui-même, d'après lesquels tous ceux qui simulent la folie ont quelque grain de folie véritable, constitue, ce nous semble, la base de la manière de voir du petit nombre d'auteurs qui croient que les fous peuvent simuler des formes de folie ou de phénomènes de folie.

Il est à regretter qu'un sujet aussi intéressant au point de vue clinique et médico-légal ne s'appuie sur aucun fait publié dans la littérature médicale. Au point de vue clinique et psychologique de la folie, il serait intéressant de voir comment un fou sait reconnaître l'occasion dans laquelle il lui est utile de montrer sa folie; de connaître dans quelles circonstances l'inattention de l'esprit, ou sa fausse direction, ou l'altération des sentiments peuvent être modifiées au gré du patient jusqu'au point peut-être d'être plus qu'une simulation simple, une simulation voulue, compliquée d'une dissimulation du propre état réel de maladie. Comment se produit la simulation, par rapport aux différentes formes des maladies mentales dont les simulateurs peuvent être affectés? Une foule de faits peut

s'opposer à la mise en action de phénomènes provenant d'un fonctionnement forcé des vases centro-nerveux; et, en général, il serait
utile de connaitre si la folie existante tend à démontrer que les
actions nerveuses ont pris une direction ou ont reçu une limita-
tion habituelle et forcée plutôt qu'à montrer, au contraire, que la
folie rend plus faciles, plus variées et plus rapides les manifestations désordonnées et automatiques des activités nerveuses.

« Au point de vue médico-légal, il n'existe aucun doute que
la démonstration par les faits de la simulation dont il s'agit, con-
tribuerait à accréditer l'opinion que les simulateurs, en général,
ne sont pas du tout exempts d'aliénation mentale et servirait à
faciliter la découverte de la simulation chez les gens sains d'esprit.
La comparaison dont Krafft-Ebing se complait, entre le simulateur
de la folie et le comédien, acquerrait aussi un caractère d'autant
mieux tranché, en plus ou en moins, que la simulation partirait
d'une folie véritable, rendant difficile ou facile le mécanisme de la
simulation même.

« Après ces quelques mots sur un fait que les aliénistes n'ont
pas laissé passer inaperçu: la simulation, par des fous et des névropathes, d'un genre de folie ou de troubles nerveux autres que
ceux dont ils sont affectés, j'en viens à mon sujet et à prouver qu'il
peut y *avoir simulation de phénomènes nerveux semblables à
ceux dont souffre celui qui les simule*. On peut demander, il est
vrai, si c'est bien là une simulation. Sans aucun doute, de la part
des sujets conscients de leur troubles, comme les hystériques, la
simulation dont nous parlons maintenant viendrait à être plutôt, dans certains cas, la provocation volontaire et artificielle de
phénomènes dont leur organisme est coutumier et auxquels il est
prédisposé; tandis que, chez d'autres, qui sont inconscients de leur
état de maladie, l'acte psychique produisant les phénomènes nerveux constitue une véritable et propre simulation.

« Nous verrons ensuite, dans le fait, combien, au contraire,
l'action nerveuse automatique ou réflexe s'éloigne du moment psychique qui l'a provoquée, et combien l'acte maladif, provoqué artificiellement, se ressent de l'influence de l'état réel de prédisposition
dans lequel se trouve l'organisme du simulateur.

« Nous ne sommes malheureusement pas à même de donner

une démonstration complète. Il nous manque pour cela l'observation de faits correspondants aux différents problèmes à résoudre. Nous disons même, tout de suite, que notre démonstration se bornera à l'épilepsie seule, et même à presque un seul phénomène épileptique, c'est-à-dire à l'accès convulsif. Notre communication n'est donc qu'un acheminement vers une étude plus approfondie de la matière, étude que d'autres entreprendront peut-être par rapport à la folie proprement dite. Je dois cependant faire remarquer que l'observation de la simulation de l'accès convulsif dans un sujet épileptique a plus de portée, au point de vue de nos études, que l'observation d'autres symptômes quelconques, psychiques, sensoriels ou moteurs; et cela par la raison que la convulsion naturelle étant l'expression plus décidée de l'action des centres nerveux en dehors de l'empire des moyens de contrôle psychique, est plus apte à suivre les impulsions de la vie nerveuse indépendante et à subir l'influence des dispositions préexistantes, soit matérielles, soit dynamiques, des centres nerveux. Même simulée, il lui est d'autant plus facile de se rapprocher de la manifestation naturelle qu'elle a lieu par l'action de centres nerveux plus habitués à ne pas recevoir l'influence des puissances psychiques et qu'elle est plus facile à s'abandonner à l'action automatique.

« Je viens à mes observations.

« *1ère Observation*. — NN. est un homme de 40 ans, mendiant et vagabond. En 1879, il venait de temps en temps admis à la clinique des maladies mentales de l'Université de Padoue, comme épileptique. En général, après un mois ou deux d'observation, il était congédié pour être de nouveau admis quelque temps après. C'étaient d'habitude les gardes urbains qui, le trouvant dans les rues en proie à des accès épileptiques ou dans l'état de confusion post épileptique, l'amenaient à la clinique. De taille plutôt élevée, d'un teint plombé, sa physionomie était grossière et dénotait un développement intellectuel retardé. Imberbe, zygomas larges, oreilles à anse, diamètre mandibulaire écarté, crâne distinctement plagiocéphale et assez volumineux, notre sujet offrait l'aspect des délinquants-nés.

« La quatrième ou la cinquième fois qu'il se présenta à la clinique, il attira mon attention par cette circonstance que l'accès épileptique survenait en lui régulièrement à l'heure de la visite, tandis que le reste du temps il restait tranquillement à causer avec les infirmiers. Je m'intéressai à ce cas, et j'appris des gardes que les accès épileptiques lui prenaient toujours à peu près à la même heure, et au même endroit de la ville, c'est-à-dire sous les fenêtres d'une dame charitable, qui, le voyant dans cet état, ne manquait pas de lui envoyer des secours en argent et en vivres. Je soupçonnai une simulation, et le fis surveiller rigoureusement. Mon soupçon se confirma, et par la promesse d'une meilleure nourriture et d'une petite somme, non seulement j'obtins de lui l'aveu de sa simulation, mais je lui fis répéter les accès, aussi souvent que je voulus, en présence des élèves de M. le prof. Tebaldi, l'illustre directeur de la clinique de Padone. Je m'empresse de dire que NN. qui simulait si bien les accès épileptiques, qui les répétait, les interrompait, les reprenait à un simple commandement, était réellement épileptique et souffrait de temps à autre d'accès véritables. J'en eus plusieurs preuves :

« 1° A 17 ans il avait été envoyé pour la première fois à l'hospice des fous pour *imbécillité* et *épilepsie*. L'épilepsie était même si grave et si manifeste, que l'administration provinciale le laissa pendant plusieurs années au manicome central de Venise ;

« 2° Il avait, dans sa famille, une sœur et la mère épileptiques et le père idiot ;

« 3° A d'autres caractères anthropologiques de dégénérescence physique et de développement imparfait, s'ajoutait la plagiocéphalie qui, selon Lasègue et d'autres, et selon mes propres observations, est étroitement et presque certainement liée à l'épilepsie ;

« 4° Lui-même, qui n'avait désormais aucun motif de mentir, nous assurait qu'il était réellement épileptique. J'avoue que nous ne pûmes jamais assister à un accès véritable. Il n'en souffrait, disait-il, que de loin en loin, et le plus souvent sous forme de vertiges. Il avait appris à simuler l'accès à l'hospice de Venise, où il avait été admis comme épileptique, en assistant les infirmiers dans leur besogne.

« Voici des détails sur la manière dont il simulait l'accès.

« Il se plaçait près d'une paroi et ne tombait que peu à peu, glissant le long du mur pour ne pas se faire de mal. Placé au milieu de la salle, il ne tombait jamais que sur le flanc, mais toujours du côté de la plagiocéphalie, à gauche, et frappait le sol de son bras replié et de l'épaule. La tête ne présentait jamais de contusions. Pendant l'accès simulé, il se mordait fréquemment les lèvres, mais jamais la langue. Il reproduisait l'accès avec assez de vraisemblance pour qu'il fût difficile de reconnaître la simulation. Sans entrer dans plus de détails, je dirai qu'un phénomène étrange me frappa. Un jour, en présence de nombreux spectateurs dont il était désireux de stimuler la générosité, il se mit à simuler un accès des plus graves.

« Il jeta un cri perçant, devint pâle, se laissa tomber de son haut sur le côté, passa de suite à l'état tétanique, qui dura plusieurs minutes, et eut ensuite une période de convulsions graves, amples, répandant par la bouche une quantité de bave, se mordant les lèvres jusqu'au sang. Voulant, d'une part, faire cesser ce douloureux spectacle, et de l'autre convaincre les spectateurs qu'il s'agissait d'une simulation, j'ordonnais au sujet de suspendre l'accès et de se lever. Il n'obéit pas. Je répétai l'ordre : aucune réponse et les convulsions continuaient. Ennuyé de cet excès de zèle, je veux le relever par force, sans y réussir. Il fallut plusieurs minutes pour que les convulsions cessassent. Interrogé sur les motifs de sa désobéissance, le sujet nous regarda confus, sans paraître comprendre. Invité à faire la quête parmi les spectateurs, il ne comprit pas, s'assit, et appuya la tête à une chaise, comme pris de sommeil. La pupille était dilatée, la visage plutôt enflammé, l'œil hagard. Cet état dura dix minutes. A son réveil, les spectateurs étaient partis, et le pécule espéré avec eux. Je l'interrogeai de nouveau : il répondit qu'il ne savait rien de ce qui était arrivé : qu'il se sentait les idées troublées et qu'il ne comprenait pas pourquoi il se trouvait là. Les souvenirs lui revinrent peu à peu. Il se rappela qu'il avait voulu simuler un accès, en ajoutant qu'il lui semblait qu'il avait eu un mal réel. Une demi-heure après, il s'endormait. A son réveil, une heure plus tard, il répétait qu'il avait eu un accès véritable. La langue avait été légèrement mordue. Il demandait le produit de la quête qu'il n'avait pu faire. En l'examinant à ce moment, j'observai des palpitations de cœur, un pouls dur et vibrant. Il me dit qu'il éprouvait ces phénomènes pendant et après les accés simulés, et qu'il était quelquefois obligé de les abréger à cause de cela. Le cœur, organiquement normal, présentait, les jours suivants, des mouvements tranquilles et réguliers.

« 2° *Observation.* — Je me promenais un jour avec un jeune homme de bonne famille, épileptique dès l'enfance, d'esprit éveillé et de bonne éducation, légèrement plagiocéphale du côté gauche; il me confiait son espoir d'être réformé à la conscription, dont le moment approchait pour lui. Il ajoutait que pour mieux convaincre le Conseil de révision de la réalité de sa maladie, il se serait, au besoin, fait venir un accès en sa présence. Je le priai de me donner une preuve de son savoir-faire. Il descendit dans un champ, pour ne pas tomber sur le terrain battu de la route, et se laissa choir de son haut, sur le côté.

« L'accès, simulé avec assez de vraisemblance, dura environ cinq minutes et fut suivi d'un moment de grande lassitude. Il resta assis par terre et paraissait confus et balourd. Après quelques minutes de repos, il se remit, en conservant toutefois un peu de somnolence. Nous reprîmes la marche, et il me dit qu'ayant, d'autres fois, voulu imiter l'accès épileptique, dont il souffrait réellement avec assez de fréquence, il éprouvait, après, une lourdeur de tête une somnolence, un trouble d'idées comme à la suite d'un accès réel.

« 3° *observation.* — Don. . . . . . . de Naples, fleuriste, passa jusqu'en 1884, en Cour d'assises pour avoir, dans un moment de colère, tué un garde municipal. Son avocat, M. Lioy, notre collègue, demanda une expertise sur l'état mental de son client, qui avait plusieurs fois, d'après les renseignements pris, donné des signes d'épilepsie. Je ne redirai pas les circonstances du crime, et je ne répéterai pas les arguments que fit valoir son éminent défenseur pour montrer qu'il avait agi sous l'influence du tempérament épileptique. Mais pendant l'audience, Don . . . fut pris d'un accès qui émut de pitié les juges et le public. J'y assistai du commencement à la fin. Un examen attentif du sujet, ce jour-là et les jours suivants, me prouva que l'accès de la salle d'audience avait été simulé. Je résume les preuves: 1° Don . . . qui se trouvait debout, se laisse tomber sur le côté, avec précaution, pour ne pas se faire de mal; 2° pendant l'accès, il s'oppose de toutes ses forces à ce que je lui examine la pupille et à ce que je lui fasse, avec une aiguille, des expériences de réflexe pupillaire. Il se défendait en tournant les globes des yeux et en se couvrant le visage de ses bras; 3° il se mordait les doigts, qu'il mettait dans la bouche et qu'il retirait, mais ni la langue ni les lèvres ne furent mordues; 4° la période tétanique fut de très courte durée: à peine tombé dans un état de demi-rigidité, Don . . . se démena comme s'il eût voulu donner des coups de poing ou de pied aux personnes voisines; 5° il n'y eut point d'écume à la bouche; 6° l'accès passé, il nous avoua avoir très bien vu sa mère accourir à son secours. L'état psychique, le pouls, la température, les sécrétions après l'accès nous confirmèrent dans notre opinion qu'il s'agissait d'un accès simulé. Un fait s'ajouta à ces observations. Sachant que, si d'autres personnes de la famille avaient souffert de phénomènes semblables, ce fait aurait eu pour nous une grande valeur, le frère du prévenu eut lui aussi, le lendemain, dans une pièce voisine de la salle d'audience, un accès d'épilepsie évidemment simulé. Il n'en est pas moins vrai que Don . . . était réellement épileptique. Ce qui suit met la chose hors de doute à nos yeux : 1° il avait une plagiocéphalie marquée (commune à son père et à sa mère); 2° quatre ans auparavant, il avait été admis, par deux fois, à l'hôpital de Naples pour cause d'épilepsie psychique; 3° dans sa jeunesse, il avait souffert d'accès d'épilepsie certifiés par des témoins. Nous étions donc en présence d'un vrai épileptique simulant l'épilepsie pour se soustraire à une condamnation. Pendant un quart d'heure, après l'accès, le sujet que nous examinions dans une pièce voisine de la salle d'audience, offrit un état d'étourdissement et de gêne dans les mouvements et dans l'intelligence, le regard hagard, de la lenteur à comprendre. Cet état qui n'était ni simulé ni même exagéré, se dissipa lentement et présenta tous les caractères de la période crépusculaire post-épileptique.

« Un quart d'heure après, Don . . . eut de fortes palpitations, et son urine, recueillie demi-heure après l'accès, présenta des traces d'albumine.

« Les observations qui précèdent nous paraissent amener déjà quelques conclusions:

« I. Les épileptiques simulent l'accès complet comme les simulateurs communs. C'est le plus facile à simuler: ils ne sauraient, par ignorance, simuler un accès partiel, ni l'épilepsie larvée.

« II. Les épileptiques, en simulant l'accès, prennent des précautions pour ne pas se faire de mal en tombant, et ne se mordent pas la langue.

« III. Des faits caractéristiques se produisent qui sont certainement en rapport avec les conditions organiques spéciales des épileptiques; tels sont la transformation de l'accès simulé en accès véritable; la torpeur et la somnolence qui suivent l'accès; l'excitation prolongée et morbide du système de circulation, pendant et après l'accès simulé. Le premier de ces faits, c'est-à-dire la transformation de l'accès simulé en accès réel, nous parait dépendre de ce que les centres nerveux, stimulés artificiellement à mettre en exécution un mécanisme phénoménique auquel ils sont déjà fatalement habitués, s'y prêtent avec facilité, au point que, mis en branle, il est impossible d'arrêter son fonctionnement. Il en arrive pour eux, comme pour les enfants ou pour les idiots, chez lesquels les pleurs ou les rires commencés sous l'empire d'un état émotionnel, se prolongent automatiquement, outre la durée de la cause et de l'état affectif qui les a provoqués et qui devrait les accompagner. Chez notre individu semi-imbécille et chez les enfants, le faible pouvoir correctif de l'écorce cérébrale justifie le travail indépendant automatique des centres moteurs de la base, et, par conséquent l'émancipation des actes de motilité de tout contrôle supérieur. De plus, et d'autre part, on pourrait penser à ce qui arrive dans les folies longuement simulées, folies qui, au dire de quelques auteurs, peuvent devenir peu à peu des folies véritables, par suite de l'habitude contractée par les centres nerveux de se livrer à un travail forcé, constant, monotone, apte à déterminer, par suite des lois de corrélation, dans le cerveau — point de départ et siège du travail nerveux correspondant aux attitudes extérieures, — une modification matérielle effective et peu à peu appelée à devenir ineffaçable. Même sans cela, nous pouvons nous souvenir qu'il en est semblablement du passage des habitudes volontaires en habitudes automatiques. L'action de la marche, le langage, les opérations élémentaires et communes de la vie de relation, apprises dans l'enfance, grâce au travail de l'attention, de l'intelligence et de la volonté (facultés inhérentes à l'écorce cérébrale), s'émancipent peu à peu, par suite de leur répétition habituelle et monotone, de la direction psychique, et deviennent avec l'âge autant d'actions automatiques, ne dérivant plus de l'écorce cérébrale, dont l'activité est occupée à d'autres travaux, mais des centres de mouvement inférieurs.

« A ce sujet rappelons l'observation de Baillarger.

« J'ai observé, dit-il, chez une jeune dame, des accès étranges « pendant lesquels elle poussait des cris et faisait toutes sortes de « contorsions bizarres. En dehors de ces accès bizarres, qui étaient « fréquents et qui se prolongeaient des heures ou même des jour- « nées entières, elle paraissait très raisonnable. Elle m'a avoué « depuis que, au début de ses accès, elle simulait et que tout « cela était volontaire, mais que peu à peu sa tête s'exaltait et « qu'elle n'était plus maîtresse de s'arrêter. »

« A quoi M. Baillarger ajoute :

« Quelque chose de semblable a évidemment lieu dans ces ac- « cès d'agitation qu'on observe chez certains hypocondriaques, ac- « cès pendant lesquels ils crient, font des gestes bizarres, ou se « frappent eux-mêmes, comme j'en ai vu deux cas. »

« L'observation rapportée ne pourrait se mettre en comparaison avec nos propres observations, car il n'est pas dit que la dame en question fût malade ou saine, et dans le premier cas, si elle était atteinte précisément d'épilepsie. Cette observation n'en est pas moins intéressante, en ce qu'elle démontre qu'il n'est pas aussi étrange qu'il semblait au premier abord, que des convulsions ou d'autres effets morbides puissent suivre des accès simulés. Dans le cas de Baillarger, nous pouvons invoquer l'habitude de la simulation comme dans l'un de nos cas; mais quant à l'influence que l'on peut attribuer à la maladie réelle sur les effets de la simulation, devons-nous la nier par cela seul que la femme observée par Baillarger n'était peut-être pas épileptique? Nous croyons être assez rigoureux en disant que, si le fait peut se produire chez ceux qui simulent une maladie dont ils ne souffrent pas réellement, il ne se produira que plus facilement chez ceux qui simulent un accès de la maladie dont ils sont atteints. On demandera quelle est, à ce sujet, l'influence spécifique de la maladie simulée. Cette influence, nous ne saurions la déduire du cas cité par Baillarger, puisque nous ignorons s'il s'agissait d'une personne malade. Faute de faits positifs, nous préférons croire que l'influence spécifique de la maladie réelle sur les effets et sur les modalités des simulations similaires, se montre selon la forme même de la maladie, selon qu'elle agit dans un sens ou dans l'autre par rapport aux facteurs déterminant l'organisation automatique des actes volontaires, répétés et monotones. Ne doit-on pas croire, par exemple, que le phénomène dénoncé par Baillarger et par nous, ait lieu plus facilement chez les imbéciles, par effet du contrôle plus faible de la puissance psychique? Ne doit-on pas croire qu'il se produit d'autant plus facilement que la moelle allongée est plus excitable? Ne doit-on pas croire, enfin, qu'il se produit d'autant plus facilement que l'âge du sujet est plus tendre, et que la vie automatique trouve en lui plus de facilité à s'organiser?

« Le second fait, l'étourdissement et la somnolence, qui pourraient être la conséquence d'un passage léger d'accès simulé à accès réel, peuvent être aussi en rapport avec l'épuisement plus facile du système nerveux des épileptiques, ainsi qu'avec l'habitude qu'a leur cerveau d'exiger une réintégration organique plus complète après une période de désintégration rapide, soit spontanée, soit provoquée.

« Si cela est, voilà un fait à opposer à ceux qui croient que les états d'inconscience et d'amnésie successifs aux aliénations mentales, ne se produisent que lorsqu'il y a eu une forte désintégration de matière.

« Le troisième fait — l'excitation exagérée du système circulatoire — est peut-être en rapport avec l'excitation de la moelle allongée; laquelle, dans l'accès simulé aussi bien que dans l'accès réel, est mise en action par le mécanisme des manifestations convulsives de l'accès même.

« La simulation de leur propre maladie, chez les hystériques, la simulation tout au moins de ses symptômes les plus graves, est chose très fréquente. Les hystériques s'adonnent à ces simulations pour différents motifs : pour rappeler l'attention d'autrui sur elles-mêmes, par une sorte de vanité ou dans un but de lucre; pour accuser calomnieusement les tiers, pour se soustraire au travail, ou

à des occupations désagréables; par caprice, méchanceté, dans le but
d'affliger les personnes qui les entourent et de causer des embarras
aux médecins ; pour se faire absoudre de quelque faute, etc. Le
plus souvent, les hystériques simulent l'accès convulsif, qui est le
plus grave et le plus apparent. Elles simulent aussi quelque autre
trouble que ce soit, dont elles aient souffert ou qu'elles aient observé
chez d'autres.

« La simulation leur est d'autant plus facile et il est d'autant
plus malaisé de la démasquer, qu'elles sont à peu près conscientes
de ce qui leur arrive lorsqu'elles sont réellement malades et qu'elles
ont souvent une intelligence supérieure. En effet, la vraisemblance
des phénomènes simulés est en rapport avec l'expérience individuelle
et l'intelligence du sujet.

« Les manifestations d'ordre moteur ou sensoriel extérieur
sont les plus fréquemment imitées, sans parler des sensations
subjectives les plus diverses, dont la simulation est plus difficilement reconnue.

« Nous nous souvenons d'un grand nombre d'hystériques simu-
latrices; mais le fait est trop notoire pour que nous en citions des
exemples.

« Notre collègue, M. Bianchi, illustrait récemment dans la
Psichiatria le cas de Paolo Conte, simulateur émérite (1). Qui sait
combien de fois, cet individu, réellement très fort dans son genre,
a pu tromper son médecin trop ingénu et trop confiant!

« La simulation des hystériques se découvre facilement, si
l'on considère leur tempérament en rapport avec les causes occasionnelles qui ont donné apparemment naissance aux faits morbides. Mais ce qui amène le plus aisément à découvrir la simulation, c'est l'examen physique du sujet. Les anesthésies disparaissent aux piqures et aux stimulations thermiques et électriques;
les contractions cèdent au moindre effort; les convulsions ne sont
pas suivies de troubles dans la sensibilité; le magnète n'opère plus
le transfert; la compression des ovaires ne fait plus cesser les convulsions, etc.

« Il est hors de doute que si l'on compare les simulations de

---

(1) *Psichiatria*, Naples, année 1885, n. IV.

phénomènes hystériques de la part de sujets hystériques, avec les simulations de phénomènes hystériques par des sujets non hystériques, le caractère symptòmatologique des premiers consiste dans le naturel plus frappant, dans l'émotion moindre ainsi que dans le moindre effort psychique que la simulation requiert des vraies hystériques, dans sa période de préparation et dans son accomplissement.

« Les fous moraux fournissent aussi des exemples de simulation d'accès de fureur morbide, lorsqu'ils sont renfermés dans l'hospice, et cela généralement dans le but d'offenser quelqu'un à qui ils gardent rancune. J'en ai connu un, qui, éprouvant de l'animosité contre un infirmier, fit semblant d'être agité (ce qui lui arrivait quelquefois) et pendant l'accès frappa brutalement le pauvre diable qui le soignait. Quelques jours plus tard, il avouait à ses compagnons que l'accès avait été simulé.

« Tous les fous, qui plus qui moins, sont aptes à simuler aussi quelquefois des maladies communes dans le but de se procurer par là un régime diététique meilleur, de recevoir de menues compensations, de garder le lit, et même pour pouvoir accuser de sévices le personnel surveillant.

« Un examen attentif fait facilement découvrir la simulation, surtout si l'on tient compte de l'état mental et des idées délirantes des sujets. Les aliénés simulateurs dont nous avons parlé doivent nécessairement offrir des conditions déterminées pour avoir attitude à la simulation: ils doivent, par exemple, avoir une certaine intelligence, ne pas être agités, avoir conscience de leur maladie, au moins par rapport à son importance. Dans les rapports sociaux, ils doivent jouir d'une certaine exemption de préoccupation de leur délire, etc. Il n'est toutefois pas rare que la simulation ait lieu chez les imbéciles, surtout dans le but de s'exempter du travail, et chez les mélancoliques, pour accuser quelqu'un contre qui ils éprouvent de la rancune ou qu'ils craignent. Dans ce cas, on ne saurait discerner facilement à quel point l'accès est réel ou simulé.

« Quel peut être le critérium pour reconnaître si les simulateurs de quelque maladie, telle que l'épilepsie, l'hystérisme, la folie morale, etc., sont atteints réellement, ou non, de la maladie qu'ils simulent? La chose, on le voit, est du plus grand intérêt au point de vue clinique et médico-légal. On peut admettre *a priori* comme chose démontrée que, par effet, justement, de leur penchant naturel à la ruse, à la tromperie et à la mystification, par suite du manque ou de la perversion du sens moral, par suite aussi des occasions plus fréquentes d'être traduits en justice, par leur moindre attitude au remords, par le penchant de leur intelligence aux complications tortueuses de l'astuce, plutôt qu'aux conceptions droites et élevées du génie, — par toutes ces causes réunies, les épileptiques, les fous moraux et les hystériques sont les simulateurs les plus fréquents de leur propre maladie ou de maladies différentes.

« Cette tendance à la simulation est favorisée par leur légèreté d'esprit, quelquefois par leur éducation vulgaire, plus souvent encore par leur vanité, qui leur empêche de comprendre que la réalité de leur maladie suffit par elle-même à expliquer la cause morbide de leurs actions, sans qu'il y ait besoin pour cela d'accès simulés. Il ne faut pas oublier, pour leur excuse, l'ignorance où ils se trouvent au sujet de la valeur des manifestations extérieures de leur mal, car, tandis qu'ils envisagent comme morbides les faits les plus grossiers et les plus apparents, ils ignorent la valeur également morbide de leur manière habituelle de sentir ou de leurs actes délictueux ou réprouvables. C'est pourquoi, de crainte de ne pas être regardés comme des malades, comme des irresponsables, ils s'efforcent de mettre en évidence les signes les plus grossiers de leur mal, de façon à écarter tous les doutes que l'on pourrait garder à ce sujet. Cette considération nous amène à la méthode que le médecin doit suivre pour reconnaître l'état réel de santé du sujet. En dehors de l'accès ou du phénomène morbide simulé, le médecin doit examiner les motifs mêmes qui ont suggéré la simulation, les modalités du fait suspect de simulation, les antécédents morbides de l'individu, et surtout les indices physiques, anthropologiques et cliniques qui se révèlent chez lui en relation directe avec la maladie. La constatation du fait dépendra de la valeur donnée aux indices trouvés en rapport avec leur valeur intrinsèque individuelle et à leur valeur dans les différents rapports.

« Je ne crois pas inutile de rappeler encore l'observation de quelques auteurs qui sont d'avis que, dans toute simulation, il y a toujours un peu de réalité. C'est évidemment réaliser un progrès dans la médecine légale que de démontrer, en thèse générale, que l'expert, lorsqu'il a découvert la simulation, ne peut s'en tenir là et déclarer la responsabilité. Car il est des cas (il s'agira plus tard d'en déterminer la fréquence) où la simulation même peut être l'expression de la réalité de la maladie dont le sujet est atteint. Il y a, tout ou moins, utilité à considérer la plus grande facilité qu'ont les névropathes, les hystériques et les fous moraux, à simuler des maladies mentales ou nerveuses étrangères à leur maladie réelle. En effet, les névropathes, les hystériques et les fous moraux, par ignorance ou par défaut de confiance dans la valeur atténuante de leur maladie, recourent aux phénomènes les plus saillants d'autre maladie telle que l'épilepsie, que l'on sait pouvoir être invoquée pour atténuer, à l'état actuel de la législation pénale, la responsabilité des délinquants.

« Les données nous manquent pour parler autant qu'il serait nécessaire, des modalités des faits morbides simulés par des sujets atteints de maladies différentes de celles qu'ils simulent. Le sujet serait digne d'étude. »

M. **Solivetti** combat les systèmes en usage aujourd'hui pour découvrir si un détenu est fou ou non. Il croit que la prison est un endroit éminemment défavorable pour l'examen des détenus.

M. **Motet** appuie M. Solivetti. L'examen d'un prévenu suspect de simuler la folie est très difficile dans les prisons. Un local est absolument nécessaire pour cela.

L'assemblée passe à la discussion de la 7ᵉ thèse sur *l'utilité de fonder en Italie un musée d'anthropologie criminelle.*

M. **Ferri** propose l'ordre du jour suivant:

« *Le Congrès, se référant aux vœux émis pour l'étude clinique des condamnés vivants, émet aussi le vœu qu'on institue un Musée central d'anthropologie criminelle, formé soit avec les pièces anatomiques que peuvent fournir les pénitenciers soit autrement, et qu'on permette aux professeurs des Universités d'avoir à leur disposition les pièces anatomiques des pénitenciers les plus rapprochés* ».

L'ordre du jour de M. Ferri est adopté à l'unanimité.

On ouvre la discussion sur la 8e et dernière thèse du programme de biologie criminelle: *Influence de la température et de l'alimentation sur la criminalité en Italie, de 1875 à 1883.*

Le temps faisant défaut pour que M. **Lombroso** donne lecture du rapport de M. **Rossi** sur ce sujet, comme il en était chargé par le rapporteur, il reste entendu que le rapport sera inséré *in extenso* dans les actes, à la place qu'il aurait occupé dans la discussion de ce jour. Les observations de la Commission examinatrice des manuscrits y figureront aussi (*V. Appendice I*).

Le rapport de M. **Virgilio Rossi** est ainsi conçu:

« Messieurs,

« La statistique, cette science et cet art prodigieux et tout moderne de grouper les chiffres, est devenue l'auxiliaire nécessaire, indispensable de toutes les sciences positives. La statistique nous ouvre chaque jour de nouveaux domaines, encore inexplorés, de la vie sociale. Appliquée sans passion, sans parti pris, elle nous aidera non seulement à saper les fondements délabrés de certaines sciences, venues d'écarts audacieux de l'imagination, mais elle nous sera d'un puissant secours pour édifier solidement les nouvelles théories, paradoxes, peut-être, aux yeux de ceux qui s'en tiennent à l'apparence des faits, mais expression pure et merveilleuse de la vérité pour celui qui veut baser ses convictions sur la réalité.

« Malgré les progrès gigantesques des sciences positives, nous voyons malheureusement encore, de nos jours, bien des lois statistiques, déduites de la simple et impartiale observation des faits, ne pouvoir se faire jour, dans l'esprit du plus grand nombre, entravées comme elles le sont par de graves obstacles. Comment triompher de ces préjugés, enracinés depuis des siècles dans la conscience de l'homme, et avoir raison de cette espèce d'orgueil qui repousse l'idée de devoir être soumis à ces lois, et qui voudrait que l'individu fût absolument libre, maître de ses actions, soustrait à l'influence physique et sociale qui l'entoure et le contraint?

« Mais l'exemple d'autres victoires remportées sur des aberrations analogues, doit soutenir assez l'homme studieux pour que, de recherches en recherches, « *provando e riprovando* », il marche hardiment vers son but, en se rappelant les paroles de Correnti: « les idées elles-mêmes attendent des chiffres une nouvelle consécration. »

« Une idée que les nombres ont déjà consacrée en partie et qui attend d'eux une consécration entière, c'est celle de l'influence que le monde physique a sur le monde moral et, par suite, sur le mouvement de la délinquance. L'étude de cette influence m'a particulièrement séduit. Mais le dirai-je? Eu voulant utiliser les materiaux que m'offrait la statistique, j'ai cru m'apercevoir d'un inconvénient. On semble obéir à la pensée constante de publier de gros chiffres et l'on ne réfléchit pas que les gros chiffres sont suspects d'être peu véridiques, du moment où l'on ne peut en contrôler la genèse, la nature, les détails; même lorsqu'ils possèdent toute certitude, les gros chiffres sont souvent de peu d'utilité, parce que certaines lois statistiques ne se dévoilent qu'à l'aide de chiffres très détaillés et très précis. Si, au moment d'entreprendre cette étude, j'avais eu sous la main un noyau de données plus minutieuses, mes conclusions auraient été plus nombreuses et plus certaines. Faute de rensergnements suffisants sur certains faits, mon travail reste inachevé et je ne puis en garantir la parfaite exactitude.

« Mais il y a plus : les changements introduits fréquemment dans le formulaire des questions et dans les tableaux où l'on réunit les données élémentaires pour la statistique judiciaire, m'ont rendu souvent impossible d'établir des comparaisons, et j'ai dû m'en tenir, pour les différentes classes de délits, pour les dates, aux renseignements que la commission de réorganisation de la statistique judiciaire, civile et pénale, a publiés comme des données homogènes. Je dois encore ajouter à l'égard de ces chiffres, l'observation faite par le rapporteur, M. le comm. Bodio, c'est-à-dire que, depuis 1879, ils comprennent également les délits déclarés et que le Ministère Public a renvoyés aux préteurs, comme étant de leur compétence. Cette observation ne s'applique donc pas aux délits les plus graves, qui ne sont plus de leur ressort. Mais le nombre de ces crimes, dans la période écoulée de 1875 à 1878, n'étant que de 14,300 à répartir entre douze catégories, je ne crois pas que cette omission puisse modifier bien sensiblement les résultats obtenus.

« J'ajoute enfin que, comme température moyenne, j'ai pris celle qui résulte des moyennes observées à Milan, Venise, Florence et Gênes; pour le prix du blé, la moyenne de dix des marchés italiens. Bien que ce ne soit pas précisément là les moyennes de toute l'Italie, je crois néanmoins que les chiffres que j'adopte suffiront pour indiquer suffisamment les oscillations annuelles.

« D'après ces données, j'ai pu, à l'égard de l'influence de la température et du prix des denrées alimentaires sur la criminalité en Italie, déduire les conclusions suivantes pour une période de neuf ans, de 1875 à 1883 (1) :

« 1° Si l'on fait abstraction des vols qualifiés et des agressions commises à main armée sur les grandes routes, le nombre des crimes et délits contre la propriété subit simultanément l'influence des variations atmosphériques et des oscillations du prix des denrées alimentaires (prenant pour base celles du prix du blé). Dans les neuf années observées, en effet, on constate que ces crimes ont atteint leur maximum (70,738) précisément en 1880, alors que le prix du blé était très élevé (f. 34,16) et que la température, durant l'hiver, n'arrivait en moyenne qu'à 3°,42. En 1877, au contraire, malgré une augmentation du prix du blé. (f. 36,33) les crimes contre la propriété sont en nombre beaucoup moins élevé (61,498), par suite, sans doute, de la douceur de la température durant l'hiver (7°,32). La même double influence se remarque en 1878 et 1879: malgré la diminution du prix du blé (f. 33,94-33,15), les crimes augmentent (64,003-65,555) jusqu'en 1880, par suite de l'abaissement de la température hivernale (5°, 25; 5°, 00). Nous voyons aussi que, de 1880 à 1883, le prix du blé étant en continuelle décroissance, la température moyenne hivernale restant assez haute, les délits de cette catégorie diminuent sensiblement et d'une manière continue.

« 2° A l'égard des vols qualifiés, on retrouve les mêmes lois avec plus de régularité encore. Durant le même espace de neuf ans, de 1875 à 1883, exception faite des années 1877 et 1879, on constate que chaque fois que la température hivernale moyenne s'abaisse, les vols qualifiés augmentent. Si, au contraire, la tempé-

---

(1) Des données ancore inédites sur les prix des vivres ont été fournies à M. Rossi, par M. le Comm. Bodio, président honoraire de notre Congrès, directeur général de la Statistique italienne. Ces données ont fait, depuis l'époque où M. Rossi écrivait ces lignes, l'objet d'une publication spéciale sous le titre « *Movimento dei prezzi di alcuni generi alimentari* » (1885). Les moyennes météorologiques ont été fournies par le R. P. Denza, directeur de l'Observatoire de Moncalieri. (Note de M. Lombroso).

rature s'élève, les vols qualifiés sont en décroissance. De même, on ne peut nier l'influence certaine du prix des denrées alimentaires; l'anomalie que j'ai citée, pour l'année 1877, durant laquelle, malgré que la température moyenne en hiver fût assez élevée, néanmoins les crimes furent en augmentation, est due, surtout, au surenchérissement exagéré du prix du blé. En 1880, les denrées étaient chères, la température était basse et les crimes atteignirent leur maximum (56,021), tandis que, dans les années suivantes, on remarque une diminution de ces crimes, alors que le prix des denrées s'est abaissé et que la température, pendant l'hiver, se maintient assez élevée.

« Ces mêmes règles furent constatées en France par M. Ferri; si ce n'est que lui et d'autres savants concluent que l'influence des variations atmosphériques sur cette catégorie de crimes est tout à fait indirecte (1). Il attribue l'augmentation des attentats contre la propriété à l'augmentation d·s besoins et à la diminution des moyens de les satisfaire. Selon moi, le froid aurait, au contraire, une influence directe sur ces crimes, et mon avis s· base sur d'autres raisons encore, en dehors de celles puisées dans les données qui m'ont été fournies. Si, en effet, l'on peut justifier la corrélation de ces crimes, plutôt en hiver qu'en été, avec l'augmentation des besoins et la diminution des ressources, il ne semble pas qu'on puisse expliquer la différence de leur nombre selon que l'hiver est un peu plus ou un peu moins rigoureux. Du reste, si l'on admet l'influence des chaleurs de l'été sur les·attentats contre les mœurs, je ne·vois pas pourquoi, jusqu'à preuve contraire, on refuserait de reconnaitre l'influence des rigueurs de l'hiver sur les délits contre la propriété, lorsque cette influence nous est démontrée par la statistique.

« 3° L'action de la température sur la catégorie des crimes: *coups, blessures, attentats contre les personnes*, n'est pas aussi rigoureusement manifeste que pour les attentats contre la propriété. En effet, de 1875 à 1879, l'augmentation ou la diminution du nombre de ces crimes est en raison inverse de l'élévation ou de l'abaissement de la température moyenne, en hiver comme en

______

(1) J'ai dit, vraiment, que leur influence est « *pour la plus grande partie* » indirecte ou économique, sans exclure une certaine influence directe, physiologique. (Note de M. Ferri).

été. Durant les chaleurs, le résultat s'invertit, en 1880 et 1881, et
redevient normal en 1881 et 1883, tandis que durant les hivers
de 1879 à 1883, par rapport à la température moyenne hivernale,
il se vérifie le contraire de ce qui se passait de 1875 à 1879. Il est,
par contre, hors de doute que le prix des denrées a une influence sur
cette catégorie de crimes et que, pendant neuf ans, elle a été constante. De 1875 à 1883, à chaque augmentation du prix des vivres correspond une diminution de ce genre de délit, et viceversâ. Peut-être
une nourriture plus substantielle engendre-t-elle les rixes; peut-être
les variations des prix du blé sont-elles en connexité avec celles
du prix du vin (que je n'ai pu me procurer), dont l'influence pré-
vaudrait alors sur celle des denrées.

« 4° Quant aux attentats aux mœurs, quoiqu'ils aient été,
de 1875 à 1883, en décroissance presque non interrompue, on
ne peut voir clairement la raison de ce fait dans l'influence du
prix des denrées, mais il faut l'attribuer plutôt à l'action de la température de l'été. En effet, de 1877 à 1880, la température moyenne
de l'été est en diminution constante et le nombre des attentats
contre les mœurs décroit ; ils augmentent, au contraire, de 1880 à
1881, avec l'élévation de la température en été, pour décroître de
nouveau, de 1881 à 1883, avec la diminution de la chaleur.

« 5° N'ayant pu me procurer les données nécessaires sur le
prix des vins dans toute l'Italie, j'ai dû borner mes observations
d'après les seules cotes de Rome et de Cagliari. Il me résulte
qu'à Rome, les oscillations du prix des vins sont en rapport inverse
avec les cas de *rébellions, violences* et *outrages* contre les dépositaires et agents de la force publique; et à Cagliari, avec les *homicides simples, qualifiés* et *agressions avec homicide*. Il y a
telles anomalies que je viens de citer, dont je ne puis démontrer
les rapports avec la température, faute de renseignements.

« Je puis donc conclure, avec Ferri, que, malgré les difficultés
d'isoler les manifestations statistiques de l'un des nombreux agents
du crime, on peut affirmer que l'homme non seulement devient plus
ou moins dangereux pour la société et pour ses semblables suivant que
son organisme est rendu plus ou moins excitable par les différences
de température, mais encore suivant que son organisme est plus ou
moins modifié par le genre et la qualité des aliments dont il se nourrit.

« Malheureusement ces risultats sont loin de satisfaire les exigences de la science et du droit pénal, et, d'autre part, la statistique, par les moyens dont elle dispose, n'a pu nous fourn'r plus de renseignements. Il est nécessaire, je le répète, pour compléter l'étude des causes extérieures qui agissent sur le mouvement de la criminalité :

1° que toutes les données concernant la criminalité soient réunies d'une manière plus précise, plus homogène, et offertes aux observateurs en tableaux statistiques plus détaillés, par provinces et même par communes;

« 2° que chacune des catégories de crimes soient subdivisées par petits groupes, d'après les particularités que les diverses espèces de crimes présentent ;

« 3° que les données sur la température soient accompagnées de toutes les autres données météorologiques qui peuvent avoir quelque influence sur l'organisme de l'homme ;

« 4° que les données sur le prix des vins soient rédigées en tableaux minutieux, comme ceux de la criminalité, et qu'on y ajoute le mouvement des salaires, et celui de tout autre agent pouvant influer sur le prix des vins ;

« 5° que l'on soit renseigné sur les perturbations agricoles, polit'ques, sociales qui ont toutes leur influence respective;

« 6° qu'enfin l'on réunisse sans restriction, plutôt même avec profusion, toutes les données possibles sur les circonstances qui précédent, accompagnent ou suivent l'apparition du crime. La logique statistique nous apprend, en effet, que si la méthode quantitative est la base de la statistique, la méthode qualificative doit auparavant faciliter l'étude de tous les phénomènes envisagés dans leur existence, leurs caractères et leurs fonctions.

« Pour moi, je suis convaincu qu'à l'aide de ces données on aura la notion exacte d'autant de forces dont la résultante sera la ligne du délit. En opposant force à force, il y aura probabilité, je ne dis pas de détruire, ce serait folie de l'espérer, mais toutefois de rendre moins redoutable la loi de la criminalité.

M. **Zuccarelli** dépose un ordre du jour sur lequel il demande que l'Assemblée émette un vote. Cet ordre du jour est ainsi conçu :

« En conformité aux principes hautement proclamés par le
« Congrès d'anthropologie criminelle au sujet de la délinquance,
« je propose que l'on demande, par un vote, l'abolition de l'art. 533
« du Code pénal italien, qui contemple l'homicide commis sans
« autre cause que par *impulsion de brutale méchanceté* et le
« punit même plus sévèrement que les crimes s'milaires. Cet article
« est resté en vigueur dans la plupart des provinces de la pé-
« ninsule. Or, cette brutale méchanceté n'appartient, en général,
« qu'au délinquant-né, ou à l'aliéné agité, ou au dément avec
« hallucination impérative, ou à l'épileptique. »

Le **Président** observe que cet ordre du jour est présenté trop
tard.

Sur l'insistance de M. **Zuccarelli**, le Congrès, sans passer au
vote, se déclare en majorité favorable à ce que la proposition de
M. Zuccarelli soit regardée comme un vœu que l'assemblée exprime.

Le **Président** annonce que la commission nommée pour examiner
les modifications physionomiques survenues pendant le séjour des
jeunes détenus à l'asile Roukavichnikoff, et établir le rapport avec
les modifications morales avérées dans leurs caractères, a présenté
son rapport (*V. l'Appendice II*).

M. **Moleschott** propose que l'assemblée, dont les travaux sont
achevés, chacune des deux sections ayant épuisé son programme,
désigne, avant de se séparer, quel sera le prochain endroit de réunion. Il conseille Paris. Quant à l'époque où le Congrès d'anthropologie criminelle se réunira de nouveau, l'année 1889 lui semble
indiquée par la grande fête internationale que la France prépare pour
cette époque.

La proposition de M. Moleschott est vivement appuyée par
MM. Lombroso, Ferri, Mayor et d'autres.

M. **Magitot** prend la parole, au nom des membres français du
Congrès de Rome, pour remercier M. Moleschott de sa proposition. Il
espère que l'assemblée s'y ralliera. « Nous tâcherons, dit-il, d'organiser une exposition d'anthropologie plus étendue encore que celle
de Rome, et d'avoir, à côté l'un de l'autre, un Congrès d'anthropologie générale et un Congrès d'anthropologie criminelle ».

M. **Fioretti** voudrait que le Congrès fut dénommé « Congrès
d'anthropologie et sociologie criminelle ».

M. **Moleschott** observe, au milieu des approbations, que l'anthropologie dans son sens le plus large embrasse aussi la sociologie comme science de l'homme individu et de l'homme associé.

M. **Ferri** voudrait, en tout cas, que le prochain Congrès se divisât en deux sections comme le présent.

M. **Sergi** remercie M. Magitot, mais il croit que le Congrès d'anthropologie criminelle doit être et rester autonome et n'être pas pris pour une section du Congrès d'anthropologie générale. Il propose que l'Assemblée nomme une Commission permanente pour le Congrès futur.

M. **Moleschott** est d'avis que le Président s'entende avec MM. les membres français du Congrès actuel.

M. **Pugliese** propose, comme M. Sergi, qu'une Commission soit nommée.

M. **Tamburini** demande le renvoi de la discussion à demain. Il sera facile de trouver, d'ici là, un terrain d'entente.

Plusieurs membres insistent pour que la question soit vidée sur le champ.

M. **Magitot** appuie l'idée d'une Commission permanente. Il propose de désigner parmi les Italiens MM. Moleschott, Lombroso, Ferri, Sergi, Garofalo, Mayor.

M. **Moleschott** propose MM. Roussel, Motet, Magitot, qui habitent Paris.

M. **Roussel** désire que le futur Congrès siège à Paris. Il se croit même autorisé à remercier l'assemblée, au nom de la France, pour le choix qu'elle a fait de cette capitale et à promettre au Congrès un accueil sympathique et digne de sa haute importance sociale et humanitaire. Mais quant à lui, vu son âge et ses occupations nombreuses, il ne saurait promettre une collaboration active. Il propose que le Congrès le remplace au sein de la Commission par M. Lacassagne.

Ce nom est salué par des applaudissements.

M. **Ferri** insiste pour que M. Roussel fasse partie de la Commission permanente. Son nom est une force, son activité est un exemple (*Acclamations en l'honneur de M. Roussel*).

M. **De Bella** voudrait que la Commission fût composée aussi de membres allemands, anglais, espagnols.

M. **Moleschott** se rallierait à la proposition de M. De Bella, si le Congrès entendait maintenant faire honneur et donner une marque d'admiration ou d'estime à des collègues qui nous sont chers. Mais ce que nous voulons, c'est former une Commission qui ait un but pratique.

La Commission permanente reste ainsi composée :

MM. **Moleschott**, président, **Roussel, Lacassagne, Magitot, Motet, Lombroso, Sergi, Ferri, Garofalo** et **Mayor,** ce dernier remplissant aussi les fonctions de secrétaire.

Il reste entendu que la Commission permanente s'occupera de la publication des Actes du Congrès, qui, seront rédigés en français en hommage à la grande diffusion de cette langue.

La séance est levée à une heure de l'après-midi.

Appendice I.

La Commission examinatrice des manuscrits a objecté à M. V. Rossi que si l'on peut tirer un excellent parti des petits nombres, dont il prône l'utilité, pourvu qu'ils soient sûrs, on ne saurait méconnaître l'importance des grands nombres, lorsqu'ils sont déduits avec la scrupuleuse exactitude que la Direction de statistique italienne met dans tous ses travaux.

Au lieu de se borner, pour la moyenne de la température, à quatre villes du nord, M. V. Rossi aurait mieux fait de se servir des moyennes pour 30 communes italiennes, fournies par les Annuaires de la statistique italienne et qui représentent les moyennes de température de toute l'Italie.

La Commission croit aussi que les moyennes des prix du blé adoptées par M. Rossi ne sont pas applicables à l'Italie du Sud.

Enfin, quant au troisième *desideratum* de M. Rossi, la Commission observe que nous possédons des données très exactement recueillies sur la pression barométrique, sur la tension de la vapeur d'eau, sur la quantité de pluie, etc.

Appendice II.

La commission, composée d'abord de MM. Roussel, Marro, Aguglia et Laschi (p. 103) dut être modifiée par suite d'empêchements survenus à ses membres. MM. Angiulli et Marro désignés pour rem-

placer les premiers composants, s'adjoignirent M. Roukavichnikoff (1),
dont les renseignements oraux pouvaient être précieux. M. Marro
a présenté le rapport suivant :

« D'après les constatations de M. Roukavichnikoff, trois des
détenus n'ont présenté aucune amélioration morale et l'un d'eux
même a empiré (N. 116, 217, 236 de la collection Roukavichnikoff).
Ce dernier offre une amélioration dans la physionomie.

« Un des détenus est stationnaire (N. 212): sa physionomie
s'est améliorée.

« Les autres, plus ou moins, se sont améliorés au moral —
notamment les numéros 126 et 154 qui, au point de vue physionomique, ont empiré. A ce même point de vue, la Commission
aurait trouvé que :

« 22 enfants se sont améliorés. Un cas surtout est remarquable;

« 14 ont empiré ;

« 25 sont restés stationnaires.

« Parmi les 14 détenus, physionomiquement empirés, 3 se sont
améliorés moralement, surtout dans le travail. L'un d'eux forme
même l'orgueil de l'établissement.

« Parmi les 22 améliorés physionomiquement, 2 le sont aussi
moralement.

« En conclusion, le rapport entre l'amélioration physionomique et l'amélioration morale n'est pas constant.

(1) M. Roukavichnikoff, fr re, fondateur de l'asile qui porte son nom, mérite à juste
titre de passer pour un des bienfaiteurs de l'humanité. Son portrait figurait dans la
grande salle des Congrès réunis, pénitentiaire et anthropologique, parmi ceux des Pesta-
lozzi, des Beccaria, des Venning, des Suringar etc. Dès l'âge de vingt-quatre ans, M.
Roukavichnikoff, préférant à une vie pleine de confort, le rôle modeste de directeur
d'un établissement correctionnel, consacra une grande partie de sa fortune et tous ses
soins à l'établissement de Moscou, par lui fondé. En visitant l'etablissement que M.
Roukavichnikoff dirigea pendant sept ans, jusqu'au jour de sa mort, le doyen Stanley
a pu dire: « Je mourrai tranquille, car j'ai vu un saint. » M. Roukavichnikoff mourut
prématurément des suites d'un refroidissement gagné en accompagnant *ses enfants* à
la promenade. Mais son œuvre lui survit et son nom ne mourra pas. L'exemple qu'il a
donné a été fécond. On compte aujourd'hui, en Russie, 18 établissements similaires à celui
qu'il fondait en 1864.

PREMIÈRE SÉANCE.

—

17 novembre.

M. **Ferri** prend place au fauteuil présidentiel.

La séance est ouverte à 1 heure de l'après-midi.

M. le député **Righi** déclare être chargé de représenter le Comité provincial de Vérone.

M. le **Président** avertit les membres du Congrès que, pour empêcher quelques abus, personne, à partir de demain, ne pourra entrer dans la salle des séances sans l'exhibition d'une seconde carte de reconnaissance.

La première thèse du programme de la section de sociologie criminelle est mise en discussion. Le questionnaire l'énoncait dans les termes suivants: *Si les théories de l'anthropologie criminelle peuvent être acceptées dans la rédaction du nouveau code pénal italien, et de quelle utilité elles peuvent être.*

M **Garofalo**, rapporteur, prononce le discours qui suit:

« Messieurs,

« Le thème sur lequel j'ai l'honneur de prendre la parole est tellement vaste qu'il me serait tout à fait impossible de le discuter d'une manière complète dans le temps nécessairement court assigné à un seul rapport. Pour que ma tâche soit possible, il me faut supposer que les idées de l'école positive soient déjà justifiées à vos yeux.

« Je pense être autorisé à faire cette supposition, puisque la majorité des personnes qui m'entourent ont pris une part directe ou indirecte au travail dont il s'agit maintenant d'examiner les conclusions pratiques, pour les mettre en rapport au projet du nouveau Code pénal italien.

« Je ne ferai donc que résumer le plus brièvement qu'il me sera possible les grandes lignes de la réforme proposée par l'école positiviste, afin de pouvoir mesurer la distance qui nous sépare d'un projet dû aux plus illustres jurisconsultes de l'école classique. Vous pourrez juger, dès le premier coup d'œil, de l'immensité de cette distance; vous pourrez constater que le projet s'éloigne de nos théories beaucoup plus que les lois existantes en Italie, beaucoup plus, surtout, que le Code sarde de 1859; et j'ose espérer que vous approuverez l'ordre du jour que j'aurai l'honneur de vous proposer et dont vous connaissez déjà la portée.

« Sans doute mes conclusions ne plairont pas à ceux qui croient qu'une des principales nécessités de l'Italie soit l'unification de sa législation pénale; elles plairont encore moins à ceux qui jugent des qualités du nouveau Code d'après la réputation, d'ailleurs très méritée, de ses auteurs, d'autant plus qu'ils ont vu y travailler successivement les plus grands juristes dont notre pays s'honore.

« Ce qui n'empêche pas, à mon très humble avis, que ce projet ne soit une simple et complète affirmation des principes de l'école classique, sans le moindre souci de l'état de la criminalité dans notre pays; et qu'il ne vise, en aucune sorte, au vrai but d'une législation pénale: la diminution du budget infâme des crimes.

« Vous savez que ce but est celui que notre école s'est directement proposé; et vous n'ignorez pas non plus que les propositions principales qu'elle a déjà faites, à cet égard, sont les suivantes:

« Vu les différentes classes ou les différents types de criminels, il faut que les peines, pour être utiles, soient des remèdes de différente nature appropriée à ces classes ou à ces types. Nous les avons distinguées d'abord en moyens d'*élimination* et en moyens de *réparation*.

« On se servira des premiers toutes les fois que le crime dépend d'une anomalie psychique du délinquant. Mais puisque cette anomalie peut avoir plusieurs degrés, depuis l'absence la plus complète du sens moral jusqu'à un défaut partiel, ou jusqu'au manque de développement d'une seule faculté morale étouffée par les circonstances de la vie ou par l'effet du milieu ambiant, de même l'élimination aura plusieurs degrés : depuis la mort, la rélégation perpétuelle, la réclusion en un hospice d'aliénés, jusqu'à l'exil d'une province ou d'une ville, à l'arrachement à un milieu délétère et à l'adaptation à un milieu différent, ou tout simplement à l'exclusion d'une situation sociale donnée, à l'expulsion d'une corporation, à la privation d'un seul des droits que la liberté assure à tous les citoyens.

« Pour les délinquants qui, sauf leur action criminelle, ne présentent pas de trace d'une anomalie morale quelconque, et dont le délit même, considéré dans sa spécialité, n'a pas un caractère frappant d'immoralité, ce qu'il faut exiger, avant tout, ce n'est pas leur ségrégation de la société, mais principalement la réparation du mal qu'ils ont causé, c'est-à-dire la réparation du dommage matériel et moral produit par l'action illégitime. Il s'agit de les contraindre à cette réparation d'une manière plus énergique qu'ils ne le sont par les lois existantes, d'après lesquelles les sommes dues par les délinquants ne sont exigibles que moyennant la procédure ordinaire, ce qui, dans la plupart des cas, les rend inexigibles.

« Nous avons proposé que toute personne solvable soit arrêtée et reste en prison jusqu'au payement complet de la somme due pour délit, sans qu'il lui soit accordé le moindre sursis. Que le coupable aie ou n'aie pas d'argent comptant, n'importe. On vendra sa maison, sa boutique, son atelier, il trouvera de l'argent, coûte que coûte.

« L'Etat sait fort bien se servir de moyens cruels lorsqu'il s'agit des intérêts du fisc ! Il sait fort bien exproprier sans miséricorde les biens d'un malheureux qui n'a pu payer l'impôt foncier ou une taxe héréditaire ! Il sait fort bien emprisonner ceux qui, à cause de leur pauvreté, ne peuvent payer une amende à son profit ! Pourquoi ne pourrait-il pas contraindre par la prison celui qui refuse le dédommagement dû à la victime d'un délit, ou qui l'oblige aux frais et aux insupportables délais d'un procès civil ?

« Quant aux prolétaires, à ceux dont l'insolvabilité est réelle, l'Etat devrait prendre à sa tâche d'obtenir que la partie de leurs gains excédant le pur nécessaire soit payée au fur et à mesure à la partie lésée.

« Différents moyens seraient possibles pour arriver à ce but, et ces moyens vous seront exposés plus tard par quelques-uns de nos collègues. Le plus simple, et en même temps celui qui serait susceptible d'application dans la plupart des cas, me paraît être l'imposition d'une taxe hebdomadaire ou mensuelle sur le salaire que le coupable touche pour sa semaine ou pour son mois de travail, jusqu'à l'extinction de la dette.

« Avis lui sera donné qu'en cas de désobéissance, il perdra sa liberté, non par l'emprisonnement mais par son enrôlement dans une compagnie d'ouvriers employée à des travaux au bénéfice de l'Etat, sans autre salaire que la nourriture et le logement.

« Mais l'indemnité à la partie lésée ne suffit pas: une réparation est due à la société par l'individu qui l'a troub'ée en se révoltant contre la loi. C'est pourquoi on devrait, en tous cas, ajouter une amende au bénéfice de l'Etat, et le produit de ces amendes, qui seraient versées dans une caisse *ad hoc*, servirait, selon la proposition que vous en fera M. Fioretti, à faire des anticipations, sous forme de pensions alimentaires, aux malheureux que le délit a réduits à la pauvreté.

« Voilà les moyens que nous proposons au lieu de ces peines d'emprisonnement et de reclusion temporaire qui, sans aucune utilité sociale, ne font qu'alourdir le budget de l'Etat.

« Notre distinction des moyens d'élimination et de réparation est en cohérence parfaite avec les classes anthropologiques des criminels. Notre théorie est dominée par le critérium de la possibilité ou de l'impossibilité d'adaptation du délinquant à la vie sociale. C'est le critérium que nous avons substitué à ceux de la responsabilité morale et de la proportion de la peine au délit.

« Voilà à grands traits le système pénal des positivistes. Nous allons voir maintenant les réformes que les juristes de l'école classique ont proposé pour la législation pénale.

« Inutile de dire que la responsabilité morale dérivant du libre arbitre et la proportion entre la peine et le délit sont plus que jamais les pivots de leur système.

« Toute distinction des classes ou types de criminels est méconnue; on a cru seulement faire hommage à la psychologie moderne en établissant deux catégories de peines, dont l'une est infamante, l'autre non, selon que le mobile du délit était dégradant ou ex-

cusable. Mais ces deux peines ne sont que deux manières de reclusion et toute la différence consiste dans le traitement, un peu
plus dur dans le premier cas, un peu plus doux dans le second.

« Mais ce qui est grave, ce sont les modifications faites au Code
sarde, par lesquelles on a presque aboli les moyens d'*élimination
absolue*. Je ne veux pas m'occuper seulement de la peine de mort,
à l'égard de laquelle il n'y a pas unanimité parmi nous, quoique
presque tous, je pense, soient convaincus de l'imprudence qu'il y
aurait à l'abolir dans les conditions présentes de notre criminalité.
Mais il y a plus: la reclusion perpétuelle étant substituée à la peine
de mort, c'est une peine simplement temporaire qui remplacera
celle de la reclusion perpétuelle ou des travaux forcés à perpétuité.

« On va voir ce qu'il s'ensuit de là. Selon les lois existantes, un
grand nombre de grands malfaiteurs auxquels le jury accorde des
circonstances atténuantes, évitent l'échafaud, mais restent néanmoins séparés pour toute leur vie de la société. Eh bien ! ces mêmes malfaiteurs, en évitant la peine la plus élevée du projet qui
est la reclusion perpétuelle, ne seraient condamnés qu'à une ségrégation temporaire. Ce n'est pas tout: même sans circonstances atténuantes, un grand nombre de crimes très graves ne seront punis
que par une reclusion temporaire; cela, pour la seule raison qu'il
faut conserver les proportions de l'échelle pénale. On ne saurait
nier que, au point de vue de nos honorables adversaires, cette
modification ne soit parfaitement logique. Supposez que la peine
de mort se trouve mise en regard du crime x, et la reclusion
perpétuelle en regard du crime y. Maintenant abolissez la peine
capitale ; il faudra que la reclusion perpétuelle monte du deuxième
degré au premier; ce qui fait qu'elle se trouvera en regard du
crime x, et alors il faudra trouver autre chose pour le crime y,
c'est-à-dire que la reclusion temporaire devra monter du troisième
degré au second.

« Très logique, disons-nous, mais très éloigné du but d'une
bonne législation pénale ! Ceux qui sont accoutumés à notre manière
d'envisager la question ne peuvent plus supporter un raisonnement
de cette espèce. Il nous fait l'effet d'un langage que nous connaissions
jadis, mais que depuis nombre d'années nous avons entièrement
oublié. Comment pouvons-nous suivre ces raisonnements, si nous

n'admettons pas de proportion idéale entre la peine et le délit ?
Pour nous, la seule chose nécessaire est la détermination du moyen
le plus sûr pour entraver la route que le criminel a commencé à
parcourir ; partant, ce qu'il s'agit de voir, c'est, avant tout, si la
ségrégation est nécessaire, ensuite, jusqu'à quel point et dans quelle
mesure.

« Comment pourrions-nous admettre qu'un criminel dangereux
à l'extrême ne soit soumis qu'à une réclusion temporaire ? Et cela
pour faire hommage à la théorie de la proportion pénale, aux
idées architecturales de symétrie entre l'échelle des peines et
celle des délits !

« J'ajouterai qu'il est tout à fait inutile de proposer des améliorations à ce projet de Code. Comment oserions-nous dire à nos
honorables adversaires : « Brûlez ce que vous avez adoré et adorez
ce que vous avez brûlé » ?

« Comment pouvons-nous leur proposer de n'être plus logiques !
et conséquents à eux-mêmes !

« C'est sur les principes qu'il faudrait pouvoir s'entendre ; mais
comment s'y prendre ?

« Nous allons montrer par quelques autres exemples que le projet du nouveau Code est absolument incompatible avec les principes
de notre école.

« La théorie classique ne peut jamais se passer de la symétrie
la plus parfaite. Cela fait que, d'après elle, l'âge de la complète responsabilité pénale doit s'identifier avec l'âge de la capacité civile. Or
la majorité se trouvant établie à 21 ans, il faut qu'à cet âge seulement
un crime soit entièrement punissable. Il est vrai que les critiques
n'ont pas manquées à ce parallélisme singulier, à ce point que
Nicolini, un des juristes les plus estimés d'Italie, l'a déclaré tout
simplement risible. Il est encore vrai que la plupart des législations européennes ont sacrifié pour cette fois la symétrie au sens
commun, en fixant à 18 ans l'âge de la pleine responsabilité pénale. Le Code sarde, tout en fixant cet âge à 21 ans, a fait une
exception pour les crimes les plus graves, tels que le parricide,
l'assassinat et l'incendie pour cause de vol, l'assassinat avec guet-
apens, etc.

« Or cette exception, qui est parfaitement justifiée par des raisons psychologiques évidentes, ne trouve pas grâce devant les auteurs du projet de nouveau code. Il s'ensuit qu'un meurtrier âgé de 20 ans, ayant obtenu des circonstances atténuantes par le jury, uniquement à cause de son jeune âge, jouira en sus, *ope legis*, d'une nouvelle diminution de peine, et partant la reclusion ne pourra en aucun cas excéder la durée de quinze années! Des voleurs assassins qui, selon toute probabilité, sont des criminels-nés dépourvus de tout sens moral, après quelques années de détention et dans toute la force de leurs 35 ans, reparaîtront libres dans la société qui avait le droit d'en être délivrée à jamais !

« Passons outre. Le Code sarde a une peine spéciale pour les cas de responsabilité partielle, c'est-à-dire pour les criminels qui sont déclarés à moitié fous. Au lieu du bagne ou de l'échafaud, il y a pour eux une simple détention sans distinction de degrés et extensible à 20 ans. Que ce *maximum* soit aboli, que la durée ne soit pas déterminée à l'avance et qu'on ajoute un traitement médical pour ces détenus; voilà ces établissements changés en hospices pour les criminels aliénés. Il n'y aurait là qu'une modification très simple à faire pour arriver à cette mesure très pratique, très humanitaire et en même temps très rassurante pour la société.

« Que fait à cet égard le projet de nouveau Code? Fidèle à la théorie de la responsabilité partielle, et supposant que l'action d'un fou peut être décomposée au microscope et qu'on peut en mesurer la part de libre arbitre, le projet veut avant tout que la peine soit diminuée depuis un degré jusqu'à quatre. Il s'ensuit de là que la durée de la détention d'un meurtrier à moitié fou, mille fois plus dangereux qu'un délinquant non aliéné, pourrait être abrégée infiniment et en tous cas aurait une durée beaucoup moindre que celle du non aliéné. Pendant que le Code présent autorise une détention de 20 ans pour le délinquant à demi-responsable, qui sans cela eût mérité 20 ans de travaux forcés, le projet ne permet jamais que la durée soit égale. C'est un progrès pour l'école classique, c'est le contraire pour les positivistes.

« Notre école s'est opposée à la théorie qui distingue l'assassinat du meurtre d'après la circonstance de la préméditation et qui fait de cette circonstance une cause constante et unique d'une pénalité beaucoup plus grave. Le projet suit cette théorie sans hésita-

tion et fait disparaitre les circonstances du guet-apens, et de la
trahison, beaucoup plus évidentes que le mobile psychique de la
préméditation, dont la définition varie infiniment et qui, en plusieurs
cas, moralement, ne rend pas l'action plus détestable.

« Il m'est d'ailleurs prouvé par l'expérience que le guet-apens
et la trahison (indices constants d'un caractère lâche et d'un instinct criminel) peuvent exister sans qu'il soit possible de donner
la preuve de la préméditation; de sorte que, dans ces cas-là, le
coupable ne pourrait être condamné, selon le projet, qu'à la peine
ordinaire du meurtre.

« Je vais énoncer maintenant une idée qui étonnera plusieurs
personnes.

« Le projet a matérialisé le droit pénal! Cela provoquera les
protestations des idéalistes qui se font une arme contre nous de
nos théories darwiniennes. Il n'en est pas moins vrai que notre
utilitarisme, en reconduisant l'examen du législateur sur le criminel plutôt que sur le crime, ne donne une plus grande valeur
au côté intentionnel, et partant ne spiritualise la législation.

« Notre théorie de la tentative en est une preuve évidente,
puisque nous avons proposé que le délit manqué soit puni comme
s'il avait été accompli, et que nous admettons qu'il peut y avoir
tentative lors même que les moyens dont on a fait usage n'étaient
pas aptes à la réalisation de l'attentat. Mais nous allons montrer
par quelques autres exemples la matérialisation toujours croissante de la législation d'après cette application exacte et logique de
la théorie classique.

« Le projet diminue la peine du meurtre lorsque, malgré l'intention homicide, la mort n'a pas été l'effet unique de l'action, mais
qu'on peut l'attribuer, en partie, à quelque autre circonstance. Le
Code sarde n'a cette disposition que pour les blessures mortelles,
à exclusion des cas de meurtre avec intention. Il est étrange en
effet que la peine doive être diminuée lorsqu'on a voulu tuer et
qu'on a réellement tué, et cela seulement parce que la mort a
été facilitée par le manque de soins, par quelque maladie préexistante, par la méprise ou par l'ignorance du médecin!

« Dans les crimes et les délits contre la propriété on s'aperçoit de cette tendance à la matérialisation par l'importance énorme

que l'on donne à la valeur des objets volés; un filou ne sera pas puni pour s'être emparé de mon portefeuille; la peine sera différente selon que ce portefeuille contenait plus ou moins de 50 francs, circonstance que le voleur ignorait au moment où il fourrait la main dans ma poche! Dans le crime de fausse monnaie on va jusqu'à examiner la valeur des pièces mises en circulation! Tout cela sans le moindre souci du caractère du criminel, de la récidive, du danger social qui en résulte.

« Il m'est inutile de prolonger cette analyse. Le seul fait que le projet est considéré comme un progrès par les partisans de l'école classique est pour nous une preuve qu'il ne ferait qu'empirer la législation. La raison en est mathématique : deux lignes non parallèles divergeront d'autant plus qu'on les prolonge ; or nous pouvons regarder les développements très logiques du projet comme le prolongement d'une de ces deux lignes divergentes, celle de la théorie classique, pendant que le Code sarde, représentant la même théorie à un degré beaucoup moins avancé, est placé par cela même à un point plus rapproché de l'autre ligne, celle de l'école positive.

« Ceci établi, et le moment n'étant pas encore venu pour nous d'aspirer à l'honneur de donner une nouvelle législation à notre pays, nous n'avons qu'à proposer le *statu quo* comme bien préférable à tout projet de réforme provenant de nos adversaires.

« On nous répliquera que l'état actuel des choses ne peut pas durer indéfiniment, et que l'unification de notre législation pénale, déjà trop retardée, est impérieusement exigée par l'unité politique de l'Italie.

« Avant de répondre à cette objection, il me faut expliquer pour ceux de nos collègues qui ne sont pas nos compatriotes, quel est l'état actuel de notre législation.

« Nous avons présentement le Code sarde de 1859 pour la Haute-Italie, Rome et toute l'Italie centrale, hormis la Toscane, — le même Code modifié en plusieurs points pour l'ancien royaume des Deux-Siciles, — enfin un Code tout différent pour la seule Toscane.

« Les modifications pour l'ancien royaume des Deux-Siciles n'altèrent pas le système général de la législation ; elles ne sont pas même très nombreuses ; leur portée principale est de donner une

plus grande extension aux crimes et délits où l'action publique
dépend de la plainte de la partie lésée, et d'adoucir les peines des
assassinats et des meurtres (modification très étrange pour des
pays où ces sortes de crimes sont beaucoup plus fréquents qu'ailleurs). Mais, somme toute, on ne pourrait pas dire que la législation du midi d'Italie soit substantiellement différente de celle
qui régit le nord. Reste la Toscane avec son Code particulier, qui,
avec son exclusion de la peine de mort, a été la cause de la
durée de cet état anormal. Le gouvernement italien n'a pas eu
l'énergie de couper court avec cette question, ce que l'empire d'Allemagne a fait par la promulgation de son Code dans le royaume
de Saxe qui, comme la Toscane, n'avait pas la peine de mort

« Mais enfin la population de la Toscane n'est que de deux millions d'habitants; c'est dire qu'elle représente une assez faible minorité sur les 30 millions d'Italiens. Qu'elle garde donc son Code si
elle y tient, comme elle l'a gardé depuis 1860, époque de l'unification de l'Italie.

« Il n'y a rien d'extraordinaire au fond dans la différence des
lois pénales au sein d'une seule nation.

« En Suisse, chaque canton a son code pénal; de même aux
Etats-Unis de l'Amérique du Nord; et sans nul doute, il y a de plus
grandes affinités de race et de coutumes entre Zurich et Lucerne, ou
Boston et New-York, qu'entre la Sicile et le Piémont, ou Venise
et les Calabres.

« On dit que la justice en souffre à cause de l'inégalité de traitement pour un crime de même nature dans les différentes parties
de l'Etat. Mais on oublie que l'inégalité du traitement est très
sensible d'une Cour d'appel à l'autre ou d'un tribunal à l'autre,
quoique les lois soient identiques. D'ailleurs, ce qu'il y a de trop
sévère dans le Code sarde est adouci par l'effet des circonstances
atténuantes qui permettent de réduire énormément le genre et la
durée des peines. tandis qu'en Toscane elles n'ont d'autre effet
que d'empêcher l'application du *maximum*.

« Nous ne voyons donc aucune nécessité urgente pour résoudre
à la hâte un problème social important tel que celui de la législation
pénale, et nous ne nous expliquons pas pourquoi un état de choses qui
dure depuis 25 ans ne saurait durer encore pendant quelque
temps.

« Nous croyons mal choisi, pour la présentation au Parlement d'un projet de nouveau code, le moment où l'on attaque très sérieusement les théories qui sont les pivots de la réforme.

« C'est pourquoi, Messieurs, je vous prie de donner votre approbation à la première partie de mes conclusions, savoir le *statu quo* dans la législation pénale de l'Italie, comme très préférable au projet du nouveau code.

« Je serai très bref quant à la seconde partie de mes conclusions.

« Ce sont des réformes partielles, des essais d'application de notre théorie qui, sans détruire le système des lois existantes, les rapprochent un peu du vrai but qu'elles devraient avoir, c'est-à-dire l'utilité sociale.

« C'est ainsi que je vous propose une formule à substituer à celle de l'irresponsabilité ou de la responsabilité partielle dans les cas d'aliénation mentale. Au lieu d'entraîner l'acquittement, cette déclaration fera condamner à la réclusion pour une durée indéterminée dans un asile pour les criminels aliénés.

« Je vous propose ensuite, pour garantir la société contre les attaques constantes de ses perpétuels ennemis, les criminels de profession, l'approbation des mesures prises énergiquement par la République française avec sa loi sur les récidivistes.

« On nous objectera sans doute que l'Italie n'a pas encore de colonies aptes à la rélégation perpétuelle d'un grand nombre de malfaiteurs. Eh bien! notre proposition servira pour le temps où elle en aura. La politique coloniale que le gouvernement italien vient d'inaugurer pourra au moins nous donner ce bon résultat; et si les plages arides de la Mer rouge ne sont pas des endroits. où des milliers de déportés pourraient trouver les moyens de leur subsistance, il n'est pas dit que l'Italie ne pourra jamais posséder quelque part, aux antipodes, une île arrosée d'une rivière. Le nombre de criminels qu'il s'agirait de déporter serait peut-être assez grand les premières années, mais il commencerait à diminuer très vite, à cause de l'effet moral que cette rélégation lointaine et perpétuelle ne manquerait pas de produire sur les imaginations méridionales, et encore plus, à cause du mouvement d'arrêt dans la marche de la criminalité, conséquence inévitable de la disparition des individus qui en sont les auteurs les plus fréquents. Les statistiques françaises nous renseigneront sous peu à cet égard.

« Je vous ai soumis ensuite la proposition d'un traitement spécial pour les jeunes délinquants âgés de moins de 18 ans : les colonies agricoles et les asiles industriels qui en France, en Amérique, Pologne, Belgique. Hollande, etc., ont donné des résultats excellents. Selon le Code sarde de 1859, on ne peut placer dans les asiles de ce genre (très peu nombreux du reste en Italie) que les délinquants âgés de moins de 14 ans, et qui, en outre, ont agi sans discernement. On voit au premier coup d'œil l'extension que notre proposition donnerait à cette mesure, la seule dont on peut espérer la correction des jeunes coupables arrachés à un milieu corrompu.

« Les deux dernières propositions que j'ai l'honneur de vous soumettre seraient le commencement de la réalisation de notre système sous forme d'essais partiels. Je vous ai entretenu assez longtemps de la réparation des dommages matériels et moraux du délit et des moyens de rendre cette obligation sérieuse et inévitable pour les personnes solvables tout aussi bien que pour les insolvables. Cette coaction remplacerait avantageusement la peine de l'emprisonnement pour tous les individus dont la société n'a rien à craindre en leur laissant leur liberté.

« Pour faire un essai de cette théorie, j'ai proposé l'adoption de ces mesures dans les cas où le coupable n'est ni un récidiviste, ni un vagabond, et lorsqu'il n'y aurait pas lieu à infliger une peine excédant quatre mois de prison, ce qui fait qu'il faudrait élever jusque là le *minimum*.

« On réaliserait par là l'application d'un traitement spécial pour les délinquants occasionels, qu'on distinguerait ainsi d'une manière pratique sans créer d'embarras à la justice, parce qu'on pourrait être à peu près sûr que les individus n'ayant pas de mauvais précédents et qui ne mériteraient que des peines très légères, appartiennent presque tous à cette classe de délinquants.

« La substitution de ces mesures à l'emprisonnement aurait d'abord l'avantage d'épargner à l'Etat les frais d'entretien de cette immense population, renouvelée sans cesse, de condamnés à peu de jours ou peu de mois de prison. Ensuite, l'avantage de ne pas favoriser officiellement la corruption annuelle de plusieurs milliers de personnes,qui, sans la démoralisation de la prison, auraient peut-être pu, après une première faute, redevenir honnêtes. Enfin, l'avantage de rendre la justice bien plus sérieuse en n'infligeant pas des peines qui ne réalisent pas le moins du monde leur but de correction ou d'intimidation et qui sont l'objet de la risée universelle.

« Ce système de dédommagements substitué à l'emprisonnement de courte durée est inséparable d'une institution pour les récalcitrants et pour les vagabonds, les gens sans domicile fixe, sans un état quelconque, qui ne voudraient ou ne pourraient payer la somme due. Il s'agit de les enrôler dans une compagnie d'ouvriers travaillant au bénéfice de l'Etat sans autre salaire que le logement et la nourriture, et c'est par les journées de travail de ces ouvriers que la dette serait acquittée. Ces mesures ne sont pas d'ailleurs sans précédents dans les législations étrangères.

« Le Danemark, la Norvège et le Grand-Duché de Baden ont déjà fait avec succès l'essai de la substitution du travail public obligatoire à l'emprisonnement pour le vagabondage, la mendicité, les transgressions forestières, etc.

« Pourquoi ne pas profiter de ces expériences, faites ailleurs, en leur donnant une plus grande extension ? Voilà, à mon avis, les premiers essais d'application de notre théorie pénale à la législation. Il se peut qu'au premier abord ces propositions aient l'air un peu maigres; mais tel ne sera pas l'avis des gens qui ont fait sur ce sujet des études spéciales, et qui pourront facilement en apercevoir la portée. » (*Applaudissements*)

M. **Righi**: « Je ne puis laisser passer, sans y répondre, les paroles quelque peu dédaigneuses que je viens d'entendre de la bouche de M. Garofalo contre l'école classique et contre ceux qui ont présenté à la Chambre le projet de nouveau Code pénal. Ce projet est le fruit du travail assidu et collectif des plus respectables et plus compétentes personnalités italiennes en matière pénale pendant plus de vingt années.

« Indépendamment de la solidarité et du partage de responsabilité qui me lient, en m'honorant hautement, aux membres de la Commission parlementaire à laquelle a été confiée l'étude du nouveau

Cole, je déclare de parler au nom de mes vieilles convictions, des convictions qui m'ont poussé, il y a déjà plusieurs années, à proposer, moi le premier, l'institution des asiles pour les aliénés criminels.

« Je me limiterai à indiquer les arguments, sans les développer, soit à cause de la brièveté du temps, soit à cause des compétences spéciales de mes auditeurs.

« Je déclare que tout ce qu'il y a d'acceptable, à mon avis, dans les théories de l'école positiviste a été déjà accepté, ou le sera bientôt par toutes les nations civiles, — c'est-à-dire tout ce qui concerne les asiles pour les aliénés criminels.

« L'étude de l'homme naturellement, fatalement criminel a un champ très vaste, dans lequel l'école positive peut et doit rendre de grands bienfaits à l'humanité, soit qu'on la considère dans les droits des individus qui la composent, soit qu'on la considère dans sa collectivité, par rapport à la défense de son intégrité.

« Outre cette limite, je crois que la doctrine positiviste ne pourra jamais être pratiquement acceptée dans les Codes pénaux, parce qu'elle s'appuie à un système qui n'a jamais été admis, mais qui, au contraire, a toujours été vigoureusement combattu par l'humanité........

M. **Ferri**: L'humanité a plusieurs fois changé d'opinion.

M. **Righi** (*continuant*): « Vous niez à l'homme la liberté de l'arbitre: vous reprochez aux disciples de l'école classique de confondre la faculté de réaliser par les muscles les décisions internes de l'esprit, avec la faculté d'être libre, c'est-à-dire de vouloir une chose plutôt que l'autre. Vous dites à l'homme qu'il n'est pas libre de vouloir, qu'il exécute et veut seulement ce qu'il doit vouloir et ce qu'il ne peut s'empêcher d'exécuter en vertu de sa spéciale éducation, en vertu de l'atavisme, du milieu ambiant, etc.

« Cette théorie, Messieurs, je n'ai pas besoin de vous le dire, n'est pas du tout nouvelle; elle date de celui qui le premier a réfléchi à l'existence d'un Dieu créateur. En voulant attribuer à la Divinité l'omniscience et l'omnipuissance, il fallait lui reconnaître aussi ce qui est intimément lié à ces deux qualités, la préscience. Le premier penseur se demanda, alors, à lui-même, si l'homme pouvait être libre lorsqu'il était déjà établi *ab œterno* ce qu'il devait faire ou non. Et il répondit en niant le libre arbitre.

. « Cette théorie que les théologiens appellent le déterminisme n'entraina que les esprits disposés aux subtilisations métaphysiques, parce que, comme il arriva au moyen-âge, elle se rapportait tout simplement au droit pénal d'outre-tombe, qui aurait dù se réaliser dans une condition de choses tout à fait différente de celle où se trouve l'humanité sur la terre. Mais elle ne se rapportait pas à la vie terrestre, à laquelle seulement le législateur doit avoir affaire.

« Or, les choses sont tout à fait différentes, lorsque l'absence complète du libre arbitre est affirmée en thèse générale et l'école positive veut bâtir sur ce fondement; les législateurs doivent se préoccuper également du droit de chaque accusé et de l'intégrité du corps social, qui à son tour, a également droit de pourvoir de son mieux à sa prospérité. (*Très bien*)

« Cette idée, à mon avis, ne pourra jamais être accueillie, en premier lieu parce qu'elle contredit à une conviction, que je pourrais appeller organique, par laquelle l'homme normal se reconnaît libre, et lorsqu'il ne l'est pas, il croit aussi connaître par quelle raison cela arrive.

« Cette idée ne pourra, non plus, être accueillie en vertu de la logique, qui nous démontre que l'homme en se prévoyant exposé à devoir choisir, en certaine circonstance de la vie, entre une action licite, mais douloureuse, et une action illicite, mais attrayante, a créé potestativement à soi-même un motif artificiel qui doive le déterminer dans l'actualité du dilemme pratique, à choisir l'action licite plutôt que l'action illicite. Que l'on me dise en effet ce que c'est que la création, toute propre de l'homme, d'un code pénal, en vertu duquel l'humanité impose à soi-même des sanctions et des peines, afin qu'à l'occasion chacun de nous puisse se décider dans un sens plutôt que dans l'autre, si ce n'est pas l'exercice le plus élevé de la liberté humaine pleine et indéterminée!

« Pour ne pas outrepasser les limites qui me sont imposées, je me résume, en disant que j'accepte toute cette partie des doctrines anthropologiques et positivistes qui concerne la pathologie du délit, et que je refuse absolument toute la partie de ces mêmes doctrines qui, en franchissant le domaine de l'exceptionnel et du morbide, voudrait ôter à l'individu la liberté de vouloir et de se déterminer.

« Je conclus en affirmant mon estime pour ces esprits vigoureux de l'école positiviste, que je combats seulement en partie, et
je demande excuse si, en présence de convictions si différentes des
miennes, j'ai parlé avec une franchise illimitée, puisque les paroles que j'ai prononcées sont l'expression de mes convictions les
plus intimes et les plus méditées. » (*Vifs applaudissements*)

Plusieurs orateurs inscrits s'empressent de céder leur tour de
parole à M. Moleschott qui s'est levé pour répondre.

M. Moleschott: (*attention très vive*) « Messieurs, d'abord je
vous prie de me permettre de continuer à parler en français, parce
que je tiens à contribuer pour ma part, autant que possible, à ce
que le Congrès conserve son caractère international.

« En second lieu, je remercie nos excellents confrères qui m'ont
voulu céder la parole avec une déférence très supérieure à mon
mérite.

« Messieurs, comme vous, j'ai écouté avec attention et avec admiration le discours éloquent de M. Righi, et pourtant je lui
dois une réponse, car, en me taisant, je trahirais tout un passé.
(*Vifs applaudissements*)

« Ce n'est pas sur la valeur des codes que je désire de vous
parler. Je m'en garderai bien, car je connais les limites de ma
compétence.

« Je vous dois deux mots sur l'affirmation du libre arbitre que
M. Righi vient de nous donner.

« Il nous a dit qu'il sent d'être libre. Or c'est une déclaration qui a la même valeur que s'il disait : « c'est le soleil qui
se lève, car je le vois. »

« Messieurs, quant à la conscience qui nous fait choisir le bien et
le mal, permettez-moi de vous le dire : je suis venu ici avec
l'intention de ne pas toucher la question du libre arbitre.

« En faisant violence à ce qu'il pourra considérer comme mon
libre arbitre, M. Righi en a disposé autrement.

« Tel que vous me voyez, je suis le plus faible des hommes; je
trébuche lorsque les circonstances sont plus fortes que moi; si
c'est moi qui suis le plus fort, je ne trébuche pas.

« Pour moi la question est résolue, et elle est la base de nos
travaux. Si nous voulons la discuter de nouveau, nous entrerons

malgré nous dans la métaphysique et nous ne pourrons faire un pas.

« Je vous avoue que cela me semblerait fort inutile. (*Applaudis-sement très-vifs ; presque tous les membres du Congrès présents vont serrer la main à l'orateur*).

M. **Benedikt**, en s'associant à ce que vient de dire M. Moles-chott, regrette que la première thèse de biologie criminelle n'ait pas encore été discutée jusqu'au bout. Elle forme la base des tra-vaux du Congrès. Si l'on avait déjà discuté cette question, M. Ga-rofalo aurait pu concevoir sa relation en termes plus énergiques.

L'orateur poursuit en italien :

« Qu'il me soit permis, Messieurs, d'adresser un reproche à MM. les rapporteurs italiens. Nous sommes ici les représentants d'une puissante souveraine, c'est-à-dire de la Science, de la Science exacte, et ce n'est pas, ce ne peut être notre affaire de mendier auprès des législateurs telle ou telle amélioration, telle ou telle réforme, qui devrait être introduite dans les codes. Ces réformes, ces améliorations, c'est à nous de les dicter. Vous me direz que pour pouvoir dicter, il faut être à deux : celui qui dicte et celui qui écrit. Or, l'un des deux manquerait. Mais il n'en sera pas toujours ainsi. Parlons haut : quelqu'un, un jour ou l'autre recueillera nos paroles ; si ce n'est aujourd'hui, ce sera demain. Un demain histo-rique, point n'est besoin de le dire.

« Rappelez-vous qu'il n'y a pas longtemps, l'on se moquait encore de nous. Aujourd'hui, *chi ha fior di senno*, ceux qui font usage de leur raison nous estiment ; ils ne tarderont pas à compren-dre le langage de la nouvelle école. Plus tard — laissons au temps d'accomplir son œuvre — notre langage s'imposera à tous. La diffé-rence qui passe entre notre école et l'école dite classique n'est, dans un certain sens, qu'une différence de langage. L'école clas-sique ne comprend pas notre langue, ou plutôt elle ne veut pas se donner la peine de la comprendre, parce qu'elle se voit trou-blée dans ses vues et dans ses termes scientifiques. L'époque de l'instruction universitaire est passée pour ses partisans : il fau-drait qu'ils s'adonnent à de nouvelles études, qu'ils renoncent à une partie des notions acquises, qu'ils adoptent un nouveau voca-bulaire. Tout cela est difficile.

« Aucune science ne peut se dire exacte si elle est basée sur
des doctrines métaphysiques. Si cette règle n'avait pas existé auparavant, Kant nous l'aurait enseignée et imposée : la science ne
doit pas se baser sur une antinomie, et il y a antinomie chaque
fois que l'antithèse a le même poids et qu'elle est aussi justifiée
que la thèse.

« L'école classique est même scolastique, parce que sa méthode est en retard de trois cent cinquante ans, parce qu'elle
n'a pas encore atteint la méthode inductive qui date du *Novum*
organum de Bacon de Vérulam. Bien qu'en son temps, elle eût
marqué un progrès, elle constitue aujourd'hui un anachronisme.
Nous condamnons la méthode : gardons-nous d'en commettre les
fautes en rentrant dans la discussion des questions métaphysiques
et en faisant de celles-ci le point de départ de nos thèses.

« J'espère que notre Congrès sera, si vous me permettez une
image hardie, l'arc de triomphe sous lequel la Science exacte pas-
sera pour entrer dans le sanctuaire du droit.

« Nous y entrerons à pas lents peut-être, mais armés d'une
énergie et d'une patience à toute épreuve et munis, ajoutons-le,
d'une grande indulgence envers ceux que nous sommes obligés
d'appeler nos adversaires, tandis que nous voudrions les appeler
nos prédécesseurs. Leur culte est près de tomber : le jour viendra
où ils devront sortir du temple, à moins de se convertir à nous.
Mais quel que soit le parti qu'ils prennent, nous qui condamnons
leur méthode, nous devons reconnaître aussi qu'ils ont été nos
maîtres, qu'ils ont rendu de grands services à la science et que
nous ne serions pas aujourd'hui ce que nous sommes, s'ils n'a-
vaient été ce qu'ils sont.

« Avant de répondre à la question si la manière de voir et
les résultats des expériences et des recherches de notre école sont
assez mûrs pour être introduits dans la codification, il est nécessaire de déclarer que *les résultats et les doctrines de l'école po-*
sitive d'anthropologie criminelle ne relèvent d'aucune façon des
principes métaphysiques et que, par conséquent, notre école répond aux exigences d'une science exacte.

« De même que les physiciens étudient les manifestations des
forces de la nature, sans introduire, dans l'étude des lois spéciales,

les opinions et les discussions sur l'origine et sur la nature de la matière, de même nous devons étudier les manifestations des forces psychiques, sans nous occuper, *a priori* et pendant nos recherches, des questions métaphysiques.

« Notre tendance scientifique n'aspire à rien autre qu'à connaitre les criminels tels qu'ils sont dans la réalité, à étudier leur psychologie telle qu'elle se manifeste dans leur conduite et dans leurs signes anthropologiques, qui ne sont, après tout, que des signes extérieurs trahissant l'être intérieur.

« Nous appliquons, outre cela, la méthode de l'ethnologie comparée dans l'étude comparative des hommes normaux avec les hommes anormaux.

« Lorsque la jurisprudence aura acquis une connaissance plus exacte et plus approfondie des délinquants, elle se trouvera plus en état de remplir son double but, c'est-à-dire de protéger la société et corriger le délinquant, si c'est possible. Lorsque le délinquant est incorrigible, le meilleur moyen de protéger la société est de le tenir renfermé ou de le déporter.

« Dans le cas où il est fou ou mattoïde, les asiles de fous criminels pourront rendre de grands services.

« Outre le double but cité ci-dessus, la justice peut considérer la grandeur du dédommagement et la satisfaction due au sentiment public, lésé par l'infraction commise.

« Ces déclarations une fois faites et ces explications données, nous pouvons affirmer la possibilité et la nécessité d'introduire dans la codification les résultats et les doctrines spéciales de l'école d'anthropologie criminelle, que j'appellerais aussi, volontiers, l'école évolutionniste. Il ne s'agit, le plus souvent, à mon avis, que d'introduire le changement de quelques expressions, et non pas de grands changements révolutionnaires.

« Par exemple, le mot *coupable* pêche contre le principe scientifique de nomenclature, qui nous défend d'employer des expressions basées sur des vues en discussion. Le mot *coupable* a ce défaut, puisqu'il implique une idée de métaphysique morale — celle de la responsabilité et du libre arbitre. On devrait substituer à cette expression celle de *prouvé dangereux*, p. ex., pour la sûreté de la vie, des biens, de l'honneur, etc. Dans la pratique, le résultat serait presque le même; mais nous y gagnerions une plus grande liberté de jugement. Qu'un accusé, par exemple, soit déclaré *coupable* d'homicide par jalousie, nous le déclarons, d'après la nouvelle terminologie, *prouvé dangereux pour la sûreté de la vie par suite d'homicide inspiré par la jalousie.* De la même façon il ne saurait s'agir pour nous de *punition*. Il s'agira du *traitement* d'un *individu prouvé dangereux* et, quant au traitement, on pourrait se baser sur ma classification. Si nous ne trouvons comme cause du délit, dans l'exemple de crime cité, aucune intoxication ou maladie, si nous ne trouvons dans l'individu *dangereux* aucun signe de dégénérescence, nous devrons classer celui par qui l'infraction a été commise parmi les criminels de la première catégorie, puisqu'il n'existe aucune profession *d'homicides par jalousie*, et le ranger parmi ceux qu'un élan de passion conduit au crime.

« Si le sujet est jeune et que, par suite, une récidive soit à craindre (la jalousie ne pouvant exister que tant que l'amour passionnel est possible), le malfaiteur devra être tenu plus longtemps en prison, puisqu'il s'agit, à la fois, de protéger la société et de mettre le criminel dans l'impossibilité d'encourir une autre fois le même danger.

« Il s'agit, dans les affaires de justice correctionnelle, d'une équation dont les termes sont les facteurs de la psychologie du criminel, et dont l'inconnue à trouver est le *traitement* qu'il faut lui faire subir. Cette équation, rien n'est plus facile que de l'établir. Des règles d'une simplicité primordiale en font connaître l'inconnue, je veux dire le traitement ou, pour employer encore un terme de l'école classique, la peine.

« Qu'une observation finale me soit encore permise.

« L'acte d'accusation, les résultats du procès, l'exposé des motifs de la condamnation présentent souvent un contraste marqué avec la véritable psychologie du *criminel.*

« Cela vient de ce que le temps et les circonstances du procès sont peu favorables à une juste observation psychologique. Le milieu le plus favorable pour ces observations est celui de la prison. Puisque l'étude du criminel pendant son séjour dans la prison, complète la connaissance du criminel, cette étude devrait être aussi prise en considération dans le jugement définitif.

« Cette remarque serait pratiquement d'une utilité extrême. Aucun condamné ne devrait être mis en liberté avant que, sur la base des observations dont il aurait été l'objet de la part du personnel de surveillance, on sache s'il y a lieu de corriger la catégorie du délinquant fixée par le juge à l'époque de la condamnation. Y a-t-il danger de récidive? Y a-t-il, par conséquent, péril pour la société? Alors le criminel doit être, selon le degré de probabilité du danger, privé de sa liberté, ou bien déporté dans quelque colonie, ou soumis à une surveillance spéciale de la police. En est-il autrement? Liberté pleine et entière lui est rendue.

« D'autre part, il devrait être permis aux fonctionnaires des prisons de demander la révision d'une cause, lorsque l'examen du condamné leur permet de constater que la classification du juge a été trop sévère.

« Le premier principe de la juridiction devrait être celui-ci, que la connaissance psychique des délinquants constitue le moyen le plus nécessaire pour la protection de la société et que l'observation dans les prisons est la condition essentielle de cette connaissance ». (*Applaudissements*)

M. le **Président** donne communication des lettres d'adhésion du professeur Kirchenheim et du professeur Frenkel et propose que le Congrès leur adresse une lettre de remerciments. La proposition est approuvée.

M. **Muratori** (Angelo) fait observer à M. Righi que si les expressions employés par M. Garofalo ont été un peu brusques, elles n'en sont pas moins vraies.

Le projet du nouveau Code pénal italien est en parfaite contradiction avec les principes de la science positive; ce projet continue à considérer le délit comme une entité juridique abstraite. L'orateur est d'accord avec M. Garofalo ; seulement, il ne croit pas que l'on puisse conserver le Code toscan avec ses graves imperfections.

M. **Fioretti** voudrait s'opposer à ce que l'on donne une étendue trop exagérée au principe que la réparation des dommages-intérêts soit un *sostitutivo penale*, un substitutif de la peine, et à ce que l'on établisse, en conséquence, qu'il peut y avoir certains délits pour lesquels l'unique peine doit consister dans la réparation des dommages.

« Je ne peux non plus, poursu.t l'orateur, accepter l'expression de *réparation due à l'Etat* en substitution du nom plus simple et plus compréhensible de *peine pécuniaire*. L'école positive est regardée comme trop révolutionnaire dans les idées pour se permettre le luxe de l'être aussi dans les mots. Avec des innovations inutiles et imprudentes, on risque de désorienter la morale et le bon sens publics ».

M. **Garofalo** remercie M. Muratori pour l'appui qu'il vient de lui donner. Il accepte les observations de M. Fioretti en faisant observer que, dans ses conclusions, il a toujours fait usage du mot *amende* et qu'il n'a jamais reconnu aucun cas dans lequel la peine dût être limitée au seul dédommagement. Il regrette que quelques mots de sa relation aient pu faire naître cette équivoque.

M. **Muratori** (Angelo) demande que l'on établisse clairement la signification anthropologique du mot récidiviste.

M. **Fioretti** remercie M. Garofalo d'avoir voulu éclaircir ses doutes. Il répond à M. Muratori qu'il n'y a pas lieu à discuter sur la signification anthropologique du mot récidiviste. Il est évident que l'école positive, lorsqu'elle veut apporter des réformes partielles au Code pénal en vigueur, et qu'elle cherche, parmi les termes en usage dans ce Code, quelque expression analogue à celle de délinquant-né, ne saurait trouver rien de mieux que le mot récidiviste.

M. **Pugliese** déclare qu'il voterait la proposition de la lettre *a* des conclusions du rapporteur (*V. p.* 22) si la modification était limitée à la première partie de l'article 94.

M. **Buonomo** proteste contre l'assertion que le projet du code pénal ne soit qu'une exagération des doctrines de l'école classique, du moment qu'on y accepte la proposition des asiles pour les aliénés criminels.

M. **Lombroso** observe que cette proposition devient inutile du moment que l'on cherche vainement dans le projet du Code pénal des articles relatifs au traitement des aliénés criminels.

M. **Pavia** croit que l'école positive doit résolument exprimer son opinion que le projet de Code pénal italien se fonde sur des principes qui sont en opposition directe avec ceux de l'école positive.

M. **Righi** réplique brièvement.

M. **Moleschott** croit que le Congrès trahirait son caractère international en discutant et en votant des propositions qui ont trait trop exclusivement à l'Italie.

M. **Lacassagne** s'associe à M. Moleschott, en ajoutant qu'il y aurait de la mauvaise grâce de la part des membres étrangers du Congrès à imposer leurs conseils à un gouvernement dont ils sont les hôtes. Il met en garde le Congrès contre le danger de se transformer en un petit Parlement.

M. **Garofalo** répond qu'il ne s'agit pas de petit Parlement, mais d'un congrès scientifique qui se propose un but pratique, en exprimant des vœux pour l'amélioration des lois pénales. La manière dont la question était formulée obligeait d'ailleurs le rapporteur à l'envisager du point de vue de la législation italienne; ce qui n'empêche pas que ce sujet ne soit d'un grand intérèt pour le congrès, puisque le projet du code italien est la reproduction fidèle de la théorie classique contre laquelle notre école a engagé la bataille.

MM. **Pugliese, Muratori, Pavia, Fioretti** et d'autres parlent en sens divers sur l'ordre de la discussion.

La séance est levée à quatre heures de l'après-midi et la suite de la discussion est renvoyée au lendemain.

DEUXIÈME SÉANCE

18 novembre 1885.

M. Ferri prend place au fauteuil présidentiel et ouvre la séance à une heure de l'après-midi.

M. le Président annonce que MM. Albrecht et Alimena ont offert différents ouvrages au Congrès. On en trouvera les titres dans la liste des hommages.

La parole est donnée à M. le baron Garofalo qui la cède à M. Venezian.

M. Venezian était venu avec l'intention d'écouter les discussions du Congrès, mais il se voit obligé d'y prendre part. Il y est poussé par le désir d'obtenir du Congrès quelque décision concrète et pratique. Il déplore le vague et l'indétermination où l'on a voulu se maintenir, et se sent en devoir de proposer au Congrès une résolution plus pratique. Dans ce but, il propose d'exprimer le vœu, non pas d'une réforme complète et radicale de la législation, mais de réformes partielles et progressives. Il développe en ce sens l'ordre du jour qui suit, auquel MM. Garofalo, Venezian et Porto ont apposé leurs noms :

« Le Congrès,

« convaincu que toute réforme législative, même lorsque, dans une phase donnée de l'opinion publique, elle représente un progrès en rapport aux lois existantes, constitue l'obstacle le plus grave à des réformes nouvelles ;

« convaincu de l'impossibilité d'imposer à la réforme pénale l'ensemble des principes de l'école positive, jusqu'à ce que la diffusion de la science n'ait pas vaincu la résistance et les préjugés qu'on lui oppose ;

« émet le vœu

« qu'on n'entrave pas, en présentant de nouveaux projets de Code pénal, l'œuvre de réforme qui ne pourra être utilement entreprise que dans quelque temps ;

« que les principes de l'école positive qui conviennent le mieux aux conditions actuelles de l'opinion publique et qui sont le plus vivement réclamés par la nécessité de la défense sociale soient adoptées dans des lois spéciales ».

M. **Venezian** croit que la première partie de l'ordre du jour pourrait être votée par tous les membres du Congrès. Les membres italiens du Congrès pourraient, à leur tour, voter, eux seuls, la seconde partie. L'école positive italienne ne saurait se résigner à ne pas énoncer des propositions pratiques pour la réforme de la législation italienne.

M. **Buonomo** croit inutile tant de réserve et de timidité dans les termes de l'ordre du jour signé par MM. Garofalo, Venezian et Porto. Des hommes illustres, qui ont consacré leur vie à l'étude du droit pénal au point de vue classique, ont publiquement et solennellement engagé leurs plus chères convictions dans le projet de Code pénal présenté au Parlement. Il n'y a donc pas à espérer que notre modération puisse les induire à faire un seul pas en arrière dans le chemin qu'ils suivent et qui est le chemin du progrès au point de vue de l'école classique.

Il vaut donc mieux que les positivistes affirment leurs principes énergiquement et avec une foi d'apôtres.

D'autre part, aucun État ne saurait accepter, pour le moment, des doctrines qui ne datent que d'hier. Il faudra donc se contenter d'énoncer les principes généraux, sans trop se préoccuper de leur immédiate application. Tôt ou tard, ils seront suivis par tous les États ; ce sera le jour où les doctrines positivistes auront tellement gagné de terrain, qu'elles pourront pénétrer, de leur propre force, dans la législation.

M. **Muratori** (Angelo) est, en général, d'accord avec les signataires de l'ordre du jour. Il veut une affirmation de principes et non une transaction. Il croit même que les membres étrangers du Congrès pourraient voter, eux aussi, la partie de l'ordre du jour qui regarde l'Italie, puisque ce n'est qu'en Italie qu'il y a aujourd'nui un projet de Code en discussion. Ce que l'on dit à présent pour ce qui concerne l'Italie pourra également se dire pour tout autre pays qui vienne à se trouver dans les mêmes conditions.

M. Muratori ne peut toutefois se trouver d'accord avec les signataires de l'ordre du jour au sujet de la préférence qu'ils ont voulu accorder à la législation spéciale. Il cite à l'appui l'opinion de Buckle qui dit qu'en matière pénale les lois spéciales sont ou inutiles ou dangereuses.

M. Precone: « Messieurs,

« Je n'ai pas voulu prendre la parole jusqu'à ce moment parce qu'il m'a semblé que, dans la discussion de la thèse qui nous occupe, les orateurs sont restés quelque peu dans l'incertitude. Les conclusions que M. Garofalo nous présentait dans la séance de hier, sont, à mon avis, trop générales, trop indéterminées, et trop peu satisfaisantes. Elles ne nous offrent pas une affirmation assez énergique des idées principales de la nouvelle école, et cela par la raison qu'on nous les présente fragmentairement sans faire comprendre que cette école, qui s'affirme aujourd'hui, est inspirée par un souffle unique et puissant qui lui donne la vie et la force. Les conclusions de M. Garofalo ne sont donc pas, à mon avis, l'affirmation solennelle qui devrait partir de ce Congrès.

« Cela dépend, peut-être, de ce que la nouvelle école n'a pas encore suffisamment dégagé le problème de la pénalité des entraves qui l'ont oppressé jusqu'à nos jours. Il y a eu lutte; mais une lutte dans laquelle on s'est acharné seulement à la démolition du vieil édifice, sans avoir souci de fonder solidement un édifice nouveau.

« Si je dis cela, c'est que je sais qu'en dehors de notre réunion, on est dans l'attente des résultats de nos travaux et que l'on se demande avec insistance ce que nous voulons et ce que nous pensons au sujet des questions pratiques. Puisque nous sommes à même de répondre, c'est notre devoir de le faire et de donner une réponse nette.

« Vous savez comme moi qu'aucune des théories de l'école classique ne résiste aux attaques de la nouvelle école. Cette impuissance se révèle dès le premier abord : dans le but même que l'on veut assigner au droit de punir et dans la justification que l'on prétend en donner. Aussi peut-on observer parmi les pénalistes classiques mêmes, certains symptômes de défection, qui, ne dussent-ils avoir aucune autre signification, démontrent à coup sûr la nécessité de modifications, de transformations, d'améliorations..., bref de nouvelles études.

« Ainsi, récemment, on a tenté d'exclure de la jurisprudence et de la législation, la *vexata quæstio* de la tentative criminelle — *conato delittuoso* (BUCCELLATI). Et Carrara a déjà affirmé que la doctrine du concours dans le délit n'a aucune raison d'être.

« Il faut donc examiner ce qui doit rester de l'ancien édifice, ce qui doit être substitué à ce que l'on élimine et ce qui doit être seulement renouvelé. J'ai éprouvé le besoin d'exprimer ces idées en ce moment où nous voyons donner une affirmation de nos théories, incomplète à mon avis. moyennant un ordre du jour.

« Nous avons discuté au sujet des différentes catégories des criminels. Pourquoi ne pas exprimer le vœu que nos investigations scientifiques trouvent leur écho dans les législations des pays civilisés? N'avons-nous pas déjà obtenu l'adhésion d'une autorité imposante, celle que M. Prins nous a donnée dans son dernier ouvrage? (1)

« Je désirerais aussi que l'on donnât une autre affirmation pour ce qui concerne la distinction entre les actions que, selon les principes de l'école positive, l'on doit considérer comme criminelles et celles qui devraient être exclues de cette catégorie et poursuivies par d'autres sanctions qui ne soient pas répressives, dans l'acception rigoureuse du mot.

« Plusieurs arguments de ce genre seraient encore dignes d'appeler toute notre attention; et je suis surpris. je l'avoue, qu'ils ne soient pas compris dans le nombre des questions que le Congrès s'est posées.

« Quoiqu'il en soit, je dois me borner à exprimer ici mon désir et à souhaiter que, dans notre prochaine réunion à Rome ou dans une autre ville, on veuille bien en tenir compte. Pour le moment, je me borne à présenter un amendement à l'ordre du jour proposé. »

(1) *Criminalité et répression*, Bruxelles, 1885.

Cet amendement, soutenu par MM. **Pagliese, Laschi, Berenini, De Bella** et **Alimena,** consisterait dans la variante qui suit des derniers mots de l'ordre du jour en discussion : « ...... soient adoptées dans la législation pénale. »

M. **Venezian** insiste sur sa proposition de demander au gouvernement des lois spéciales. Si l'on demande des lois générales, on bâtit un édifice nouveau auquel il ne sera plus possible d'apporter des améliorations, ce qui se pourrait encore si l'on ne fait qu'étayer les édifices anciens.

M. **Moleschott** préfère les conclusions de MM. Muratori et Buonomo. L'ordre du jour présenté par MM. Venezian, Garofalo et Porto a, selon lui, un caractère trop polémique. Il présente l'ordre du jour suivant :

Le Congrès,

convaincu de la difficulté de faire des recommandations aux corps législatifs,

reconnaissant que ce ne sont que les idées mûries qui peuvent pénétrer dans la vie pratique, et cela en vertu de leur propre force,

émet le vœu que la législation, dans son évolution progressive, tienne compte des principes de l'école positive d'anthropologie criminelle.

M. **Porto** demande si cet ordre du jour est substitué seulement à la première partie de celui qui a été présenté par lui et par MM. Garofalo et Venezian.

M. **Muratori** (Angelo) accepte l'ordre du jour Moleschott, mais il voudrait que l'expression *école positive d'anthropologie criminelle* fut remplacée par celle d'*école positive de droit pénal.*

M. **Moleschott** n'accepte pas l'amendement proposé par M. Muratori.

M. **Muratori** (Angelo) explique les raisons qui l'ont poussé à proposer son amendement. Les paroles *anthropologie criminelle* ne comprennent pas la sociologie criminelle, qui est une partie très importante des nouvelles doctrines.

M. **Moleschott** explique le sens général qu'il donne au mot *anthropologie.* L'anthropologie embrasse l'étude de l'homme, pris comme individu et comme être social.

Après cette explication, l'ordre du jour Moleschott est approuvé à la presque unanimité.

On passe à la discussion de la seconde partie de l'ordre du jour Venezian-Garofalo-Porto.

M. Angiulli s'oppose vivement à la discussion parce qu'il croit que la seconde partie de l'ordre du jour en question est comprise dans l'ordre du jour Moleschott.

M. **De Bella:** « Messieurs,

« Je suis contraire à la seconde partie de l'ordre du jour Venezian-Garofalo-Porto, non pas pour ce qui a trait à la substance, mais quant à la forme ; non pas à cause des objections que l'on a soulevées jusqu'à ce moment, mais par suite d'une considération exclusivement règlementaire.

« Quant au fond, je le dis franchement, je suis entièrement d'accord avec MM. les rapporteurs. Je désire comme eux que la législation italienne en vienne à s'inspirer des principes de notre école et des conséquences qui en découlent. Je pourrai ne pas me trouver d'accord avec eux sur ce qu'ils disent en faveur du Code sarde, qui, à mon avis, n'offre pas moins de défauts que les autres Codes ; j'admets aussi sans restrictions, avec MM. Venezian et Porto, que la question, malgré qu'elle ne soit en ce moment qu'italienne, n'en conserve pas moins un caractère international. Les problèmes législatifs ont toujours, en quelque manière, un caractère international.

« En effet, le *Corpus juris* et le Code Napoléon ont été rédigés seulement pour les Etats où ils étaient promulgués. Cependant non seulement l'Empire d'Orient et la France s'en sont servis, mais ils sont devenus la propriété commune de tous les peuples civilisés de l'ancien et du nouveau continent. Je le répète : je ne m'oppose qu'à la forme. Après l'approbation de l'ordre du jour Moleschott, toutes les autres délibérations deviennent une superfétation.

« Le tout comprend la partie, et c'est pour cette raison que, lorsque nous avons exprimé le vœu que toutes les législations tiennent compte des conclusions de l'anthropologie criminelle, nous n'avons certainement pas voulu en exclure l'Italie. La motion Garofalo est implicitement contenue dans l'ordre du jour de Moleschott; voilà pourquoi je prierai M. Garofalo de la retirer. Sinon, je serai contraint de voter contre elle. »

M. **Porto** fait observer à MM. Angiulli et De Bella que la question italienne ne peut se dire étrangère au Congrès, puisque c'est précisément à l'Italie que se rapporte la seconde thèse du questionnaire posé au Congrès. Il s'agirait de tout autre pays qu'il en dirait autant.

M. **Ferri** remarque qu'il y a là une équivoque et un malentendu. Le Congrès devait être national à son origine. Chemin faisant, on l'a transformé en international et l'on a négligé de modifier le questionnaire.

La seconde partie de l'ordre du jour, mise aux voix, est repoussée à la majorité des voix.

M. **Moleschott** propose un vote de remerciements et d'éloges à M. le baron Garofalo.

La proposition de M. Moleschott est accueillie par des applaudissements unanimes.

M. **Ferri** cède le fauteuil de la présidence à M. le baron **Garofalo.**

La seconde thèse de Sociologie criminelle est mise en discussion. Le programme l'énonçait comme il suit : *Applications et conséquences des doctrines positives dans les procès criminels du moment.*

M. **Ferri** a la parole et développe son rapport dans les termes suivants :

« Messieurs,

« Si profondes que soient les innovations portées par un changement de méthode scientifique, il est inévitable que les applications de telle ou telle science en ressentent une influence plus ou moins directe, plus ou moins considérable et plus ou moins féconde. C'est ce qui arrive maintenant dans les questions criminelles; car les premières conclusions générales de l'école positiviste, quoique n'étant pas encore organisées en un système théorique et pratique formant un tout complet (car la sociologie criminelle est toujours en voie de formation), sont néanmoins portées devant les tribunaux comme des applications prématurées d'un renouvellement scientifique qui très difficilement peut s'adapter aux législations pénales actuelles, inspirées aux principes, bien différents, des théories classiques et spiritualistes du droit criminel.

« Ce phénomène, qui, d'un côté, démontre la vitalité même de la méthode expérimentale appliquée à l'étude des délits et des peines, peut toutefois, d'un autre côté, être nuisible, non seulement par les jugements erronés que le public peut en tirer sur les nouvelles doctrines, mais surtout par ses effets pratiques dans l'administration de la justice pénale.

« Au nombre de deux sont les effets principaux et caractéristiques, que peuvent avoir les doctrines positivistes, portées d'une manière incomplète ou erronée par des avocats dans les tribunaux et devant des juges imbus de tout autres principes juridiques.

« En premier lieu, dans les cas trop fréquents d'accusations fondées seulement sur des indices, on peut chercher à appliquer à tel ou tel procès la symptòmatologie anthropométrique, physiologique et psychologique des différents types criminels.

« Dans ce cas, il est probable que les applications de l'anthropologie criminelle ne soient que très utiles, même à l'état actuel de la science, d'abord parce que ces applications sont faites, dans la plupart des cas, par des experts médico-légaux connaissant fort bien les questions et les principes dont il s'agit, et ensuite parce qu'on ne tend qu'à rendre scientifique pour l'agent de police, le juge d'instruction ou le juge définitif ce qui, jusqu'à présent, n'est qu'une intuition empirique sur la physionomie, sur le mode d'agir de l'accusé avant, pendant, après le crime, sur sa vie précédente, etc.

« Mais ce qui peut avoir des conséquences bien plus graves c'est que le développement scientifique donné à l'étude des causes individuelles et sociales du crime peut aboutir, en réalité, dans cette époque de transition, à un affaiblissement de la répression par un plus grand abus de la *force irrésistible* et des *circonstances atténuantes*.

« Car, voici ce qui arrive dans les procès criminels qui ont le plus de retentissement, c'est-à-dire dans ceux qui donnent lieu à une lutte plus vive contre l'accusateur et le défenseur.

« On demande à l'anthropologie criminelle des renseignements sur les causes qui peuvent avoir déterminé l'accusé à commettre le crime; on recherche les maladies nerveuses dont ses parents peuvent avoir souffert; on met en évidence le milieu physique et moral où il est né et où il a vécu; on met en relief l'analogie des symptômes physiologiques et psychologiques que l'accusé peut présenter, avec les symptômes que l'anthropologie criminelle a reconnus caractéristiques chez les criminels fous ou instinctifs; et l'on impose à la conscience des juges, surtout des jurés, la constatation de ces circonstances personnelles et réelles, qui ont certainement, en plus ou moins grande partie, poussé l'individu à commettre le crime.

« Voilà ce qu'on fait. Et pourquoi ? Parce que, malgré l'affirmation des théories criminelles classiques et même du sens commun, vulgaire que les crimes ne dépendent que du libre arbitre individuel, lorsqu'on est devant un cas réel, et surtout devant un crime extraordinaire, il ne suffit pas de dire au sens commun même que si cet individu a commis ce crime, cela est l'effet de son libre arbitre; mais on sent le besoin de trouver la raison suffisante, la cause proportionnée de ce crime dans les circonstances que l'anthropologie et la sociologie criminelle servent justement à mettre dans le relief le plus décisif.

« Mais, une fois achevée cette tàche préliminaire dans le jugement criminel, lorsqu'il s'agit d'arriver à la conclusion du syllogisme, à cette conclusion qui constitue la sentence d'absolution ou de condamnation, on laisse tout à fait de côté les principes et les déductions que la sociologie criminelle tire des données anthropologiques et l'on a recours aux principes spiritualistes et aprioristiques établis dans les lois pénales actuelles.

« Et voici alors la différence.

« Le syllogisme judiciaire, selon la sociologie criminelle, serait le suivant :

« La société a le droit (parce qu'elle en a la nécessité) de se défendre contre les offenses des criminels et la défense sociale doit être en raison directe de la gravité de l'offense, c'est-à-dire en raison non seulement de la gravité objective du crime (ou du droit lésé) mais surtout de la gravité subjective de puissance offensive du criminel, de sa *perversité,* de sa *temibilità,* du degré de crainte qu'il peut légitimement inspirer — ce qui est le critérium principal du danger social.

« Or, dans le cas présent l'accusé a été déterminé au crime, par exemple, par sa constitution anormale, dégénérée (physique et morale), par la tare héréditaire qui a atrophié son sens moral, bien plus que par les conditions du milieu social où il a vécu ; il appartient donc à la catégorie des criminels instinctifs, c'est-à-dire des plus dangereux.

« La conclusion est donc que la société doit se défendre de cet individu bien plus que d'un autre qui en commettant un crime semblable (un meurtre par exemple), aurait cédé à l'impulsion de circonstances extraordinaires, à la complicité du milieu, plutôt qu'à ses tendances instinctives. Ce qui équivaut à dire que la peine, qui est la forme judiciaire de cette défense sociale, doit être plus grave; car la responsabilité de l'individu n'est pas, selon la sociologie criminelle, en raison inverse de la force des causes naturelles intrinsèques qui l'ont poussé au crime.

« Au contraire, selon les théories classiques de droit criminel et les législations actuelles qui en sont l'émanation, le syllogisme judiciaire est le suivant :

« La société a le droit de punir pour telle ou telle raison (la justice, l'utilité, etc.) seulement parce que l'individu peut choisir, grâce à son libre arbitre, de faire ou de ne pas faire telle ou telle chose. La peine doit donc être en raison directe du degré de liberté morale que l'individu avait lorsqu'il a commis le crime.

« Or, en acceptant les données de l'anthropologie criminelle, dans le cas présent, l'accusé a été poussé par des causes fatales, telles que sa constitution anormale, dégénérée, c'est-à-dire que son libre arbitre a été étouffé ou presque étouffé par cette constitution anormale.

« La conclusion est donc que cet individu ne peut, ne doit pas être puni, parce qu'il a cédé à une « force irrésistible » ou doit n'être puni que légèrement parce qu'il a une foule de circonstances atténuantes en sa faveur.

« Voilà les conclusions bien différentes et même opposées auxquelles on est conduit, et voilà la raison par laquelle les progrès de la psychiatrie et de l'anthropologie criminelle n'ont fait jusqu'à présent qu'augmenter le nombre des absolutions.

« Voilà aussi pourquoi le public, qui ne connaît pas les

théories scientifiques, mais juge les conséquences, croit que cette croissante impunité des malfaiteurs, et justement des plus dangereux, d'entre eux, est la conséquence *légitime* des recherches anthropologiques qu'il voit invoquées dans les tribunaux et, naturellement, il blâme celles-ci et les repousse comme dangereuses et fausses.

« Voilà encore, voilà surtout comment la société honnête reste désarmée contre les criminels les plus dangereux et pourquoi l'on a proposé les asiles de criminels aliénés, remède insuffisant à lui seul, car, en premier lieu, de semblables asiles sont en contradiction avec les théories classiques de droit criminel, puisque, d'après ces théories, l'homme fou ne peut être puni, et le renfermer dans un asile, c'est le renfermer dans un établissement qui ne diffère de la prison que par le nom; et en second lieu, ces asiles ne suffisent pas à la défense sociale dans les cas ou le criminel n'est pas fou, dans le sens technique du mot, mais a cependant été poussé au crime par sa dégénération physique et morale.

« Or il est évident qu'au contraire les doctrines positivistes de la sociologie criminelle, une fois appliquées entièrement dans les tribunaux et établies dans les lois, c'est-à-dire non seulement dans leurs prémisses sur les causes de crimes, mais aussi dans leurs conclusions sur le droit de défense sociale, en raison de la *perversité* du criminel, et de son plus ou moins d'adaptabilité au milieu social, auront pour conséquence une lutte juridique contre le crime, lutte dans laquelle les chances de la victoire ne seront pas, comme à présent, plus nombreuses pour les criminels que pour la société honnête.

« J'en conclus que l'application complète des doctrines positivistes dans les lois et dans les procès, comme elle corrigera le jugement erroné de l'opinion publique sur les mêmes doctrines, aura l'utilité d'accroitre de plus en plus le premier de leurs effets, c'est-à-dire d'augmenter les moyens de découverte des criminels et d'éliminer tout à fait le second, c'est-à-dire leur fréquente impunité » (*Applaudissements*).

M. **Venturi** voudrait ajouter aux conclusions du rapporteur un vote ayant trait aux expertises.

M. **Fioretti** fait observer que ce vote pourra être plus convenablement discuté lorsqu'on traitera de la question des experts.

La séance est levée à quatre heures de l'après-midi.

TROISIÈME SÉANCE.

20 novembre 1885.

M. Pugliese prend place au fauteuil présidentiel et ouvre la séance à deux heures de l'après-midi.

La troisième thèse : *De l'action de l'expert-médecin dans les procès judiciaires* — est mise en discussion.

En l'absence de M. Tamassia, premier rapporteur, qui a fait excuser son absence (1), la parole est donnée à M. **Lacassagne,** pour développer les conclusions de son rapport sur le même sujet.

M. Venturi demande de parler pour une motion sur l'ordre du jour.

M. Lacassagne cède la parole à M. Venturi.

M. Venturi croit de son devoir de réparer à un oubli des orateurs qui ont parlé au sujet des modifications à apporter au projet de nouveau Code pénal italien, et d'aborder l'un des points les plus intéressants de la législation, auquel on aurait presque dû accorder la préférence sur toutes les autres questions de législation pénale dont le Congrès s'est occupé. Il entend parler de la peine de mort.

L'école d'anthropologie criminelle a le devoir de se prononcer à ce sujet, parce que c'est précisément sur les grandes questions qui occupent toutes les intelligences et tous les cœurs, que doit s'affirmer une nouvelle école, animée par l'ambition de captiver l'attention des législateurs. Ces questions absorbent en elles-mêmes tous les autres débats secondaires, et c'est dans les différentes solu-

---

(1) Voir page 49.

tions qu'on leur donne que s'expriment les variétés de méthode et de critérium scientifique des différentes époques.

La peine de mort peut être étudiée aux points de vue juridique et biologique, sans toucher le moins du monde au côté pratique de la question. Ce dernier point doit être laissé au législateur, qui le résout chaque fois en conformité des tendances et des sentiments du pays qu'il est appelé à régir.

M. Venturi pose en ces termes la question juridique.

En présence du délinquant, de celui qui se montre tel par le fait, la société a un droit et un devoir, qui consistent à se défendre contre l'individu qui veut lui nuire. À ce droit et à ce devoir doit nécessairement correspondre la double faculté: 1° d'éliminer du sein de la société cet individu, de le mettre dans de telles conditions qu'il ne puisse plus nuire; 2° d'employer tous les moyens propres à obtenir, si c'est possible, l'amélioration de cet individu et son prompt retour au sein de la vie sociale. Le but de la peine est à la fois défensif et éducatif.

La durée de la peine ne se mesure pas seulement à l'entité objective du délit, mais aux nécessités de la défense sociale et au degré d'aptitude de l'individu à se laisser corriger.

Du fait que certains délinquants ne réussissent jamais à corriger leur penchant au crime, découle la légitimité du droit de la société à les éliminer perpétuellement de son sein. On justifie ainsi *a posteriori* une réclusion perpétuelle, sans tenir aucun compte de la gravité objective du crime commis. On la justifie aussi *a priori* lorsque le délinquant est montré tel par le fait et par les plus sûres déductions scientifiques.

Le droit de défense de la société lui permet d'employer contre cet individu des moyens adaptés: elle a le droit de l'exclure à jamais de son sein. Cela admis, une question pratique de la plus grande difficulté sera celle de déterminer, pour chaque cas, si la société peut se défendre de cette manière contre tel ou tel individu, puisque ni le médecin, ni l'expérience ne sont infaillibles; mais, en principe général, il n'est pas douteux que, lorsque, en bonne conscience et dans les bornes de la justice, l'on a établi la nécessité de l'élimination perpétuelle de l'individu nuisible, la garantie absolue et la plus efficace de la sûreté sociale, en rapport à cet individu, est représentée par sa mort.

Par respect envers les sentiments populaires, on pourrait substituer à la peine de mort tout autre moyen d'elimination qui puisse réussir à assurer la tranquillité sociale, en éloignant de la société l'individu dangereux par tel moyen que l'on croira préférable, — la prison perpétuelle, la relégation dans les colonies, etc.

Toutefois l'on ne saurait négliger d'observer que, pour la sûreté sociale, ces moyens ne sont pas doués de la même efficacité que la peine de mort: et l'on ne peut reconnaitre à la société offensée et menacée par le coupable le devoir de subvenir à l'entretien de son offenseur par des dépenses qui pourraient être bien plus utilement employées à des institutions d'un intérêt général ou au soulagement de gens méritants ou dignes d'intérêt.

Bien que, comme nous l'avons dit, le but de la peine soit défensif pour la société et éducatif pour l'individu, l'école d'anthropologie criminelle ne doit pas oublier l'influence que la peine infligée exerce comme exemple sur les autres membres de la société, qui en considèrent la honte et la douleur comme une punition. Même en niant le libre arbitre, on ne peut pas nier l'efficacité de l'exemple sur l'éducation des individus. L'image de la douleur d'autrui représente un motif de plus pour la direction des actes volontaires. Ce motif prend sa place dans le domaine des facteurs inconscients de l'action, et exerce une influence proportionnée au degré de développement mental du sujet et de sa sensibilité aux influences du milieu moral.

Vouloir nier l'influence de l'exemple et des notions précédemment acquises sur la détermination de nos actes, ce serait vouloir nier *a priori* ce que l'expérience quotidienne nous apprend, soit par rapport aux enfants, soit par rapport aux adultes, soit même pour les fous. Cela ne veut pas dire que la peine de mort doive être appliquée seulement pour l'utilité de l'exemple, — non! mais il semble que la peine de mort, tout en répondant à d'autres exigences sociales d'ordre supérieur, doit être préférée à la détention perpétuelle *aussi* parce que, dans certains cas et pour certains individus, la crainte de la peine de mort peut être un motif apte à détourner le délinquant de desseins criminels. Le milieu ambiant qui parfois crée la délinquance doit aussi avoir, quelquefois du moins, le pouvoir de détourner, par une terreur salutaire, le délinquant du crime.

Le doute énoncé par quelques-uns que la peine de mort puisse parfois produire l'effet contraire et devenir un stimulant au crime, suffit sans doute à lui seul à démontrer l'efficacité de l'exemple, puisqu'on ne peut parvenir à cette conséquence anormale que dans des cas tout à fait exceptionnels et dans des sujets d'une constitution extraordinairement pathologique.

M. Venturi passe à examiner la quest'on au point de vue biologique.

Le délinquant qui est tel par l'effet d'une constitution physique vicieuse, représente, le plus souvent, un produit de la dégénération, ou bien un dangereux commencement de déviation du type humain.

Dans les deux cas, la nature, en agissant dans l'intérêt de la protection de l'espèce, cherche à l'éliminer promptement ou elle empêche qu'il ait une longue descendance. Il s'agit ici du délinquant-né ou instinct'f. Or la société, en le condamnant à mort, favorise, en l'accélérant, l'œuvre de la nature dans le but d'obtenir la réalisation de l'intérêt social. Les nécessités de la vie civile et l'influence du milieu ambiant ont altéré les conditions naturelles de la lutte pour l'existence parm: les membres de la société ; aux forces de la nature ont été substituées celles des conventions sociales. Il serait dangereux pour la société de ne pas se délivrer, du moins par approximation, des éléments criminels qui l'infectent.

Jusqu'à présent, la peine de mort a été combattue par des raisons d'opportunité. Aujourd'hui nous en parlons au nom de conséquences scientifiques et nous contestons que la peine de mort scientifiquemment appliquée représente un pas en arrière sur le chemin de la civilisation. La cause de la civilisation est débattue entre différentes opinions dont chacune croit avoir pour soi la vérité. Tous les plus grands principes sociaux et politiques ont tour à tour gagné et perdu du terrain, mais chaque fois la question a été considérée sous un autre point de vue. La peine de mort, envisagée comme nous l'avons fait, est apte à démontrer tout l'avantage que la civilisation peut retirer des principes de l'école d'anthropologie criminelle. (*Approbations*).

M. **Lioy** rappelle que, dans la séance du 18, le Congrès émit le vœu que la législation, dans son évolution progressive, tînt compte des conclusions de l'école d'anthropologie criminelle. Quelles sont ces conclusions? Cela a été abondamment démontré par de vaillants orateurs. Cependant il en est une, entre ces conclusions, et peut-être la plus importante, dont il ne semble pas qu'on ait parlé jusqu'à ce moment, c'est-à-dire de la peine de mort comme moyen de sélection sociale.

« C'est pour cette raison, dit M. Lioy, que je me fais l'écho de l'orateur qui m'a précédé et que j'invite le Congrès à donner son suffrage à l'ordre du jour suivant :

« Le Congrès,

« Considérant que l'évolution se produit par sélection et que
« la peine de mort représente précisément l'élimination du corps
« social des criminels *communs*, non susceptibles d'adaptation à la
« vie sociale, déclare que cette peine est conséquente aux principes
« des sciences naturelles et anthropologiques. »

M. Garofalo : « Messieurs,

« Le principe affirmé dans l'ordre du jour qui vient de vous être présenté est tout simplement une conséquence logique de la théorie naturaliste appliquée à la science pénale. Aussi, ne devrait-il soulever aucune opposition dans le sein de cette assemblée. Si j'ai pris la parole c'est parce que, ayant soutenu dans mes ouvrages les mêmes idées qui sont exprimées dans cet ordre du jour, il était de mon devoir de m'associer à cette déclaration. Permettez-moi, en outre, d'attirer votre attention sur la manière abstraite dont elle est formulée. Il s'agit seulement de reconnaitre que la peine de mort n'est pas incompatible avec la nouvelle théorie pénale, et cela, indépendemment de la nécessité ou de l'utilité de cette peine à un moment donné de l'histoire d'un peuple. Les honorables proposants n'ont pas fait la moindre allusion à la législation d'aucun Etat. Ils se sont placés à un point de vue purement scientifique. Je ne saurais donc voir comment ceux qui ont adhéré aux principes de la nouvelle école pourraient s'opposer à la déclaration qu'on leur propose, sans se mettre en contradiction avec eux-mêmes. Il serait étrange qu'une doctrine reconnaissant la nécessité d'éliminer une classe de criminels insusceptibles d'adaptation à la vie sociale, en vint à déclarer que le moyen suprême d'élimination ne soit pas admissible. Autant vaudrait renier toutes nos idées sur les classes anthropologiques des criminels, et en revenir à la théorie de l'amendement selon l'école correctionnaliste. Je comprends l'opposition à la peine de mort de la part de ceux qui voient dans le criminel un homme susceptible de remords et de repentir. Je ne puis la comprendre de la part de ceux qui soutiennent l'existence du criminel-né ou instinctif.

« Soyons donc logiques, et ne nous laissons pas influencer par des considérations d'un ordre inférieur, lorsqu'il s'agit de laisser intacts les principes qui sont la raison d'être de notre doctrine. »

M. **Morello** demande par quelle raison l'on voudrait séparer la question scientifique de la question politique ou législative. Cette distinction est de trop. Le Congrès, en effet, ne saurait émettre qu'un vœu scientifique. C'est aux législateurs d'en vouloir ou non l'application pratique. Il se déclare inconditionnellement pour la peine de mort.

M. **Benedikt** prononce en italien un discours dans le sens qui suit :

Il n'admet pas que la peine de mort soit en relation avec l'idée de l'évolution, et rappelle certains passages d'un discours sur la peine de mort prononcé par lui, il y a quelques années, et qu'il a fait distribuer aux membres du Congrès.

« Messieurs, ajoute-t-il, la vérité de ces conclusions vous apparaîtra immédiatement, si je vous demande ce qu'il serait arrivé de Raphaël, en admettant qu'il fût né, par exemple, parmi les Tongouses, sans le Pérugin, son maître, ou dans une société d'une culture autre et moins élevée que celle des Florentins et des Romains du xvime siècle. Vous contenterez-vous de la réponse: Ç'aurait été un génie impuissant à développer ses aptitudes ? Cette réponse, en y réfléchissant un peu, n'est pas exacte: il est impossible qu'un Raphaël puisse naître parmi les Tongouses. La nature a besoin d'une longue élaboration, et les peuples primitifs ou arriérés ne peuvent produire de pareils cerveaux. Le peintre des *Logge* et des *Stanze* n'est supérieur que de très peu et par des idiosyncrasies individuelles, à la masse de ses contemporains; la distance est, au contraire, énorme entre un Italien typique de l'époque de la Renaissance et un Tongouse typique. Le plus grand psychologue de l'art, Shakespeare, s'est servi dans son *Othello*, dans son *Marchand de Venise*, dans *Romeo et Juliette*, des différences de race, en prophétisant une vérité maintenant déjà fondée sur un principe scientifique.

« Si nous appliquons ces idé s à la science criminelle, nous voyons que, même dans le crime, l'influence individuelle est très limitée. Il s'ensuit de là qu'on ne saurait attribuer à un individu la responsabilité *morale* de ses actions.

« En venant à la question de la peine de mort, il faut convenir qu'elle peut être convenable en rapport à un fait spécial, mais non pas qu'elle est le juste équivalent d'une faute.

« C'est là une aberration de la philosophie du droit ».

M. **Moleschott**, vu la direction que va prendre cette discussion, demande au congrès s'il ne croirait pas plus opportun de revenir aux questions qui sont à l'ordre de jour.

M. **Venezian**, s'associant à cette idée, pose la question préalable. Le questionnaire du Congrès ne parle pas de la peine de mort, et l'on ne saurait légalement la discuter.

M. **Lioy**: « L'ordre du jour que j'ai proposé n'implique pas une question nouvelle; il n'est que la conséquence du vœu déjà émis par le Congrès, dans la séance du 18, sur la motion Moleschott. Une fois que le Congrès a émis génériquement des vœux pour la codification des doctrines de la nouvelle école pénale, il est bon qu'on sache ce qu'elles sont expressément, dans toute leur extension. Ce n'est pas poser une question nouvelle, mais donner des explications sur un vœu déjà exprimé et approuvé.

« De plus, je crois qu'une explication de notre part est non seulement utile, mais qu'elle est nécessaire. Dans le moment où l'école classique clôt la discussion sur la peine de mort, il est bon que l'école positive l'ouvre de nouveau, et que l'on sache enfin si l'anathème idéaliste lancé contre la mort au nom de la vie est juste, ou au contraire si la loi naturelle de la vie trouve sa naturelle antithèse dans la loi naturelle de la mort ».

M. **Venezian** soutient la question préalable en faisant observer que si le Comité n'a pas mis dans le questionnaire la thèse de la peine de mort, il a très sagement agi dans le but d'éviter des dissensions inévitables au point où en sont encore nos études.

M. **Lacassagne** observe qu'il n'est pas convenable de traiter la question presque de surprise et en l'absence de plusieurs membres du Congrès.

M. **Fioretti** s'associe à M. Lacassagne, mais il fait observer que s'il n'est pas convenable de traiter de surprise et pendant l'absence de plusieurs membres du Congrès une question si délicate, rien n'empêche au Congrès, qui certainement a des pouvoirs bien plus étendus que ne les avait le Comité auteur du questionnaire, de renvoyer la question à une autre séance .

M. **Venezian** présente l'ordre du jour suivant:

« Le Congrès croit que la question de la peine de mort, n'ayant « pas été proposée dans le questionnaire, ne saurait être discutée ».

La présentation de cet ordre du jour est suivie d'une discussion animée à laquelle prennent part MM. **Garofalo, Moleschott, Lioy, Morello, Venturi**. Sur la proposition de M. **Fioretti**, l'assemblée passe au vote de l'ordre du jour Venezian par appel nominal.

Ont répondu *oui* :

MM. Pugliese, Alimena, Adriani, Venezian, Pacetti, Olivieri, Giampietro, Zuccarelli, Porta, Angelueci, Solivetti, Cividalli, Amati, Laschi, Falaschi, Mazza, Moleschott, Sergi, Soffiantini, Precone, Rava, De Bella, Buonomo, Motet.

Ont répondu *non* ;

MM. Pavia, Marro, Lioy, Garofalo, Ferri, Lombroso, Benedikt, Lacassagne, Fioretti, Venturi, Albrecht, Ferro, Morello, Cavagnari, Romiti, Severi, Tenchini, Berenini, Mayor.

Abstenus: MM. Angiulli, Aguglia, Othon.

L'ordre du jour de M. Venezian est déclaré approuvé.

(*Agitation très vive*).

M. **Lacassagne** a la parole pour développer son rapport sur la troisième thèse de sociologie criminelle: *De l'action de l'expert-médecin dans les procès judiciaires.*

M. Lacassagne croit que la clarté des conclusions qu'il a présentées doit le dispenser de prendre au Congrès un temps précieux et d'ailleurs mesuré, par un développement trop détaillé des idées qu'il a énoncées. Il parle devant des médecins et des juristes, c'est-à-dire devant des gens qui le comprennent à demi-mot.

Les expertises dont le Congrès s'occupe sont les expertises criminelles. Les autres sortiraient de son ressort. D'après leur importance et leur fréquence, M. Lacassagne en a distingué trois espèces.

Ce sont d'abord les *expertises délictueuses*. Les faits n'ayant qu'une gravité relative, l'intérêt de la société étant moins compromis, on peut admettre que, dans le plus grand nombre des cas, un seul expert suffit et ses conclusions sont assez nettes pour éclairer les juges et assez probantes pour offrir une base solide à leur appréciation.

Viennent ensuite les *expertises de police municipale.* Ce sont les levées de corps, les autopsies en cas de suicide, d'accidents de tout genre survenus sur la voie publique ou à domicile, de morts subites. Il n'y a pas à s'arrêter là-dessus.

On a enfin les *expertises criminelles*, les plus rares. car heureusement les faits qui les provoquent n'ont qu'une fréquence relative, mais aussi les plus importantes. Les expertises criminelles doivent être entourées de toutes les garanties de contrôle possible. Ce sont surtout celles-ci qui ont été visées dans les nouveaux codes ou dans les projets de modification des codes actuels.

L'expérience donnée par une pratique incessante et par de longues réflexions sur un sujet qui lui tient à cœur, ont amené M. Lacassagne à formuler en quelques lignes résumant tout un système, l'ensemble de réformes qui lui paraît nécessaire pour le bon fonctionnement de la pratique médico-légale.

On ne s'improvise pas médecin-expert. Pour être à même d'exercer les fonctions délicates attachées à ce titre, les études de médecine générale sont insuffisantes.

Il faut des connaissances plus spéciales que celles que l'on acquiert dans les cours ordinaires des Facultés ; il faut aussi que la pratique ait reçu une direction propre et spéciale. En un mot, tout médecin ne saurait, de but en blanc, devenir médecin-expert. La société doit lui demander des garanties de savoir et d'aptitude. Il faut donc au médecin-expert des *études spéciales et un diplôme spécial.*

Mais en échange de ce que la société est en droit et a le devoir d'exiger du médecin-expert, elle lui est redevable de compensations proportionnées. Ces compensations sont d'ordre moral et d'ordre matériel. Les unes et les autres peuvent se résumer dans *un relèvement du tarif des honoraires.* Le médecin-expert doit être rétribué équitablement et convenablement: équitablement, c'est-à-dire, en proportion des services qu'il rend ; convenablement, c'est-à-dire, en rapport avec son rang d'homme de science, avec les intérêts élevés dont il a charge, avec la tâche délicate qui lui est confiée.

L'importance d'une méthode uniforme à suivre dans les expertises n'échappe à personne. La méthode, c'est l'ordre, la clarté, la facilité de contrôle, la meilleure garantie contre l'erreur — soit pour la prévenir, soit pour la corriger. M. Lacassagne veut donc que *tout médecin pratiquant une autopsie médico-légale soit obligé à suivre l'ordre et la méthode indiqués par un règlement fixant la teneur des feuilles d'autopsie.*

Quatre yeux voyent mieux que deux: c'est un adage commun. M. Lacassagne déclare en conséquence que *deux médecins, au moins, désignés soit par le magistrat instructeur, ou l'un par l'accusation et l'autre par la défense, sont nécessaires pour les expertises criminelles, mais ne le sont que pour ces sortes d'opérations.*

Enfin, pour le décorum des médecins requis par la justice, M. Lacassagne demande que *pendant sa mission l'expert soit considéré comme un fonctionnaire public et qu'il ait tous les droits résultants de l'exercice de sa profession dans un service commandé,* ce qui n'est que logique et juste.

M. Giampietro demande à parler sur la responsabilité des sourds-muets.

M. le Président fait observer que cet argument est étranger à la discussion.

M. Giampietro demande que l'on mette sa communication à l'ordre du jour de la séance de demain.

M. Zuccarelli: « Messieurs,

« Je prends la parole pour féliciter avant tout M. Lacassagne de son beau rapport, et pour confirmer et renforcer encore plus, si faire se peut, plusieurs de ses très justes considérations. Je proposerai seulement quelques adjonctions et quelques amendements aux dernières de ses propositions.

« Il n'y a pour moi aucun doute, Messieurs: l'organisation actuelle de l'enseignement de la médecine légale et la manière dont les experts médico-légaux s'acquittent de leur tâche sont nuisibles à l'administration de la justice pénale. Je l'affirme avec la conscience de n'énoncer aucune exagération.

« Ce que la science, surtout, en Italie, depuis Fortunato Fedeli, a établi et établit chaque jour sur de nombreux arguments fournis par la médecine et les sciences subsidiaires, oblige aujourd'hui l'expert à être fort non seulement en théorie mais aussi dans la pratique. Pour l'étudiant en médecine, la théorie est suffisamment apprise dans les leçons orales qu'il a reçues sur des matières dont il avait déjà étudié les principes dans d'autr s cours. Mais il en est autrement de la pratique. Pour acquérir celle-ci, on a besoin d'un très long apprentissage, exigeant un cours très développé de médecine légale pratique, et de nombreux exerc ces d'autopsie dans les salle nécroscopiques judiciaires ; exigeant, en somme, un enseignement qui devra t être pourvu de cabinets de chimie et de microscopie, de cliniques psychiatrique et criminelle.

« Tous ceux qui s'intéressent à de tels sujets sont déjà d'accord sur ces points-là, mais leurs demandes n'en restent pas moins à l'état de simples aspirations. L'enseignement de la médecine légale est négligé par les étudiants, qui la considèrent comme une science trop facile, et dans le fait il se ré luit à une espèce de sommaire général de l'enseignement de la médecine.

« Et cependant, sans aucune science et j'ajouterai même sans aucune conscience, chaque lauréat en médecine est cons déré comme capable de couvrir l'office de médecin-expei t par tous les tribunaux. La pratique démontre que même dans les villes les plus civilisées et où siégent des universités, dans les villes où l'on pourrait toujours avoir recours à des personnalités éminentes, il est bien rare de voir figurer des noms illustres dans les expertises médico-légales.

« Combien de ces médecins, qui n'ont aucune compétence spéciale sur ce point, n'ont jamais franchi le seuil d'un asile d'aliénés ! Cependant on les entend discuter avec la plus grande assurance de folie et de manie ! Permettez-moi d'évoquer le souvenir d'un de mes parents, praticien d'une certaine capacité, qui jouissait de la plus haute réputation parmi les médecins de la ville de Campobasso. Il fut appelé, une fois entre autres, pour juger d'un cas contesté de folie. Embarrassé de la réponse qu'il devait donner aux magistrats, il cherche inutilement de s'instruire pour l'occasion. Les livres qu'il feuillette augmentent ses perplexités, au lieu de les diminuer et, dans le doute, il se décide à donner la réponse la plus favorable à l'accusé.

« Nous trouvons dans des exemples de ce genre la raison des

d'ssénsions qui existent entre la jurisprudence et la psychiatrie moderne. Dans les questions les plus graves, dans les cas les plus difficiles, les magistrats ont eu recours aux médecins les plus renommés; mais ceux-ci, malgré leur compétence en matière de clinique générale, n'ont fait trop souvent que des expertises en contradiction flagrante avec les faits, ce qui n'a servi qu'à jeter la défiance et le mépris sur la médecine légale.

« La tâche du médecin légal est très nettement distincte de celle du médecin. Une foule de circonstances sans intérêt dans un diagnostic général ordinaire, sont très graves dans un diagnostic médico-légal. L'expert doit être surtout aguerri contre les sophismes des avocats défenseurs, contre les ruses et les simulations de l'accusé. Ce qui est plus regrettable, c'est l'habitude de ne pas laisser, le plus souvent, à l'expert le temps nécessaire pour une investigation sérieuse et scientifique, de l'obliger à donner une réponse sur le champ, à l'audience même, en présence des juges et du public, de l'avocat et de l'accusé.

« Ces considérations me semblent conduire naturellement aux conclusions suivantes, qui sont entièrement d'accord avec celles de M. Lacassagne :

1° il faut rendre l'enseignement de la médecine légale plus pratique, plus efficace et plus expérimental, de sorte que l'étudiant soit à même d'acquérir l'expérience nécessaire qui ne peut lui être fournie par l'enseignement général de la médecine et de la chirurgie;

« 2° il ne faut pas admettre à l'exercice des fonctions d'expert médico-légal le premier venu qui ait obtenu le diplôme de médecine et chirurgie; on doit y admettre seulement ceux qui ont fait des études spéciales et ont soutenu un examen spécial.

« Cette dernière proposition ne compromet guère la liberté professionnelle des experts, ni celle des juges et des avocats dans le choix des experts, puisque tout se réduit à l'institution d'une liste autorisée d'où l'on pourrait choisir les experts, et tous les médecins qui en auront acquis la capacité pourraient librement s'y faire inscrire.

« Cela quant aux médecins.

« Mais je ne puis passer sous silence que l'enseignement de la médecine légale, tel qu'il est donné aux étudiants en droit, est absolument insuffisant. Tout le monde connaît la nécessité où se trouvent les avocats et les juges de comprendre les termes du langage médical et la valeur des principes et des progrès de la science.

« Je crois que, pour en arriver à des résultats satisfaisants, il serait indispensable de faire précéder l'enseignement de la médecine légale par un enseignement sommaire des principes généraux de l'anatomie, de la physiologie et de la pathologie. Les étudiants, même les plus assidus, ne sauraient suppléer, en suivant les cours ordinaires de médecine, aux lacunes de cet enseignement. Il leur en manque le temps. L'enseignement universitaire de la médecine générale est trop développé pour ce dont ils ont besoin; ce qu'il leur reste des études lycéennes est trop peu de chose.

« Les défauts que je reproche à l'enseignement universitaire ne seront que plus évidents lorsque les doctrines que notre Congrès s'efforce de faire triompher auront obtenu l'assentiment général. L'étude clinique du crime sera absolument indispensable.

« Je suis parfaitement d'accord avec M. Lacassagne dans ses propositions au sujet des indemnités actuellement trop mesquines que l'on donne aux experts.

« Il arrive souvent que l'expert-médecin est traité pis que des manouvriers. Il est impossible d'exercer à ce prix-là, avec conscience et dignité, une tâche si délicate, si difficile et parfois même si dangereuse. Le moral des experts en est directement atteint.

« Je dois m'arrêter un moment à l'art. 5 des propositions de M. Lacassagne, où l'on parle de deux sortes d'experts: ceux de la défense et ceux de l'accusation. En vérité, je ne saurais admettre cette distinction, qui me semble un outrage à la science et qui produit souvent des inconvénients dans la pratique. L'expertise médico-légale doit être une recherche objective des faits biologiques et tératologiques, ainsi qu'une appréciation exacte de ces mêmes faits, selon les principes le plus généralement accueillis dans le monde scientifique. Sur les conclusions tirées de cette sorte de recherches il n'y a ni à défendre ni à accuser.

« J'admets le danger des observations faites par une seule personne; je comprends donc la pluralité des experts et même la nécessité d'une ou de plusieurs révisions de l'expertise. Ce que je ne comprends pas, c'est qu'il doive y avoir un expert qui se mette à l'ouvrage dans le but de chercher et de trouver des arguments en faveur de la défense, et un autre expert nommé dans le but de chercher et de trouver des arguments favorables à l'accusation. M. Buonomo, ici présent, peut confirmer par son témoignage l'observation que, dans tous les cas, les experts se croient quittes avec leur conscience, lorsqu'ils n'inventent point de mensonge, mais qu'ils ne se font aucun scrupule d'insister davantage sur les arguments de la défense ou sur ceux de l'accusation, selon qu'ils appartiennent à l'une ou à l'autre des deux parties. Il ne faut pas oublier l'influence funeste que peut avoir dans des cas semblables la supériorité, réelle ou présumée, d'un des experts et quelquefois aussi (il faut admettre même l'invraisemblable) — la corruption.

« Que l'on nomme successivement et indépendamment l'un de l'autre, plusieurs experts, ou que l'on en nomme plusieurs à la fois, soit sur la réquisition du juge, soit sur la demande des parties, je l'admets; mais que l'on ne dise pas à l'expert par qui et pourquoi il a été nommé; en un mot qu'il ne soit pas troublé dans la recherche qu'il va entreprendre par des considérations non objectives. Dans ce but, je proposerais que, dans tous les cas, les experts fussent désignés par tirage au sort parmi les inscrits sur la liste publique des experts.

« Je proposerais aussi l'institution d'un conseil médical permanent, composé de représentants des différentes branches de la médecine légale. L'autorité judiciaire, avant d'émettre aucune décision en matière méico-légale, devrait avoir recours à ce corps consultatif, examinerait les résultats des expertises et les ferait compléter, au besoin. Son avis serait présenté aussi à la discussion publique.

« Je voudrais que les experts fussent admis à la discussion publique; mais je trouve nuisible l'habitude d'exiger sur le champ la réponse à des demandes qui sont adressées pendant la séance.

« En adoptant les moyens que je propose, je suis convaincu que sans priver aucune des parties intéressées du droit de recourir à toute espèce de vérification des faits, la science serait plus libre d'accomplir tranquillement sa tâche, sans prévention et sans préoccupation extrinsèque.

« De sorte que, pour conclure, en voie d'amendement et d'adjonction aux conclusions de M. Lacassagne, mais toujours pour en développer et confirmer les idées principales, je vous propose:

« 1° que l'enseignement médico-légal soit rendu plus sérieux et plus expérimental;

« 2° que chaque lauréat en médecine et chirurgie puisse obtenir d'être admis à l'exercice de la fonction d'expert moyennant des études et des examens spéciaux, et ne puisse l'obtenir qu'ainsi;

« 3° que l'on institue une liste d'experts médico-légaux parmi lesquels doivent être choisis les experts;

« 4° que l'on fixe une rémunération correspondante à la dignité et à l'importance des fonctions;

« 5° que la distinction en experts de la défense et experts de l'accusation soit abolie comme nuisible à la pratique et outrageuse pour la science, tout en admettant, chaque fois que le besoin s'en fait sentir, la pluralité des experts, les experts-adjoints et les experts-réviseurs, toujours choisis sur la liste susdite;

« 6° qu'il soit institué un conseil médical consultatif permanent, composé des représentants des différentes branches des sciences médico-légales. Ce conseil devrait être consulté sur tous les différends qui se vérifient entre les experts et devrait exprimer son avis sur toutes les questions médico-légales;

« 7° qu'aucun expert ne soit admis à l'audience sans avoir précédemment donné son avis par écrit.

« Il ne me reste maintenant qu'à remercier le Congrès de l'attention prolongée dont il a voulu m'honorer ».

M. Giampietro observe que le Congrès médico-légal de Pise en 1878 s'est prononcé en sens contraire à la proposition de former une liste spéciale d'experts.

M. Fioretti. « Messieurs,

« Je suis extrêmement surpris de ce que je viens d'entendre proposer par M. Zuccarelli. Cette abolition de la distinction entre les experts de la défense et ceux de l'accusation me semble — permettez-moi le mot — une énormité. Il est vrai qu'il n'y a pas de défense ou d'accusation possible dans la recherche objective des faits qui donnent lieu aux expertises médico-légales; mais c'est précisément pour mieux démêler la vérité de l'erreur que l'on s'avise d'entendre discuter les adversaires. Ce n'est pas la science qui peut être entachée de partialité; ce sont les hommes qui peuvent l'être, et les experts médico-légaux ne vont pas exempts des faiblesses qui affligent le reste de l'humanité. C'est parce que l'on doute que les experts soient toujours, partout et vraiment impart'aux, qu'on leur dit: « Messieurs, nous ne vous obligeons pas à vous cacher sous un masque hypocrite; nous ne voulons pas vous imposer le devoir d'une impartialité que nous croyons au dessus des forces humaines; dites-nous ce qu'il vous semble de cette question, mais dites-nous aussi de quel côté vous penchez. Nous tiendrons compte de vos tendances, et nous réduirons vos affirmations à ce qui nous paraîtra leur juste valeur ».

« D'ailleurs, confier le choix des experts aux juges, n'est-ce pas le confler à l'accusation? Est-il possible de nier que les juges sont plus disposés à l'accusation qu'à la défense?

« Si l'on s'adresse au sort pour ce choix, l'on devra toujours concéder aux parties le droit de récusation, ce qui ramène la question aux mêmes conditions qu'auparavant.

« On dit que du choc des opinions jaillit la vérité; je m'en tiens à ce proverbe. »

M. **Pavia** s'oppose aussi aux propositions de M. Zuccarelli, en faisant observer que le Congrès ne doit pas tomber dans l'excès de trop amoindrir les droits de la défense.

M. **Motet** appuie l'institution d'une liste d'experts, sur laquelle l'accusation et la défense pourraient faire leur choix.

M. **Roussel** dit qu'il ne vient pas combattre l'opinion d'un médecin légiste aussi autorisé que le Dr. Motet. Comme lui, comme Brouardel et bien d'autres, il reconnait l'avantage d'une double expertise. En cette matière, comme en toute autre, deux examens valent mieux qu'un. La question est de savoir de qui les deux experts doivent tenir la mission qu'ils ont à remplir. Et d'abord, quelle est cette mission, et dans quel but est-elle donnée? Peut-elle être considérée comme un secours fourni par la science, soit à l'accusation, soit à la défense? Ne doit-elle pas être toujours, uniquement, une lumière mise au service de la justice? Incontestablement les expertises médico-légales n'ont qu'un seul objet: la recherche de la vérité; les experts ne peuvent avoir d'autre but que de la découvrir sans s'inquiéter si elle doit profiter à l'accusation ou à la défense. Leur intérêt, comme hommes de la science, exige qu'ils ne puissent pas même être soupçonnés d'être les auxiliaires de l'une ou de l'autre, comme ils le seraient nécessairement s'ils teraient d'elles leur mandat. Leurs opérations ne doivent servir qu'au magistrat qui juge; c'est de lui seul qu'ils doivent tenir ce mandat et à lui seul qu'ils en doivent compte.

Sans le système qui a malheureusement prévalu dans le *Projet de loi sur l'instruction criminelle*, soumis aux Chambres françaises, il n'en serait plus ainsi, et, malgré les correctifs tels qu'un diplôme spécial et l'inscription sur une liste dressée par les Cours d'appel, on aura beau faire, l'expertise médico-légale ne sera pas à l'abri du soupçon, si l'article qui donne à l'inculpé le droit de choisir un expert devient un article de loi. L'expert deviendra, comme malgré lui, l'auxiliaire de la partie qui l'a choisi. Il sera tenu pour tel par l'opinion, et lors même que la vérité ne serait pas obscurcie au lieu d'être mise en lumière par les expertises contradictoires, la dignité de la science en souffrira au moins autant que l'intérêt de la justice.

Ce n'est pas seulement la nature des choses et la logique qui doivent nous mettre en garde contre les inconvénients du système qui met l'expertise médico-légale au service des parties dans les débats judiciaires, c'est aussi l'expérience qui les démontre, car le discrédit dans lequel on a vu tomber toutes les expertises médico-légales en Angleterre, n'a pas eu d'autre cause.

M. **Aguglia** proteste au nom de la magistrature italienne contre les suppositions de MM. Fioretti et Pavia, qui soupçonnent le juge d'être systématiquement favorable à l'accusation.

M. **Buonomo** croit très peu convenable d'instituer une liste d'experts médico-légaux, puisque c'est la médecine tout entière qui, dans les différentes questions, doit venir au secours de la jurisprudence. Pour créer une classe on risque de créer une caste.

M. **Berenini**: « Comme synthèse et complément de la discussion qui s'est élevée au sujet des inconvénients très graves que l'on rencontre dans la pratique judiciaire, chaque fois que les experts médico-légaux sont en désaccord dans leurs conclusions expérimentales, par suite de trop de préoccupation pour les intérêts de la défense chez les uns, et de trop de préoccupation pour les intérêts de l'accusation chez les autres, je me permets de proposer à l'assemblée que l'on discute et que l'on approuve la proposition

suivante : — « Dans les cas de contestation entre les experts,
« on demandera l'avis d'une commission ou d'un conseil de médecins
« spéciaux, qui, en tranchant la controverse, présenteront au ju-
« gement du Tribunal ou de la Cour ou des jurés un avis définitif
« et incontestable. » Je suis amené à cette proposition par la conviction que les discussions des experts faites à l'audience publique offen-
sent la dignité de la science, et offrent au public incompétent
peut-être au point de vue scientifique, mais doué de bon sens, le
spectacle scandaleux de deux ou plusieurs savants qui, par cela
seulement qu'ils ont été nommés, ceux-ci par la défense, ceux-là par
l'accusation, soumettent leur réponse, qui devrait être libre, indépendante et inspirée seulement à la plus scrupuleuse vérité, à l'intérêt de la partie qui les a appelés. C'est là un triste spectacle,
dont le prestige de la justice a autant à souffrir que celui de la
science. Je dirais presque que c'est une immoralité.

« Il est très rare, en effet, qu'un expert animé seulement
par l'esprit du vrai et du juste, oublie la partie qu'il est appelé à
représenter et dise tout simplement la vérité.

« Je puis seulement admettre, à l'honneur des experts, que
leur partialité se limite parfois, ainsi que le remarque M. Buonomo, à dire cette partie de vérité qui est avantageuse à l'accusation ou à la défense; mais tout le monde sait que l'on ment
également soit en disant le faux, soit en taisant une partie de la
vérité, lorsqu'on est appelé à la dire toute entière.

« Une autre considération aussi me pousse à présenter ma
proposition; c'est que les personnes appelées à juger de ces contestations entre les experts médico-légaux, sont ordinairement incom-
pétentes. Il en est évidemment ainsi des magistrats de robe et des
jurés, les premiers desquels ne sont que des légistes, des jurisconsultes étrangers aux sciences médicales, tandis que les seconds sont
des ingénieurs, des architectes, des apothicaires, des commerçants,
des rentiers, etc. évidemment incompétents en matière médico-légale.

« De tels inconvénients n'existeront plus, et il est superflu que
je m'arrête à le démontrer, lorsque les experts de l'accusation et
de la défense soumettront leurs conclusions à une commission d'autres experts-médecins, qui, après avoir prononcé leur verdict, le
transmettront au magistrat appelé à juger.

« D'une part les experts-médecins, sachant que leur jugement doit subir l'examen d'une autre autorité compétente, seront
plus circonspects, ne fût-ce que par amour-propre, et s'en tiendront
plus scrupuleusement à la vérité, ne désirant qu'obtenir de la réputation dans un noble débat. Il en viendra de conséquence, que
l'accusation et la défense ne seront plus intéressées à rechercher
parmi les médecins ceux qui sont présumés moins attachés que les
autres à la vérité, a la justice et à l'honnêteté; elles rechercheront
les plus savants et les plus estimés. D'autre part, on aura évité l'inconvénient de voir trop fréquemment une discussion scientifique qui
devrait toujours être élevée et sérieuse, se transformer en un débat
peu édifiant pour la galerie, de même qu'on n'aura plus le spectacle étrange, absurde, d'un homme de loi, d'un industriel ou d'un
cultivateur se prononçant sur des questions embarrassantes de *psychiatrie*, d'*anatomie*, de *pathologie*, etc.

« Pour concréter ma proposition, je ne crois pas pouvoir
mieux faire que de soumettre au jugement de cette assemblée
le paragraphe *i* des conclusions Tamassia (1), en rapport au thème
en discussion, paragraphe dont je vois le contenu entièrement
oublié dans les nouvelles conclusions de M. Lacassagne.

Cet alinéa est ainsi conçu: « Dans les cas de contestation entre
« les experts, *interpellés à titre consultatif*, avant de recourir à la
« décision juridique du tribunal ou des jurés, une commission com-
« posée de représentants des diverses branches de la science médico-
« légale présentera *son vœu* à la magistrature ».

« Cette *formule* comprend, me semble-t-il, tous les termes de
ma proposition, et répond en même temps à l'idée exposée en
général par M. Buonomo, c'est-à-dire, qu'avec l'institution d'un
Conseil médico-légal, on court le danger de créer une caste dangereuse au progrès de la science.

« M. Buonomo, qui veut bien me faire un obligeant signe
d'assentiment, me confirme dans ma conviction.

« En effet, les commissions de savants dont parle la lettre *i*
des conclusions Tamassia, seraient non pas permanentes, mais temporaires et choisies chaque fois qu'il y a contestation entre les

____

(1) V. pag. 30 et suivante.

experts, et que par conséquent le besoin d'un jugement supérieur et décisif se fait sentir.

« Cela ôte évidemment toute possibilité de *fossilisation académique*.

« Je souhaite, pour la dignité de la science, que le Congrès accepte favorablement ma proposition, »

M. **Buonomo** insiste sur la nécessité d'un enseignement pratique spécial pour les autopsies.

M. **Diaz**, représentant du gouvernement espagnol aux Congrès pénitentiaire et anthropologique, regrette de n'avoir pu venir plus tôt assister aux séances du Congrès d'anthropologie criminelle. Il aurait tenu à témoigner avec plus d'empressement à l'école positive italienne son admiration et sa satisfaction de voir qu'elle a, par la réunion de ce Congrès, proclamé que l'anthropologie criminelle n'est plus une science de l'avenir, mais qu'elle appartient déjà au présent. Il rappelle d'avoir très souvent cité, dans la pratique de sa profession d'avocat à Madrid, les noms des représentants de l'école positive italienne et de s'être très souvent servi de leurs œuvres pour l'étude des procès et des criminels (*Ce discours, prononcé en excellent italien, est accueilli par de vifs applaudissements. Plusieurs membres du Congrès vont serrer la main à l'orateur*).

MM. **Fioretti** et **Pavia** répondent à M. Aguglia pour un fait personnel.

M. **Berenini** insiste sur sa proposition.

M. **Moleschott** constate qu'en Italie la médecine légale est dans des conditions moins tristes qu'ailleurs. Il observe qu'en Allemagne on a déjà réalisé ce que M. Zuccarelli désire au sujet d'une liste officielle des experts.

M. **Buonomo** donne quelques éclaircissements. Il ne voudrait pas que le jury médico-légal que l'on veut constituer fût présent aux discussions de l'audience, et, dans ce but, il propose que le rapport soit toujours présenté par écrit.

M. **Mazza** s'oppose à la proposition de M. Buonomo, en observant qu'elle est contraire au principe rationnel de l'oralité des débats, solennellement consacré par nos lois de procédure pénale.

M. **Precone**: « En général, j'approuve la proposition de M.

Buonomo; seulement je crois qu'il a soutenu un principe qui, pour être trop absolu, ne peut être pratiquement effectué.

« Il est de fait que le juge ou les parties peuvent éprouver le besoin d'entendre oralement l'un des experts-réviseurs ou même tout le collège des experts. Quelle difficulté y saurait-on trouver? Quel est l'avantage de tenir à l'obscur juge, accusateur et accusé? Il semble donc que la faculté d'appeler les experts-réviseurs à l'audience, présente une incontestable utilité. Je voudrais cependant ajouter les mots: Sauf sur la demande des parties ou d'office par ordre du juge ».

Les conclusions de M. le rapporteur **Lacassagne** sont mises aux voix.

La première, par laquelle on requiert du médecin-expert *des études spéciales et un diplôme spécial*, est approuvée à la majorité; la seconde, relative au *relèvement du tarif des honoraires*, est approuvée à l'unanimité; la troisième impliquant obligation, pour tout médecin pratiquant une autopsie légale, de suivre l'ordre et la méthode indiquées par un règlement fixant la teneur des feuilles d'autopsie, est repoussée à la majorité; la quatrième portant que *deux médecins au moins, désignés soit par le magistrat instructeur, ou l'un par l'accusation et l'autre par la défense, sont nécessaires dans les expertises criminelles, mais ne le sont que pour ces sortes d'opérations*, est approuvée à l'unanimité; la cinquième portant que *pendant sa mission, l'expert doit être considéré comme un fonctionnaire public*, est approuvée à la majorité, et la sixième, d'après laquelle le *médecin-expert a tous les droits résultants de l'exercice de sa profession dans un service commandé*, est approuvée à l'unanimité.

On discute la proposition de M. **Berenini** qui, reprenant le paragraphe *i* du rapport Tamassia (1), le formule ainsi:

« Dans le cas de contestation entre les experts on interpellera,
« *à titre consultatif*, avant de recourir à la décision juridique du
« tribunal ou des jurés, une commission composée de représen-
« tants des diverses branches de la science médico-légale dont on
« présentera la décision à la magistrature comme l'expression d'un
« voeu. »

---

(1) V. pag. 30 et suivante.

Après des débats animés auxquels prennent part MM. **Mole-schott, Motet, Ferri, Mazza, Fioretti, Zuccarelli, Buonomo, Precone, Giampietro** et d'autres, le congrès approuve en principe la proposition de M. Berenini et renvoie au lendemain la suite de la discussion.

La séance est levée à cinq heures de l'après-midi.

QUATRIÈME SÉANCE

21 novembre 1885.

La séance est ouverte à deux heures de l'après-midi par M. **Pugliese**, qui occupe le fauteuil de la présidence.

M. **Sergi** appelle l'attention du Congrès sur le danger qu'il y aurait à laisser l'exposition ouverte après la clôture des travaux du Congrès. Les organisateurs, qui en sont aussi, en quelque sorte, les conservateurs, encourraient une trop grande responsabilité et seraient obligés à une surveillance trop assujettissante.

M. **Ferri** désirerait que l'exposition pût rester encore ouverte. Les visiteurs ne cessent pas d'affluer.

M. **De Bella** propose qu'on laisse l'exposition encore ouverte un jour au moins.

M. **Tenchini** appuie les observations de M. Sergi, en faisant observer qu'aucun des exposants ne saurait se fier à d'autres qu'à soi-même pour l'emballage de ses propres objets.

Après une discussion animée à laquelle prennent part MM. **Soffiantini, Sergi, Ferri, Fioretti** et **Tenchini**, l'assemblée approuve la proposition que l'exposition reste ouverte même après dimanche, mais l'on reconnaît à chacun des exposants le droit de retirer, à partir de lundi, les pièces qui lui appartiennent.

On reprend la discussion des modifications à apporter à la lettre *i* de la relation Tamassia, selon la proposition formulée par M. Berenini dans la séance du jour précédent.

M. **Berenini** a la parole.

« Hier, dit-il, j'ai eu la satisfaction de voir ma proposition honorée par le suffrage presque unanime du Congrès. Deux amendements ont été présentés; l'un de M. Buonomo, qui voudrait que le suffrage de la Commission scientifique fût présenté au magistrat *par écrit*; l'autre par M. Precone, qui demande que faculté soit laissée au magistrat d'appeler devant ui toute la Commission ou un commissaire spécial pour donner les éclaircissements nécessaires.

« Comme ces deux amendements, loin d'être en contradiction, se complètent l'un par l'autre, je les considèrerai comme n'en formant qu'un seul, que j'accepte de bon gré.

« Le prononcé par écrit offre une plus grande garantie d'exactitude et de précision, et contribue à la clarté des idées, ce qui est absolument indispensable pour un juge, spécialement lorsqu'il s'agit d'éléments de faits soustraits par la nature des choses à sa compétence spéciale.

« Une seule objection a été élevée par M. Mazza dans la séance d'hier, et consiste en ceci: que l'avis donné *par écrit* est contraire à l'esprit fondamental de notre système processuel, c'est-à-dire au principe de l'oralité.

« Mais la réponse à cette objection m'est facile. Avant tout, aucun obstacle ne doit s'élever contre les délibérations de ce Congrès, par effet des systèmes de lois substantielles et *rituelles* en vigueur aujourd'hui, parce que, si ces lois affirment l'ancien savoir, elles font partie de l'édifice à la démolition duquel nous travaillons incessamment, de façon que si le Congrès devait acquérir la conviction que le système de l'*oralité* est nuisible aux intérêts et au but de la sûreté sociale, il serait non seulement de son droit, mais il serait de son devoir d'en proposer l'abolition.

« En second lieu, et tout en acceptant la discussion sur le terrain sur lequel elle a été placée par mon honorable opposant, il est certain que l'amendement Buonomo n'offense pas le système de l'oralité et ne se trouve en opposition à aucune disposition de loi.

« C'est un principe affirmé par la doctrine et par la jurisprudence que l'oralité des débats n'est pas lésée par la lecture des documents, et que l'oralité du débat n'implique pas la défense absolue de toutes lectures. Ainsi, par exemple, l'art. 281, n. 2, du code italien de procédure pénale, admet la lecture des procès-verbaux et des rapports relatifs à la cause, et l'article 311 (contrairement aux dispositions qui le précèdent et qui sont étendues aussi bien aux experts qu'aux témoins) borne à ces derniers seulement la défense de la lecture des dépositions écrites. Je pourrais citer une longue liste de jugements des Cours suprêmes de notre pays et de Cours étrangères, qui établissent de nombreuses exceptions à la défense de la lecture de certains actes et documents. Tous ces jugements admettent unanimement que, sans besoin de comparution de l'expert, on peut donner lecture des procès-verbaux dressés par les experts pendant la période de l'instruction.

« Mais j'en fais grâce au Congrès qui n'a pas besoin d'être éclairé par moi sur cette matière, lorsque des auteurs très savants et très compétents en ont déjà écrit et parlé.

« Il me suffit de faire observer que nous entendons tous les jours dans les tribunaux et dans les Cours la lecture des procès-verbaux des expertises faites pendant l'instruction, sans que ni une partie ni l'autre n'élève d'exception, tant il est vrai que ce principe est peu contraire à notre loi.

« Pour ces raisons, je prie le Congrès d'accepter l'amendement Buonomo-Precone. Le Congrès donnera, me semble-t-il, une preuve de sens pratique, en complétant sagement son vote d'hier ».

M. **Giampietro** parle en sens opposé à l'oralité du rapport des experts.

M. **Righi** exprime sa satisfaction de voir accueilli un principe qui ne peut, d'après lui, que servir à moraliser la procédure.

M. **Sangiorgi** appuie la proposition de M. Berenini.

M. **Precone** insiste sur sa modification à la proposition de M. Berenini, qui d'ailleurs l'accepte. La modification consiste à donner au magistrat la faculté de pouvoir entendre oralement les experts.

La proposition Berenini modifiée par M. Precone est approuvée sans autre opposition.

On passe à la discussion de la quatrième thèse du programme de la section de sociologie criminelle: *Sur les meilleurs moyens d'obtenir le dédommagement du crime.*

M. **Fioretti**, rapporteur, développe son rapport dans les termes suivants :

« Messieurs,

« Je me vois avec regret sur le point d'aborder une question par laquelle je ne saurais m'attirer la sympathie de MM. les psychiatres et naturalistes, qui composent la majorité de notre assemblée. C'est pour la première fois que le Congrès aborde une question strictement juridique. La solution doit en être sans doute subordonnée aux principes généraux qui forment notre point de départ commun; mais ces principes exercent sur la question qui va nous occuper une influence très indirecte, et même si peu sensible que mon rapport n'est certainement pas fait pour attirer l'intérêt de ceux de MM. les anthropologues, qui ne sont pas en même temps des juristes.

« Je m'essaierai de mon mieux à remplir la tâche que j'ai eu l'imprudence d'accepter.

« Le trait caractéristique (je pourrais peut-être dire le trait original) de mes propositions consiste en ceci, que, sur la question du dédommagement l'on ne saurait énoncer de principes qui soient applicables à tous les cas indifféremment, mais qu'il faudrait établir plusieurs séries distinctes de principes pour les différentes catégories de dommages qu'il s'agit de réparer.

« J'établis ces différentes catégories de dommages, selon la nature de l'agent qui les a causés et selon les différents moyens qui peuvent être mis en œuvre pour en obtenir la réparation.

« Il est clair que la première distinction se rattache à la classification des criminels.

« Si le dédommagement doit être obtenu aux dépens du coupable, il est de toute évidence qu'il faudra adopter des moyens différents pour l'obtenir, selon le différent caractère de celui qu'il s'agit d'obliger au paiement.

« Ce principe n'aurait presque pas besoin d'être énoncé, si les préjugés des juristes ne l'avaient fait entièrement oublier. Que dis-je, oublier? Les juristes le considèrent comme un blasphème. *La loi doit être égale pour tous*, voilà ce que vous répondra un civiliste. Selon lui, le criminel qui a causé le dommage en le voulant, et l'homme honnête qui ne l'a causé que par maladresse, doivent être contraints au paiement par les mêmes moyens, bien que l'un n'ait aucune intention de payer et qu'il emploie tous les moyens pour se soustraire à cette obligation, tandis que l'autre s'y laisse facilement induire, et ne saurait opposer à l'exécution du paiement aucun des moyens frauduleux et violents que l'autre mettra sans doute en œuvre. Poursuivre la réparation des dommages-intérêts qu'aura causés, par exemple, un crime commis par un criminel-né, à l'aide des mêmes moyens par lesquels on poursuivrait, contre un homme honnête, le dédommagement dû, par exemple, par suite de la résolution d'un contrat sous cautionnement, ce serait (passez-moi l'image) comme aller à la chasse aux tigres avec des fusils chargés de petit plomb.

« La différence de traitement à adopter contre l'auteur d'un dommage simplement civil et l'auteur d'un crime ou d'un délit, est non seulement exigée par des considérations d'utilité sociale, mais aussi par un principe d'équité suprême. Si l'Etat a la fonction de sauvegarder les intérèts des citoyens, il est clair que les moyens à mettre en œuvre pour obtenir ce résultat doivent être d'autant plus énergiques que le danger qui menace les droits des citoyens est plus grave.

« Toutefois si la réparation des dommages causés par le délit est une des plus grandes exigences de la justice absolue, il n'en faut pas moins se rendre compte de cette inexorable vérité que l'idéal de la justice absolue n'est pas complètement réalisable, et qu'il est, partant, raisonnable de se tenir, en cette matière, dans les limites du possible, de crainte de glisser dans le domaine de l'utopie. Bref, je dirai avec M. Spencer: « C'est aux expédients qu'il nous faut revenir »,

« Malgré ces considérations, Messieurs, je dois vous avouer que ce ne sont pas des propositions susceptibles d'une immédiate application que je vous présente pour la solution du problème qui nous occupe; c'est encore un projet idéal, si ce mot peut s'employer pour indiquer un projet au-delà duquel toute autre aspiration de justice absolue me semble à jamais et absolument irréalisable.

« Le sentiment de justice nous porte nécessairement à souhaiter que tout dommage causé par le délit soit largement et promptement réparé, soit par l'offenseur, soit par l'Etat. Eh bien! Messieurs, cette aspiration non seulement est un idéal, mais elle constitue une utopie. Les limites nécessairement imposées aux généreux élans du sentiment de justice ne sont pas seulement l'effet des obstacles matériels que l'on rencontre dans la réalisation de toute sorte d'idéal, mais peut-être aussi l'expression d'une loi de mécanique sociale, que l'on ne pourrait se hasarder à méconnaitre sans exposer à un sérieux danger l'évolution naturelle des sentiments moraux.

« Si la législation était assez perfectionnée sur ce point pour que celui qui a été lésé n'eût plus à ressentir la douleur de l'offense portée à sa personne ou de l'entame faite à sa fortune, le délit cesserait d'être compté parmi les maux qui affligent la société et l'on perdrait par cela même le plus puissant ressort qui pousse l'humanité vers son amélioration morale, en lui inspirant pour le délit une horreur d'autant plus forte et sincère qu'elle est plus réellement intéressée. Le délit perdrait sa note caractéristique la plus saillante, si l'Etat était toujours prêt à pourvoir, au moyen des fonds publics, au dédommagement qu'il comporte. Il est évident qu'alors, la perte causée par le délit se répartissant et subdivisant sur la masse des contribuables, ne serait plus ressentie distinctement par personne; bien souvent, avoir été victime d'un crime semblerait plutôt une source de profit que l'occasion d'une perte douloureuse. Une législation qui admettrait un principe semblable désorienterait complètement la moralité d'une nation.

« D'autre part, on ne peut nier que, lorsque le coupable possède les moyens de satisfaire au dédommagement de la perte qu'il a causée, il devrait y être rigoureusement contraint jusqu'au dernier sou. En ce cas-là, qui malheureusement n'est pas le plus fréquent, aucun des dangers dont je parlais n'est à craindre,

« Ce principe est si évident qu'il n'y a presque pas besoin de l'énoncer, et en effet si nous voulions nous en tenir à son affirmation platonique, nous n'aurions aucune objection à faire ni aux lois actuelles, ni aux traités théoriques. Mais, dans le fait et dans la pratique, surtout en Italie, il faut avouer que la rencontre d'une personne lésée ayant réellement obtenu la réparation qui lui était due, est un des événements les plus rares qui se produisent dans la vie des tribunaux.

« Il est aisé de découvrir les causes de cet inconvénient de notre jurisprudence.

« Notre législation et notre théorie civile ont commis, à ce sujet, une erreur très grave, que l'école positive criminelle italienne déplore et réprouve sans cesse. Cette erreur consiste à faire complètement abstraction des diversités radicales et très sensibles qui distinguent l'homme honnête de l'homme délinquant. Il n'est pas ici que tion d'admettre ou de ne pas admettre l'existence réelle du type *homo delinquens*, anatomiquement et physiologiquement distinct de l'*homo sapiens*; il est seulement question de rendre justice à cette observation très simple, qu'il est bien plus difficile de contraindre au paiement d'une dette une personne qui, en matière civile, est raisonnablement présumée honnête, qu'une personne qui, ayant commis un crime, doit être raisonnablement présumée de mauvaise foi. M. Garofalo a très justement observé que c'est tomber dans une grande méprise que de considérer la créance pour dommages-intérêts causés par le crime comme un objet de droit purement civil. « Nous observerons seulement — dit M. « Garofalo — l'immense différence qui passe entre une dette ti- « rant son origine d'un contrat dans lequel on a pu prévoir l'in- « observance de la convention et se ménager des garanties cor- « respondantes, et une dette provenant d'un fait qui n'a pas seu- « lement violé une règle de conduite convenue entre deux personnes, « mais une règle de conduite universellement acceptée ».

« J'ajouterai, Messieurs, que, pour comble de malheur, les ju- risconsultes de la vieille école, quoique, par suite de la nature spéciale de leur éducation scientifique, ils ne fussent pas à même de discerner la différence radicale qui passe entre l'obligation civile et l'*obligatio ex delicto*, en ont eu comme un vague pressentiment, qui a toujours détourné les civilistes d'un examen sérieux de la que- stion. Les pénalistes classiques, de leur côté, esquivaient directement les difficultés énormes du sujet sous l'excellent prétexte que ce n'était pas à eux, mais aux civilistes de s'en occuper. Le résultat final a été que ni les uns ni les autres n'y ont porté une attention sérieuse. Le mérite d'avoir rappelé l'attention des juristes sur cette délicate question revient tout entier à l'école positive, qui lui at- tribue une importance presque égale à celui de l'étude de la peine.

En effet, M. Ferri, en définissant les objectifs de l'étude de la sociologie criminelle, met en premier lieu l'étude de la prévention des délits, en second lieu la réparation du dommage causé par le crime, et en troisième lieu seulement l'étude des moyens répressifs, c'est-à-dire des peines qui jusqu'à présent forment l'unique objet de l'étude du droit pénal. M. Spencer est allé plus loin encore: dans son *Essai sur la morale des prisons*, il a affirmé que le dédommage- ment des pertes causées par le crime est l'unique peine que l'on puisse raisonnablement infliger. C'est là sans doute une exagération; mais nous ne devons pas oublier que les Romains ont longtemps vécu sous une législation qui ne punissait pas autrement le coupable de vol, que par l'obligation de la restitution du double, du triple ou du quadruple, selon les circonstances. Et à ce propos M. Fehring a très justement observé que, dans la loi romaine, la peine et la réparation, dans les *privata delicta*, ne représentaient pas deux différentes institutions de droit, mais étaient simplement les deux côtés d'une même surface. L'ancien droit romain ne savait s'accommoder à l'idée des expertises et des longs débats pour établir le montant équitable des dommages-intérêts. Pour les offenses contre les personnes il établissait un taux fixe, comme le faisaient d'ailleurs les compositions de droit germanique; pour le vol, il établissait que l'endommagé eût droit à exiger un certain multiple de la valeur de l'objet volé. Eh bien! ces actions pénales, si on les regarde du point de vue de l'offenseur, ne sont que de vraies réparations de dommages-intérêts; si on les envisage au point de vue de l'offensé, elles sont en réalité de vraies peines.

« Voilà, Messieurs, comment l'idée mise en avant par M. Garofalo et qui est parfaitement cohérente aux doctrines positivistes, de substituer dans certains délits, et jusqu'à un certain degré, la réparation à la peine, n'est point sans précédents historiques. J'ajouterai que ce principe n'a disparu de nos législations que par l'effet de théories aprioristiques fondées sur le préjugé que le droit pénal ne doit poursuivre d'autre but que celui d'infliger au coupable une peine mathématiquement proportionnée à la faute morale. Nous croyons, au contraire, que le droit pénal doit poursuivre aussi un autre but: celui d'amoindrir, autant que faire se peut, les maux causés par le crime.

« Je crois, Messieurs, que les raisons que je viens d'exposer succinctement vous paraîtront suffisantes pour justifier les propositions que j'ai l'honneur de vous soumettre dans la première partie de mes conclusions sous les lettres *a, b, c, d, e* (1).

« Dans les délits contre la propriété, rien ne me semble plus naturel que de reconnaître l'influence sensible du fait de la réparation des dommages-intérêts avant ou après la condamnation. Lorsque le coupable d'un délit contre la propriété a réparé les dommages qu'il a causés, socialement l'on pourrait dire qu'il n'y a plus de délit. L'alarme sociale a presque entièrement disparu. Toutefois, il me semblerait dangereux de ne soumettre le coupable à aucune

____

(1) V. pag. 34 et suivantes.

peine. En ce cas, les voleurs et les faussaires n'auraient rien à craindre de la justice; ils pourraient tout au plus ne rien gagner par leur délit, mais ils ne seraient exposés à aucune perte ou souffrance. En réduisant de la moitié seulement la peine, il me semble que l'on respecterait suffisamment l'intérêt social de l'intimidation, et que l'on pourrait profiter du désir qu'éprouve le condamné de hâter le moment de sa libération pour le pousser à remplir l'obligation du dédommagement.

« Dans les cas de délits contre les personnes, il me semble raisonnable de restreindre cette réduction de la peine dans des limites encore moindres. Quoi que l'on fasse, il sera toujours impossible de réparer par le paiement d'une somme quelconque soit un homicide, soit une blessure, soit une injure, soit une offense aux bonnes moeurs. Le délit social, en ces cas-là, n'est jamais complétement réabsorbé, pour ainsi dire, par la réparation. Cependant, par les mêmes raisons que j'ai déjà exposées en parlant des délits contre la propriété, l'on ne pourra nier qu'il serait convenable d'adopter la réduction proposée.

« Par contre, dans les cas de délits très graves, ou dans les cas de délits qui, par leur caractère de récidive ou par suite d'autres circonstances accompagnant l'action, démontrent le caractère dangereux du coupable et en conseillent l'élimination perpétuelle, l'intérêt social me semble prendre tellement le dessus que l'on ne pourrait raisonnablement ne tenir compte que du fait du dédommagement.

« D'après ce que je viens d'exposer, j'espère que vous trouverez raisonnables les garanties que je propose aux lettres g, h, i, j, de mes conclusions (1). J'ai voulu, avant tout, par la disposition du paragraphe g, éviter la possibilité que l'offensé se venge du coupable en refusant d'accepter la réparation et en l'obligeant par ce moyen à subir la peine dans toute sa durée.

« Cette vengeance aurait pour conséquence de faire naître entre les parties des haines qui éclateraient infailliblement le jour de la libération du coupable. D'autre part, il fallait aussi éviter la possibilité des simulations qui auraient pu dériver d'un accord des parties en vue d'une offre et d'un renoncement fictifs. Je propose donc que lorsque le

---

(1) V. pag. 31 et suivantes.

24

coupable offre une réparation et l'offensé refuse de l'accepter, la somme offerte aille grossir la caisse des amendes, dont je vous parlerai tout-à-l'heure.

« J'espère de même que vous ne trouverez pas excessives les mesures que je vous propose dans le but d'assurer la saisie des biens du coupable pour pourvoir au dédommagement de l'offensé. Il me semble naturel que l'intérêt des autres particuliers aussi, bien que celui de l'Etat, doive céder le pas à l'intérêt de l'offensé, ne fût-ce que parce que l'Etat n'a su empêcher le crime qui a été commis, et le particulier a eu l'imprudence de contracter avec une personne à laquelle il n'aurait pas dû se fier.

« Le fait que des créanciers ont laissé de l'argent entre les mains du coupable a peut-être contribué à faire naître en celui-ci le désir et la possibilité du crime.

« Quant à la proposition de faire servir le travail libre des condamnés à la réparation des dommages, dans tous les cas où l'intérêt social n'est pas sérieusement mis en danger par le caractère criminel du coupable, c'est là une idée qui ne me semble devoir rencontrer aucune opposition sérieuse. Lorsqu'il s'agit d'une personne exerçant un art, une profession, un métier aptes à lui fournir les moyens de pourvoir à la réparation du dommage, il y a toute bonne raison pour croire que l'on se trouve en face d'un délinquant d'occasion, qui ne menace aucunement la société.

« Il me reste maintenant à dire quelques mots sur la réparation dans les cas où le criminel est insolvable, ainsi que sur la caisse des amendes.

« Lorsque l'offenseur est insolvable, la question se réduit nécessairement à déterminer de quelle manière et en quelle proportion l'offensé pourra prétendre d'être dédommagé par la caisse des amendes.

« C'est là une idée qui n'est pas du tout nouvelle, mais qui, comme le fait l'a démontré, ne saurait recevoir une véritable impulsion pratique que par l'adoption des principes de l'école positive.

« En effet, une disposition semblable était contenue dans l'article 46 du Code Léopold de Toscane, de 1846. Mais cette disposition est restée de tout temps lettre morte. M. Carrara dans son *Programma* (Part. I, § 554), bien qu'il apprécie hautement la valeur morale d'une institution de ce genre et la considère comme utile et obligatoire, ne peut s'empêcher de l'appeler une réparation subsidiaire. Il révèle par ce simple mot toute la tournure de l'esprit des pénalistes classiques vis-à-vis de cette question.

« La caisse des amendes, même de la manière dont elle a été conçue par le Code Léopold, consiste dans une caisse publique, formée per le produit des amendes infligées aux condamnés, et à laquelle on aurait recours pour satisfaire les personnes endommagées par des délits dont les auteurs sont insolvables. Il est, en effet, immoral que le gouvernement réalise des bénéfices, en exigeant et en encaissant pour son propre compte les amendes, et qu'il s'enrichisse à la suite des délits mêmes qu'il était tenu de prévenir. Il y a là une iniquité que M. Garofalo a très vivement flétrie dans sa *Criminologie*. J'ajouterai, pour ma part, que rien ne me semble plus juste que cette réparation collective que la société criminelle serait tenue à prêter à la société honnête.

« Cependant il ne faut pas se faire d'illusions sur la quantité de fonds dont la caisse pourrait disposer.

« C'est pour ce motif que j'ai voulu restreindre les choses dans les limites du possible, en établissant que cette caisse ne soit tenue à la réparation que lorsque la victime a été privée, de fait, de ses moyens de subsistance, et que la réparation soit due seulement dans la quantité suffisante à pourvoir à ses aliments. Quant à la manière de fixer la quantité de ces aliments, il m'a semblé que le meilleur moyen pour éviter les évaluations excessives que l'on pourrait être tenté de demander et peut-être même d'accorder, puisqu'il s'agit de les exiger d'une caisse publique, était d'en déterminer le maximum.

« Quant à la forme du paiement, celle que j'ai proposée me semble la plus convenable. Le paiement fait en une seule fois, est préférable aux subsides accordés sous forme de pension. Le fait de trouver immédiatement une somme assez ronde pourra, aux yeux de l'offensé, compenser la ténuité de la réparation, et la caisse en ressentira un certain bénéfice, puisqu'elle ne sera pas obligée à payer des pensions qui, en se prolongeant au-delà de vingt ans, lui causeraient une dépense considérable. Elle sera délivrée en même temps de l'obligation de pourvoir aux héritiers de la victime.

« La caisse des amendes conserverait, naturellement, le droit de réclamer de l'offenseur le remboursement de l'ndemnité payée et exercerait ce droit avec les mêmes privilèges que l'offensé.

« Mais tous ces droits assurés par la loi à la partie lésée resteraient inefficaces, si l'on n'en assurait pas le recouvrement par une procédure rapide, sûre et gratuite.

« En réglant cette matière, le législateur ne devra jamais oublier la considération que j'ai rappelée plus haut, c'est-à-dire le caractère spécial de ces *obligationes ex delicto*.

« J'ai cru devoir établir préalablement et d'une manière bien nette le principe, que la loi italienne n'a pas méconnu, mais qu'elle exprime avec trop peu d'énergie dans nos codes, savoir que la liquidation des dommages-intérêts causés par le crime est de la compétence du juge pénal lorsqu'il prononce la peine. L'art. 569 du Code italien de procédure pénale énonce aussi ce principe, mais cet article est presque tombé en désuétude, et d'ailleurs il ne fait que donner une faculté au juge pénal sans lui imposer d'obligation. Nos tribunaux et nos Cours, excessivement surchargés de procès, ne font presque jamais usage de cette faculté et renvoient les parties devant le juge civil, d'où il vient que l'affaire traîne en longueur, subit les innombrables vicissitudes d'un procès civil, et n'aboutit que très rarement à une réparation réelle, le coupable ayant le temps, soit de convertir sa propriété en objets non saisissables, soit de créer d'autres obstacles frauduleux à l'exécution du jugement.

« C'est encore une bien singulière anomalie de la législation italienne que celle de consacrer la distinction entre l'action civile et l'action pénale en tout ce qui peut profiter au coupable, tandis qu'elle méconnaît ce principe dans tout ce qui pourrait lui nuire. L'art. 149 du Code pénal italien établit, par exemple, que l'action civile se prescrit avec l'action pénale. Cette disposition est éminemment injuste dans les cas de contraventions, qui sont presque toujours en prescription, surtout lorsque le défenseur du prévenu met un peu de bonne volonté à obtenir délai sur délai. Or le pourvoi en cassation offre un moyen presque infaillible d'obtenir la prescription lorsqu'on n'y peut réussir par l'appel, tandis que dans ces même cas la responsabilité amoindrie du coupable ne peut avoir aucune influence sur l'existence de l'obligation du dédommagement.

« Ce principe donne lieu à l'absurdité que lorsque l'obligation ne dépend pas d'un fait criminel, lorsqu'elle dérive, par exemple, d'un quasi-délit, la prescription ne se vérifie qu'après un temps bien plus long. Les dispositions particulières aux provinces de l'ex-royaume des Deux-Siciles portent une sage amélioration à ces dispositions du Code sarde, en établissant que l'action civile ne se prescrit par l'action pénale que lorsqu'elle a été intentée par constitution de partie civile. Mais c'est là une demi-mesure qui ne peut aucunement nous satisfaire.

« L'autre innovation importante que je vous propose consiste à autoriser le juge qui prononce l'ordonnance de renvoi à émettre une disposition provisoire pour placer en sûreté les biens du coupable et pour pourvoir aux aliments de l'offensé jusqu'au moment où il pourra recouvrer les dommages-intérêts qui lui sont dus. (Art. 1969 du Code civil italien).

« J'ai voulu vous proposer aussi des mesures pour rendre la liquidation des dommages-intérêts indépendante de la constitution de partie civile, constitution qui peut être souvent empêchée par la crainte d'une vengeance de la part du coupable et des siens Dans ce but, il faudrait élargir sensiblement les fonctions du ministère public, et notamment lui imposer comme devoir de toujours demander à l'audience la liquidation des dommages-intérêts, indépendamment de la constitution de partie civile.

« Il me semble aussi de toute équité que lorsqu'en certains cas, la liquidation des dommages offre de sérieux obstacles, le juge pénal puisse renvoyer les parties devant le juge civil, en l'obligeant toutefois à pourvoir immédiatement aux aliments par une assignation provisoire.

« Je ne crois pas que mes autres propositions aient besoin d'éclaircissements. Je m'arrête donc, en me réservant de répondre aux objections que vous pourrez me faire ». (*Approbations*).

M. Venezian, second rapporteur, déclare qu'il n'a pas eu le loisir de préparer un rapport formel, mais qu'il se trouve d'accord avec M. Fioretti sur plusieurs points de son rapport, notamment sur l'élargissement des fonctions à conférer au ministère public. Il approuve les idées que M. Garofalo a exprimées à ce sujet dans ses ouvrages. La réparation des dommages-intérêts doit être une fonction de l'Etat et représenter un de ces moyens indirects de combattre le crime que M. Ferri appelle *sostitutivi penali*. Il ai-

merait voir ajouter aux propositions de M. Fioretti, le principe que
les receleurs soient toujours obligés solidairement avec les voleurs.

M. **Precone:** « Je dois d'abord rectifier un jugement de M. Venezian, sans toutefois vouloir défendre le moins du monde ce qu'il
a appelé la métaphysique des tribunaux.

« Les tribunaux, du moins en Italie, distinguent, d'après un article du code pénal, le receleur qui s'est mis d'accord à l'avance
avec les voleurs et le receleur proprement dit; ils infligent la même
peine au premier et au voleur, mais traitent l'autre comme coupable
d'un délit spécial. De sorte que la sévérité que M. Venezian demandait est déjà non seulement écrite dans le code, mais appliquée
aussi par les juges.

« Quant au dédommagement du crime, je dois exprimer mon
désaccord sur une proposition du rapporteur M. Fioretti. Si je ne me
trompe pas, notre collègue a proposé que, pour les délits occasionnels,
lorsque le criminel a dédommagé la victime, la peine afflictive soit
diminuée. Or je ne vois aucune raison qui puisse justifier cette
pensée, car, en dehors de toute autre considération, on établirait
ainsi une inégalité qui n'est suggérée ni par la nécessité ni même
par l'utilité.

« Supposons deux individus coupables de coups et blessures
par faute occasionnelle: l'un est riche et l'autre est pauvre. Celui-
là, sans se gêner le moins du monde et par l'espoir de diminuer sa
peine plutôt que par le désir d'atténuer le dommage économique et
moral causé par son délit, dédommagera la victime; celui-ci ne paiera
pas, par la seule raison qu'il lui est matériellement impossible de le
faire. Ajoutez que si le riche paie, il peut y être déterminé par la
pensée qu'il pourrait bien être obligé au dédommagement en dehors
du procès criminel, et qu'en s'exécutant il ne fait qu'anticiper le
paiement de sa dette.

« Qu'on établisse donc l'obligation du dédommagement, et
surtout qu'on la rende plus efficace dans son exécution pratique;
mais qu'on ne confonde pas le dédommagement avec la peine, dans
sa nature spécifique.

« Une autre observation que je dois faire au rapport de
M. Fioretti concerne la saisie des appointements, qu'il voudrait
admettre pour le dédommagement des crimes, contrairement aux
dispositions législatives actuelles.

« En dehors de la considération que, par suite du crime, l'employé, dans la plupart des cas, perd en même temps sa place et ses appointements, on possède déjà une loi établie non seulement dans l'intérêt de la famille de l'employé, qui a bien droit à quelque considération, mais aussi dans l'intérêt social.

« A mon avis, le dédommagement du crime pourrait s'effectuer et être assuré au moyen de trois dispositions que je vais proposer.

« J'ai toujours pensé qu'il y a quelque incohérence dans le fait d'avoir admis, en faveur de la partie lésée, l'hypothèque sur les propriétés de l'accusé, sans ajouter le privilège sur les choses mobiles du même accusé. Dans le système économique moderne, surtout, je croirais nécessaire une disposition législative dans ce sens, en ajoutant que l'hypothèque même reste bien souvent inefficace, car elle arrive quand le coupable a déjà eu le temps de soustraire frauduleusement ses propriétés aux atteintes de la victime ou de ses ayants-droit. Il faudrait donc que dès qu'un procès pénal est intenté contre un individu, le juge d'instruction même *décrétât* l'inscription hypothécaire sur toutes les propriétés immobilières du prévenu.

« Enfin je voudrais qu'on nommât à la partie lésée, sous peine de nullité, un avocat, même d'office, et même si elle ne se présente pas à l'audience. Il est hors de doute que le soin que l'Etat prend de l'intérêt des citoyens offensés ranime le sens moral public. On pourrait compléter cette mesure en obligeant le juge pénal à établir lui-même le quantitatif du dédommagement dans la sentence de condamnation.

« Mais le rapporteur avait visé d'abord à l'état de la législation italienne et le Congrès a décidé qu'on demeure sur le domaine international. Il a donc dû corriger à la hâte ses propositions. Je crois, quant à moi, que, la thèse étant d'une grande importance, le Congrès devrait en renvoyer à une autre époque la discussion et l'étude.

« Je pose donc formellement au Congrès cette question préalable ».

M. **Ferri** s'oppose à la question préalable posée par M. Precone. M. Fioretti n'a choisi la législation italienne que comme une trame sur laquelle tisser sa relation. Ce qu'il a dit peut s'appliquer indifféremment à toutes les législations.

M. **Precone**: « J'accède à ce que vient de dire M. Ferri pourvu que, tout en déclarant la nécessité de réformer les législations pour fournir des moyens plus efficaces de dédommagement, on n'entre pas, comme l'a fait M. Fioretti, dans de menus détails dont le Congrès actuel n'a pas à s'occuper ».

MM. **Aguglia** et **De Bella** soutiennent la question préalable.

M. **Berenini:** « M. Fioretti, en avisant aux moyens les plus convenables et les plus aptes de rendre facile et sûr pour la victime le recouvrement de ce qui lui est dû à titre de réparation du dommage souffert, a proposé que le condamné qui offre volontairement de dédommager la victime, obtienne le bénéfice d'une diminution de peine. Cette proposition me semble anti-juridique; car ce bénéfice ne représente l'équivalent d'aucun acte utile de la part du délinquant, puisqu'on ne peut supposer tel l'accomplissement d'une obligation immorale, et que l'obligation serait immorale du moment où elle deviendrait une transaction entre la société et le délinquant.

« Il ne faut pas oublier que la société punit en vue d'un intérêt général, et que la réparation du dommage n'est qu'un acte qui s'accomplit dans le cercle des rapports individuels.

« Même en admettant (et je ne le conteste pas) que l'obligation de réparer le dommage soit un accessoire naturel et nécessaire de la peine, et dans certains crimes, un moyen efficace de défense sociale, je ne vois pas la raison par laquelle on doit accorder un avantage au délinquant, par suite du seul fait qu'il accomplit volontairement un devoir.

« Si cette hypothèse était admise, il me semblerait plutôt que, en principe, on devrait diminuer la peine à quiconque s'offre à l'expier volontairement.

« Il serait, au contraire, plus juridique et plus moral que l'on rende plus grave la peine du délinquant qui refuse, par son propre fait, de remplir l'obligation de réparer le dommage.

« On a proposé le séquestre des appointements du délinquant employé.

« Cette proposition ne me semble pas acceptable; et cela par des considérations juridiques et pratiques.

« Par des considérations juridiques, car le principe du l'inséquestrabilité des appointements n'est pas établi en faveur des employés, mais en faveur de l'administration publique, qui autrement se trouverait souvent embarrassée dans son fonctionnement régulier à cause des dettes des employés.

« Par des considérations pratiques, car bien rarement la victime retirerait quelque avantage de son droit de séquestrer les appointements de l'employé délinquant.

« En effet, ou le délit rendrait le fonctionnaire indigne d'appartenir à l'administration et celle-ci le chasserait de son sein; ou le délit ne produirait pas cette indignité, et le délinquant se retirerait volontairement, en cherchant ailleurs des moyens de vivre.

« Je crois donc que le Congrès, tout en acceptant, en général, les conclusions du rapport de M. Fioretti, tiendra compte des considérations que j'ai exposées. Je prie enfin MM. les rapporteurs de proposer une formule synthétique qui affirme le besoin de pourvoir par des moyens énergiques et sûrs à la réparation du dommage matériel du crime, sans descendre à trop de détails ».

M. Lioy: « Je crois que la tendance à améliorer les conditions de l'endommagé, de la victime, dans les affaires pénales, constitue le côté le plus original et peut-être le plus fécond des nouvelles doctrines pénales.

« C'est pour cela que je ne saurais ne pas accepter les conclusions de M. le rapporteur déduites précisément et avec tant de sagacité de ces doctrines. Cependant je voudrais, comme je l'ai exprimé dans de récents articles sur la nouvelle école pénale, qu'on allât encore plus loin. Je voudrais que l'Etat se rendît cessionnaire des droits de la victime et leur donnât satisfaction, et cela spécialement dans les crimes de sang, et qu'il contraignît ensuite, par le travail coactif, l'offenseur insolvable à la réparation de la dette contractée par lui envers l'Etat.

« Si tout procède par évolution, j'aperçois dans ce *desideratum*, qui, de prime abord, peut sembler une utopie, tous les caractères de la possibilité. En effet, autrefois la peine même était confiée à la réaction privée, sous le nom de vengeance du sang. Ensuite, peu à peu, l'Etat évoqua à lui la réaction contre le crime qui était précédemment individuelle : de là naquit la peine. Comment ne pas apercevoir dans le dédommagement le même mouvement évolutif? Pour moi, l'évolution est de toute évidence: j'ai pleine foi en elle. C'est même par suite de cette confiance dans la grande loi de l'évolution que je ne crois pas éloigné le jour où la société dira à la victime : « je me rends cessionnaire de tes droits civils comme, un jour, je me suis rendue cessionnaire de ta vengeance ! »

M. **Garofalo** : « J'avais demandé la parole pour remercier MM. Fioretti et Venezian de l'honneur qu'ils m'ont fait en rappelant mon nom dans leurs discours, et en me reconnaissant la priorité des principes dont M. Fioretti a fait de si belles et de si nouvelles applications. Mais il m'importe d'ajouter quelque chose à ce sujet. C'est qu'il ne s'agit pas ici d'une question purement juridique, et de simples détails de législation, comme on pourrait le croire au premier abord. Il s'agit, au contraire, de l'application d'un des principes les plus importants de la nouvelle école.

« Je comprends que cette assemblée hésite à discuter tous les articles des propositions qui vous ont été faites : elle ne le pourrait même pas. Ce qui suffit, c'est qu'on reconnaisse la nécessité de distinguer une classe de délinquants qui, ne présentant aucun danger pour la société, ne doivent être soumis à des moyens d'élimination d'aucun genre.

« Pour la répression de leurs fautes, il suffit qu'on emploie d'autres moyens, ceux que nous avons appelés *réparatoires*. C'est de la partie lésée qu'il faut s'occuper ; c'est la réparation du dommage moral et du dommage matériel causé par le délit qu'il s'agit d'obtenir, de la part du délinquant, par des moyens bien autrement sévères que ceux que nos lois nous fournissent. Ainsi la prison ne devrait être que *l'ultima ratio* pour contraindre au paiement les délinquants *solvables*, et, en ce cas, les frais de leur entretien devraient être à leur charge. Quant aux *insolvables*, on les obligerait à travailler au profit de la partie lésée.

« C'est alors qu'on pourrait abolir des peines correctionnelles absurdes et qui n'ont d'autre résultat que d'encombrer nos prisons et de surcharger nos budgets, c'est-à-dire d'astreindre les contribuables à payer pour l'entretien de ceux qu'on pourrait laisser libres sans danger, et qui seraient bien plus gravement punis s'ils ne pouvaient se soustraire à la réparation du mal qu'ils ont causé.

« Je m'attends à ce que ces idées soient exprimées dans l'ordre du jour que MM. Ferri, Fioretti et Venezian vont vous présenter. »

MM. **Ferri, Fioretti** et **Venezian** proposent l'ordre du jour suivant :

Le Congrès,

convaincu qu'il importe d'assurer la réparation civile des dommages, non seulement dans l'intérêt immédiat de la partie lésée, mais aussi dans l'intérêt immédiat de la défense sociale préventive et répressive du délit,

exprime le vœu

que les législations positives puissent au plus tôt mettre en pratique dans les procès les moyens les plus convenables contre les auteurs du dommage, les complices et receleurs, en considérant la réalisation de la réparation comme une fonction d'ordre social confiée d'office: au ministère public, pendant les débats, aux juges, dans la condamnation, à l'administration des prisons, dans la récompense éventuelle du travail pénitentiaire et dans les propositions de libération conditionnelle.

« E. FERRI — G. FIORETTI — G. VENEZIAN. »

M. Ferri développe cet ordre du jour qui est aussitôt mis aux voix et approuvé à l'unanimité.

M. Precone présente son rapport au Congrès sur les résultats des travaux de la Commission examinatrice des écrits présentés de sociologie criminelle au congrès.

Il exprime sa vive admiration pour MM. Puglia et Colaianni, dont il a été appelé à examiner les écrits, ainsi que le regret de ne pas les voir présents aux travaux du Congrès.

M. Aguglia, second rapporteur de la Commission, exprime son regret de devoir communiquer au Congrès qu'aucun autre des écrits présentés ne mérite d'être accueilli.

On passe à la discussion de la 6me thèse: *le délit politique.*

M. Laschi, rapporteur, s'exprime dans les termes suivants:

« Messieurs,

« Eternel défi contre toute espèce de tyrannie, le délit politique, qui est exalté par les opprimés autant qu'il est combattu par les oppresseurs, présente encore aujourd'hui, sur le terrain de la criminalité, un point peu éclairé par la science, et continue à être soumis au traitement empirique et souvent cruel que les préjugés du passé ont légué même aux législations modernes. En effet, nous voyons celles-ci, uniquement préoccupées du délit objectif, ne l'être jamais de ses auteurs ni des causes qui peuvent les y avoir poussés.

« Et, cependant. l'étude de ces causes et l'application de la recherche positive au délit et aux délinquants politiques peut fournir une solution facile des problèmes de droit pénal qui s'y rapportent, problèmes à la solution desquels il manquerait une base solide s'ils n'étaient examinés que du côté juridique et politique.

« C'est à cette recherche que, Lombroso et moi, nous avons tourné notre attention, en laissant de côté, autant que possible, tout sentiment personnel, qui, naturellement, nous rendait souvent les victimes plus sympathiques que leurs juges. Notre seul guide dans cette étude, dont nous résumons ici brièvement les résultats, a été la science de l'anthropologie criminelle, dont la méthode est, croyons-nous, la seule qui puisse donner une idée positive du délit politique et des moyens propres à le prévenir.

« De même que dans tous les délits, nous trouvons dans le délit politique des *causes physiques*, des *causes sociales* et des *causes anthropologiques*, qui ont une influence soit directe, soit indirecte.

« Nous avons, parmi les premières : le *climat*, qui est, dans certaines circonstances, un milieu favorable au délit politique; ainsi, dans la République Argentine, les brusques changements de température favorisent d'une façon extraordinaire l'excitabilité de caractère de ces populations éminemment révolutionnaires; — les *saisons*, pour lesquelles l'un de nous a déjà noté la prédominance des révolutions dans les mois les plus chauds; en effet, sur 102 révolutions européennes, le maximum serait donné par les mois de juin (32) et de juillet (30). La *position géographique* et la *configuration du pays* peuvent enfin favoriser les insurrections politiques, en offrant aux révolutionnaires le moyen d'opposer une résistance facile. Tel est le cas de la Grèce et du Soudan.

« Parmi les *causes sociales*, il y en a qui se manifestent constamment dans le mouvement grandiose de l'humanité vers un idéal politique, religieux ou social; telles sont: *la lutte pour la suprématie entre les différentes classes sociales; la disproportion entre l'état de civilisation et les conditions économiques*, et surtout *la discordance des formes politiques avec les sentiments ou les be-*

soins nationaux, et le contraste de diverses croyances religieu-ses. D'autres sont plus spécialement occasionnelles et s'expliquent par *l'apparition de chefs révolutionnaires, l'influence des grands écrivains et de la presse, la tradition, l'imitation,* etc.

« Enfin, parmi les *causes anthropologiques,* nous trouvons : *la coexistence de races inassimilables, la tendance de certaines races aux changements politiques,* ainsi que toutes ces causes qui se rapportent à une anomalie des fonctions cérébrales des indivi-dus : ANOMALIES INNÉES, telles que la *criminalité et la follie mo-rale* ou ANOMALIES ACQUISES, telles que *l'alcoolisme et la folie,* et qui concourent à former, même pour les délinquants politiques, les catégories des délinquants-nés, habituels et fous, que l'anthro-pologie criminelle a désormais établies.

« En voulant examiner ces diverses catégories, on éprouve tout d'abord quelque peine à admettre que les *criminels-nés* ou *fous-mo-raux* donnent un contingent considérable aux délinquants poli-tiques; mais la chose s'explique par le fait que si les *criminels-nés* ou *fous-moraux* sont inférieurs aux personnes normales, par ce qui est du sentiment, ils leur sont supérieurs par la promptitude avec laquelle ils embrassent les idées les plus nouvelles et les plus audacieuses, en opposition à la *néophobie* de la majorité. Le manque même de sens moral fait qu'ils se détachent plus facile-ment des tendances habituelles et commettent des homicides, des régicides, etc., qui quelquefois n'ont pas été inutiles, mais devant lesquels reculent les honnêtes gens. L'impulsivité qui les pousse leur fait exécuter ces actes avec une tenacité et une rapidité ex-trêmes; ils deviennent ainsi hommes d'action, et par conséquent, instruments de changements quelquefois avantageux dans l'histoire politique d'une nation.

« Mais un très grand nombre de délinquants-nés se trouvent toujours mêlés aux délinquants politiques, parce que leurs ten-dances criminelles cherchent une issue dans un délit qu'ils savent n'être pas, en principe, répugnant à la conscience publique. Il y a là un grave danger social, attendu que l'ignorance des masses prête plus facilement foi et donne appui à cette criminalité latente sous la couleur politique, et les honnêtes gens eux-mêmes, induits en erreur ou entraînés par leurs propres tendances libérales, inclinent plutôt à l'indulgence qu'à la rigueur lorsqu'il s'agit de la punir.

« Toutefois, les instincts délictueux ne tardent pas à se manifester, plus spécialement là où ils trouvent un terrain propre à leur satisfaction, comme dans les révolutions ou dans les mouvements anarchiques; car c'est là que les tendances personnelles les plus morbides et les plus anormales prennent le dessus chez les exaltés et chez les faibles. C'est au milieu de l'acharnement général d'hommes irrités par le carnage et excités par le désir du pillage, que les criminels se mettent à la tête des masses, se font remarquer par leur cruauté et par leur manque de sens moral, et s'imposent bientôt à la foule qu'ils entrainent à tous les excès, en vertu d'une véritable épidémie psychique d'imitation.

« La plupart du temps, à l'exemple délictueux vient s'unir l'alcoolisme, qui révèle, dans les évènements de ce genre, toute sa puissance désastreuse. Les révolutions de l'Amérique méridionale, celle plus récente survenue en France, en sont un triste exemple. Dans le grand drame de 89, on évalue à trois cent mille le nombre des auteurs des férocités de la Terreur, et les armées et les comités révolutionnaires furent de vraies associations organisées pour tout espèce de délits: parmi les chefs, Carrier, Jourdan, Lejeune, Grandmaison. Pinard n'étaient que des délinquants-nés qui tuaient tout simplement parce qu'ils y étaient poussés par leur instinct sanguinaire.

« Nous retrouvons les mêmes types parmi les tristes héros de la Commune de Paris, lorsque le pouvoir suprême tomba, pour quelque temps, entre les mains de déclassés de tout acabit, de récidivistes, des fous moraux, d'alcoolistes, tels que Mégy, Rigaud, Chandon, Benot, Parent, Sérizier, etc., qui en profitèrent pour donner libre cours à leurs actes criminels, au milieu de l'abattement général des esprits, produit par les défaites et par le siège. Ils avaient à leurs ordres une armée où les criminels entraient dans une proportion de 14 %, et quand on eut besoin de la renforcer, on prit dans les prisons militaires 1.100 détenus, parmi lesquels des déserteurs et des délinquants communs. Enfin, sur 1.051 communardes traduites devant le tribunal de la guerre, 246 étaient des prostituées.

« La criminalité n'est pas étrangère non plus au mouvement socialiste, dont l'initiative, sans nul doute, est due à de fort honnêtes penseurs, et qui préoccupe tant et à si juste droit notre époque. Nous avons vu le parti socialiste lui-même, en Allemagne et ailleurs, repousser toute solidarité avec les anarchistes. Stellmacher et Kammerer en Autriche, Hödel et Reinsdorf en Allemagne, Delaney et Brady en Irlande, pour ne parler que des plus notoires, présentent à l'anthropologie le type criminel ; leurs antécédents et la manière d'exécution du délit permettent de les classifier dans cette catégorie.

« Sur 33 individus arrêtés en 1883, à Paris, à l'occasion de troubles anarchiques, 13 étaient des récidivistes, dont 11 pour vol.

« Le fait n'est pas rare, d'ailleurs, que, sous l'influence d'éléments criminels, des associations instituées dans un but honnête et purement politique et social, dégénèrent en véritables associations de malfaiteurs. C'est ainsi que les Molly-Maquires de la Pensylvanie, transplantés de l'Irlande comme une ligue protectrice des mineurs, finirent par s'imposer par une série de délits contre les chefs des mines de charbon de ce pays, et c'est au même ordre de phénomènes criminels qu'appartiennent les délits de la *Main-Noire*, en Espagne, association purement socialiste-agraire, à l'origine, ainsi que les délits agraires des Fénians, dont la cause première remonte aux tristes conditions des colons irlandais.

« Passant aux *délinquants politiques aliénés*, l'étude des révolutions nous démontre comment la folie peut être considérée en même temps et comme cause et comme effet. Donné par des personnes pathologiquement anormales, l'exemple de la folie se propage par une vraie transmission épidémique parmi les masses avides de nouveauté, susceptibles aux émotions les plus rapides et les plus diverses, et les entraîne à des actes tantôt héroïques, tantôt pervers, la plupart du temps inconscients.

« Ainsi Esquirol observait une augmentation de cas de folie et de suicides aux périodes le plus aiguës de la révolution française. D'après Lunier, les évènements de 1870-1871 auraient, plus ou moins directement, provoqué en France, en 18 mois, 1,700 cas de folie, et Laborde attribue à une prédisposition héréditaire, à la folie, une grande partie des actions puérilement insensées ou étrangement féroces des principaux communards, parmi lesquels il compte quatre fous héréditaires et quatre aliénés précédemment enfermés.

« Citons parmi les chefs révolutionnaires Cola da Rienzi et Masaniello, que leur anormalité mentale éleva au-dessus de l'apathie générale et poussa à d'audacieuses révoltes, et bien que différant de beaucoup des précédents par ses anomalies psychiques et par son activité criminelle, Marat, qui présentait, outre certains caractères physiques de l'aliéné — front fuyant, prognathisme, mâchoire et zygomas saillants, œil hagard, — l'exaltation furieuse, la surexcitation continuelle, la graphomanie, etc., et dont le délire ambitieux se changea peu à peu en délire de la persécution et enfin en monomanie homicide.

« Mais où nous trouvons bien plus fréquemment la folie, c'est chez les régicides, fanatiques pour la plupart, qui font leur apparition aux époques de fièvre qui précèdent ou qui suivent les révolutions, et dont l'excitation au délit réside le plus souvent dans des hallucinations que des scrupules religieux ou un fanatisme sectaire éveillent dans leur esprit malade. Ainsi, Châtel, après avoir attenté à la vie d'Henri III, répond aux juges que sa conscience était troublée par des idées incestueuses et homicides, et que le régicide de l'ennemi de la religion aurait diminué ses tourments. On sait que Clément qui frappa à mort le même souverain par haine religieuse, avait eu des visions et des révélations par lesquels il était poussé à commettre son crime. Ravaillac, chassé par les Feuillants à cause de *sa faiblesse de cerveau*, se croit désigné pour exécuter la volonté de Dieu, qu'il s'imagine lui avoir été révélée dans ses visions, par lesquelles il se persuade que l'armée d'Henri IV est destinée à combattre le Pape, ce qui le décide à tuer le roi. Poltrot, calviniste exalté, attente à la vie du duc de Guise, parce qu'on lui promet le paradis s'il parvient à tuer l'ennemi des protestants. Damiens, fuyant les recherches de la police, à la suite d'un vol qu'il avait commis, s'exalte et dans son délire de persécution, essaie de tuer Louis XV avec un canif. Il déclare ensuite qu'il a voulu par là toucher le cœur du roi au sujet des désordres causés dans le pays par l'archevêque de Paris qui avait refusé les sacrements. Evidemment, tous ces criminels ont cédé à des impulsions morbides et étaient de vrais monomanes délirants. Ici aussi, l'influence de la folie s'explique par le fait que cette anomalie psychique non seulement détruit la *néophobie* ou *misonéisme*, mais pousse en sens inverse vers un véritable *philo-*

néisme, par haine du milieu auquel les fous attribuent les souffrances qu'ils doivent à leur organisme, et qu'ils espèrent de faire cesser en le modifiant. D'autre part, le défaut absolu de sens moral est cause qu'ils ne sont arrêtés par aucune considération dans l'accomplissement même des actions délictueuses ou criminelles.

« C'est ce qui arrive également pour les *mattoïdes*, dont le plus grand nombre, comme Guiteau et Passanante, sont poussés au délit par une vanité sans bornes, par le désir de faire parler d'eux, de conquérir une célébrité à laquelle ils n'arriveraient jamais par leur intelligence bornée. Le sentiment patriotique pur, éminemment altruiste, leur fait défaut; et leur action délictueuse, dont ils s'exagèrent la portée, ressemble à l'action d'un fou, soit par les moyens qu'ils emploient, soit par l'apparat dont souvent ils l'entourent et par la pose qu'ils prennent et gardent avec soin jusqu'au dernier soupir.

« Tout à fait en opposition aux criminels et aux fous sont les délinquants politiques par *passion*, tel que Charlotte Corday, Véra Sassoulitch, Solowief et autres, parmi lesquels l'histoire merveilleuse de notre épopée nationale compte de nobles figures de martyrs, exempts de toute espèce d'anormalité psychique, sauf une hyperesthésie qui leur fait ressentir plus profondément le poids de l'oppression étrangère ou celle du tyran, ainsi que les souffrances et le préjudice qui en découlent pour un peuple et pour un pays.

« Un sentiment élevé d'indépendance, qui n'est nullement égoïste, mais qui, au contraire, s'étend également à tous les opprimés par un noble altruisme; l'exaspération causée par des désastres nationaux; les exemples glorieux cités par l'histoire; souvent aussi le pressentiment de franchises que l'humanité n'attend que de l'avenir, telles sont les causes qui produisent les grands agitateurs, auxquels on doit le respect que méritent les hommes libres et forts. C'est autour de ceux-ci — qu'un criterium positif de la criminalité ne considérerait comme délinquants que dans le cas où, se transformant de penseurs en chefs révolutionnaires ou en régicides, ils entreraient en lutte avec le sentiment politique, religieux ou social de la majorité, ou avec la forme du gouvernement que celle-ci se serait librement donnée — c'est autour d'eux que viennent se grouper les adeptes, entraînés par leur exemple ou que des conditions politiques spéciales portent à conspirer contre l'organisation de l'Etat.

« Ces chefs et leurs adeptes diffèrent des délinquants-nés non seulement par l'absence complète de tout caractère du type criminel (ce qui est si vrai, que sur 521 de nos glorieux martyrs politiques que nous avons examinés en effigie, nous n'en avons trouvé que 3 ayant le type criminel, proportion au-dessus de la moyenne normale des personnes honnêtes), mais ils en diffèrent aussi par leur conduite après le délit: loin de chercher à l'atténuer, ils se glorifient de l'avoir commis, convaincus de son utilité; ou, s'ils s'en repentent, ils en affrontent les conséquences avec la sérénité des âmes fortes et généreuses. Un fait à noter est le nombre proportionnellement considérable de ceux d'entre eux qui se suicident immédiatement après avoir commis leur crime, comme Sand, Nobiling, etc.

« Lorsque quelquefois, par hasard, l'identité momentanée du but ou le désir de l'atteindre plus promptement est cause que des délinquants politiques, tels que Morey, Orsini, etc. se trouvent à côté de vrais délinquants, qui sont ordinairement les instruments matériels de leurs desseins, la défense sociale ne devrait pas aller jusqu'à confondre dans un même sort des délinquants si différents entre eux par nature, caractère et aspirations, parce que la conscience populaire se révolterait contre un aussi injuste arrêt.

« Au point de vue de la pénalité, on ne saurait établir une grande différence entre les délinquants politiques par passion et la plupart des délinquants politiques par occasion, quoique la sensibilité de ces derniers soit moins noble, et que, généralement, ils n'agissent pas par seule impulsion patriotique. En effet, les délinquants politiques par occasion sont poussés au délit par des circonstances relatives au milieu où ils se trouvent, et dépendantes des *causes physiques* ou de plusieurs des *causes sociales* dont nous avons déjà parlé, outre lesquelles nous devons signaler *les liens sectaires* et *l'incompatibilité du milieu social*, ou bien encore des circonstances spéciales à leur individualité, telles que *la race*, *l'âge* et *le sexe*. On observe, en effet, chez les femmes et les enfants, une plus grande impulsivité, qui les rend plus susceptibles à l'exemple délictueux et les pousse plus facilement aux excès. Ainsi, en 1871, on arrêta à Paris 651 jeunes gens les armes à la main. Il y en avait, parmi eux, de l'âge de 14, de 13 et même de 8 et de 7 ans. Des femmes aussi se signalèrent par leur plus grande cruauté dans les meurtres et les incendies.

« Ayant tracé, de la sorte, les lignes principales des diverses catégories des délinquants politiques, il ne sera pas difficile de préciser, comme conséquence de ce qui précède, les moyens de prévention et de répression que nous réputons les plus aptes à sauvegarder la société contre le délit politique.

« Pour les *criminels-nés* ou *fous moraux*, qui se distinguent facilement, en dehors des caractères anthropologiques, par le manque de sens moral et par la cruauté de leurs actes, nous réclamons l'application des peines établies pour les délits communs équivalents, graduées selon la plus ou moins grande dépravation que leurs auteurs auront manifestée, — à l'exception de la peine de mort ou d'autres peines très sévères et perpétuelles à l'égard de ceux chez qui l'élément passionnel aurait forcé les instincts criminels, en les poussant à un délit qui, manifestement, dans l'intention et dans l'exécution, était purement et exclusivement politique.

« De plus, comme les délinquants-nés et les délinquants par habitude ne sont pas seulement dangereux par eux-mêmes, mais le deviennent aussi par l'épidémie d'imitation qu'ils propagent facilement parmi les masses, nous croyons nécessaire tout un système judiciaire qui empêche cette propagation de la délinquance, savoir : des maisons de correction pour les mineurs; des pénalités plus fortes contre les récidivistes; des lois contre la presse malhonnête et contre l'abus de la liberté d'association ayant un but délictueux, etc. Dans les relations internationales, nous demandons des traités d'extradition plus explicites sur la distinction à faire entre le délit politique et le délit commun.

« Pour les *fous politiques*, comme en général pour les aliénés criminels, nous demandons l'institution si vivement désirée d'asiles d'aliénés criminels où l'admission devrait surtout être rendue facile par les temps de troubles; tandis que les *mattoïdes*, bien moins dangereux que les fous, et qui même ne le sont que dans des circonstances déterminées, devraient être enfermés à l'occasion d'évènements politiques extraordinaires, ou lorsqu'ils manifestent une intention quelconque de passer de la théorie à l'action.

« Afin d'éviter la diffusion, par imitation, au milieu des masses, des idées et des actes de folie auxquels *l'alcoolisme* offre une alimentation effrayante, nous jugerions utile, qu'outre les moyens déjà mentionnés, on établit une loi sur les abus des alcooliques, ainsi que des impôts qui en aggravent la fabrication; mais, par dessus tout nous réclamons la plus grande diffusion possible de l'instruction unie à une éducation éminemment civile.

« Pour les délinquants *politiques par passion*, qui, sauf quelques rares exceptions produites par l'exagération du sentiment politique, religieux ou social, peuvent être considérés comme les précurseurs du mouvement progressif de l'humanité, nous proposons, mais seulement lorsque la sécurité des citoyens l'exige, c'est-à-dire lorsqu'il y a un commencement d'effectuation de l'idéal politique par des moyens violents, nous proposons des peines temporaires et légères; des peines ne représentant point un châtiment, car le châtiment ne parviendrait pas à plier la fierté de caractères prêts à tous les sacrifices, mais se bornant à un éloignement ou à une relégation temporaire dudit délinquant, sans que la destination du lieu ou une ultérieure restriction de la liberté individuelle puisse transformer ces mesures en peines afflictives. Il est bien entendu, en tous cas, qu'il faudrait tenir compte des circonstances dirimantes provenant d'une impulsion éthique irrésistible. Nous pensons en outre, qu'une peine semblable devrait, dans les pays à gouvernement représentatif, pouvoir être révoquée d'année en année par un vote des deux Chambres, en étendant à celles-ci le droit d'amnistie.

« Enfin, pour les *délinquants par occasion*, nous croyons opportun de leur appliquer un régime analogue à celui qui est indiqué pour les délinquants par passion, mais comportant moins d'égards; d'ailleurs, nous sommes persuadés que les moyens préventifs propres à écarter l'occasion du délit agiraient sur eux d'une manière plus efficace. Nous plaçons en tête de ces moyens une amélioration générale des conditions économiques, surtout en ce qui concerne les classes supérieures par le talent et le savoir, amélioration qui pourra s'effectuer par une sage législation sociale.

« Mais, en thèse générale, forts de l'exemple que nous fournit l'histoire et qui prouve que, sous un gouvernement vraiment libéral, le délit politique ne donne qu'un contingent minime dans le tableau général de la délinquance, nous n'hésitons pas à conclure qu'une fois l'Etat et les citoyens garantis des attaques des éléments anti-sociaux, cette éternelle menace contre toute espèce d'institution civile, le meilleur moyen que la science pénale unie à la sociologie puisse indiquer aux gouvernements pour prévenir le délit politique, c'est le développement le plus ample des libertés politiques et sociales, en harmonie avec le progrès intellectuel de la nation et avec ses légitimes aspirations ».

M. Lioy : « Je proteste énergiquement contre les conclusions du relateur, qui, au nom de l'anthropologie, voudrait reléguer au nombre des malfaiteurs les esprits les plus éminents, ceux qui sacrifièrent leur vie à une noble cause. On a sanctionné tant d'iniquités du nom de Dieu, qu'il n'y a rien d'étonnant à ce qu'au nom de la science on cherche à sanctionner une aberration. Mais si l'exagération scientifique explique certaines conclusions, d'après lesquelles Cola da Rienzi, Masaniello, Orsini, peut-être même Garibaldi, seraient comptés parmi les délinquants, c'est la science elle-même qui nous apporte les moyens de réfuter l'erreur. Oui ! c'est au nom de l'anthropologie criminelle, devant laquelle je m'incline, que je proteste contre votre théorie. Qu'est-ce que le délinquant, anthropologiquement parlant ? Un homme chez qui soit par dégénération, soit par retour atavique, le sens moral est en défaut. Eh bien ! le prévenu politique est souvent, au contraire, un homme dans lequel le sens moral est en excès et qui agit précisément contre la violation de ce sentiment, en se soulevant contre la tyrannie du dogme, comme Arnaldo da Brescia, contre la tyrannie de l'arbitraire en impôts, comme Masaniello, contre la tyrannie politique, comme Orsini. Cherchez plutôt les délinquants parmi les oppresseurs, parmi les bourreaux de ces grands hommes et soyez certains que là vous les trouverez : ils s'appelleront le pape Adrien IV, le duc d'Arcos et l'homme du 2 décembre !

« Cette protestation, nous la prononçons ici, à Rome, où peut-être nous ne nous trouverions pas si ce délinquant par passion qui, dans l'histoire, a nom Cola da Rienzi n'avait secoué, en 1347, le joug des barons et le pouvoir temporel à la fois, en montant sur le bûcher ».

M. Giampietro s'associe à la protestation de M. Lioy en ajoutant qu'il ne saurait se résigner à voir classé parmi les criminels un Cola da Rienzi.

M. Fioretti : « Messieurs, je vo·s avec regret que les vues profondes et larges de mon collègue Laschi n'ont pas été comprises. Dans l'entraînement de la discussion, et lorsque personne encore n'a parlé en faveur du rapporteur, je tiens à lui exprimer mon admiration pour son travail. Mes opinions, mes vœux sont avec lui, il le sait.

« Mais je regrette aussi de devoir lui dire que ce n'est pas ici le moment de faire valoir ses idées. Les temps ne sont pas assez mûrs; l'éducation scientifique, surtout en matière de sciences morales, n'est pas encore assez répandue pour que l'on puisse discuter avec la sérénité nécessaire des sujets pareils.

« Quoi que l'on dise, quoi que l'on fasse, la question est et reste politique, et tout le monde apporte dans la discussion le désir secret de trouver à confirmer scientifiquement ses propres tendances politiques. Discuter au sujet du délit politique lorsque l'on est en proie aux passions politiques, est chose absolument impossible. Involontairement l'on subit le joug de ces passions, même dans les moments tels que l'actuel, qui devraient être exclusivement dominés par l'impartialité scientifique.

« Le rapport de M. Laschi ne s'adresse qu'à ces savants solitaires qui, comme M. Taine, par exemple, sont si forts de leurs opinions scientifiques qu'ils ne sentent point le besoin de rehausser leur personnalité effacée par l'éclat de bruyantes opinions politiques. Je vous avoue sincèrement, Messieurs, que moi-même qui vous parle, je ne me sens pas à l'abri de ces accès d'exaltation politique, et que je doute fort de pouvoir apporter dans la discussion la sérénité absolue dont je voulais vous démontrer la nécessité.

« A plus forte raison suis-je convaincu que notre Congrès ne saurait discuter avec la sérénité nécessaire un sujet aussi grave. Je crains même que le choc trop vif des opinions ne fasse surgir de déplorables incidents. La question du délit historique nous entraîne nécessairement à discuter certaines personnalités politiques qui sont comme des symboles autour desquels se groupent les partis. Faire l'analyse psychiatrique et sociologique de ces personnalités, c'est comme en vouloir faire l'autopsie. Or, laisse-t-on faire l'autopsie du corps d'une personne qu'on a aimée ?

« Je vous présente en conséquence l'ordre du jour suivant :

Le Congrès,

   convaincu que la question du délit politique est trop grave et blesse trop de susceptibilités pour pouvoir être convenablement discutée dans une assemblée,

   tout en exprimant son admiration pour l'excellent rapport présenté par MM. Laschi et Lombroso,

   passe à l'ordre du jour.

G. Fioretti.

M. Ferri s'oppose à l'ordre du jour présenté par M. Fioretti. Il croit que le calme sera vite ramené ou rentrera de lui-même dans la discussion, lorsque l'on voudra tenir compte de la différence de la signification du mot *délit* dans les deux cas. Lorsqu'on dit *délit* politique, on emploie un mot qui a déjà dans notre cerveau une signification répulsive, car l'association des idées nous porte à penser au *délit commun,* ce qui est une cause de malentendus et même de préventions pour discuter la thèse du *délit politique.* Si, au contraire, nous songeons qu'à défaut d'une autre expression à substituer à celle de *délit politique,* nous employons ces mots dans une signification purement objective, sans aucune allusion au caractère moral du fait, et si nous nous rappelons la différence profonde qu'on établit entre les délinquants politiques *fous* et les délinquants politiques *par passion* ou *d'occasion,* nous aurons le moyen d'éviter tout écueil. Car, enfin, si cette distinction scientifique peut en quelque sorte nous froisser en établissant la figure des délinquants politiques *fous* ou *criminels-nés* (qui du reste existent et ne peuvent être niés), d'autre part elle donne une base plus sûre et plus solide à nos sentiments d'admiration et d'enthousiasme pour la mémoire patriotique des vrais martyrs du progrès social, qui, loin d'être criminels ou fous, ne représentent qu'au plus haut degré, par les traits du dévouement à la cause commune et de l'abnégation individuelle, la beauté et la splendeur de la figure humaine.

M. Lombroso observe qu'expliquer les faits, ce n'est pas en porter condamnation ou les mépriser. L'idée de délit ne peut être établie qu'en rapport à un état social donné. Par exemple l'école anthropologique, dans un autre siècle, aurait pu être considérée comme une association de délinquants.

M. Laschi remercie M. Fioretti des sentiments qu'il a exprimés à son égard, et parle pour un fait personnel. Il repousse de toutes ses forces l'accusation d'anti-patriotisme qu'un des membres du Congrès a lancée dans la chaleur de la discussion. Il affirme que personne ne sent plus vivement que lui le culte qui est dû aux glorieux martyrs politiques, et notamment à ceux de la révolution italienne. Il s'étonne qu'on puisse même suspecter dans l'étude scientifique du délit politique l'intention de vouloir attenter d'une manière quelconque à leur mémoire vénérée. C'est même pour éviter ce soupçon que son rapport établit les diverses catégories des délinquants politiques selon la doctrine de l'école positive, en mettant ainsi sous leur vrai jour les héros et les martyrs, en face de ceux qui ne méritent pas un tel nom. L'intention des rapporteurs a donc été mal interprétée, et l'accusation qu'on a portée contre eux est immérité.

L'ordre du jour Fioretti est mis aux voix et approuvé à la majorité.

On passe à la discussion de la 7ème et dernière thèse : *Si et comment l'on doit admettre dans les établissements pénitentiaires les personnes adonnées aux études du droit pénal.*

M. Ferri, en l'absence du rapporteur M. Tarde, en expose le rapport dans les termes suivants :

« Messieurs,

« L'application de la méthode expérimentale et d'observation à l'étude des délits et des peines exige d'abord que ceux qui s'adonnent au droit pénal, soit comme professeurs soit comme étudiants, acquièrent des notions claires et précises sur les principales inductions des sciences qui cherchent à déterminer la genèse naturelle du crime par l'étude de ses facteurs individuels, physiques et sociaux. Car, de même que *ex facto oritur jus*, on ne saurait raisonner du délit comme *fait juridique* sinon après l'avoir étudié comme *fait naturel*.

« Ces notions cependant ne suffiraient pas aux criminalistes, car ceux-ci, sans s'adonner à des études techniques d'anthropologie criminelle, doivent du moins pouvoir en connaître et critiquer la valeur inductive, et surtout les apprécier en tant qu'applicables aux criminels, avec qui ils auront à faire soit comme avocats, soit comme accusateurs, soit comme juges.

« Quant à l'exécution des peines écrites dans le code pénal, il faut que le criminaliste puisse la voir dans sa réalité, car il se peut que l'exécution administrative de la peine ne corresponde pas à l'idée du législateur et s'écarte en plus ou en moins des sanctions pénales législatives.

« C'est pour cela que ceux d'entre nous qui sont professeurs universitaires de médecine légale ou de droit pénal, après avoir étudié personnellement pendant plusieurs années (comme l'a fait Lombroso) ou pendant quelques mois (comme j'ai eu l'occasion de le faire moi-même) les criminels dans les établissements pénitentiaires, pour les comparer avec les fous et les normaux, ont voulu conduire leurs étudiants dans les prisons, pour y observer sur le vif les phénomènes organiques et psychiques qu'ils leur avaient exposés de la chaire.

« Les effets de ces visites étaient excellents sous tous les rapport. Aucune inconvénient disciplinaire; la liberté des condamnés respectée, s'ils désiraient se soustraire à l'examen; confirmation évidente des données scientifiques; observation directe du fonctionnement des systèmes pénitentiaires.

« Cependant l'administration pénitentiaire s'est repentie de la permission accordée et s'est opposée à ces visites universitaires dans les prisons, par suite surtout de l'idée très inexacte qu'on se fait encore de nos études, qu'on s'imagine à tort avoir pour conséquence théorique l'impunité des malfaiteurs. Il était naturel que partant d'un semblable préjugé, on ne voulût pas favoriser des doctrines censées si pernicieuses à la sécurité sociale.

« Mais à présent que l'opinion publiques et les administrations sont un peu plus exactement renseignées sur le but et les conséquences de la sociologie criminelle, qui vise au contraire à une défense sociale plus efficace contre les malfaiteurs les plus dangereux (les dégénérés avec tendances héréditaires au crime), il nous semble qu'on peut demander à l'administration pénitentiaire la faculté d'exploiter scientifiquement et d'utiliser dans des vues bienfaisantes pour tous le grand matériel d'observation qui est renfermé dans les prisons (1).

------

(1) En mars 1887, l'Administration des prisons a permis à MM. Lombroso et Ferri de visiter les prisons avec leurs étudiants, mais avec tant de restrictions, quant a l'examen des détenus, que la permission ne peut avoir aucun effet utile.

En Belgique, au contraire, le garde des sceaux a permis aux membres de la société d'anthropologie de faire une enquête anthropologique sur les détenus, enquête dont les comptes rendus de la société ont livré au public les premiers résultats.

« Naturellement nous ne demandons pas une faculté incondi-tionnelle et sans limites; mais celle que nous demandons peut nous être accordée sans porter aucun trouble à la discipline des péni-tenciers et sans offenser la liberté personnelle des condamnés. Ceux-ci ont et doivent toujours conserver le droit de se refuser à l'examen physique et aux interrogations, ce qu'ils ne sont portés à faire, du reste, que très rarement car il n'y a rien dans ces recherches de blessant pour la dignité humaine et l'on ne prend jamais les noms des détenus examinés.

« C'est précisément pour ajouter à l'utilité théorique de ces visites une utilité pratique, que M. Tarde propose (et j'accepte com-plètement son idée), que ceux qui seront admis, dans un but d'étude, à visiter les établissements pénitentiaires, doivent se constituer en société de patronage pour les libérés, ou s'inscrire à une société de ce genre déjà existante.

« On pourrait de la sorte imposer comme condition aux étudiants de droit pénal et de médecine légale qui voudront prendre part à ces visites, l'obligation de s'inscrire à une société de patronage et de faire des visites régulières, hebdomadaires par exemple, à jour et heures fixes, dans les établissements les plus rapprochés de la ville où ils font leurs études ou situés dans cette ville même.

« Les visites seraient attestées par la signature des visiteurs ap-posée sur le registre de la prison, et auraient lieu tantôt par groupes, sous la conduite d'un des professeurs, tantôt isolées, pour des détenus dont la libération est prochaine.

« Il est de toute nécessité que les étudiants aient la facilité de voir de près les délinquants pour les bien connaître, pour ne pas s'en faire une image idéale et inexacte, et ne pas être exposés plus tard, quand ils seront chargés de poursuites ou de condamnations criminelles, à prendre un criminel guérissable pour un criminel incorrigible, ou vice-versà.

« D'autre part, il existe toute une catégorie de délinquants (les délinquants par *occasion*), qui, pour être retenus sur la pente de la récidive et ne pas devenir des délinquants par *habitude*, n'ont besoin que de secours et de protection au sortir de la prison.

« Le seul moyen pour rendre les sociétés de patronage plus efficaces qu'elles ne le sont maintenant, c'est de faire en sorte que leurs soins soient réservés aux délinquants corrigibles, occasionnels, au lieu d'être prodigués indistinctement à tous les libérés, dont une bonne partie sont des incorrigibles, pour lesquels le patronage ne peut avoir et n'a en réalité aucune ou presque aucune influence bienfaisante. Au contraire, en choisissant les sujets qui méritent d'être protégés (et pour les choisir il faut les avo'r étudiés et les connaitre), on agira sur des individus plutôt malheureux que dangereux et pour la plupart corrigibles.

« On obtiendrait de la sorte plus d'un avantage. On apporterait aux prisonniers, surtout aux prisonniers cellulaires, une distraction, une consolation et une protection vraiment et utilement humanitaires. Les étudiants acquerraient une expérience précieuse pour la suite, quelle que puisse être leur carrière, sans compter le bénéfice moral, même pour les moins intelligents, d'un exercice presque journalier de bienfaisance éclairée venant s'alterner avec leurs études et leurs plaisirs. De plus, — chose assez rare en fait de discipline pénitentiaire, du moins par ces temps de sentimentalisme étendu à tous les criminels, malheureux et fripons sans distinct'on, — la sécurité sociale n'aurait qu'à gagner à ces visites, car on apprendrait à distinguer les malfaiteurs d'après leurs tendances plus ou moins dangereuses et susceptibles d'amendament. Bref, dans ce cas, les intérêts de la science s'accordent pleinement avec ceux de la morale et de l'humanité; car, sans contred t, nul commentaire d'au teur, nul approfondissement de textes ne saurait éclairer le futur juge, avocat, accusateur criminel, expert ou médecin légal sur la meilleure manière d'instruire les procès, d'interroger, de scruter, de classer, de connaître à fon l le délinquant, au même degré que la fréquentation suivie du personnel des prisons, éclairée par les inductions scientifiques.

« Pour rendre l'utilité de ce système plus complète, il faudrait que chaque pénitencier eût un médecin aliéniste et anthropologue, ayant l'autorisation et les moyens pratiques d'étudier chaque condamné et de se faire ainsi le guide impartial des visiteurs, professeurs et étudiants.

« A vrai dire, l'administration pénitentiaire italienne a encouragé les médecins des prisons à faire des observations sur les cadavres des condamnés, en leur donnant même des instructions et des questionnaires anthropologiques, que le prof. Sciamanna, notre collègue, a fort bien rédigés. Elle a permis aussi aux professeurs d'anatomie d'étudier les cadavres des condamnés lorsque le pénitencier se trouve dans la même ville que l'université.

« Mais les résultats pratiques n'ont pas été abondants, car d'abord on a soustrait à l'observation scientifique tous les prisonniers vivants; et quant aux morts, qui ne sont pas nombreux, les médecins, d'une part, manquent le plus souvent de connaissances techniques et même d'instruments de recherches; d'autre part, les professeurs d'anatomie qui résidaient dans des villes où il n'y a pas de pénitenciers, ne peuvent pas disposer des cadavres des pénitenciers voisins.

« L'administration devrait donc favoriser ces études soit aux médecins des prisons, soit aux professeurs et étudiants de droit pénal, de médecine légale, de psychiatrie et même à ceux qui, s'adonnant à des recherches d'anthropologie criminelle, sans être ni professeurs ni étudiants, offrent des garanties suffisantes d'esprit scientifique.

« Tous les médecins de province qui ont été externes ou internes dans des hopitaux des grandes villes, savent qu'en deux ou trois ans passés au chevet de malades souffrant de maladies infiniment variées, ils ont appris plus de choses que pendant dix ou vingt ans de visites à domicile.

« Or c'est précisément une clinique analogue, c'est-à-dire une école d'*expérience intensive*, pour ainsi dire, qu'on fournirait ainsi aux avocats, procureurs, experts et juges criminels de l'avenir.

« De même qu'une administration hospitalière ne pourrait soustraire, de nos jours, le grand matériel clinique de ses malades aux recherches scientifiques de la médecine organique, de même une administration pénitentiaire ne devrait plus, soustraire le grand matériel clinique de ses prisonniers aux recherches scientifiques de la médecine morale et sociale, qui doit être l'*ubi consistam* de toute science et de toute législation criminelle.

« Car, comme on peut concilier les droits de la personnalité humaine et les intérêts de la science et de la société dans les cliniques médicales, on le pourrait tout aussi bien dans les cliniques pénitentiaires par les mesures que nous proposons comme conséquence logique et comme moyen de recherches de la sociologie criminelle » (*Approvations*).

M. Aguglia, second rapporteur, en considération de l'heure avancée et vu que le Congrès est au terme de ses travaux, se borne à lire les conclusions de son rapport (1).

M. Aguglia déclare ensuite qu'il ne saurait se rallier aux idées de M. Ferri quant à l'admission des étudiants dans les établissements pénitentiaires. Il redoute des inconvénients sérieux du fait de la visite dans les prisons, sans surveillance et contrôle suffisants, d'un grand nombre de personnes qui ne sont pas à même de fournir toujours des garanties sérieuses. Il conclut en priant vivement le Congrès de vouloir bien adopter ses conclusions.

M. **Pavia** expose les inconvénients qui résulteraient des visites incessantes des étudiants dans les prisons. Il voudrait que les étudiants fussent toujours accompagnés par les professeurs, et non pas seulement par les geôliers.

M. **Benedikt** est, lui aussi, d'accord sur la convenance d'établir cette espèce de clinique criminelle, mais elle serait possible seulement dans les grandes Universités. L'étudiant devrait assister seulement aux expériences, mais il ne devrait pas interroger lui-même, puisqu'il lui manque ce que M. Ferri a appelé la « politique » psychologique. Il observe d'ailleurs que le Congrès peut exprimer un vœu, mais non pas descendre aux détails d'un règlement.

M. **Lacassagne** croit que la question principale ne consiste pas à montrer des matériaux d'expérience aux étudiants, mais à les leur faire comprendre.

Les prisons ne pourraient que bien difficilement être transformées en clinique.

M. **Mazza** demande à M. Aguglia s'il croit qu'il faudra toujours imposer aux prisonniers ce surcroît de peine qui consisterait à subir les épreuves des étudiants.

M. **Lombroso** fait observer que dans une ville d'Italie, on a déjà fait une expérience de ce genre. Les étudiants ont été admis à visiter les prisonniers, sans qu'il y eût besoin de lois ou de règlements spéciaux, mais seulement grâce au consentement de l'administration. Or, pendant quatorze ans, aucun inconvénient d'aucun genre ne s'est vérifié.

______

(1) V. page 40.

M. **Ferri** répond à M. Aguglia en lui opposant le fait d'une autre expérience; car il a justement visité, en compagnie d'étudiants en droit, plusieurs établissements pénitentiaires, sans le moindre inconvénient. Si, par la suite, une disposition de l'administration pénitentiaire a défendu ces visites, cela n'a eu d'autre motif que les préoccupations plus ou moins éclairées qu'inspirent les théories de l'école positive, qu'on croyait dangereuses et qu'on ne voulait pas favoriser. Quant à l'objection de M. Lacassagne, M. Ferri observe que dans ses leçons de droit criminel, il explique les éléments de l'anthropologie et de la sociologie criminelle, avant de développer les théories juridiques. Les étudiants acquièrent ainsi les connaissances nécessaires pour tirer profit de leurs visites aux pénitenciers, visites qui ont toujours le grand avantage de montrer sous une forme saisissante et frappante ce qu'autrement les étudiants ne s'imaginent que bien inexactement. Il est naturel que les prisonniers restent parfaitement libres de ne pas s'assujettir aux demandes et à l'examen des visiteurs, mais très peu d'entre eux s'y refusent, car ces études n'ont rien de choquant ou d'indiscret; au contraire, elle sont pour les détenus une distraction. Quant aux ruses et aux mensonges des prisonniers, le professeur a toujours le moyen, grâce à sa propre expérience psychologique, de prévenir les étudiants.

M. **Aguglia** demande si l'expérience dont a parlé M. Lombroso n'a vraiment produit aucun inconvénient. Les condamnés ont l'habitude de se moquer de tout le monde, même sans aucun but. Il faut aussi se tenir sur ses gardes quant aux dangers qui peuvent résulter des comunications qui s'établiraient entre les étudiants et les prisonniers.

M. **Moleschott** s'associe à M. Aguglia quant à la crainte des dangers sociaux qui peuvent naître de ces visites. Il voudrait voir simplifier les propositions de MM. Ferri et Tarde, tout en insistant sur la nécessité de coordonner ces visites à l'institution des sociétés de patronage des prisonniers.

MM. **Moleschott** et **Ferri** présentent l'ordre du jour suivant:

« *Le Congrès,*

« *cohéremment à la tendance scientifique de l'anthropologie criminelle, exprime le vœu que l'administration des prisons, en adoptant les précautions nécessaires pour la disci-*

pline intérieure et pour la liberté individuelle des prisonniers condamnés,

admette à l'étude clinique des criminels les professeurs et les étudiants de droit pénal et de médecine légale, sous la direction et responsabilité de leurs professeurs et préférablement sous forme de sociétés de patronage des prisonniers et des libérés des prisons.

« JAC. MOLESCHOTT — E. FERRI ».

Cet ordre du jour est approuvé à une forte majorité.

M. **Barzilai,** qui devait exposer son rapport sur la cinquième thèse: *la récidive,* ne pouvant le faire, faute de temps, il reste entendu que son manuscrit sera remis au secrétariat et inséré à la suite des actes du Congrès.

La séance est levée à huit heures du soir.

SÉANCE PLÉNIÈRE DE CLÔTURE

23 Novembre.

Le Congrès d'anthropologie criminelle se réunit à dix heures
du matin, dans la grande salle du palais des Beaux-Arts, qui se
remplit bientôt d'un public nombreux.

M. **Moleschott**, président, ouvre la séance par des éloges à
l'adresse du Comité exécutif et de MM. les exposants. Il remercie ceux qui sont venus, de près ou de loin, pour prendre
part à des débats qu'il désire et souhaite féconds. Sa pensée se
porte aussi vers les absents, vers ceux que leurs occupations,
leurs devoirs ont empêchés de venir à Rome et qui ont suivi en
esprit les travaux du Congrès.

M. Moleschott annonce ensuite que la Commission examinatrice
de l'Exposition a confié son mandat à M. le Dr. **Motet** à qui il donne
la parole pour exposer son rapport.

M. **Motet**: « Messieurs,

« Que mes premières paroles soient l'expression de ma reconnaissance pour le grand honneur que vous avez bien voulu me faire.

« En me nommant rapporteur de l'Exposition anthropologique,
complément nécessaire de votre Congrès international, vous m'asso-
ciez plus intimement encore à la première manifestation officielle
d'un effort scientifique dont j'attends, comme vous, de grands résultats. Peut-être, Messieurs, faudra-t-il quelque temps encore pour
voir des doctrines nouvelles faire leur trouée dans le monde,
mais nous sommes patients, non pas parce que nous sommes éternels,
mais parce que les générations qui nous suivent continueront l'œuvre que nous avons commencée. Nous marchons les premiers vers
une terre promise. Si nous n'en pouvons atteindre les rives, que la
jeune phalange à laquelle nous aurons montré la route, garde du
moins de ses aînés un sympathique souvenir.

« Un autre, mieux autorisé que moi, reprendra vos discussions scientifiques; il saura donner au compte-rendu de vos séances, parfois si animées, leur physionomie si vivante. Ma tâche est plus modeste : je reste sur le terrain du fait, et j'aurai le plaisir facile de dire combien a été importante, combien a été instructive, dans son étonnante variété, votre première exposition.

« Je me demande quelle a pu être l'impression produite sur un visiteur curieux par cette collection si nombreuse de têtes humaines, auxquelles la mort a donné des ressemblances, en apparence, si complètes. Il n'a pu se défendre, sans doute, d'un sentiment de surprise; il a dû se demander ce que nous pouvions bien trouver sous cette uniformité, sous cette froide immobilité. C'est qu'il ne savait pas, comme vous, que sous ces crânes ont vécu des cerveaux humains dont vous avez étudié les manifestations psychologiques, dont vous avez patiemment suivi les altérations, jusqu'au jour où l'autopsie vous en a révélé les désordres anatomiques. Vous vous êtes élevés des faits observés à la notion plus féconde de la cause, et notant tout ce qui dans la structure, dans le développement, dans les anomalies, pouvait vous aider à vous rendre compte des faits observés, vous avez enfin dégagé des lois qui, pour ne pas être immuables encore, ne constituent pas moins déjà un réel progrès. Des rapprochements que vous avez été à même de faire entre des séries, considérables déjà, vous avez pu déduire avec plus de rigueur qu'on ne l'avait fait encore, l'importance des altérations morphologiques sur les manifestations psychiques. Aussi, Messieurs, je salue en votre nom, tous ceux qui ont répondu à votre appel, et qui sont venus, étrangers ou nationaux, abriter leurs collections sous votre large et généreuse hospitalité. Il est vrai, messieurs, qu'on pouvait sans inquiétude les confier à M. le professeur Sergi, dont le zèle, le dévouement devait assurer à toutes ces richesses, leur irréprochable installation. C'est lui qui a présidé à tous les détails, et, par un prodige d'activité, il a pu mener à bonne fin une aussi difficile entreprise. M. l'avocat Vito Porto a, lui aussi, pris large part dans l'organisation du Congrès; nos deux collègues doivent être fiers du succès d'une œuvre pour laquelle ils ont tant et si bien travaillé. Avant de parler des exposants, nous avons le devoir d'adresser à MM. Sergi et Vito Porto, avec nos éloges si mérités, nos bien sincères remerciements.

« Vous me sauriez mauvais gré, Messieurs, de ne pas citer le premier l'un de ceux qui ont le plus fait pour la science nouvelle de l'anthropologie criminelle: vous avez déjà nommé, avant moi, le professeur Lombroso.

« Je ne sais rien de plus intéressant que cette collection d'une centaine de crânes, dont 70 appartiennent à des criminels non aliénés, morts dans les prisons, et 30 à des épileptiques criminels. Vous y trouverez toutes les malformations crâniennes, toutes les exagérations, toutes les diminutions de volume. Considérez bien ces énormes scaphocéphalies, ces oxycéphalies; regardez ce squelette de criminel, attache solide d'un système musculaire vigoureux, et comparez à cette animalité puissante, cette tête minuscule, enveloppe d'un cerveau qui n'a su commander que des actes en rapport avec les instincts.

« Et ce n'est pas tout. Voici des tatouages de criminels, allégories bestiales souvent, qui sont toute une révélation sur des mœurs d'une dépravation profonde. Puis, des têtes de criminels, portraits intentionnellement grossis, afin de mieux faire voir l'expression de physionomies, l'exagération de traits révélant, au premier coup d'œil, les dispositions anatomiques si caractéristiques d'un squelette aux saillies anormales, répondant à des types définitivement classés.

« En parcourant votre exposition, je trouvai sur l'une des tables une buire sculptée par un mélancolique suicide; elle portait pour étiquette: *Raccolta Lombroso*. Permettez-moi, Messieurs, de traduire ces mots à ma manière, et de dire *récolte de Lombroso*. Nul, en effet, n'a mieux et plus récolté que lui, dans ces champs de la science, où l'un des premiers il avait tracé un sillon si profond et si droit; il a semé des idées, nous les avons vu germer, vous les verrez mûrir.

« M. le professeur de psychiatrie Solivetti, M. le docteur Cividalli, médecin de section au manicome de Rome, M. le docteur Fiordispini, vous présentent une collection, le premier de 9 crânes, les uns avec de l'ultra-brachycéphalie, les autres de la scaphocéphalie et de l'ultra-dolichocéphalie, de l'oxycéphalie, et un crâne où l'on voit chez une femme morte en état de démence, la plus curieuse des anomalies. La table interne de la région frontale s'est écartée laissant entre elle et la table externe de larges alvéoles, elle s'est recroquevillée, se portant en bas et en arrière; elle a dû exercer sur le cerveau, au niveau du lobe frontal gauche, une compression continue, à laquelle l'organe s'est sans doute peu à peu accoutumé, car rien pendant la vie n'avait pu en faire soupçonner l'existence.

« Le second, M. Cividalli a exposé 17 crânes, tous appartenant à des épileptiques, et remarquables par la prédominance, chez un grand nombre, du prognathisme, par la saillie des arcades zygomatiques, la largeur de la branche montante du maxillaire inférieur, et d'évidentes asymétries de la base du crâne et aussi de la face.

« C'est à M. Cividalli que vous devez ces caricatures si curieuses faites par un épileptique de son service. Il y a là 33 types d'aliénés; ce sont les compagnons d'infortune d'un artiste d'un caractère aussi original que malveillant, et qui s'est plu, en raison même de ses tendances à la critique agressive, à exagérer les côtés défectueux et misérables des aliénés de diverses formes avec lesquels il vivait.

« Le troisième, M. Fiordispini, directeur du manicome de Rome, vous a envoyé une collection de photographies d'assassins et de fous homicides des plus intéressants. Vous y voyez dominer le prognathisme, caractère commun, dans les photographies de M. Fiordispini, à ces deux catégories de dégénérés.

« Vous devez à M. le docteur Angelucci 17 crânes, dont 16 appartiennent à des épileptiques. Cette collection si complète montre l'asymétrie de la base du crâne, souvent aussi l'asymétrie de la face, presque toujours les saillies exagérées à l'angle du maxillaire inférieur. Puis un crâne ayant appartenu à un aliéné voleur, violent, ayant à plusieurs reprises attaqué des femmes. Il est mort à l'asile à 29 ans; c'était un aliéné héréditaire, présentant de la sénilité précoce. Son crâne asymétrique à la base, offre une soudure complète de la suture médiane et sur les faces latérales des pariétaux une raréfaction du tissu osseux. Trente-une photographies de délinquants aliénés, la plupart épileptiques, complètent cette très curieuse exposition.

« M. le prof. Giacchi, de Raconiggi (Piémont), a adressé 72 crânes d'épileptiques et de délinquants aliénés appartenant à toutes les formes des aliénations mentales. Les malformations, les lésions anatomiques, les exostoses, l'épaisissement des os du crâne, leur augmentation considérable de poids, sont les particularités les plus curieuses que nous ayons à vous signaler. Nous n'avons pas eu la bonne fortune de voir M. Giacchi parmi nous; il eût complété pour nous des renseignements auxquels n'a pu suppléer une énumération sommaire.

« Vous devez à M. Venturi la pièce anatomique la plus remarquable qui se puisse voir. C'est le cerveau d'un homme de 40 ans environ, arrivé à l'asile de Nocera le 26 septembre dernier, sans renseignements, dans un état d'imbécillité qui ne permit pas même de l'interroger. Ce malade, dont M. Venturi envoie l'observation, présentait un développement musculaire normal à droite, et de l'atrophie à gauche, avec une diminution évidente de la contractilité. Au dynamomètre, il donnait 18 à droite, 0 à gauche; il était d'ailleurs fort difficile de lui fermer la main. Je passe, Messieurs, sur les détails de l'observation pour arriver à la pièce anatomique : tout l'hémisphère droit est atrophié, les circonvolutions apparaissent petites, comme des plis et des rides, et le cerveau est assez rétracté dans sa longueur pour que le lobe occipital ne recouvre plus le cervelet. Les symptômes observés pendant la vie sont loin d'être en rapport avec une altération anatomique aussi grave. À ce point de vue, le cerveau exposé par M. Venturi est digne d'appeler votre attention.

« M. Sciamanna expose une tête fort curieuse d'une homicide et suicide. M. le prof. Gamba une collection de crânes et de masques de criminels condamnés à la peine capitale et exécutés; M. le prof. de Lenhossek, une collection de crânes hongrois; M. Toninetti une tête de nihiliste, bien conservée, objet curieux par la légende qui s'y rattache; M. Marchiafava, un cerveau qui a l'hémisphère droit atrophié, ayant appartenu à un individu tout à fait normal; deux crânes microcéphales avec leurs cerveaux, et un crâne mégalocéphale.

« M. Roggero a exposé une série de crânes de criminels décédés à la maison de force d'Alexandrie. Aucune indication spéciale, sinon celle de l'âge, de l'ancienne profession et de la nature des crimes ne suivant cet envoi, nous n'avons pas pu vous en détailler les particularités importantes.

« Dans le même ordre d'idées, je vous signale la collection de crânes et de cerveaux de délinquants, envoyée par le directeur de la maison pénitentiaire d'Oneglia.

« M. le prof. Romiti, de Sienne, a envoyé 12 cerveaux et huit

crânes de délinquants; les cerveaux sont d'une conservation parfaite et mériteraient d'être l'objet d'une description spéciale.

« M. le prof. Giacomini présente des coupes d'une finesse extrême. Ce mode de préparation, appliqué aux études anatomiques,
rendra les plus grands services; il donne des feuillets transparents
et assez résistants cependant pour qu'il soit très facile de les manœu-
vrer sous le champ du microscope.

« L'exposition de M. Tamburini mérite de vous arrêter. Il vous
soumet :

« le crâne d'un voleur, — les arcades sourcilières proéminentes,
le frontal déprimé en avant et latéralement, avec une énorme
saillie des arcades zygomatiques, la trace demi-circulaire des inser-
tions des muscles temporaux, l'angle orbitaire fortement accusé.
C'est une tête ultra-dolichocéphalique: l'homme n'était pas un aliéné;

« un crâne macrocéphale, ayant appartenu à un faussaire,
aliéné ;

« la tête d'un aliéné halluciné à délire de persécutions systéma-
tisé, qui a tué trois personnes, en a blessé deux autres, et a fini
par se suicider ;

« une pièce très curieuse, le cerveau de Gasparone, célèbre
brigand, mort à 85 ans, présentant des anomalies nombreuses ;

« puis enfin une collection de photographies d'imbéciles condamnés par les tribunaux comme semi-responsables à des peines
de longue durée; de plusieurs autres aliénés criminels ; etc.

« Ce n'est pas tout encore: voici des pièces d'un autre ordre
et qui méritent d'appeler l'attention : ce sont des bas-reliefs sculptés
par des aliénés, où le médecin peut trouver encore les manifestations tantôt du délire, tantôt d'une véritable régression. Dans la
naïveté de l'exécution, il y a des formes qui rappellent à s'y mépren-
dre les essais des premiers chrétiens, et conduiraient évidemment
à décerner un brevet d'antiquité à des œuvres qui n'ont rien de
vieux que leur aspect.

« Par analogie, je vous présente la collection si curieuse de
M. Frigerio, où vous trouverez encore les mêmes formes, la même
imperfection, et je dirai aussi la même originalité. Il n'y manque
rien, pas même, sur l'une des statuettes, la manifestation obscène.
Vous devez aussi à M. Frigerio une série de crânes avec des mal-

formations variées, des hydrocéphales, des épileptiques, avec asymétrie de la base, et 8 calottes crâniennes d'épileptiques présentant des ostéophytes au niveau de la suture médiane.

« Vous reconnaitrez comme moi toute l'importance de sa collection de pavillons de l'oreille, avec les déformations, les exagérations de volume si caractéristiques de la dégénérescence et de la tare héréditaire.

« M.¹ Frigerio a pensé qu'il était intéressant de prendre la physionomie des criminels condamnés par les tribunaux. Vous avez de lui une série de portraits qu'il n'est pas besoin de contempler longtemps pour reconnaitre combien ils ont d'analogie avec les masques des aliénés crim'nels. La reproduction d'un grand nombre de tatouage, exposée par M. Frigerio, est aussi fort curieuse.

« M. Virgilio a institué dans son asile, à Aversa, une école de dessin. Il vous apporte les travaux de l'un de ses élèves les plus distingués, série de portraits d'aliénés, dont l'un, le *Capitaine de la mort*, lypémaniaque halluciné, a voulu que son délire prît un corps, et fût représenté par un dessin aussi net, aussi ferme que ses propres convictions. Vous avez aussi de M. Virgilio des photographies d'aliénés criminels; je vous signal e celle d'une femme épileptique assez cruelle dans son impulsion toute pathologique pour avoir mutilé son mari; celle d'un impulsif redoutable que vingt années de séjour dans un asile n'ont pas modifié.

« M. le prof. Scarenzio, de Pavie, a profité de ses fonctions de médecin professeur de syphiliographie pour rassembler les masques, les crânes, les photographies des prostituées et des *ruffiani*. La pièce la plus curieuse, et elles sont toutes intéressantes, est le crâne d'une prostituée sur lequel l'amincissement du tissu osseux est tel qu'il est réduit à l'épaisseur d'une feuille de papier. D'autres pièces remarquables sont un cerveau de prostituée avec un écartement considérable du sillon de Rolando, et le masque d'un homme qui mêlant le religieux au profane, était chantre d'église, pédéraste et ruffian.

« M. Lorenzo Tenchini expose un grand nombre de cerveaux et de crânes de criminels. Vous admirerez, à cause de leur état de conservation remarquable, deux têtes de voleur et d'assassin.

« Le pénitencier de Gênes a envoyé le cerveau et la tête de

Giona La Gala, conservés dans l'alcool; M. de Albertis vous en
a donné le moule en bronze, ainsi que deux tatouages et les calculs
biliaires du même assassin, des cerveaux d'homicides, de criminés
accusés de viol, et quatre reproductions en cire d'homicides et d'impulsifs violents, accusés de vols à main armée.

« MM. Todaro et Mingazzini vous ont offert une série de cerveaux de fœtus humains, permettant de se rendre compte, de la
manière la plus exacte, du développement progressif du cerveau
aux diverses époques de la vie fœtale.

« M. Severi, de Sienne, a exposé un crâne curieux de suicide,
ainsi que des dessins de tatouages. M. le prof. Flesch, de Berne,
vous a envoyé des crânes d'assassins.

« Et enfin, M. Albrecht, dont vous avez entendu avec tant de
plaisir la communication dans l'une de vos séances, vous a apporté
des pièces d'une rareté grande, sur lesquelles s'appuient ses convictions scientifiques. Vous savez, Messieurs, ju qu'où M. Albrecht
nous conduit; il me pardonnera de ne pas le suivre aussi loin, mais
vous lui rendrez avec moi cette justice qu'il a montré des spécimens
anatomiques de la plus grande valeur, et que ses trésors méritent de
vous être particulièrement signalés.

« Nous voici maintenant, Messieurs, en présence de travaux
d'un autre ordre, non moins importants, et témoignant, de la part de
ceux à qui vous les devez, cet esprit d'analyse conduisant peu à peu
à des synthèses vigoureuses.

« Mon amitié pour le professeur Lacassagne ne m'égare pas;
elle est doublée d'un sentiment d'impartialité absolue, et vous me
reconnaîtrez le droit de vous dire que son exposition est remarquable. Vingt cartes établissent la fréquence de la criminalité en France,
par régions; ces tableaux, qui ne se bornent pas seulement à indiquer par des teintes la proportion des délits et des crimes, vous
montrent les différentes formes sous lesquelles ils se produisent, les
influences sous lesquelles l'évolution est retardée ou avancée. Partout
se dégage avec une netteté saisissante l'idée maitresse des travaux de Lacassagne: l'influence du milieu social. Vous l'avez entendu développer cette idée aussi souvent que l'occasion s'en est présentée pour lui. Vous la trouverez écrite dans ces volumes qui
resteront comme le témoignage d'une vie laborieuse et utile, dé-

vouée tout entière à la science, à la solut'on ardemment désirée, des grands problèmes sociaux dont vous avez ici entrepris la difficile étude.

« M. Lacassagne vous a présenté aussi une collection de tatouages qui a bien plus que la valeur d'une curiosité originale. C'est le criminel, le vagabond, le déclassé, qui dans son milieu se pose avec sa vaniteuse suffisance, avec sa naïve imbécillité. Ces signes distinctifs ne doivent pas être négligés dans l'étude du délinquant, et il était bon qu'ils fussent ainsi rassemblés.

« Ce que M. Lacassagne a fait pour la France, M. le commandeur Bodio l'a fait pour l'Italie, sur une échelle moins grande, mais avec une précision aussi absolue. Ses cartes teintées représentent, par régions, les crimes contre les personnes, contre les propriétés, les délits compromettant l'ordre public. Rien n'est plus intéressant que ces cartes qui permettent de saisir, à première vue, les conditions générales et locales de l'évolution de la criminalité. Elles confirment les données de M. Lacassagne, en montrant, elles aussi, l'influence du milieu social.

« M. Laschi vous a envoyé deux cartes et un tracé graphique représentant la fréquence et la nature des délits politiques en Europe, en Asie, en Afrique et en Amérique. C'est l'histoire des révolutions politiques sur toutes les contrées du globe, avec cette distinction importante, qu'elles sont étudiées dans le sens progressif et dans le sens régressif, aux points de vue politique, social et religieux.

« M. Sorquet, de Paris, dont j'ai eu l'honneur de vous offrir le travail, expose trois relevés graphiques servant à établir la marche de la criminalité en France pendant une série d'années, et M. Manouvrier, par l'entremise de M. Magitot, vous a montré un nouveau procédé de comparaison de la capacité crânienne entre des hommes appartenant à un milieu social différent.

« M. Rossi a exposé une carte marquant graphiquement l'influence du prix du vin sur la criminalité.

« Vous devez à M. Mayor la plus remarquable étude sur les bustes des Césars. Je ne sais lequel louer le plus en votre nom, de la recherche historique et de l'érudition profonde, ou des aperçus et des rapprochements ingénieux. En examinant ces crânes, ces masques, ces physionomies, on est tout porté à faire des comparaisons, et à trouver l'explication des actes de ces Césars dont l'histoire nous a légué tantôt les faits politiques, tantôt les actes cruels, passionnels. Avec une impartialité d'historien, M. Mayor nous donne dans une note concise, mais d'une précision rigoureuse, les grandes lignes, le caractère de ces hommes dont nous avons ainsi l'observation rétrospective avec une précision tout scientifique.

« J'ai gardé, pour terminer, la collection d'un homme, qui, jeune encore, a déjà fait pour la science de l'anthropologie criminelle un prodigieux effort. Il plaît à votre rapporteur de dire ici, en peu de mots, ce qu'il pense, ce que vous pensez tous de M. le professeur Enrico Ferri. Une table chargée de volumes, de brochures, des murs couverts de relevés graphiques, parlent assez haut pour qu'il soit superflu d'y ajouter beaucoup ; M. Enrico Ferri, par ses travaux, par ses recherches, dans lesquels il a introduit la véritable méthode scientifique, a bien mérité de l'anthropologie criminelle, et le Congrès international lui doit un témoignage public de sa reconnaissance.

« J'ai terminé, Messieurs, cette énumération trop courte, à mon gré, mais peut-être trop longue au vôtre. J'ai essayé de rendre à chacun la justice qui lui était due ; je n'ai rien ajouté, estimant que la louange discrète convient seule aux esprits élevés ; mais ce que je ne saurais assez dire, c'est combien ce premier effort est encourageant pour l'avenir. Si, dans la rapidité avec laquelle j'ai dû faire ce travail, j'avais commis quelque involontaire oubli, je suis tout prêt à le réparer, et j'invoquerais votre indulgence, en vous disant ce que Pétrarque écrivait un jour à Laure :

Rea fu la penna ; il cuor si scusa e nega.

« Il me reste, Messieurs, à vous faire, au nom du Comité, une proposition qui, je l'espère, ralliera tous vos suffrages. Ne pensezvous pas qu'il serait bon de perpétuer le souvenir de cette exposition d'anthropologie criminelle ? Nous n'avons pas d'autre procédé pour remercier ceux qui ont bien voulu concourir à son succès que de leur adresser une lettre où seraient exprimés dans une formule qu'il ne sera pas difficile de trouver, les sentiments de notre sincère reconnaissance. J'y voudrais, pour ma part, inscrire une devise qui indique bien nos tendances, qui nous montre tels que nous sommes, non pas des hommes de parti pris, mais des savants, aimant passionnément la science et la vérité, ne voulant être que leurs serviteurs fidèles, et je demanderais cette devise à un citoyen de la Rome antique, à Cicéron. Avec lui, je d'rais : « *Quæram omnia, dubitans plerumque et mihi diffidens. Je douterai souvent, je me défierai de moi-même, mais je chercherai toujours.* » (*Applaudissements prolongés*).

M. **Moleschott** croit superflu de remercier M. Motet de son très intéressant rapport. Les applaudissements du Congrès et du public lui ont témoigné déjà les sentimen's de tous ceux qui l'ont écouté.

La parole est donnée à M. Ferri pour exposer en résumé les travaux du Congrès.

M. **Ferri** : « Messieurs,

« Le Congrès international dont j'ai été chargé de vous exposer les travaux dans une synthèse rapide, s'est divisé en deux sections qui correspondent aux deux branches principales de l'anthropologie criminelle prise dans le sens le plus large de cette appellation : la section de biologie criminelle et la section de sociologie criminelle.

« Des huit thèses proposées aux études et aux discussions de la première section, le Congrès a épuisé les sept premières. La huitième avait pour objet l'influence de la température et de l'alimentation sur la criminalité en Italie, de 1875 à 1883. Le co-rapporteur M. Rossi a présenté son rapport, à l'appui duquel il avait exposé de remarquables cartes graphiques. Le temps d'exposer devant vous ce rapport lui a manqué, mais vous le trouverez inséré dans les comptes-rendus du Congrès.

« Pour chacune des deux sections, la première thèse était la plus importante et la plus caractéristique. C'est aussi, par conséquent, celle qui, dans chaque section, fut l'objet des discussions les plus vives.

« La première thèse de la section de biologie criminelle était énoncée dans ces termes : « En quelles catégories doit-on classifier les délinquants et par quels caractères essentiels organiques et psychiques peut-on les distinguer ? »

M. Lombroso a exposé le rapport dont il avait été chargé, en s'étendant sur les principaux caractères organiques de l'homme criminel. Il a présenté, à l'appui de ses théories, un certain nombre de crânes, de cerveaux, de photographies, de dessins, fournis par ses collections et, de préférence, par celles d'autres exposants. Selon M. Lombroso, les anomalies que l'on rencontre chez les criminels sont de deux catégories : les anomalies ataviistiques et les anomalies pathologiques. Il a énuméré les unes et les autres, en y ajoutant encore les anomalies fonctionnelles, qui sont l'objet de ce qu'on pourrait appeler la physiologie de l'homme criminel, et il a conclu que, si parfois ces différentes anomalies se retrouvent aussi chez les hommes normaux, c'est toujours plus rarement dans la série et en moins grand nombre dans l'individu, tandis qu'on les rencontre plus nombreuses et plus fréquentes chez les criminels comme classe et comme individus. Cette même thèse a donné l'occasion à M. Benedikt d'exposer de savantes considérations sur les caractères névropathologiques des criminels et surtout des criminels de profession, envisagés comme atteints d'une « névrasthénie physique, morale et intellectuelle, congénitale ou acquise dans la première enfance », considérations, que leur auteur avait déjà développées au mois de septembre dernier, au Congrès de phréniatrie et de névro-pathologie d'Anvers. M. Lacassagne eut aussi l'occasion de combattre la valeur exagérée, selon lui, que l'on tend à donner à l'hypothèse de l'atavisme et de soutenir, à sa place, l'idée du « type retardé », qui cependant, selon moi, coïncide substantiellement avec l'idée de l'atavisme. En effet, c'est par un arrêt de développement que l'individu présente, dans son état définitif, les mêmes caractères atavistiques que les autres individus n'ont eus que transitoirement, en force de la loi bien connue d'après laquelle l'ontogénie est une reproduction raccourcie de la phylogénie.

« Pour achever le développement de la première thèse, j'ai eu l'honneur d'exposer les caractères psychologiques et psycho-pathologiques des criminels, d'après les études que j'ai faites sur près de deux mille détenus, fous et hommes honnêtes, ainsi que d'après un grand nombre de rapports médico-légaux sur des fous criminels. J'ai fait surtout de la symptomatologie psychique au point de vue de la genèse du crime, en spécifiant, pour la psychologie commune des criminels, environ soixante-dix caractères psychologiques des criminels instinctifs, relativement à leur insensibilité physiologique et morale, à leur mode d'agir pendant et après le procès, à leur non répugnance à l'idée et à l'action délictueuse avant le crime, à l'absence de remords après le crime. à leur imprévoyance et insouciance des peines. Pour ce qui concerne la psychopathologie criminelle, c'est-à-dire pour les caractères psychologiques des fous criminels, j'en ai spécifiés environ cinquante, relativement à la délibération (lente ou instantanée) du crime, aux motifs du crime, au mode d'agir avant, pendant et après le délit et à la vie précédente des individus. en énumérant surtout les symptômes exclusifs et caractéristiques des fous criminels. Après quoi, j'ai proposé la classification des criminels en *criminels instinctifs. criminels aliénés, criminels passionnés, criminels d'occasion* et *criminels par habitude.*

« MM. Bianchi, Marro, Benedikt et Garofalo ont exposé, à ce sujet, des points de vue un peu différents des miens. Bien qu'ils soient d'accord avec moi sur les principes fondamentaux de cette classification, leurs vues ne sont pas exactement les mêmes sur la distinction énumérative des différents types criminels. La discussion, longue et animée, n'a pas abouti à une décision formelle. Le Congrès s'est borné à adopter une conclusion de M. Benedikt constatant l'accord sur les principes fondamentaux de la classification proposée.

« La deuxième et la troisième thèse se rattachent étroitement à la première en ce qu'elles ont pour but de déterminer d'autres caractères qui puissent aider à bien déterminer la genèse du crime. M. le professeur Sergi a développé ses idées sur les caractères biopathologiques généraux qui prédisposent au crime et sur les différentes origines et modalités de ces caractères. Il en a constaté trois catégories, comme signes de dégénération atavique, primitive et secondaire (ou acquise). MM. Lacassagne et Angiulli ont demandé des explications au rapporteur sur l'influence à attribuer au milieu social, dont M. Sergi avait cependant tenu compte puisqu'il avait distingué, dans son rapport, les causes du crime en causes biologiques et causes sociales. Le Congrès a approuvé, après un brief rapport de M. Taverni sur la même thèse, les idées générales exposées par M. Sergi. Il a de même approuvé, sans discussion, les considérations développées par le rapporteur, M. le professeur Sciamanna, sur la classification des actions humaines au point de vue psychologique.

« On passait, avec la quatrième thèse, à la discussion d'un sujet moins vaste, mais non moins intéressant que ceux qui avaient précédé. La question posée était celle-ci : Y a-t-il antagonisme entre le suicide et l'homicide? M. Morselli, rapporteur, exposa sur ce sujet des considérations importantes, dans lesquelles, examinant la question sous tous ses aspects, tenant compte du nombre annuel des homicides et des suicides, des influences du climat, de la race, des saisons, de l'âge, du sexe, des professions, etc., il concluait qu'il y a entre ces deux phénomènes quelquefois parallélisme, mais plus souvent antagonisme, et qu'ils ne sont, l'un et l'autre, que deux aspects d'un même fait naturel, la défaite du faible dans la lutte pour l'existence.

« MM. Moleschott et Lacassagne demandèrent et donnèrent, à cette occasion, des explications sur le suicide au point de vue historique et sur la fréquence des homicides-suicides. Je rappelai moi-même d'avoir, dans ma monographie sur l'*homicide-suicide*, fait la remarque que certains parallélismes apparents se résolvent dans un antagonisme essentiel. J'appelai, en outre, l'attention du Congrès sur une communication de M. Colajanni, contraire aux idées du rapporteur, et qui malheureusement n'a pu vous être exposée. J'ajoutai aussi qu'un magistrat français, M. Tarde, publiera prochainement, dans la *Revue philosophique*, des considérations contre l'affirmation d'un antagonisme existant entre le suicide et l'homicide, considérations dont le résumé sera inséré dans nos comptes-rendus ; et qu'il avait observé un rapport d'antagonisme, selon lui, bien plus étroit entre le suicide et l'émigration. J'observai enfin que l'on ne saurait, en admettant l'antagonisme, en déterminer dès à présent les causes précises et positives, mais qu'il fallait nous restreindre, pour le moment, à observer et affirmer les faits.

« La cinquième thèse, consacrée à l'épilepsie et à ses rapports avec la folie morale et la criminalité, était par conséquent importante et difficile à la fois. M. Frigerio en fit l'objet d'un remarquable rapport, appuyant ses conclusions sur un grand nombre de faits cliniques. M. Lombroso, se déclarant en parfait accord avec le rapporteur, développa ses idées sur l'identité fondamentale qu'il a été le premier à observer, entre la folie morale et la criminalité instinctive d'une part et l'épilepsie de l'autre, en rappe-

lant les nombreux caractères organiques et psych'ques. communs
à l'une et aux autres de ces ormes de dégénérat'on, qui l'amenè-
rent, sans qu'il eût une idée préconçue à ce sujet. à constater cette
identité ess ntie!le. Les conclusions communes du rapporteurs ont
été combattues, non dans leur principe fondamental, ma's dans
l'extension qui leur a été donnée, par MM. Tamburini, Motet,
Moleschott, Lacassagne. Ces différents orateurs ont, soutenu que
si l'on peut bien admettre une « identité » entre la folie morale
et la criminalité, par tendances congénitales, on ne peut pas
l'admettre entre la criminalité ou la folie morale et l'épilepsie,
dont les formes et manifestations sont si nombreuses sans être
toujours criminelles. M. Roussel a cité, par contre, le projet de
loi française sur les aliénés. qui égale les épileptiques aux aliénés
communs et aux fous criminels. A ce propos, je rappelai que
mes études de psychopathologie criminelle m'avaient permis de
constater que plus'eurs symptòmes, jusqu'alors insuffisamment
expliqués, venaient à l'appui d'une identité fondamentale, sinon
formelle et absolue, de l'épilepsie, de la folie morale et de la criminalité héréditaire. — comme, par exemple, le meurtre par impulsion soudaine et sans motif, en présence de témoins, le meurtre de plusieurs personnes inconnues, la férocité extrême dans le
meurtre, la somnolence et l'amnésie après le crime, etc. Le Congrès, sans affirmer une identité absolue entre l'épilepsie et la folie
morale, s'est rallié sur un grand nombre de points aux idées de
MM. Lombroso et Frigerio.

« Sur la sixième thèse, consacrée à la simulation chez les fous et
chez les criminels, le Congrès a approuvé sans discussion le rapport
de M. Venturi que vous trouverez dans vos comptes-rendus.

« Quant à la septième thèse, on a approuvé, à l'unanimité,
la proposition de M. Sergi par l'ordre du jour suivant. que j'ai cru
devoir proposer comme répondant à nos aspirations communes:

« *En relation aux vœux émis pour l'étude clinique des condamnés. le Congrès exprime le souhait qu'on institue en Italie
un musée central d'anthropologie criminelle en le composant de
pièces anatomiques obtenues des pénitenciers, et qu'on permette
aux professeurs universitaires d'avoir à leur disposition les
pièces anatomiques des pénitenciers les plus rapprochés de l'u-
niversité où ils enseignent.*

« Passons maintenant aux travaux de la sect'on de sociologie criminelle. Sept thèses lui étaient proposées; toutes ont été discutées, excepté la cinquième « sur les meilleurs moyens pour combattre la récidive ». M. Barzilai a présenté son rapport, mais le temps a manqué pour le discuter. Le Congrès a été unanime à demander que ce rapport soit publié dans vos comptes-rendus et vous l'y trouverez en son temps.

« La première thèse était énoncée dans ces termes: « Les théories de l'anthropologie criminelle peuvent-elles être acceptées dans la rédaction du nouveau Code pénal italien? quelle utilité leur adoption peut-elle présenter? »

« Trois rapporteurs avaient été nommés: MM. Garofalo, Porto et Puglia. Le premier, dans un discours écouté avec la plus grande attention, a soutenu qu'au point de vue de la défense sociale contre les criminels, les derniers projets de code pénal italien représentent un vrai danger et un empiement des législations actuelles, car on y a donné bien plus de valeur aux principes scolastiques et abstraits qu'aux nécessités pratiques de la lutte contre le crime. M. Garofalo s'est prononcé pour le maintien des codes présents, avec des modifications dans les dispositions générales, modifications qu'il a particulièrement développées, jusqu'à ce que les conclusions de la sociologie criminelle puissent être complètement acceptées dans la législation positive.

La question ainsi posée souleva dès les premiers instants une discussion animée à laquelle prirent part MM. Righi, Moleschott, Muratori, Buonomo, Pugliese, Porto, Garofalo, De Bella, Precone, Ferri, etc. Tous étaient d'accord sur ce point que le nouveau projet de Code pénal italien marque une exagération des théories de l'école classique et protège insuffisamment la société contre les délinquants. Les débats furent arrêtés par la question préalable posée par MM. Lacassagne et Magitot. Nos éminents confrères étrangers ont fait remarquer qu'étant donné le caractère international du Congrès, l'assemblée ne pouvait s'occuper particulièrement de la législation italienne, mais devait fournir seulement des principes généraux. On a appris à cette occasion que la thèse en question avait été proposée en 1884, lorsque le Congrès devait être national et siéger à Turin, et conservée même après qu'il était devenu, et fort heureusement, un Congrès international. Ces explications reçues, le Congrès se rallia, à une forte majorité, au point de vue de MM. Lacassagne et Magitot, en approuvant l'ordre du jour proposé par M. Moleschott, dans les termes suivants :

« *Le Congrès*,

« *convaincu de la difficulté d'adresser des recommandations aux Corps législatifs ;*

« *reconnaissant que les idées suffisamment mûries peuvent seules pénétrer dans la vie pratique, et seu'ement en vertu de leurs propres forces ;*

« *émet le vœu que les législations futures tiennent compte, dans leur évolution progressive, des principes de l'école d'anthropologie criminelle.*

« La seconde thèse était dédiée aux « applications des doctrines positives dans les procès criminels actuels ». Les rapporteurs étaient au nombre de trois : MM. Ferri et Porto, pour la partie générale, M. Pugliese pour les applications des doctrines positives à la législation italienne.

« Ce dernier cependant retira ses conclusions, en hommage au caractère international du Congrès. Les conclusions du rapport que j'avais eu l'honneur de rédiger avec M. Porto, furent approuvées sans discussion sous la forme suivante :

« *Dans l'état actuel de la législation pénale, les doctrines positivistes, portées d'une manière erronée dans les tribunaux par des avocats et devant des juges imbus de tout autres principes juridiques, peuvent avoir et ont deux effets principaux :*

« *La symptomatologie anatomique, physiologique et psychologique des différents types criminels peut être d'une grande utilité à l'agent de police, au juge d'instruction et au juge définitif, dans tous les cas, assez fréquents, d'accusation fondée seulement sur des indices. On ne tend qu'à rendre scientifique ce qui jusqu'à présent n'est qu'une intuition empirique sur la physionomie, le mode d'agir du criminel, etc.*

« *Le développement scientifique donné à l'étude des causes individuelles et sociales du crime peut aboutir, réellement, dans cette époque de transition, à un affaiblissement de la répression par un plus grand abus de la force irrésistible et des circonstances* atténuantes. *Car, dans les procès, on accepte les prémisses des doctrines positivistes sur les causes qui ont déterminé l'individu au crime ; mais on prend des législations actuelles la conséquence que plus la volonté du criminel a été forcée et moins il doit être puni. Tandis que la véritable conséquence, selon les doctrines positivistes, est simplement celle-ci que le criminel doit être puni (c'est-à-dire que la société doit se défendre contre lui) en raison de sa perversité (temibilità), perversité qu'on établit justement selon la nature des causes naturelles du crime, mais non pas en raison toujours inverse de celles-ci.*

« De sorte que l'application complète des doctrines positivistes dans la législation et dans les procès, aura l'avantage d'accroître le premier de ces effets et d'éliminer complètement le second.

« La troisième thèse avait pour objet « l'action de l'expert-médecin dans les procès judiciaires. » Le rapporteur, M. Tamassia, étant absent, le Congrès chargea M. Lacassagne, dont la compétence en cette matière est si connue, de présenter un rapport qui sera, comme les autres, intégralement reproduit dans les comptes-rendus du Congrès. L'exposé de notre savant confrère donna lieu à une discussion à laquelle prirent part MM. Buonomo, Zuccarelli, Berenini, Precone, Pavia, etc. Après quoi, le Congrès adopta les conclusions suivantes :

« *Les expertises criminelles, les seules dont le Congrès ait à s'occuper, se distinguent, par leur importance et leur fréquence, en trois espèces :*

« *les expertises délictueuses. Un seul expert suffit, et dans la grande majorité des cas peut donner des conclusions assez nettes pour offrir une base solide à l'appréciation des juges ;*

« *les expertises de police municipale : levées de corps ou autopsies dans les cas de suicide, accidents, mort subite ;*

« *les expertises criminelles proprement dites, les plus importantes, mais aussi les plus rares. Les expertises criminelles doivent être entourées de toutes les garanties de contrôle possible. Ce sont surtout celles-ci qui ont été visées dans les nouveaux codes, ou dans les projets de modification des codes actuels.*

« *Ce qui précède étant admis, voici l'ensemble de réformes qui paraît nécessaire pour le bon fonctionnement de la pratique médico-légale :*

« *exiger des études spéciales et un diplôme spécial ;*

« *relever le tarif des honoraires ;*

« *obliger tout médecin pratiquant une autopsie médico-légale, à suivre l'ordre et la méthode indiqués par un réglement fixant la teneur des feuilles d'autopsie ;*

« *exiger que deux médecins, au moins, désignés ou par le magistrat instructeur, ou bien encore l'un par l'accusation et l'autre par la défense, soient requis dans les expertises criminelles, mais en admettant qu'ils ne le soient que pour ces sortes d'opérations ;*

« *établir que pendant sa mission, l'expert doit être considéré comme un fonctionnaire public, et qu'il a tous les droits résultants de l'exercice de sa profession dans un service commandé.*

« A ces conclusions, le Congrès, sur la proposition de MM. Berenini et Precone, ajouta la conclusion suivante, qui figurait déjà, sauf de légères variantes, dans le rapport de M. Tamassia :

« *En cas de dissentiments entre l'expert de l'accusation et celui de la défense, on devra, avant de recourir à la décision juridique du tribunal ou des jurés, interpeller, à titre consultatif, une Commission composée de représentants des diverses branches de la science médico-légale, et présentant sa décision comme desideratum à la magistrature.*

« La quatrième thèse, sur laquelle l'un des rapporteurs, M. Fioretti, exposa ses conclusions, donna lieu à une discussion approfondie. Cette thèse avait pour sujet : « Des meilleurs moyens pour obtenir le dédommagement du crime » ; elle touchait à une des inductions juridiques et des applications pratiques les plus importantes de la sociologie criminelle. Car si le dédommagement du crime figure dans les lois actuelles, il ne reste que trop souvent un mot dénué de valeur pratique, et il s'agit au contraire d'en obtenir la plus fréquente application, car le dédommagement constitue en lui-même un des moyens les plus utiles de défense sociale avant et après le crime.

« M. Fioretti, dans son rapport, examinait la question au point de vue de la condition juridique de la partie lésée et de l'offenseur, et au point de vue de la procédure. Sur la première partie, il distinguait le cas où l'offenseur est solvable de celui où il est insolvable. Les points qui soulevèrent la discussion la plus nourrie furent les suivants, que je signale dans les propres termes du rapporteur :

« Dans les délits contre la propriété, le dédommagement pécu-
« niaire offert par le coupable avant ou après la condamnation
« amène la réduction de la moitié de la peine.

« Dans les délits contre les personnes, le dédommagement pécu-
« niaire offert par le coupable à l'offensé ou à ses héritiers amène
« la réduction d'un quart de la peine.

« Dans les deux cas, l'offre d'une réparation partielle amène
« une réduction proportionnelle de la peine.

« Le paiement doit être réel et ne pourra pas être remplacé
« par le renoncement de la partie lésée. Lorsqu'il aura été découvert
« que la réparation a été seulement simulée, le coupable n'aura plus
« droit aux bénéfices accordés et subira la peine infligée, avec aug-
« mentation de la moitié. La partie lésée et le coupable seront soli-
« dairement tenus à rendre à la Caisse des amendes ce que l'un
« avait feint de payer et l'autre de recevoir.

« Si un délit commis par une personne insolvable aura causé
« à la partie lésée la perte de ses moyens de subsistance, la Caisse
« des amendes sera tenue à la réparation des dommages-intérêts
« jusqu'à concurrence de 1200 francs de rente inscrite sur la Dette
« publique. Pour les cas extraordinaires, le tribunal pourra élever
« ce chiffre jusqu'à 1800 francs de rente ».

Le second des rapporteurs de la même thèse, M. Venezian, a
exposé ses conclusions sur le dédommagement envisagé comme forme
de responsabilité sociale selon les principes de l'école positive de
droit criminel. Non seulement, selon lui, l'action en dédommagement doit être exercée d'office, par le juge et le ministère public,
mais encore il doit y avoir, pour les insolvables, la coercition au
travail, et le dédommagement doit être une condition nécessaire à la
libération des condamnés. Ceux-ci doivent en outre pourvoir à leur
propre subsistance par leur travail. Le receleur est solidaire du
coupable principal.

« Après une discussion animée, à laquelle prirent part MM.
Precone, Berenini, etc., le Congrès, se ralliant à l'observation
qu'il fallait s'en tenir à l'affirmation de principes généraux sans entrer dans les propositions particulières, approuva à l'unanimité l'ordre du jour Fioretti-Venezian, auquel j'eus l'honneur d'adjoindre mon
nom:

« *Le Congrès*,

« *convaincu qu'il est nécessaire d'assurer le dédommagement civil, non seulement dans l'intérêt de la partie lésée, mais encore parce que le dédommagement est un des moyens de défense sociale, répressive et préventive, contre le délit;*

« *exprime le vœu que les législations positives recherchent et adoptent les moyens les plus efficaces pour le rendre pratiquement effectuable, dans tous les procès criminels, contre les délinquants, leurs complices et receleurs, en reconnaissant que le soin d'en obtenir l'effectuation appartient, comme fonction sociale, au ministère public, pendant le cours du procès; au juge, dans la condamnation; à l'administration, dans la récompense économique due au travail pénitentiaire et dans les propositions de libération conditionnelle.*

« Venait ensuite, dans le programme de la seconde section, la thèse particulièrement délicate du « délit politique », qui avait pour rapporteurs MM. Laschi et Lombroso. M. Laschi exposa son rapport, en se servant, pour l'illustrer, de photographies et de tables géographiques et graphiques. La discussion fut longue et animée. MM. Lioy, Lombroso, Fioretti, Pugliese, Giampietro, Zuccarelli, etc., prirent la parole à plusieurs reprises.

« Je crus devoir remarquer que les dissentiments venaient peut-être de ce que le nom de délit politique manque d'exactitude au point de vue moral et social; car le délit politique peut être tel au point de vue légal, sans l'être au point de vue moral et social. Cela expliqué, j'ai soutenu que l'on ne saurait toutefois soustraire l'étude de ce phénomène à la science anthropologique, en relevant aussi la conclusion principale du rapport de M. Laschi sur la distinction à établir entre celui qui commet le délit politique par suite d'une tendance criminelle héréditaire ou par suite d'une aliénation mentale qui prendrait cette tournure spéciale, et celui qui agit par l'impulsion d'un idéal humanitaire.

« L'énoncé de la septième thèse était le suivant: « Si et comment l'on doit admettre dans les établissements pénitentiaires les personnes qui s'adonnent aux études du droit pénal ». Vos rapporteurs étaient MM. Tarde (absent), Ferri et Aguglia. Les discussions qui eurent lieu sur ce thème montrèrent que tout en étant d'accord avec les co-rapporteurs sur la nécessité d'admettre les professeurs à l'étude des détenus, qu'on ne peut soustraire aux observations d'anthropologie criminelle, de même que l'on ne peut soustraire les malades des hôpitaux aux recherches de la médecine. M. Aguglia faisait cependant ses réserves quant à l'admission des étudiants, en vue de quelques inconvénients possibles, sinon probables. J'ai soutenu, au contraire, par des raisons .ogiques et expérimentales, déduites de la clinique criminelle de plusieurs années de M. Lombroso et des visites des prisons que j'ai faites moi-même pendant deux ans avec des étudiants, que ces derniers peuvent très bien être admis sans inconvénients à étudier les détenus dans les prisons. J'ai émis encore, au nom de M. Tarde, l'idée que les étudiants ne devraient être admis aux cours de droit criminel, de psychiatrie et de médecine légale, qu'à la condition de se faire préalablement inscrire comme membres d'une société de patronage des prisonniers, présidée par leurs professeurs. En cette qualité ils seraient admis à des visites hebdomadaires aux prisons, surtout aux prisons cellulaires les plus rapprochées du lieu de leurs études, et apprendraient de la sorte à connaitre les délinquants et les cr'minels, en même temps qu'à pratiquer et à répandre un des remèdes les plus efficaces contre le fléau de la récidive, L'ut lité serait triple : pour les étudiants, pour les condamnés et pour le public.

« Après une vive discussion soutenue par MM. Lacassagne, Moleschott, Lombroso, Mazza, etc., j'ai dû répondre au doute exprimé par M. Lacassagne sur le profit que les étudiants en droit pourraient tirer des observations d'anthropologie criminelle, en lui faisant observer que les professeurs de droit criminel qui suivent la méthode expérimentale, peuvent bien donner, comme plusieurs le font déjà, les notions principales sur les caractères organiques et psychiques des criminels, en dehors des enseignements qu'on donne dans les cours de médecine légale et dans les cours libres d'anthropologie criminelle.

« Sur ces observations, le Congrès adopta à l'unanimité l'ordre du jour que je proposai dans les termes suivants:

« *Le Congrès,*

« *cohérent dans la direction scientifique de l'anthropologie criminelle;*

« *émet le vœu que l'administration des prisons, en prenant les précautions de discipline intérieure requises par la sûreté sociale et par l'indépendance personnelle des détenus-condamnés, admette à l'étude clinique-criminelle les professeurs et les personnes adonnées aux études relatives à la science criminelle, ainsi que les étudiants en droit criminel, en psychiatrie et en médecine légale, ces derniers sous la surveillance et la responsabilité de leurs professeurs, et préférablement sous forme de société de patronage des prisonniers et des libérés de prison.*

« Ma tâche approche de sa fin. Pour achever le rapport que vous avez bien voulu me confier, il me resterait, Messieurs, à vous dire quelques mots des communications scientifiques qui vous ont été faites au cours de vos travaux. Vous avez entendu successivement MM. Albrecht, Bertillon, Magitot, Tamburini, Koukavitchnikoff, Todaro vous parler de ce qui, dans leurs études spéciales, a des rapports plus directs avec l'anthropologie criminelle. Mais votre temps est précieux et je craindrais d'en abuser. Ces différentes communications, d'un intérêt si élevé, si varié, si humain, paraîtront *in extenso* dans les comptes-rendus de vos séances et ne pourront qu'en augmenter la valeur aux yeux du public savant ou studieux.

« Notre science est si vaste et a des attaches si nombreuses et si étendues que même des questions d'un ordre à première vue purement philosophique ont pu venir de temps en temps sur le tapis. C'est ainsi que la question du libre arbitre a été éloquemment débattue entre MM. Righi et Moleschott. Le premier, tout en acceptant la plus grande partie des conclusions pratiques de la nouvelle école de droit criminel, n'en pouvait pas admettre la prémisse de la négation absolue du libre arbitre, qui est, selon lui, suffisamment démontré par le témoignage de la conscience intérieure. A ce témoignage affirmatif, M. Moleschott, vivement applaudi par l'assemblée, opposait le témoignage négatif de sa conscience, à lui, et de celle de tous ceux qui ont étudié cette question à la lumière de la physio-psychologie scientifique.

« C'est encore ainsi que les conclusions générales par lesquelles M. Albrecht achevait sa communication, ont soulevé une discussion animée, au point de vue de l'anatomie comparée, de la part de MM. Lombroso, Lacassagne, Benedikt, Motet, sur la descendance directe de l'homme des insectivores plutôt que des simiens ou des pro-simiens. A l'affirmation anthropologique de M. Albrecht qu'au point de vue des sciences naturelles, l'homme criminel serait le type normal tandis que les honnêtes gens seraient les hommes anormaux, j'ai cru devoir répondre que, en dehors de la forme paradoxale de sa conclusion, si le criminel se rapproche le plus du type normal dans la nature, c'est-à-di e s'il se rapproche des animaux qui tuent pour vivre, cela revient à dire qu'au point de vue de l'humanité, le criminel reproduit justement le type bestial, tandis que l'homme honnête s'est de plus en plus éloigné, physiquement et psychiquement, de ce type inférieur.

« La question de la peine de mort, posée par MM. Lioy et Venturi, a été aussi sur le point de vous passionner. MM. Lioy et Venturi regardent cette peine, pour les délinquants vulgaires, comme un moyen d'élimination des criminels les plus dangereux en accord avec les principes anthropologiques. M. Venezian a opposé la question préalable à la continuation des débats et le Congrès a écarté la thèse qui lui était incidemment proposée, ne la trouvant pas dans le programme de ses travaux.

« Laissez-moi encore vous rappeler la bienvenue éloquente et les sages conseils qu'est venu vous apporter un de nos maîtres les plus illustres, M. de Holtzendorff, qui a voulu constater au milieu de vous, en s'en félicitant, l'alliance étroite entre la science juridique et les sciences médicale et anthropologique, alliance existante déjà dans la pensée de Gall, Friedreich, Mittermayer, mais qui, jusqu'à nos jours, n'avait encore produit que peu d'effets utiles dans le domaine pratique ; — alliance heureuse et féconde, qui, ainsi que l'a répondu en votre nom M. Lombroso, a trouvé, dans M. de Holtzendorff même un partisan des plus convaincus, un défenseur des plus chaleureux, car tel nous le montre l'importance qu'il a toujours attribuée, dans ses œuvres magistrales sur le droit et la science pénale, à la psychologie du criminel.

« On le voit, par l'aperçu rapide que je viens de mettre sous vos yeux : les travaux du Congrès ont été considérables et concluants. Ils ont établi et affirmé l'accord unanime qui règne parmi nous sur les principes fondamentaux dont s'inspire la nouvelle école d'anthropologie et de sociologie criminelle. Mais les faits les plus

éloquents par eux-mêmes ont été celui de la réunion de tant de documents anthropologiques dans l'Exposition si finement et si con-
sciencieusement illustrée par M. Motet ; – celui de la réunion dans
cette enceinte de savants illustres à côté de jeunes gens désireux
d'apprendre et de lutter sur le terrain impersonnel de la science,
tous apportant en commun les qualités qui leur sont propres, pour
le raffermissement et la diffusion de nos idées, hier encore négligées, raillées ou redoutées, aujourd'hui sérieusement discutées, appelées demain à être acceptées non seulement par le public, mais
aussi par les législateurs.

« Le premier Congrès international d'anthropologie criminelle
a non seulement affirmé hautement la nouvelle école, mais par un
heureux échange de sympathies personnelles et d'idées scientifiques,
il a ouvert une série de réunions dont la plus rapprochée aura lieu
à Paris en 1889. Ces réunions seront toutes, j'en ai la ferme confiance,
de plus en plus fécondes de résultats dans la lutte que nous combattons
contre le mal sous ses différentes formes : le crime, la folie, l'ignorance et la misère. » (*Applaudissements prolongés*).

M. **Moleschott** remercie M. Ferri de la brillante exposition
qu'il vient de faire des travaux du Congrès et prononce le discours
suivant :

« Messieurs,

« Nous sommes arrivés au moment de nous séparer et l'on reconnait que, dans ces instants, il est permis d'être expansif. Je vous
prie de me laisser invoquer un souvenir qui peut sembler personnel et qui pourtant révèle un signe éloquent du progrès rapide
de notre temps.

« Il y a à peine un quart de siècle, pour être précis je devrais
dire il y a vingt-quatre ans, que je reçus la première visite de
M. Cesare Lombroso dont vous connaissez tous l'ardeur scientifique
et que depuis longtemps vous avez vu à l'œuvre. Il venait me proposer de traduire en italien ma *Circulation de la vie.*

« J'étais à peine arrivé en Italie ; je le priais de différer l'entreprise et de me laisser le temps de m'affermir un peu dans ma
chaire de physiologie et dans ma vie professionnelle. Et aujour-
d'hui je me retrouve avec mon ami Lombroso au milieu de vous,
Messieurs, réunis dans un congrès d'anthropologie criminelle, dé-

diés à une œuvre qu'alors le monde laissait à peine entrevoir, et nous avons travaillé ensemble dans cette Rome, que personne n'osait rêver de voir dans un avenir si proche la capitale de l'Italie.

« Les armes sont heureuses lorsque la science leur a frayé le chemin.

« Or la science se trouve ici en présence des trois âges qui contribuent à la cultiver. Nous avons été témoins de la fougue de la jeunesse qui nous inspire et nous entraine. Nous avons vu à l'œuvre cet âge viril qui, par son travail fécond, réalise les aspirations de la jeunesse. Nous avons été entourés — et vous comprenez que dans ce moment je me range avec les jeunes — par des maîtres mûris dans l'expérience, qui nous ont prêté leur franc soutien, qui nous ont soutenus par leurs sages conseils.

« Veuillez me permettre, Messieurs, de résumer ce qui, dans ces conseils, me semble avoir la plus grande importance.

« D'abord, soyons sur nos gardes quand il s'agit de chiffres. On dit souvent que, dans les recherches statistiques, les chiffres sont complaisants et qu'on peut y lire tout ce qu'on veut. Mais à bien y voir, il faut plutòt convenir que les chiffres sont rebelles et celui qui les manie avec imprudence, s'aperçoit bientòt que ce sont des couteaux à deux tranchants.

« En second lieu, suivons l'exemple de la médecine en ce qu'elle nous a délivrés de toute espèce d'ontologisme. Notre illustre confrère, M. Lacassagne, nous a rappelé l'anecdote de Corvisart qui, un jour qu'un de ses amis le priait de lui montrer la pleurésie, lui répondit qu'il était incapable de lui faire voir la pleurésie, mais qu'il pouvait lui montrer des pleurétiques. Nous sommes bien décidés, Messieurs, à faire à l'épilepsie la plus sévère application de cette leçon. En esquivant l'ontologie, en observant les épileptiques, il nous sera donné de monter et de descendre l'échelle sans confondre les racines avec le faite.

« Il y a une troisième maxime à relever et ce n'est pas la moins importante. Nous savons tous depuis longtemps éviter l'écueil du *post hoc, ergo propter hoc*. Mais nous sommes menacés d'un autre danger qui est tout aussi grand, plus grand peut-être, parce qu'il est séduisant et qu'il est très difficile de démêler les causes et les effets. Tâchons de ne pas tomber dans le *cum hoc, ergo propter hoc*, ce qui serait confondre les causes avec les circonstances dans lesquelles les effets se sont produits.

« Quant à l'histoire de nos efforts, nous avons tous été enchantés et édifiés, lorsque M. de Holtzendorff, qui possède au même degré notre admiration et notre respect, est venu un jour nous rappeler les prédécesseurs de vos travaux. Messieurs, je vais plus loin que lui. Il y a vingt-trois siècles que Protagoras a dit que l'homme est la mesure de toutes choses: πάντων χρημάτων μέτρον ἄνθρωπος.

« C'est là que la science positive, que l'anthropologie criminelle trouve son origine et sa méthode. Il s'agit de tout mesurer, de tout peser, pour arriver à des résultats bien définis qui ôtent à l'observation le rapport individuel et qui délivrent le raisonnement de l'influence des prédilections.

« Messieurs, il m'a été donné de suivre vos maîtres, et en particulier M. Lombroso, dès le début de ses recherches. Eh! bien, je vous dois, en ce moment, de vous dire que je l'ai toujours admiré, qu'il m'a souvent ému par la résolution résignée avec laquelle il a entrepris l'œuvre de tout mesurer, souvent sans savoir s'il atteindrait le but de sa persévérance inébranlable. C'est en grande partie à son ardeur infatigable que nous devons de nous sentir une base sous les pieds, une base sur laquelle nous pourrons marcher et avancer. Nous ne ferons que suivre l'exemple que M. Lombroso nous a donné avec une abnégation à toute épreuve, si nous donnons la bienvenue à toute rectification, à toute correction, à tout reproche même, de quelque côté qu'ils nous puissent venir.

« Mais il y a des moments dans lesquels il convient de jeter les regards autour de soi, pour se réjouir de ce qui a été fait et pour examiner ce qui reste à faire.

« Je ne sais, Messieurs, si beaucoup d'entre vous se sont procuré le plaisir de voir éclore le poulet de sa coque. Je puis vous assurer que c'est un spectacle charmant. Dès le vingtième jour le poulet, dont l'incubation dure trois semaines, porte sur son bec une petite dent qui lui sert à percer la coquille, heureusement devenue assez fragile parce qu'elle a cédé une partie de ses sels calcaires au poulet et sans doute à la dent elle-même qui doit la rompre. Or c'est un travail assez lent et pénible que de pratiquer le premier trou. A peine est-il assez grand — et je vous prie de faire attention, parce que c'est le moment dramatique — à peine le trou permet-il à la tête du poulet d'y passer, qu'il la pousse dehors, et sur son cou long et flexible, il la promène à l'entour comme pour regarder si le monde qui l'environne vaut bien la peine qu'il continue ses efforts. Il trouve que si, il reprend son travail, et finit par briser sa coque pour en éclore en triomphe.

« Il me semble, Messieurs, et permettez-moi d'appliquer la comparaison avec tout le respect qui vous est dû, que vous avez pratiqué la première ouverture et qu'il vaut bien la peine de persévérer dans vos recherches.

« L'époque de l'alchimie vous a été épargnée. Vous n'êtes pas allés à la recherche de l'or, vous avez eu foi en la promesse de Dante: *Essere suole che l'uomo va cercando argento, e fuori della inten-zione trova oro.* « Il arrive souvent que l'homme se met en route pour chercher l'argent et que, sans s'y attendre, au lieu d'argent il trouve de l'or ». N'est-il pas vrai que l'alchimie elle-même a surpassé ses propres espérances lorsque, en 1774, Priestley découvrit l'oxygène ? Ne sommes-nous pas tous de l'avis que cet oxygène ou que l'acide phénique, avec lequel M. Lister nous a appris à détruire ces bactériens qui sont les ennemis les plus formidables de l'homme, valent plus que l'or que rêvait l'alchimie ?

« Si Dante vous promet la récompense de vos efforts, Gœthe vous anime dans votre travail. Rien de plus vrai que ces vers :

> *Greift nur hinein in's volle Menschenleben !*
> *Ein Jeder lebt's, nicht Vielen ist's bekannt,*
> *Und wo ihr's packt, da ist's interessant.*

« Veuillez me pardonner si j'ai osé les traduire; je les ai traduits comme je pouvais :

> Plongez, plongez toujours dans cette vie humaine;
> Chacun y doit passer, les plus à leur insu;
> Partout où vous plongez, l'étude vous enchaîne.

« Une récompense vous est acquise dès à présent. Vous n'avez pas perdu ce guide, cette boussole suprême qui s'appelle la morale. Dans toutes nos réunions, je n'ai pas eu un moment de satisfaction plus grande que lorsque vous avez applaudi à mes paroles, que, quelle que puisse être notre opinion sur les dogmes du

Christianisme, nous sommes tous d'accord en considérant sa morale comme la couronne de l'humanité affranchie de l'esclavage.

« Le Christ, avant Shakespeare, nous a fait connaître, et cela dans son meilleur disciple, en l'apôtre Pierre lui-même, que notre espèce est frêle. « *Woman, thy name is frailty* ! » Ce mot ne s'adresse pas à la femme seulement, ce mot doit s'appliquer à l'homme, au genre humain entier. Nous y puisons la force de l'indulgence.

« Or, si la morale est notre guide, la justice est notre phare. Il est inutile d'appuyer sur cette assertion, puisque toutes vos discussions l'ont confirmée, je serais porté à dire d'une manière par trop accentuée. Vos théories ont retrempé le droit de punir, et par là vous avez confuté vos adversaires les plus acharnés. S'il m'était permis d'exprimer un vœu à moi, ce serait que vous ne glissiez sur la pente qui conduit à l'extrême opposé, pour devenir plus rigoureux que n'étaient les défenseurs les plus sévères de l'école classique.

« Je ne le crains pas, moi. Je ne le crains pas, parce que vous ne trahirez jamais votre idéal. Vous n'êtes pas d'accord avec le poëte dont nous pleurons la mort récente, lorsqu'il dit:

L'idéal tombe en poudre au toucher du réel.

Et Victor Hugo lui-même, lorsqu'il dictait ce vers, pensait aux illusions individuelles, aux déceptions du moment ou de l'objet: il ne pensait pas à ériger une maxime. L'idéal ne tombe jamais, mais il recule toujours. Il ne fait qu'attirer l'investigateur en s'éloignant assez pour que la recherche reste un culte perpétuel. C'est ce culte, Messieurs, qui m'inspire de couronner mon discours avec la parole célèbre en Italie, parce qu'elle a été proférée par une bouche auguste: *Sempre avanti!* » (*Salves d'applaudissements prolongés*).

Après des remerciements votés par acclamation au bureau de secrétariat, dont la tâche se continuera jusqu'à la publication du volume des actes du Congrès, M. **Moleschott** déclare clos le 1ᵉʳ Congrès international d'anthropologie criminelle, et souhaite à tous de se retrouver au prochain Congrès de 1889, à Paris, où les travaux initiés à Rome se poursuivront avec une ardeur nouvelle.

La séance est levée à midi.

COMMUNICATIONS

ADRESSÉES

AU 1er CONGRÈS INTERNATIONAL D'ANTHROPOLOGIE CRIMINELLE

Contribution à l'étude de l'identité de la délinquance congénitale et de la folie morale, par M. le prof. Tamburini.

L'idée de l'identité de la délinqunce héréditaire avec la folie morale constitue une véritable conquête pour la clinique légale, car c'est à elle que l'on doit d'avoir finalement une interprétation exacte de la nature, si longtemps discutée, de la folie morale, sur laquelle régnait encore tant d'incertitude qu'on se refusait presque à lui assigner une existence propre comme entité clinique.

Afin de donner à cette idée plus de consistance et de concourir à en prouver la vérité, il n'est point inutile de réunir le plus grand nombre possible de faits et de travailler à leur divulgation. Je crois donc devoir citer un cas qui me semble typique, et dont je fus témoin dans ma pratique médico-légale.

Z. Dominique, accusé de tentative de meurtre, pour avoir, armé d'un couteau, attaqué et blessé un individu, dans un cabaret, après une rixe, fut, par suite de doutes sur l'intégrité de son état mental, interné et mis en observation dans notre manicome, le 12 décembre 1884.

Des recherches anamnestiques dévoilèrent, parmi les membres de sa famille, des prédispositions très marquées à la folie et au crime.

Son aïeul et son bisaïeul paternels étaient fous; son bisaïeul maternel fou, son aïeule maternelle apoplectique, un de ses oncles paternels épileptique, deux cousins paternels épileptiques, la mère hystérique, la sœur excentrique.

Parmi ses ascendants la criminalité était traditionnelle. Le père avait été condamné pour outrages; la mère quatre fois poursuivie pour vols. De ses trois oncles paternels, l'un avait été arrêté sept fois pour vols ou attaques à main armée; l'autre s'était rendu sept fois récidiviste pour les mêmes délits; le troisième avait été condamné une fois. De quatre frères, les trois aînés ont subi vingt-deux procès ou condamnations.

Voilà avec quelles prédispositions héréditaires Z. vint au monde et dans quel milieu moral il fut élevé.

Tout enfant, Z. se montre égoïste, indiscipliné, arrogant, cruel (surtout envers les animaux), vagabond, irascible jusqu'à l'emportement. A huit ans, il est sujet à de violentes céphalées, sous l'influence desquelles son état d'irritation augmente.

A 12 ans, il débute dans la carrière du crime et subit une première condamnation à cinq mois de prison pour vol. Il a maintenant 26 ans; dans la période de 14 ans qui s'est écoulée depuis lors il a été vingt fois condamné par les tribunaux civils et trois fois soumis au tribunal militaire. Dans le cours de huit années (de 12 à 20 ans), il a subi pour vols, escroqueries, outrages, blessures, un total de sept ans et huit mois de prison. A 20 ans, réfractaire à la conscription, déserteur ensuite, il subit deux ans de réclusion militaire; plus tard il déserte de nouveau.

Pendant cette période de sa vie, Z.. est ramené deux fois au manicome. La première fois, il y est envoyé des prisons de Reggio, frappé de *stupeur transitoire*, et la seconde fois des prisons de Lucques, pour cause d'excitation impulsive, très passagère, mais soupçonné de vouloir simuler certains phénomènes psychopatiques qui certainement n'existaient pas. Il s'évade de l'hospice de Lucques, mais il est bientôt repris. C'est alors que, le regardant comme atteint d'aliénation mentale, le tribunal civil le déclare irresponsable d'une escroquerie dont il était accusé et le tribunal militaire renonce à le poursuivre du chef de désertion. Peu de jours après, à Reggio, il commet un attentat de meurtre. Pendant six mois, il sait se soustraire à toutes les recherches; il est finalement arrêté avec une bande de filous, au moment où il volait une bourse.

Doué d'un physique athlétique, brun de teint, il a les cheveux noirs, la physionomie et le regard fourbes et mobiles; son visage est d'une très grande mobilité. Crâne macrocéphale (584), brachycéphale (82,7); front très bas (32) et fuyant. Développement accentué de la partie antérieure du crâne sur la partie postérieure (350 de demi courbe ant.; 234 de demi courbe post.); prognathisme. Angle facial bas (68); zygomas très proéminents. Asymétrie faciale des os et des muscles; parésie de la face à gauche. Sensibilité peu marquée au toucher, à la douleur, à l'électricité; résistance à la plus forte décharge électrique; la réaction des pupilles à la douleur est presque nulle; très peu de sensibilité dans le front, encore moins dans le côté gauche du visage. Dureté d'oreille, très prononcée, spécialement à gauche. Langue tournée à gauche. Force musculaire assez notable, égale des deux côtés; réflexe rotulien très accentué du côté gauche. Fonctions végétatives normales.

Pendant les premiers jours de sa réclusion dans l'hospice, tout en se montrant irrité d'être *mis en en cage*, suivant son expression, il ne commet pas de violences nécessitant l'emploi de la camisole de force, mais il exhale sa mauvaise humeur en cassant les objets qui l'entourent, en prodiguant toute sorte d'invectives à ses parents, qu'il accuse de l'avoir fait arrêter. Médecins et autres, il se défie de tous et de tout. Il affecte parfois la crainte d'avoir été empoisonné, ou bien il prétend qu'on lui a mis une vipère dans le sein. Malgré ces plaintes proférées moitié riant, moitié sur un ton de malice et de fourberie, il ne refuse les aliments que pendant quelques heures, une demi-journée au plus, après quoi il dévore littéralement toute sa portion. Il simule aussi l'amnésie; il soutient, par exemple, qu'il ne se souvient pas d'avoir été renfermé précédemment dans l'hospice de Reggio, bien que peu de temps auparavant, au manicome de Lucques, ce fût lui-même qui en eût informé l'inspecteur. Il assure encore de ne plus se rappeler qu'il vient, sur le moment, de frapper son frère d'un coup de poing au visage (durant un entretien qu'ils avaient dans l'établissement), et pourtant il n'a pas oublié un seul des propos échangés avec lui avant de le frapper, ni sa tentative de fuite de la maison, après l'avoir battu. Il a la repartie prompte, rapide; l'attention toujours en éveil; l'idéation vive, parfois à soubresaut; l'association des idées assez étrange. Privé totalement de toute notion de moralité, de droit et de devoir, de faute et de châtiment, il n'a de règle que son égoïsme et se croit libre de faire tout ce qui lui plaît. A ses yeux, le droit n'est que la violence et la vengeance; le châtiment n'est qu'une injustice, simple effet, selon lui, de la domination souveraine et exorbitante de la société; aussi les fautes commises par lui sont peccadilles à ses yeux et les châtiments qu'il a subis sont des abus de la part de ceux qui aujourd'hui ont la force en main. Il n'a que du cynisme pour les

nobles aspirat'ons; il ne voit rien au-dessus de la v'olerce, de la
ruse et de l'étalage de ses brutalités et de ses coquineries. Son
esprit ne manque ni d'une certaine finesse, ni d'un certain à-
propos, quoique l'un et l'autre grossiers. Il n'a aucune fixation,
sauf l'idée de la vipère, idée évidemment simulée, puisqu'il savait,
au moment où il l'exprimait, qu'il était en observation; du reste,
après quinze jours, il n'en fut plus question. Le seul sentiment qui
domine en lui est l'égoïsme; son affectivité est très faible et tous ses
autres sentiments sont subordonnés à celui-là. Il est facilement irascible et sa colère va parfois jusqu'à la fureur; l'idée d'avoir été renfermé, de devoir le rester encore, provoque en lui de violents accès
d'emportement: sa figure alors s'anime, s'enflamme; ce sont des
cris, des blasphèmes obscènes; il brise la vaisselle contre les murs,
se meurtrit la tête avec les poings, se mord les mains. Ces accès
le prennent surtout lorsqu'il est sous l'influence de fortes céphalées. Cependant, même dans ses plus mauvais jours, il n'a jamais
usé de violence contre le personnel de l'établissement, même dans
ses accès les plus violents, tant il redoute la camisole de force,
qu'il a déjà endossée ailleurs. Après ces accès, soudainement et sans
cause sa colère cesse et le revoilà tout joyeux.

Z. a le penchant sexuel peu développé et irrégulier; il montre
peu de goût pour les liqueurs. Sa mémoire est excellente, excepté
naturellement lorsqu'il feint l'amnésie.

Dans le cas qui nous occupe, nous avons donc une influence
héréditaire très grave, soit dans le sens de la folie que dans celui
du délit, et, depuis la première enfance, le double caractère d'un
état physique et psychique anormal, et d'une tendance fatale vers
la délinquance.

Le premier caractère se manifeste par le retour des céphalées,
par les extravagances, par l'excitabilité allant jusqu'à la fureur;
le second par le penchant à la cruauté, par l'indiscipline, par l'absence des sentiments affectueux.

En examinant l'organisation physique et psychique de notre
sujet, nous voyons ce double cachet caractéristique se manifester:

1° par les signes d'anomalies du crâne (macrocéphalie, –
front bas, – prognathisme, – asymétrie faciale); de psychonévralgie
(hémiparèse faciale, – tact émoussé, – anesthésie dolorifique et élec-

trique) ; sensibilité anormalement répartie sur les deux côtés du corps, etc.; excitabilité psychique morbide;

2° par le manque absolu de sens moral. par la prédominance des sentiments égoïstiques et par l'absence de tout frein contre les actions criminelles.

A chaque instant de sa vie. cette double anomalie de Z. se fait jour; d'une part c'est l'équilibre fonctionnel de son système nerveux qui se détraque au moindre choc; pour un rien. il entre en fureur et par trois fois il faut le renfermer avec les aliénés; — d'autre part, nous avons la propension criminelle constante, qui se trahit soit par des vols. soit par des escroqueries. soit par des outrages, et qui est cause d'arrestations réitérées et de condamnations inutiles au point de vue de l'amendement.

Cette double prédisposition caractéristique, criminelle et psychopathique, chez un individu fortement préparé par l'hérédité, — dont le système nerveux est anormal depuis la naissance, — dont l'équilibre fonctionnel se dérange très facilement, — d'une tendance à commettre crimes sur crimes comme la chose la plus simple et la plus naturelle du monde, — d'une nature incorrigible et indifférente aux répressions; cette prédisposition est bien l'apanage de ces délinquants chez lesquels la criminalité est inséparable des anomalies physiques et psychiques, de la folie dite *morale*, c'est-à-dire des délinquants héréditaires.

Observations sur 36 aliénés condamnés comme semi-responsables, par M. le prof. Tamburini.

Jusqu'à présent, la question de l'imputabilité partielle a été traitée spécialement au point de vue doctrinaire ; on lui a opposé des arguments déduits de la psychologie normale et pathologique, ou bien d'autres arguments que la chaleur des débats autorise à produire devant les tribunaux.

J'ai jugé à propos d'aborder la question au point de vue pratique, c'est-à-dire d'étudier les individus condamnés comme semi-responsables, de les observer dans les prisons où ils sont détenus, afin de pouvoir constater si les altérations mentales dont ils étaient atteints au moment du délit, étaient *permanentes* ou seulement *transitoires*; et si elles présentaient tels caractères pouvant justifier en quelque sorte le jugement porté sur ces altérations en les déclarant partielles.

L'occasion de faire ces observations m'a été fournie par la maison de peine de Reggio, où sont renfermés les adultes condamnés d'après l'art. 95 du Code pénal italien (1).

Je dois des remerciments à MM. G. Bonelli et Moresca, qui ont successivement dirigé l'établissement, et se sont montrés pleins d'égards pour moi. Je dois remercier aussi la Direction générale des prisons, qui m'autorisa à faire mes observations en compagnie de MM. les docteurs Amadei et Cionini.

Ma tâche s'est limitée à 40 cas; 10 des individus observés avaient été à plusieurs reprises renfermés au manicome parce que leurs extravagances dans la prison y causaient du désordre; 10 autres, détenus dans les prisons, ont été étudiés par le docteur Amadei, et 20 par le docteur Cionini.

De ces 40 individus, 30 étaient de véritables aliénés. Ils se répartissaient en :

18 imbéciles ;	3 fous moraux ;
3 paranoïques ;	3 fous périodiquement atteints ;
4 lypémaniaques ;	3 déments chroniques.
2 alcooliques ;	

I. Les 18 imbéciles présentaient les cas les plus intéressants: tous étaient atteints d'imbécillité très grave; plusieurs même étaient de

---

(1) « Lorsque la folie, l'imbécillité, la fureur ou la force (*irrésistible* ou *semi-irrésistible*) ne sont pas reconnues telles que la responsabilité soit détruite, les juges appliquent au prévenu, selon les circonstances, la peine de la prison extensible à 10 ans ou celle de la détention extensible à vingt ans.

« Lorsque le délit est commis en état d'ivresse complète, procurée sans intention et non habituelle, les juges appliquent au coupable la peine de la prison extensible, selon les circonstances, à dix ans.

« Toutefois, dans les cas où la loi punit le délit par des peines correctionnelles autres que la prison ou la détention (*custodia*) ou par des peines de police, les juges appliqueront la peine prescrite par la loi, avec diminution d'un à trois degrés ».

véritables idiots, et présentaient des caractères anatomiques et fonctionnels morbides qui se rencontrent rarement réunis, même chez les aliénés renfermés dans les manicomes. Chez tous, il fut possible de recounaitre une influence héréditaire très accentuée pour la folie et la délinquance.

1° *Anomalies physiques* :

4 cas de macrocéphalie;	5 cas de plagiocéphalie;	
4 » d'oxycéphalie;	2 » de platycéphalie;	
3 » d'ultrabrachycéphalie;	2 » d'ultradolichocéphalie;	
5 » de front fuyant;	4 » de sinus f ontaux proéminents;	
6 » de prognathisme;	8 » d'asymétrie faciale;	
5 » de type de crétin;	3 » de manque de dents.	
6 » d'oreilles à anses;		

2° *Anomalies fonctionnelles.*

5 cas de nystagme;	5 cas de spasme des paupières;	
5 » de bégaiement;	10 » d'analgésie;	
4 » de surdité plus ou moins complète;	3 » de cécité;	
1 » de hémi-atrophie, hémi-parésie complète;	3 » de hémi-paralysie faciale;	
1 » de ptosis;	1 » d'incapacité de rapprocher le pouce des autres doigts;	
1 » de mancinisme moteur.	2 » de perte involontaire des urines.	

3° *Anomalies psychiques.* — Outre l'imbécillité la plus marquée, arrivant même chez quelques-uns jusqu'à l'idiotisme, on a constaté aussi les anomalies psychiques suivantes :

7 cas d'agitation par accès;	2 cas d'idées délirantes;	
5 » d'amnésie;	6 » de satisfaction de parler du délit commis;	
3 » de tendance à tout rompre ou déchirer;	4 » de penchant continuel au vol;	
3 » de penchant continuel à l'homicide;	5 » de penchant à la pédéra tie;	
2 » de auto-mutilation;	1 » de penchant à se tatouer, avec n'importe quel outil, en forme de croix.	
5 » de récidive dans le crime;		

Quant à la *nature des délits*, les 18 imbéciles que j'étudiai se subdivisaient ainsi :

7 incendiaires;	5 assassins;
2 parricides;	2 voleurs;
1 violateur;	1 incestueux, violateur et homicide.

Par rapport aux *condamnations*, ils avaient à subir :

8 cinq ans.	4 de 5 à 10.
2 de 10 à 15.	4 de 15 à 20.

Toutes ces condamnations étaient trop sévères, comme punition, vu l'état des malades; elles étaient, par contre, insuffisantes quant à la durée, comme séquestration, puisque la libération de ces gens doit exposer de nouveau la société à un danger permanent.

II. *Folie morale, ou délinquance héréditaire.* Il se présenta trois cas de folie morale, avec tous les caractères physiques et psychiques qui l'accompagnent d'ordinaire et notamment, avec les anomalies du crâne, l'analgésie, les penchants contre nature, etc. Dans ces trois cas, il s'agissait d'accusés du chef d'assassinat. Il y avait aussi deux récidivistes, pour la troisième et quatrième fois, condamnés de dix à quinze ans de détention.

III. *Paranoïe.* Trois cas. Il s'agit dans tous les trois d'assassins que l'ambition, l'idée de persécution rend furieux : ils sont inguérissables. L'un d'eux est le fameux Mangione, véritable type de paranoïque. Ils ont à subir de 6 à 12 ans de détention.

IV. *Folies périodiques* sous forme d'accès et d'exaltation. Trois cas — dont deux homicides et un fratricide, ayant commis leurs crimes dans des accès d'exaltation qui se sont répétés à plusieurs reprises et même sous nos yeux. Condamnations de 15 à 20 ans.

Ces individus présentaient aussi des signes de dégénérescence et subissaient de notables influences héréditaires; en effet, la folie périodique est la manifestation par excellence de la nature dégénérative des psycopathies (Krafft-Ebing).

V. *Lypémanie.* — Quatre cas: deux homicides, deux fratricides. Lypémanies de persécution avec hallucinations, qui continuent après la condamnation et durant nos observations; condamnations de 5 à 12 ans de détention. L'un des lypémaniaques guérit avant de finir sa peine.

VI. *Démence.* — Trois cas, consécutifs à d'autres formes psychopathiques. Genre de crime: assassinat, parricide, incendie, commis dans un état de complète démence. Condamnations de 7 à 10 ans.

VII *Alcoolisme.* — Deux parricides, commis en état de délire alcoolique; symptômes d'alcoolisme chronique remarqués pendant la période d'observation. Condamnations à 15 ans.

Voilà donc 36 malades d'esprit, imbéciles ou affectés de psychopathies, qui ont été condamnés comme des malfaiteurs vulgaires, malgré que l'on eût admis en eux un *vice partiel mental*. Indubitablement ils n'étaient passibles que de la surveillance et des soins de l'hospice des fous.

Je suis d'avis qu'en observant attentivement tous les individus condamnés comme semi-responsables pour cause de *vice partiel d'esprit*, on reconnaîtrait que pour la plupart ils sont fous dans toute l'extension du terme, c'est-à-dire qu'ils ne sont nullement responsables, mais bien excessivement dangereux, et que pour eux une condamnation, à titre de *punition*, est une injustice, tandis que si la séquestration a pour but de garantir la société, elle peut être trop longue en proportion de la durée de la maladie si la maladie mentale est susceptible de guérison; et, au contraire, si la maladie mentale est héréditaire, incurable et constamment dangereuse, elle est tout à fait insuffisante, puisque la prison est temporaire.

Je ne puis donc qu'appuyer la proposition que la responsabilité partielle pour cause d'aliénation mentale (bien qu'elle puisse en certaines circonstances constituer un argument en faveur d'une diminution de peine), ne correspondant pas à la réalité des faits et étant injuste ou insuffisante, doit être rayée de notre Code pénal, comme elle l'a été des Codes français et allemand.

Etude sur les épileptiques du manicome de Rome,
par MM. Cividalli e Amati.

Sur 120 épileptiques actuellement (1885) renfermés dans le manicome de Rome (68 hommes et 52 femmes), 65 descendent de parents fous, névropathes, alcooliques; 12 de parents scrofuleux.

Chez 78, l'accès apparut avant la 14e année, à la suite de maladies cérébrales ou des exanthèmes propres de l'enfance. Pour un grand nombre, une forte épouvante a précédé le premier accès. Seulement cinq ou six auraient souffert de traumas à la tête. Ces données anamnestiques ayant été fournies par les malades mêmes, manquent peut-être de toute l'exactitude nécessaire.

L'examen anthropométrique donne:

Taille supérieure à la moyenne	hommes 31 / femmes 25
Taille inférieure à la moyenne	hommes 11 / femmes 7

Nous trouvons donc, comme Virgilio, Albertotti, Lombroso, une prépondérance de hautes tailles.

Le poids est généralement normal. On le trouve de plus de 75 kil. chez 17 hommes, et de plus de 70 kil. chez 13 femmes. Le surcroît est dû, nous semble-t-il, à la taille plutôt élevée, au bon état de nutrition de la plupart, peut-être aussi à la sclérose, observée par Amadei chez les épileptiques.

La grande envergure dépasse avec quelque fréquence la mesure de la taille, ce que Topinard a remarqué dans les races inférieures, Lombroso, Ferri et Lacassagne chez les criminels, notamment chez les homicides. Nous la trouvons supérieure à la taille chez 21 hommes et 13 femmes; le rapport ne s'invertit que pour 6 hommes et 5 femmes.

Les crânes nous présentent les mêmes anomalies de conformation que l'on remarque chez les criminels. La plagiocéphalie (rarement très prononcée) se retrouve chez 23 hommes et 18 femmes. L'aplatissement de l'occiput chez 17 hommes et 3 femmes, accompagné souvent de la saillie des pariétaux. Nous constatons encore le front bas chez 13 hommes et 5 femmes (des moins intelligents), la saillie des bosses frontales chez 19 hommes et 15 femmes.

L'asymétrie faciale, que sa fréquence a fait regarder autrefois comme un caractère constant des épileptiques, est très visible sur 56 de nos sujets : 3) hommes et 17 femmes. Les arcades zygomatiques sont très prononcées chez 29 hommes et 19 femmes. La mâchoire volumineuse ne se retrouve que chez 11 hommes et 8 femmes. Les arcades sourcilières sont proéminentes chez 18 hommes et seulement chez 5 femmes. Un homme et une femme seulement nous présentent l'obliquité d'un œil et le strabisme. Rien de notable quant à la dentition, sauf quelques cas de dents mal plantées. Cheveux très épais chez 15 hommes et 8 femmes; barbe raie chez 29 sujets, quoique presque tous nos malades aient dépassé l'âge de 25 ans. Deux femmes ont le dessus de la lèvre supérieure et les joues velues et présentent une physionomie virile très marquée.

Les oreilles offrent fréquemment des anomalies de volume et d'insertion. Vingt-huit hommes et 10 femmes les ont à anses. Pavillons développés chez 5 hommes seulement, un desquels présente aussi un otohématome. L'insertion des oreilles à hauteur inégale est constante dans les cas d'asymétrie faciale et de plagiocéphalie les plus notables (4 hommes et 2 femmes). Cette anomalie est accompagnée d'une différence de volume du pavillon. Sauf chez un seul sujet, le développement supérieur se trouve à gauche.

Aucun de nos épileptiques n'est tatoué. D'ailleurs, sur 1000 malades environ que renferme notre manicome, ou ne trouve presque aucun tatonage.

La sensibilité est très amoindrie chez 13 hommes et 8 femmes. Chez un malade intelligent et sachant très bien rendre compte de ce qui le concerne, la sensibilité est abolie au point qu'il n'éprouve aucune douleur lorsqu'on lui perce de part en part, avec une aiguille, un pli de la peau. Tamburini et Seppilli ont constaté la même analgésie sur le fou moral Sbrocco. La différence de sensibilité entre un côté et l'autre est notable dans 5 hommes et 3 femmes.

Une moitié environ de nos sujets donnent des réflexes rotuliens exagérés en extension et en vivacité.

Sur 43 hommes et 29 femmes d'un degré d'intelligence suffisant pour qu'on puisse les examiner au point de vue de la perception des couleurs, 19 hommes et 15 femmes sont achromatopsiques ou dyschromatopsiques. Les couleurs qui ont donné lieu au plus grand nombre d'erreurs sont le violet, le vert et le gris dans leurs différentes gradations. Le violet est pris pour du bleu ou pour du vert; le vert pour du gris.

Les fonctions de la vie végétative présentent une grande normalité. Un organe seulement, le cœur, est fréquemment affecté de maladies organiques ou de désordres fonctionnels: 47 cas sur 120 sujets. Les désordres fonctionnels sont sans doute l'effet du névrosisme, et se révèlent d'autant plus graves que la maladie est plus ancienne et que les accès sont plus fréquents.

Les défauts de prononciation ne sont pas rares, qu'ils soient congénitaux ou bien conséquence de lésions faites à la langue pendant les accès. En général la perception est lente, l'intelligence au-dessous de la moyenne, la mémoire faible, l'idéation retardée.

Nous trouvons rarement de véritables idées délirantes. Un de nos sujets est cependant mégalomane; deux autres sont atteints du délire des persécutions. Le délire, chez eux, se superpose à l'épilepsie sans la modifier sensiblement.

Pour ce qui est des sentiments, l'analogie entre nos épileptiques et les fous moraux est extrême. Ils manquent généralement de toute affectivité, de toute notion du beau et du bien. L'intérêt personnel seul leur fait surmonter leur inertie et leur paresse; dégoûtés à l'excès, ils en deviennent les plus exigeants et les plus difficiles de tous nos malades.

La religiosité est très marquée chez presque tous. Il n'en est pas un qui ne porte au cou trois ou quatre emblèmes religieux. Quelques-uns d'entre eux sont littéralement cuirassés d'images, de médailles, de scapulaires, etc. Il en est pourtant chez qui ces indices sont trompeurs. Un d'eux, l'auteur des caricatures exposées (1), passe alternativement de périodes de cynisme à des périodes de pratiques religieuses continuelles. Cette religiosité outrée explique peut-être l'humilité et la résignation dont les épileptiques font parade lorsqu'il leur est impossible de réagir contre la volonté qui les domine.

----

(1) V. le rapport de M. Motet, ainsi que le catalogue de l'Exposition d'anthropologie criminelle.

Obstinés, intolérants, irascibles, un mot, un geste suffisent à provoquer de leur part des accès de colère subits, imprévus, mais de courte durée. C'est parmi les épileptiques que se trouvent d'ordinaire les violents des manicomes. Même à distance des accès convulsifs, ils se livrent par boutade et sans raison appréciable à des actes de cruauté : ils tuent des animaux inoffensifs, maltraitent les autres malades plus faibles qu'eux, etc. Il y a quelque temps, un de nos épileptiques, mal surveillé, mangea, à la lettre, la moitié du nez de trois aliénés incapables de se défendre.

Le manière dont ils se livrent à l'instinct sexuel les montre dépourvus de tout sentiment de moralité et de pudeur. L'onanisme éhonté est fréquent chez eux comme chez les idiots. Ils sont quelquefois pédérastes.

Plusieurs présentent très nettement le type criminel dans la physionomie, notamment un d'eux, ancien escroc et voleur.

En résumé, nous trouvons chez les épileptiques et chez les criminels les anomalies somatiques à peu près dans les mêmes proportions, les actes impulsif de courte durée, la prédominance des instincts se manifestant brutalement, la faiblesse et même l'absence de sensibilité, de sensitivité et d'affectivité, notamment de sens moral, qui semblaient le propre de la folie morale et de la délinquance innée. L'identité de presque toutes ces manifestations nous fait conclure à une affinité intime de nature entre ces trois états pathologiques.

Note sur les asymétries thoraciques trouvées, parmi d'autres anomalies, chez les épileptiques aliénés, par M. le professeur Angelo Zuccarelli.

Ayant dû traiter des épileptiques aliénés par des injections hypodermiques d'atropine, de curare et de cannabine et ayant pratiqué ces injections de préférence dans la partie dorsale, j'avais eu l'occasion de remarquer une certaine asymétrie des deux parties thoraciques.

Voulant mieux étudier la chose, j'ai pris le parti de faire déshabiller chaque malade, de le placer debout, en position militaire, et de l'examiner et mesurer ainsi, de même que les bras tendus horizontalement en avant, ou levés verticalement. Je m'assurai chaque fois qu'il n'existait ni lésions des poumons, ni atrophie, ni néoplasie des parties molles, ni aucune autres des altérations ordinaires qui pourraient simuler des anomalies et déformités primitives et induire en erreur. Par la même occasion, j'observai les anomalies visibles du crâne et de la face, en tenant compte de l'âge de chaque malade.

Voici le résultat de mes observations :

1° Epileptique de 23 ans. — Moitié droite du thorax postérieurement plus large que la moitié gauche. Epaule gauche plus élevée. Microcéphalie. Lobe de l'oreille attaché.

2° Epileptique de 44 ans. — Epaule gauche plus haute que la droite. Fosse sur-claviculaire gauche plus prononcée. Développement considérable des branches horizontales de la mâchoire.

3° Epileptique de 30 ans. — Moitié droite du thorax postérieurement plus large que la moitié gauche. Par devant, région sous-claviculaire droite plus plate. Clavicules courtes. Fosses sur-claviculaires et sous-claviculaires très prononcées des deux côtés.

Légère plagioprosopie droite. Relief considérable des arcades sur-orbitaires. Lobes des oreilles attachés.

Incisive surnuméraire à l'arcade alvéolaire inférieure.

4° Epileptique de 53 ans. — Epaule gauche plus haute que la droite. Région sous-claviculaire droite déprimée.

Absence d'anomalies crâniennes.

5° Epileptique de 32 ans. — Scapulum droit plus haut que le gauche. Région sous-claviculaire droite déprimée. Front petit. Développement considérable des branches horizontales de la mâchoire.

6° Epileptique de 48 ans. — Moitié thoracique gauche postérieurement plus large. Epaule gauche plus haute.

Plagiocéphalie assez marquée à droite. Nez obliquant à droite.

7° Epileptique de 49 ans. — Paroi antérieure étroite. Fosses sur-claviculaires très profondes. Moitié thoracique postérieure à droite plus ample qu'à gauche.

Plagiocéphalie assez marquée à gauche. Dépression au lambda, plus prononcée à gauche.

8° Epileptique de 39 ans. — Epaule droite plus courte et plus élevée que la gauche. Région sur-claviculaire droite plus aplanie.

Légère plagioprosopie gauche, avec un peu de dépression de la bosse frontale du même côté.

9° Epileptique de 23 ans. — Epaule gauche plus haute que la droite; clavicule correspondante plus arquée et plus en relief.

Plagiocéphalie assez marquante et plagioprosopie à gauche.

10. Epileptique de 27 ans (idiot). — L'asymétrie thoracique est difficile à constater par suite des contractions continuelles et des mouvements désordonnés du sujet.

Gencive inférieure interrompue à partir des incisives médianes. Une incisive manque. Plagiocéphalie gauche. Arcades zygomatiques très développées. Oreilles plantées trop bas.

11. Epileptique de 37 ans. — Poitrine très ample. Front étroit et fuyant.

12. Epileptique de 39 ans. — Absence d'asymétries thoraciques.

Relief notable de la partie médiane de la suture coronale. Légère plagiocéphalie à gauche; proéminence des arcades zygomatiques.

13. Epileptique de 35 ans — Thorax étroit, côté gauche déprimé.

Crâne gros et presque rond. Front haut et large, bosses saillantes. Figure relativement petite.

Dépression difforme du nez à la racine. Dépression considérable au-dessus du tubercule occipital extérieur. Bosse pariéto-temporale plus marquée à gauche qu'à droite. Oreille droite plantée plus en arrière et plus bas que la gauche. Cheveux rares et frisés. Yeux gris, faux et menaçants. Peau brunâtre. Mesures principales:

Circonférence à la base . , .	mm.	565
Angle facial	»	82
Index céphalique	»	85 42
Capacité crânienne	»	16 35

14. Epileptique de 30 ans. Toute la moitié du corps beaucoup moins développée à droite qu'à gauche. Légère plagiocéphalie.

15. Epileptique de 21 ans. — Moitié thoracique postérieure plus développée à gauche qu'à droite. Angle scapulaire inférieur gauche plus en relief. Membres inférieurs rachitiques. Nez incliné à droite.

16. Epileptique de 40 ans. — Thorax très ample; moitié gauche inférieure plus développée sur la droite.

Saillie très notable des bosses frontales. Grand développement facial.

17. Epileptique de 37 ans. — Moitié droite du thorax plus ample sur la gauche d'une façon très marqué.

Plagiocéphalie et plagioprosopie gauche. Diamètre bi-temporal inférieur au normal. Zygomas très développés.

18. Epileptique de 32 ans. — Thorax étroit; développement de la moitié postérieure plus marqué à droite qu'à gauche. Microcéphalie. Front fuyant. Courbe fronto-occipitale peu prononcée.

19. Epileptique de 28 ans. — Epaule droite plus élevée que la gauche. Développement de la moitié thoracique postérieure plus prononcé à droite. Plagiocéphalie et plagioprosopie croisées. Protubérance occipitale extérieure notablement en relef. Oreilles grosses.

20. Epileptique de 38 ans. — Poitrine large, développement supérieur à droite.

Front haut et fuyant. Dents très blanches: incisives et canines très développées.

En résumant les observations qui précèdent, je constate que, sur 20 épileptiques, deux seulement ne présentent aucune anomalie de symétrie et de développement du thorax et que, par contre, plusieurs présentent des asymétries considérables. Je renvoie à plus tard les considérations qu'il y aurait à faire sur les rapports qui passent entre les asymétries du thorax et des épaules et celles du crâne et de la face; et je me borne à établir, d'après mes observations, que les anomalies somatiques chez les épileptiques se font remarquer par le nombre, l'extension et l'intensité. Nous ne retournons pas à la phrénologie de Gall; nous ne voyons pas dans telle ou telle protubérance la cause génétique de telle ou telle tendance criminelle. Nous étudions dans toutes les directions possibles le degré de dégénération organique physico-somatique auquel correspond la dégénération fonctionnelle psychique qui rend le sujet incapable de s'adapter aux exigences du milieu social où il est placé.

Note sur un fou moral homicide (résumé d'une étude médico-légale), par M. le docteur G. Angelucci.

Pour affermir une théorie, rien ne vaut mieux que la réunion de faits cliniques. Le cas que j'expose me paraît un de ceux qui démontrent le mieux combien Lombroso est dans le vrai en admettant l'analogie extrême de la folie morale et de l'épilepsie.

Ercole C. est né d'un père de caractère fougueux, mort d'hémorrhagie cérébrale. Sa mère, d'esprit borné, avait des tendances ascétiques. Elle mourut de carcinome utérin. Un frère aîné, militaire, accusé de rupture d'objets de caserne et de voies de fait envers un supérieur, a été déclaré irresponsable comme atteint d'*épilepsie larvée*.

Il souffrit d'un retard de développement, physique et mental. On dit que jusqu'à l'âge de quatre ans, il eut la fontanelle bregmatique ouverte, qu'il ne pouvait se tenir debout et ne parlait presque pas. Dans l'adolescence il se montra bizarre, extravagant, capricieux violent. Elevé dans les meilleurs collèges de Milan, il ne tira que peu de profit de son éducation.

A l'âge de 17 ans, sa famille le dirige vers la carrière militaire dans l'espoir de le corriger. Cette espérance se trouva déçue. Pendant les huit années que C. passa sous les armes, il fut continuellement puni. Parmi ses condamnations, il en est une à la réclusion. Il dut aussi passer dans une compagnie de discipline. Ses fautes sont toujours des infractions à la règle, des abus de force, des injures, des menaces adressés à ses supérieurs, des bris d'objets, etc. Il subit aussi deux punitions pour avoir frappé des soldats *sans raison aucune*.

Envoyé au manicome Saint-François de Sales pour y être mis sous observation, il est déclaré malade d'esprit et réformé. Il cohabite avec son frère et cherche à séduire sa belle-sœur. Tous ceux qui ont des rapports avec lui sont frappés de sa bizarrerie, de son impétuosité, de sa susceptibilité exagérée, de sa vanité sans bornes. Un soir, sans que rien ne justifie cet acte, il sort de sa chambre et blesse gravement la domestique de deux coups de revolver. On n'a malheureusement pas de données sur son état physique et mental après l'attentat.

Envoyé au manicome de Macerata pour y être soumis à une expertise médico-légale, je l'examine attentivement. Il présente les données suivantes: circonférence crânienne supérieure à la normale (589), plagiocéphalie frontale gauche; persistance de la suture métopique; cicatrice osseuse à la bosse pariétale gauche. Proéminence de la bosse frontale droite; arcades zygomatiques très prononcées; mâchoire volumineuse; face asymétrique; strabisme divergent à gauche; oreilles à anses; cheveux châtain frisés en quantité normale; absence presque totale de barbe. Sur la face postérieure de l'avant-bras droit existe un tatouage représentant une femme nue dans l'acte de courir. Sensibilité quelque peu obtuse. Aucune réaction au chatouillement de la plante des pieds.

La perception est assez prompte; l'association des idées est normale. Le trait le plus saillant du caractère est l'outrecuidance accompagné de penchant à la violence. Il veut que tous lui cèdent. Un autre trait des plus marqués est la fatuité poussée au ridicule. C. est aussi menteur à l'extrême. Ses manières sont assez régulières lorsqu'il est de bonne humeur; mais dans ses moments d'inquiétude et d'irritation, il devient intraitable, prend tout le monde à partie et se plaint de tous.

Les sentiments affectifs de C. n'ont qu'un développement très limité. Il n'a éprouvé pour les jeunes filles qu'il a connues que des sympathies de très courte durée. Il manque de tout sentiment de morale, n'a en vue que ce qui lui plaît et ne vise qu'à la satisfaction de ses désirs. Au point de vue religieux, il fait parade d'un scepticisme qu'il n'a pas. Jamais il ne va à la messe, mais il porte au cou un emblème religieux et plusieurs images de saints sont accrochées aux murs de sa chambre.

Les notions anamnestiques et l'examen physique et psychique de C. montraient en lui un fou-moral; une observation prolongée fait découvrir qu'il souffre d'accès épileptiques dont on ne trouve aucune trace et aucun souvenir avant son crime. J'ai assisté à un accès typique présentant les secousses musculaires, l'écume à la bouche, la perte de la conscience. Un autre accès fut constaté par un infirmier qui, une nuit, trouva C. étendu par terre, nu, la natte qui couvrait le sol humectée d'urine.

Je me prononçai donc dans le sens que C. est un fou-moral épileptique. Le tribunal l'a, comme tel, déclaré irresponsable de sa tentative d'homicide.

Note sur la crête frontale chez les criminels,
par M. le prof. Tenchini.

A la suite d'une étude de M. Bianchi sur une crête frontale exceptionnelle observée chez un aliéné, j'ai entrepris des observations comparatives sur les crânes des normaux et des criminels, et, avant tout, désirant me procurer des données moins indéterminées que celles que fournissent les traités d'anatomie, j'ai observé une centaine de crânes de normaux. Je résume en premier lieu les résultats de ces dernières observations.

1º En excluant les crânes qui présentent quelque anomalie exceptionnelle ou quelque remarquable déviation des formes ordinaires, j'ai observé une hauteur moyenne de la crête, de 3 à 4 millimètres.

2º Dans un tiers environ des cas observés, la crête ne dépasse pas, en saillie, 2 ou 3 millimètres.

3º Une fois sur cinq, environ, il y avait absence de crête et on observait, à la place, un léger sillon.

4º Cette proportion est à peu près celle dans laquelle la crête varie, à son maximum de saillie, entre 4 et 5 millimètres.

5º Il est moins fréquent de la voir atteindre 6, 7, 8 millimètres (3 fois : 8 mill.).

6º Enfin il est très rare d'avoir des crêtes supérieures à 8 millim.; je n'ai vu que 6 fois une hauteur de 9 à 11 millim.

Ces cas étaient présentés : à) par deux crânes, l'un appartenant à un mâle, avec les os crâniens énormément gros et lourds;
b) par quatre crânes, dont l'un avait une crête de 11 millim. et
les trois autres une crête de 9 mill.; deux crânes offraient une
fossette occipitale médiane assez marquée.

Ces données connues, je passe à exposer les résultats de mes
recherches sur les crânes des criminels, en commençant par le cas
le plus intéressant, celui qui m'a présenté les plus grandes dimensions
de la crête frontale.

Il s'agissait d'un homme de 30 ans, Petr... (Jules), mort à
l'hôpital civil, après avoir été condamné 7 fois pour vols simples
ou qualifiés.

Né près de Florence (à Galenta), notre sujet fut condamné
pour la première fois à l'âge de 17 ans, et devint ensuite un récidiviste habituel.

Il avait d'abord fait le cordonnier, mais sans y trouver de profit;
plus tard, entre une condamnation et l'autre, il fit successivement
le journalier, le paysan, le mercier; mais, violent et agité, il n'in-
spira jamais que de la défiance.

Il tomba malade de tuberculose pulmonaire et en mourut.
Même à l'hôpital et entouré de soins, il se montrait indiscipliné,
mécontent et soupçonneux de tous et à tout propos.

L'autopsie du cadavre pratiquée dans l'institut anatomique
que je dirige, permit d'observer immédiatement les signes évidents
d'une tuberculose chronique; ce ne fut qu'après, en observant le
crâne, que je découvris une énorme crête frontale, de la hauteur
de 14 millim. et demi, que j'ai décrite ailleurs (1).

Une anomalie de développement si remarquable peut-elle être
considérée come absolument exceptionnelle, sans aucune valeur anatomique déterminée, ou bien doit-on regarder comme fréquents
chez les criminels les cas de crête plus saillante que chez les normaux ?

A cette dernière demande je n'hésite pas à répondre affirma-
tivement.

En effet, parmi les crânes de criminels que j'ai pu examiner
au nombre de 136 (dont 95 figuraient à l'exposition d'anthropologie
criminelle), j'ai constaté une saillie moyenne de 5 à 6 millimètres.

____

(1) *Sur la crête frontale chez les criminels*, Parme, 1886.

C'est seulement dans $^1/_4$ environ que j'ai constaté l'existence de la crête frontale dans les proportions de la moyenne trouvée pour les normaux.

Des autres crânes, 26 (en dehors des cas précédents) avaient une crête qui, dans son maximum de hauteur, dépassait 8 millimètres, dimension remarquable si nous la comparons à celle des crêtes que nous avons observées chez les normaux.

Pour préciser:

9	crânes avaient une crête de	8-9	millimètres
4	»	9-10	»
6	»	10-11	»
3	»	11-12	»
2	»	12-13	»
1	»	13 —	»
1	»	14 —	»

Je crois utile de faire ici quelques observations qui me semblent présenter de l'intérêt.

1° Je ne pourrais pas affirmer d'une manière absolue que le plus ou moins de relief de la crête frontale soit en rapport avec la disparition ou la persistance des sutures *normales* du crâne.

2° Je crois pouvoir dire seulement que je n'ai trouvé aucune trace de crête ou que je ne l'ai trouvée que très légère dans les crânes qui présentaient encore la suture métopique.

3° J'ai toujours vu un fort développement de la crête accompagner le développement de l'apophyse *cristagalli* et l'épine croisée de l'occiput, ce qui montre une solidarité constante entre ces saillies osseuses.

4° Je ne puis dire qu'à l'épaisseur des parois crâniennes corresponde toujours un développement notable de la crête. Certains cas sembleraient l'indiquer; mais, dans d'autres cas, j'ai vu des crânes d'une épaisseur minime présenter la crête frontale très saillante.

5° Même observation quant au rapport entre le poids du crâne et le développement de la crête.

6° Dans tous les cas (et cette observation me paraît significative) où j'ai trouvé la fossette occipitale médiane, j'ai trouvé aussi des crêtes frontales exagérées. Je rappellerai deux crânes, celui de Villella Giuseppe, soupçonné de brigandage, trois fois condamné pour vol, crâne illustré par Lombroso en 1871, et celui de Rodà Pietro, coupable de coups et blessures. L'un et l'autre avaient la fossette occipitale médiane très prononcée et la crête frontale très développée (10 millim. chez Rodà, 11 millim. chez Villella).

J'ai constaté aussi la coïncidence de la fossette et de la crête dans 5 crânes normaux: de ce nombre sont les numéros 50, 60, 84 et 107 du musée anatomique de Pavie. La moyenne de développement de la crête était chez ces normaux, comme chez les criminels, de 7 à 8 millimètres.

7° Je n'ai pas trouvé que le développement exagéré des sinus frontaux (très fréquemment remarqué chez les criminels) fût en rapport constant avec le développement de la crête.

Les observations qui précèdent ne sauraient avoir une valeur absolue, bien qu'elles soient le résultat de longues recherches.

Je crois pourtant démontré que la crête frontale est plus développée chez les criminels que chez les normaux, ce qui ferait de cette saillie osseuse un de ces caractères qui, bien que se trouvant aussi, soit isolés soit peu nombreux, chez quelques normaux, indiquent par leur réunion, leur nombre, leur intensité l'individu criminel. On voit la corrélation que cette conclusion présente avec celle de Bianchi, qui a trouvé chez les déments les *plus grandes longueur et grosseur de la crête coronale*. Ces développements osseux seraient donc, d'une part, une marque de dégénérescence; de l'autre, un argument anatomique nouveau parmi ceux que la science possède déjà en grand nombre, pour affirmer l'affinité qui passe entre la folie et la délinquance.

Sans s'occuper *ex professo* de ce sujet, Varaglia et Silva ont remarqué la *crête frontale intérieure prononcée ou très prononcée* chez quelques femmes criminelles (1).

Il serait difficile de dire en quoi le développement de la crête frontale peut se relier à une plus grande imperfection du crâne et pourquoi ce fait doit être regardé comme une marque d'infériorité organique. On ne saurait voir ici un phénomène régressif semblable à celui de l'exagération des proéminences osseuses servant à l'insertion des muscles, la crête frontale ne fournissant

---

(1) *Note anatomiche ed antropologiche sopra 60 crani e 42 encefali di donne criminali italiane*, Torino, 188 .

qu'une ligne de prise à la grande faux de la dure-mère. L'exagération de la crête frontale pourrait cependant être envisagée comme
l'expression d'un processus de synostose précoce de la suture métopique, et comme conséquence (ou cause, si l'on veut) d'un arrêt
de développement des lobes frontaux. Je serais induit à le croire
par la considération du fait que, lorsque la suture métopique persiste, même seulement en partie, la crête frontale ou n'existe pas
ou bien est à peine sensible.

Ne pourrait-on pas dire d'ailleurs que tout accroissement intérieur des parois crâniennes a lieu aux dépens de la capacité du
crâne et se produit par conséquent au détriment du développement
régulier du centre encéphalique et de ses annexes ?

J'ai voulu aussi étudier la crête frontale dans les animaux. Je
n'ai réuni encore que peu de données. En attendant les résultats
d'autres observations zootomiques, je livre ici les observations recueillies jusqu'à ce jour :

1° *Troglodytes gorilla* (mâle) : crête frontale de 2 à 3 mm.,
sillonnée dans toute sa longueur. Peu ou pas de trace d'épine
croisée à l'occiput.

2° Six orang-outangs adultes (*pithecus satyrus*) : crête frontale de 4 à 5 mm., de 7 chez l'un d'eux, sillonnée chez presque
tous. Epine croisée de l'occiput peu visible.

3° Jeune *chimpanzé* (*troglodytes niger*) : crête frontale bien
marquée, sans sillon, de 4 mm. Sutures persistantes ; épine croisée
occipitale manquante.

4° Gibbon (*Hilobates albimanus*) : crête non sillonnée, médiane, mince et bien déterminée, 7 mm. de hauteur.

5° Quatre petits singes (*cercopithecus griseoviridis, calli-
thrix donacophilus, cebus apella, cebus elegans*) : crête frontale
robuste et proéminente.

Ces quelques observations semblent dénoter que chez les singes
la crête frontale est plutôt développée, eu égard surtout à la pe-
titesse de volume du crâne.

On sait aussi que chez le cheval l'apophyse *cristagalli* est robuste et développée au point d'atteindre la concavité de la voûte
crânienne et de se continuer, sur la ligne médiane, par la *crista
frontalis*, ce qui dénote, dans l'ensemble, une forte insertion de

la grande faux de la dure-mère, comparable à celle qui se vérifie anormalement chez l'homme lorsque la crête frontale se développe exceptionnellement comme chez les criminels.

Je n'ai pu observer beaucoup de crànes d'individus appartenant à des races inférieures. Les quelques exemplaires que j'ai eus entre les mains m'ont cependant montré un développement notable de la crête frontale, semblable à celui de nos criminels.

1° Crâne d'*Indien pampa* : crète frontale bien développée, laminaire, parfaitement médiane, s'élevant rapidement à partir du *foramen cœcum* à la hauteur de presque 11 mm. Epine croisée de l'occiput très marquée, dont le bras vertical, se divisant vers le bas, sur le contour du trou occipital, forme une petite fossette occipitale méliane. Apophyse *cristagalli* laminaire, très visible, médiane, triangulaire, pointue. Entre cette saillie et la crête se trouve un espace étroit, angulaire, de quelques millimètres seulement. Sutures coronale et sagittale persistantes, très simples; suture lambdoïde ayant complètement disparu.

2° Cràne slave plagiocéphale (à droite) d'un individu de 35 ans environ : crête frontale de 8 mm. de hauteur; sutures ouvertes, sauf un court espace de la sagittale, correspondant à *l'obelion*. Apophyse *cristagalli* à renflements, forte, plus saillante que d'ordinaire. Epine croisée de l'occiput peu marquée.

3° Jeune *Américain* (16 ans): crète frontale d'une hauteur maxima de 5 mm.; apophyse *cristagalli* très développée. Sutures persistantes. Parois crâniennes très minces; épine croisée occipitale à peine visible.

4° Nègre de 25 ans environ : crète frontale bien marquée, laminaire; hauteur 6 mm.; apophyse *cristagalli* très développée, très saillante, à pointe, presque adossée, à sa partie supérieure, à la crète frontale. Sutures persistantes. Epine croisée de l'occiput peu marquée.

5° Nègre de 29 ans (Saint-Domingue) : mêmes observations que pour le précédent quant à la crète et à la persistance des sutures. Apophyse moins saillante, plus large; épine croisée occipitale beaucoup plus robuste.

Pour résumer et conclure :

1° Les crètes frontales plus fortes, plus robustes, plus proéminentes qu'à l'ordinaire sont beaucoup plus fréquentes chez les criminels que chez les normaux.

2° La hauteur chez les normaux est en général de 3 à 4 millimètres; chez les délinquants, de 5 à 6 millimètres. Les premiers présentent rarement (9 %) une hauteur de 8 millimètres; les seconds l'atteignent avec une certaine fréquence (20 %).

3° Conformément aux observations du Dr. Bianchi sur les déments, le développement insolite de la crête frontale indique une dégénérescence et s'ajoute aux autres preuves de l'affinité des fous et des délinquants. La zootomie vient à l'appui de cet ordre d'idées. La crête des criminels reproduit, par ses proportions, les conditions de prise de la grande faux cérébrale qui se vérifient dans certains animaux.

4° Il est probable que les races inférieures présentent par rapport à la crête frontale les mêmes données que les criminels.

5° Il n'est pas improbable que, la crête frontale se manifestant en relation étroite avec la suture métopique (lorsque celle-ci persiste, l'autre manque), le développement anormal d'une crête robuste dénote une synostose précoce des deux parties fondamentales qui constituent le frontal dans le premier âge.

6° Il n'est pas invraisemblable que la précocité de l'ossification soit suivie d'un arrêt de développement des lobes frontaux du cerveau, à moins qu'on ne veuille voir dans un défaut cérébral la cause de la synostose précoce et de la formation d'une crête frontale exagérée. De toute façon, le vice de conformation du cerveau étant admis (primitif ou secondaire), la dégénérescence est démontrée.

7° Il n'est pas prouvé que le développement de la crête frontale soit en rapport (comme l'admet Bianchi pour les fous) avec la disparition d'autres sutures que la métopique. On voit des crânes présentant d'autres sutures ouvertes, dans certains cas sans crête, et dans d'autres avec la crête très développée.

8° Aux crêtes frontales très développées correspondent presque toujours des apophyses *cristagalli* marquées et saillantes.

9° Le même rapport de développement se vérifie d'ordinaire aussi pour l'épine croisée de l'occiput, notamment pour la partie inférieure de son bras vertical, souvent très proéminent et très aigu, lorsque la crête est exagérée.

10° Toutes les fois qu'existe la fossette occipitale médiane, la crête frontale est plus développée qu'à l'ordinaire, non seulement chez les criminels, mais aussi chez les normaux. La hauteur moyenne de la crête est alors de 7 à 8 millim. Dans trois cas sur douze (Villella, Rodà, *Indien-pampa*) elle s'est trouvée de 10 millimètres et plus.

Si d'autres observations confirment ces premiers résultats, ou aura établi, semble-t-il, que le développement exagéré de la crête frontale est un indice de dégénérescence (1).

Cas de tatouage chez une femme, observé et illustré par M. le Dr. De Albertis.

Le cas de tatouage dont il s'agit ne manquera peut-être pas d'intérêt pour ceux qui s'occupent de ce genre de manifestation psychique et physique. J'ai pu l'observer sur le cadavre d'une femme sectionnée dans la salle d'anatomie pathologique dirigée par le prof. Salvioli.

L'autopsie ne révéla aucun fait saillant. L'examen des cavités, notamment de celle du crâne, de même que l'examen extérieur du corps, ne donnèrent lieu à aucune constatation marquante. La mort avait été causée par un profond marasme sénile.

Cependant, sur la surface antérieure de l'avant-bras gauche, à six centimètres de l'articulation de la main, se trouvait un tatouage, représentant un zouave barbu, debout, les jambes écartées en compas, les mains dans les poches des pantalons bouffants. Cette figure, mesurant 10 centimètres de hauteur, 3 cent. $\frac{1}{2}$ dans sa plus grande largeur, était dessinée en noir, et teintée en rouge plus ou moins vif dans toutes les parties comportant cette coloration (fez

---

(1) De nouvelles recherches de M. Tenchini ont complètement confirmé ces résultats, en y ajoutant quelques détails intéressants, notamment au sujet des rapports anatomiques entre la crête frontale et la fossette occipitale médiane. Voir TENCHINI, *Sulla crista frontale nel cranio umano (normali, pazzi e criminali)*, Parme, 1887.

avec gland, ornements de la veste, parements, ceinture des pantalons). Deux initiales, C. D., étaient tracées sur la partie large des pantalons.

J'éprouvai le désir de faire quelques recherches sur le passé de la femme décédée, pour savoir si elle avait appartenu aux classes dégénérées de la société, comme le tatouage décrit m'en faisait naître le soupçon. M. Emanuelli, inspecteur de l'asile Paverano de Gênes, où la femme en question avait été admise pendant un certain temps avant d'entrer à l'hôpital de Pammatone, me procura sur elle les données suivantes.

Maria F., de Novare, morte à l'âge de 84 ans, avait appartenu, dans sa jeunesse, à la classe infime des prostituées. Vieille, elle avait trouvé de l'emploi dans les lupanars. Il est très probable que, dans l'exercice de son premier métier, un amant ait voulu lui laisser un souvenir indélébile, grâce à un tatouage qui pouvait rappeler grossièrement ses traits et qui portait ses initiales.

Ce cas nous a paru curieux, le tatouage étant assez rare chez les femmes. En effet, sur 1000 prostituées de Milan, le docteur Soresina n'en trouva pas une seule tatouée; sur 300 femmes criminelles, le prof. Gamba n'en trouva que cinq.

Dans le cas de Maria F., le genre de dessin assez compliqué, les traits distinctement tracés, les dimensions relativement considérables, la double coloration (en noir et en rouge) ajoutent encore à l'intérêt de la chose.

Le tatouage est évidemment un reste de conditions arriérées de civilisation. En Océanie, il est l'emblème de certaines situations sociales. Dans nos pays, la civilisation qui a, peu à peu, diminué la fréquence d'un usage somme toute assez douloureux, a eu plus d'influence sur la femme que sur l'homme (1). Ce n'est guère que chez les femmes des plus basses classes que l'on retrouve des cas isolés de tatouage, et leur nombre va en diminuent. L'âge avancé de Maria F. fait supposer que le tatouage constaté sur elle remontait à de longues années. Ce qui prouve d'ailleurs que chez la femme

____

(1) L'usage des pendants d'oreilles est aussi un reste de barbarie. Par une sorte de compensation, cet usage est encore presque général chez les femmes, tandis que, très rare chez l'homme, il reste limité aux classes les moins instruites et ne s'y maintient peut-être que par suite de l'idée empirique du vulgaire qui croit qu'en perçant le lobe de l'oreille, on préserve des maux d'yeux.

l'usage du tatouage se perd, c'est qu'elle le regarde aujourd'hui comme une cause de laideur. On a vu des femmes tatouées s'assujettir, pour faire disparaitre les emblèmes gravés sur leur peau, à des pratiques plus douloureuses que n'avait pu l'être l'opération même du tatouage.

Note préliminaire sur le *sfregio* (la balafre)
dans le bas peuple napolitain, par M. le docteur Dominique Ventra.

Prenant pour guide les nouvelles doctrines de l'anthropologie criminelle, j'ai commencé une étude sur le *sfregio*, manifestation criminelle qui augmente sans cesse dans certaines couches du bas peuple napolitain, et y acquiert une importance et un caractère endémiques.

Faut-il considérer la coutume du *sfregio* comme l'effet des passions violentes, excessives, innées dans le méridional et notamment dans le Napolitain, ou bien est-elle la conséquence de tendances héréditaires à mal faire? Dans l'une ou l'autre hypothèse, doit-on attribuer ce cachet endémique si accentué à des causes historiques, ou à de certaines influences locales ?

Pour en arriver à des conclusions positives, sur un sujet que personne n'a abordé, que je sache, jusqu'à présent, j'ai dû d'abord l'analyser dans ses moindres détails, au point de vue sociologique, groupant ainsi les éléments et les données nécessaires pour déterminer, si possible, ses rapports et ses affinités avec la criminalité.

J'expose aujourd'hui succinctement, dans cette note préliminaire, le résultat de mes recherches et les données que j'ai déjà recueillies, me réservant de les amplifier et de les discuter dans une monographie spéciale, dès que j'aurai pu, par une enquête plus minutieuse, réunir en un faisceau complet toutes les preuves à l'appui.

Le *sfregio* consiste d'ordinaire, à Naples, dans la cicatrice plus ou moins apparente d'une blessure de dimensions variables, pratiquée sur le visage, à l'aide d'un instrument tranchant, le rasoir de préférence, plus rarement un couteau à lame épointée. Dans les prisons, les camorristes pour infliger le *sfregio* se servent, faute d'autre instrument, d'un morceau de fer affilé et parfois de morceaux de verre.

L'habitude du *sfregio*, traditionnelle chez nous, se relie, paraît-il, au développement d'une plaie sociale, d'origine encore obscure, qu'on nomme la *Camorra*, sorte d'association criminelle, qui apparut à Naples, il y a plus d'un siècle, y prit racine et s'y maintient encore de nos jours, par un privilège peu enviable, malgré tous les efforts tentés, à maintes reprises, pour l'extirper.

Nous ne prétendons pas cependant que le *sfregio* n'ait jamais été en usage chez d'autres peuples que le napolitain. Nous savons même que les législations de presque tous les peuples et de tous les temps, comme nous l'apprend Gioia, en établissant des indemnités pour cause de blessures, ont augmenté le taux des amendes pour celles qui endommageaient la beauté. Platon voulait que les peines à appliquer pour les blessures déformant les traits fussent les mêmes que pour les blessures incurables. La loi lombarde prescrivait le même genre de punition pour la mutilation et pour les blessures au visage. Les Burgundes avaient décrété que pour les blessures faites au visage, les châtiments fussent trois fois plus graves que pour celles faites sur les autres parties du corps. De nos jours, ce genre d'attentat qui, sans avoir la gravité de l'assassinat, offre à la vengeance une manière facile de s'assouvir, une proie constamment à la portée, et qui laisse une marque indélébile, ne se retrouve guère que dans le bas peuple napolitain, où il se maintient avec une remarquable ténacité, et, même, comme nous l'avons dit, paraît augmenter de fréquence. En effet, il suffit de parcourir les registres d'entrée de l'hôpital des Incurables, où sont admises les femmes victimes de lésions graves, pour se convaincre que dans ces derniers temps, les cas de *sfregio* sont en progression notable. Tandis que, de 1859 à 1860, on constatait 116 cas de *sfregio*, le nombre des cas qui se sont vérifiés dans le cours des deux dernières années, a déjà dépassé le chiffre de 223. Il y eut, cependant, dans le passé, une époque, de 1830 à 1840, où les *sfregi* étaient si fréquents qu'il fallut une loi tout spéciale de répression. C'est à cette occasion que l'on en vint à défendre par des peines sévères le port du rasoir, déclaré arme insidieuse (Marc-Monnier).

Examinons maintenant les motifs qui ont pu faire attribuer à la *Camorra* l'introduction de la coutume du *sfregio* dans la ville de Naples. Des différentes suppositions que l'on a faites et que nous ne voulons pas discuter ici sur les origines de la *Camorra*, la plus probable, semble-t-il, est que cette institution ténébreuse et criminelle nous vient d'Espagne. Cette hypothèse se fonde sur l'analogie du but, des coutumes, des statuts de la *Camorra* napolitaine avec ceux d'une association de même nature qui existait, il y a trois siècles, à Séville et dont Cervantes parle dans ses Nouvelles. On y voit que la *sfregio* était un des moyens dont la secte se servait pour infliger des punitions, ou pour remplir un mandat des particuliers. Marc-Monnier cite, à cet égard, des extraits du registre sur lequel Monopodio traçait les ordres à exécuter :

« Note des *sfregi* à appliquer dans la semaine :

« La première, au marché, sur le coin de la rue; prix convenu 50 écus, dont 30 reçus à compte. Exécuteur: Quiquinz-« naque, etc. »

Les mêmes procédés existant chez nos camorristes, on peut conclure que l'hypothèse est admissible ou tout au moins qu'il existe entre les deux faits une grande et curieuse analogie.

Tous ceux, du reste, qui ont étudié la *Camorra*, ont reconnu que pour les membres de cette secte le *sfregio* constitue le genre de châtiment le plus fréquent, soit qu'il s'agisse de punir des fautes légères commises par les affiliés, soit qu'il s'agisse de vengeance à exercer contre les profanes. Le plus grand nombre des accusés de *sfregio* sont de jeunes repris de justice, plus ou moins étroitement liés à cette association de malfaiteurs. Le professeur Puoci, dans une étude monographique sur la *Camorra* actuelle, nous apprend qu'au nombre des peines disciplinaires de la secte, figurent l'amende, le baisement des pieds et des mains des affiliés, les soufflets, le noircissement de la figure et la suspension; et que les peines afflictives sont la destitution, la réparation des dommages, les coups, le *sfregio* et enfin la mort. Dans ses remarquables recherches, Lombroso rapporte que, s'il s'agit d'accomplir un méfait ou une vengeance, le camorriste n'hésite pas à blesser, et même à tuer sa victime, mais que pour sa vengeance particulière, il recourt de préférence au *sfregio* sur le visage de son adversaire, à l'aide d'un rasoir. Enfin, Monnier et Mastriani assurent aussi que le *sfregio* est une des pratiques ordinaires de la secte, un châtiment qu'elle inflige même au besoin pour le compte d'autrui.

A l'appui de notre assertion, nous avons ce fait bien connu que le *sfregio* est rarement signalé dans les régions où la *Camorra* est inconnue, et même dans les pays voisins et dans les environs immédiats de Naples, où la *Camorra* n'a jamais pu prendre pied. A cet égard, Lombroso ajoute que « si, par hasard, quelques tentatives se sont produites, dans les villages ou les campagnes des alentours de Naples, elles ont échoué devant l'aversion et les démonstrations énergiques des populations. » Dans l'espace de dix ans, à Nocera, ville peu éloignée de Naples, on n'a eu à déplorer, d'après le témoignage du délégué local de la sûreté publique, que deux seuls cas de *sfregio*, et encore les victimes étaient-elles des courtisanes.

Le mandat d'infliger le *sfregio* est toujours confié à un *picciuotto*. Ce titre que l'on donne aux jeunes garnements qui s'initient dans les mystères de la *Camorra*, correspond à un des cinq degrés hiérarchiques qu'il faut successivement franchir pour devenir camorriste effect f : *giovanotto onorato, picciuolo, picciuolo di sgarra, picciuolo di reggimento, capo picciuotto* (Pucci).

Le camorriste effectif n'inflige jamais le *sfregio* de sa main, ni pour son compte ni pour celui des autres; pourtant sa femme d'ordinaire aura été *sfregiata* par lui, lorsque jeune encore et n'étant que *picciuotto*, il lui faisait la cour.

L'âge des *sfregiatori* varie, sauf de rares exceptions, entre 16 et 30 ans, comme j'ai pu m'en assurer par l'examen de 60 procès criminels et par de nombreuses informations qui m'ont été fournies par des camorristes. Le 70 %, d'entre eux est bien connu de la police et se recrute parmi les repris de justice. Ils sont, pour la plupart, adonnés à des métiers vils ou à des professions basses: vidangeurs, revendeurs, camelots, marchands ambulants, etc. J'ai pu examiner personnellement douze de ces jeunes gens, dans les prisons ou en liberté. Plus tard, en donnant plus d'extension à mes recherches sur les *sfregiatori*, je présenterai en détail la description de leur physique. Qu'il me suffise aujourd'hui de signaler chez eux la fréquence des asymétries du visage, des pommettes saillantes et d'autres indices très apparents de dégénérescence, comme le petit lobe darwinien, les dents surnuméraires, les yeux coupés obliquement, le nez aplati.

Presque tous les *sfregiatori* tirent vanité de leurs forfaits et s'en vantent comme de traits de bravoure. Un d'eux, Nicolas P..., surnommé *u mimmo* (le mime), *picciuotto* de la section Porto, qui épousa son amante après lui avoir *sfregiata* la figure, me disait que parmi eux on balafrait sa maitresse non seulement pour attester la supériorité de l'homme sur la femme, mais aussi afin que tous pussent reconnaitre à cette marque caractéristique qu'elle appartenait à un homme capable au besoin de la faire respecter.

D'après les registres des Incurables, l'âge auquel la plupart des femmes sont *sfregiate* varie entre 15 et 26 ans; il est rarement de plus de 40 ans.

Parmi les balafrées, le nombre des filles est supérieure à celui des femmes mariées; les veuves viennent en dernière ligne.

Très souvent les femmes qui sont victimes de ce genre d'attentat se donnent pour des femmes de ménage; il en est qui font les revendeuses; viennent ensuite les domestiques, tailleuses, coiffeuses, blanchisseuses et enfin les courtisanes matriculées. Il est à remarquer que nombre de celles qui se disent femmes de ménage, ne sont en réalité que des entremetteuses clandestines ou notoires, se dissimulant sous cette dénomination élastique. Généralement on peut affirmer, sans crainte d'erreur ni de démenti, que les femmes ainsi *sfregiate* ne sont pas des vertus de premier ordre; tout au plus appartiennent-elles à la couche moyenne entre l'honnête femme et la courtisane; épouses sans grands scrupules, vierges de rue destinées à devenir des filles de ruisseau, ou veuves dont les larmes ont bientôt tari.

Le *sfregio* est le plus en vogue dans les quartiers mal famés où pullulent les femmes de mauvaise vie. Au syphilicome de Naples, sur 100 femmes qui se présentèrent à la visite et dont 32 étaient des courtisanes, plusieurs avouèrent qu'avant de se livrer à la prostitution, elles ava'ent été *sfregiate* par celui-là même qui les avait déshonorées d'abord et aban.lonnées ensuite.

Toutes mes recherches, tous les nombreux renseignements que je dois à M. le chevalier Donadio, secrétaire de la Questure à Naples, me font conclure que ce genre d'attentit se commet le plus fréquemment dans les quartiers de Vicaria, Mercato, Prato, Pendino; ensuite dans ceux de la Stella et Montecalvario, qui sont les repaires des camorristes (Lombroso). S. Ferdinando, Chiaia, San Giuseppe off ent un moindre contingent.

D'ordinaire c'est l'homme qui balafre la femme; souvent aussi les hommes se balafrent entre eux. Par jalousie de cœur ou de métier, on a vu des femmes se balafrer entre elles; mais il est plus rare qu'une femme se venge ainsi de son amoureux.

A l'hôpice des *Pellegrini*, où sont admis les hommes atteints de blessures graves, la statistique présente une moyenne annuelle de balafrés bien moindre que celle que les *Incurabili* nous fournit pour les femmes. Il n'y a guère, par an, que de 3 à 8 cas d'individus blessés dans un but de *sfregio*.

Les motifs qui poussent à commettre cet attentat sont le plus fréquemment la jalousie, une vanité déplacée, les mauvais instincts; parfois c'est aussi une vengeance (*vendetta*) à assouvir au compte de celui que balafre, ou par ordre de la secte, ou bien encore par mandat de quelque particulier qui a besoin d'un sicaire et qui le paie.

Ce qui précède ne doit pas induire à croire que le *sfregio* n'existe que dans les bas-fonds les plus immondes de la ville de Naples. De nos jours la contagion morale monte et envahit, plus largement que par le passé, d'autres couches sociales jusqu'ici indemnes ou peu atteintes.

Le penchant si connu à l'imitation, la tradition héréditaire, une impressionnabilité excessive, une explosion exagérée de transports affectifs, expliquent comment, chez le peuple napolitain, une aussi déplorable contume puisse gagner du terrain parmi les classes moyennes.

Sur 78 cas qui ont été soumis à nos observations, nous avons pu constater par 18 fois que des jeunes gens, honorables du reste, mais emportés par une passion indomptable, par un accès de jalousie ou par un froissement d'honneur, avaient balafré le visage de

leur maîtresse. La femme laide ou enlaidie passe pour plus fidèle;
peut-être, en frappant leur maîtresse au visage, voulaient-ils
atteindre la cause de soupçons toujours renaissants, de brouilles et
querelles d'amoureux incessantes. Dans ces cas, un *sfregio*, loin
de briser les liens de l'affection mutuelle, ne fait souvent que les
resserrer davantage, et décider une union par laquelle une jeune fille
qui, sans cela, eût été perdue d'honneur dans l'opinion publique, se
voit réhabilitée.

Il en est à peu près de même chez les camorristes. La femme
qui a reçu un *sfregio* ne dénonce jamais celui qui l'a frappée; au
contraire, elle s'attache à lui davantage, toute orgueilleuse d'appartenir à l'homme qui l'a défigurée. A ses yeux le *sfregio* est une
action glorieuse (*un atto « guapposo »*) qu'elle admire, dont elle
est fière et dont d'autres peut-être lui portent envie. Qu'on remarque qu'il n'y a pas là un sentiment de générosité, mais simplement de vanité. C'est le même sentiment qui fait que, le mariage
conclu, le camorriste, sans manifester une grande tendresse pour
sa famille, l'entoure cependant de luxe (Lombroso). Il offre à sa
femme les grandes *roses* de perles (sorte de pendants d'oreilles),
des bracelets, des toilettes coûteuses pour les promenades à Notre-
Dame de la Neige, à *Montevergine*, ou *Fuori-Grotta*; ce qui ne
l'empêche ni d'avoir en secret des concubines ni de fréquenter les
mauvais lieux.

Dans les dernières classes sociales, le *sfregio* s'applique d'ordinaire avec une froide préméditation. En voici une preuve.

Des recherches minutieuses, des renseignements reçus de M. Ca-
nale, qui fut longtemps délégué de la sûreté publique à la section
Porto, me mettent à même d'affirmer que, chez les camorristes,
le *sfregio* s'applique de différente façon suivant le motif plus ou
moins grave qui l'a provoqué. Le *sfregio* par *sympathie*, comme
ils l'appellent dans leur argot, forme le cas le plus fréquent; ce
genre de balafre se fait à l'aide d'un rasoir bien affilé, de l'oreille
à la lèvre, horizontalement; la cicatrice dans cette direction se
confond presque avec les traits du visage sans trop le défigurer
et quelquefois même, elle ajoute une certaine grâce au minois co-
quet des filles du peuple. Aussi dans quelques cas advient-il que le

juge, tenant compte de ce que la défiguration n'est que momentanée, n'applique que la peine réservée à une simple blessure volontaire.

Plus grave est le *sfregio* par *vengeance*, pour lequel on se sert d'un rasoir ébréché, afin de mieux déchirer les chairs, et qui se pratique de haut en bas, en obliquant vers l'œil. Le visage est ainsi plus défiguré; la blessure est plus apparente et peut atteindre non seulement les yeux, mais même les glandes salivaires. Ce cas s'est présenté naguère chez un individu admis aux *Pellegrini*. Ce genre de *sfregio* est spécialement réservé aux espions et aux agents de police.

Hors de Naples, comme nous l'avons dit, le *sfregio* est assez rare. On n'en constate guère de cas que dans quelques villes de la Sicile, et il n'y est en usage que parmi les afûliés à la *Mafia* (association de malfaiteurs, mère, fille ou sœur de la *Camorra*).

Par suite de la différence d'instincts et de coutumes du bas-peuple sicilien et du bas peuple napolitain, le *sfregio* n'a pu prendre racine chez le premier, qui le délaisse pour des moyens plus violents, plus cruels, qui vont jusqu'à l'assassinat.

De ces faits, bien que succinctement exposés, nous pouvons déduire :

1° que le fâcheux usage du *sfregio*. importé chez nous avec la *Camorra*, est devenu endémique à Naples, parce que dans cette ville seulement cette secte a pu se populariser et jeter de profondes racines;

2° que le *sfregio* n'est qu'une forme spéciale de la délinquance et procède le plus souvent d'une tendance innée à mal faire; la preuve en est que la couche sociale dans laquelle cet attentat est le plus en vogue (afûliés à la *Camorra*, repris de justice, femmes perdues, etc.) est aussi celle où le délit trouve le terrain le plus favorable, celle où le sens moral est le plus perverti, où la vanité est morbide, où les marques de la dégénérescence sont les plus abondantes et les plus saillantes;

3° que, à cause de son naturel tout spécial, dû aux influences cosmo-telluriques, de ses tendances à l'imitation et surtout de son affectivité excessive et toujours débordante, le peuple napolitain, plus que tout autre, devait adopter le *sfregio*; cette manifestation criminelle entre si bien dans ses habitudes que sortant peu à peu de son premier domaine, ce genre de délit s'est répandu même au-delà des basses classes, n'inspire plus la même aversion et n'est guère considéré, surtout dans ces derniers temps, que comme un délit inspiré par la passion;

4° que, tenant compte de son origine, le *sfregio* peut être considéré comme une manifestation mitigée d'instincts qui se révèlent ailleurs d'une manière bien plus grave. Cette mitigation pourrait être le fait du milieu où le *sfregio* se produit le plus fréquemment. Parmi les associations de malfaiteurs, la *Camorra*, en effet, a toujours été une des plus avancées. Elle a une organisation, une discipline, des traditions, une sorte de code qui se transmet oralement. Elle s'arrête au *sfregio*, là où le brigandage et la *Mafia* ont recours à l'assassinat.

Le Napolitain venge une offense par un coup de rasoir sur la figure, le Corse et le Sarde encore arriérés en plongeant un poignard dans le cœur. Où l'un tue, l'autre se contente de défigurer.

Un genre de crime analogue au *sfregio* prend vogue en France. Là, de même, le milieu social est évidemment avancé. Mais la chimie y remplace le poignard et le rasoir par l'acide sulfurique, arme terrible, qu'aucun code pénal n'avait prévue jusqu'ici.

Nocera, 1 novembre 1885.

Sur les réformes les plus urgentes à introduire dans le code pénal italien en conformité aux principes de l'anthropologie criminelle, par M. l'avocat F. Puglia.

Si l'on observe la fausse direction prise par le droit pénal dans la pratique judiciaire, on est obligé de reconnaître la nécessité de chercher d'abord et d'adopter ensuite des mesures aptes à conjurer les maux graves et nombreux qui en résultent pour le maintien de l'ordre juridique. Cette fausse direction est, sans contéste, l'effet direct de l'inconciliabilité des conséquences scientifiques des études expérimentales et d'observation dont l'homme criminel a été l'objet, avec les principes juridiques des criminalistes sanctionnés

par le Code pénal italien, semblable en cela à tous les autres codes
en vigueur actuellement en Europe et chez les peuples civilisés.
Le Code pénal italien, élaboré par des personnes aux vues certainement vastes et profondes, mais qui n'ont étudié, dans la science
criminelle, que la simple entité abstraite et métaphysique du délit
en laissant de côté la personnalité concrète, réelle et agissante du
criminel, sauf au point de vue, très simple et métaphysique lui-même,
des causes qui augmentent ou diminuent sa responsabilité — le Code
pénal italien sanctionne implicitement la doctrine d'après laquelle
le délit est le résultat de la libre volonté de l'homme, c'est-à-dire
d'une puissance psychique de nature toute particulière, capable de
résister, sauf dans des cas exceptionnels et d'un nombre très limité, soit aux stimulants intérieurs, soit à l'influence des agents
extérieurs. L'état organique des délinquants, le milieu social, la
position tellurique (climat, etc.) où ils vivent, toutes ces circonstances et beaucoup d'autres qui concourent d'une manière plus ou
moins efficace à ce que les phénomènes criminels se produisent, n'ont
aucune importance pour la plupart des criminalistes, et ne sauraient
être prises en considération dans l'application du code pénal à la
pratique judiciaire, qui elle-même s'inspire des principes de ces
mêmes personnes.

D'autre part, les anthropologistes, les psychiatres, les psycho-
logues les plus autorisés soutiennent des idées diamétralement opposées. Ils nient formellement que l'on puisse rencontrer parmi les puissances psychiques de l'homme, celle du *libre arbitre*. Ils admettent,
sur la base de résultats expérimentaux, que les phénomènes psychiques sont les conséquences nécessaires des phénomènes physiologiques; que, par conséquent, le développement normal de ces
phénomènes dépend directement des fonctions normales du système
nerveux et des autres organes corporels; ils soutiennent que le
milieu social, le milieu physique, l'état de l'organisme exercent
une influence différente, selon les cas, sur les fonctions psychiques.
Quelques criminalistes ont essayé d'introduire ces idées, contraires
aux idées dominantes, dans le droit criminel et sont arrivés à
des conséquences opposées à celles de leurs prédécesseurs dans
la science. En effet, ils soutiennent que le délit est un phénomène naturel, nécessaire, régi par des lois spéciales; qu'il est

l'effet de différents facteurs que l'on peut classer en trois catégories: les facteurs *sociaux, physiques* et *anthropologiques*. Ces criminalistes, dont les idées sont les nôtres, croient fermement que pour la réintégration de l'ordre juridique, dans le véritable sens du mot, il est nécessaire, lorsqu'on formule des préceptes législatifs, de tenir compte des études faites sur l'homme délinquant. Pour déterminer d'une manière positive la responsabilité juridique du délinquant, ils posent les principes fondamentaux qui suivent: *classification* des délinquants, d'après les résultats scientifiques obtenus à ce jour, pour déterminer le genre de peines nécessaires aux différentes natures criminelles ; *mesure* des différents degrés de responsabilité d'après le différent degré de perversité (*temibilità*) présenté par le délinquant.

Deux écoles se trouvent donc en présence. L'une que l'on a voulu appeler l'école *classique* et que l'on pourrait dénommer avec plus de raison l'école métaphysique. C'est celle des criminalistes qui suivent l'ancienne méthode scientifique, la routine classique. L'autre, dite école *positive* ou *anthropologique* qui prend son point de départ dans les plus récentes découvertes de l'anthropologie. La lutte entre les deux écoles est engagée. Cette lutte ne peut manquer d'apporter un progrès notable à la science criminelle, si, de part et d'autre, on combat sans esprit de système et sans animosités personnelles.

En attendant, les avocats cherchent à tirer profit de cette lutte scientifique, — ceux du moins qui, dans l'exercice de leur profession, ont, comme de règle, beaucoup moins pour objectif l'intérêt de la science que celui de leurs clients. Il en résulte souvent que les vérités scientifiques sont malmenées par eux dans la pratique judiciaire. La chose se comprend: ils se servent des idées des criminalistes anthropologistes pour en faire l'application au code actuel, qui est en opposition avec ces mêmes idées, et en viennent à cette conséquence déplorable d'obtenir souvent le renvoi de leurs clients ou, sinon leur mise en liberté, du moins une diminution de peine. Il n'est personne fréquentant les cours d'assises ou les tribunaux correctionnels qui n'entende, presque dans chaque cause, des avocats défenseurs invoquer, sans pudeur, en faveur des accusés, la *force irrésistible*, comme cause efficiente de crimes quelquefois honteux et monstrueux; — ou encore faire valoir, aux yeux des magistrats, comme circonstances atténuantes, la *condition sociale* du délinquant, la *passion violente* qui l'a poussé au délit, le *tempérament* et une foule d'autres circonstances que l'école anthropologique regarde dans nombre de cas comme des *circonstances aggravantes* de la responsabilité. Jamais on n'a vu faire, comme aujourd'hui, pareil abus de la *force irrésistible*; jamais on n'a aussi souvent induit en erreur les jurés, contre qui désormais les gens honnêtes, justement soucieux de la sûreté sociale, élèvent la voix, indignés de ce que, en considération de la force irrésistible, les pires et plus vulgaires malfaiteurs sont renvoyés des poursuites ou condamnés à des peines insuffisantes.

Ce qui est plus regrettable encore pour nous, si possible, c'est de voir que ces inconvénients trop fréquents dans la pratique judiciaire sont mis à la charge des doctrines des psychiatres et des anthropologistes criminalistes, tandis que l'erreur et le mal viennent non pas de ces doctrines, dont la juste application serait au contraire la régénération du droit criminel, mais de l'application fausse qui en est faite au code pénal actuel, application qui induit forcément en erreur les jurés, les moins compétents de tous les juges quand il s'agit de déterminer la responsabilité des délinquants communs. On s'étonne aussi, et avec raison, d'entendre certaines invectives et certains sarcasmes à l'adresse des idées scientifiques modernes, proférés par des criminalistes qui jouissent, à juste titre, d'un renom de penseurs. Que n'ont-il la patience et l'impartialité d'examiner attentivement les postulats de l'école criminaliste positive! d'être au moins tolérants — ce n'est pas trop demander — envers des hommes de foi et de bonne foi qui s'efforcent de faire avancer la science criminelle, qui cherchent les meilleurs moyens de mettre la société à l'abri des attaques des délinquants les plus dangereux, et en même temps de donner l'ostracisme à certaines peines barbares et cruelles, de combattre le sentiment de vengeance qui anime encore les législateurs de notre temps! Si tel est l'état des choses en Italie où l'école criminaliste anthropologique, dont Lombroso est le chef, a jeté les bases d'une science positive des *délits* et des *mesures répressives*, en Italie plus qu'ailleurs on doit éprouver le besoin de réformer les lois pénales selon les principes de la science moderne; en Italie plus qu'ailleurs les partisans du *naturalisme* en droit criminel ont le devoir de tenter une réforme des lois, ne fût-ce que pour répondre au défi que nous portent quelques-uns de nos adversaires.

Ces considérations, il y avait longtemps déjà que je les faisais en moi-même, lorsque j'eus le plaisir de lire dans la *Rivista critica* que dirige notre collègue M. le prof. Angiulli, un fragment de conférence de l'illustre Tommasi sur la *force irrésistible*, où notre grand physiologiste et naturaliste remarquait que si l'on ne pense pas à modifier en temps utile les codes, selon les idées scientifiques modernes, la société va à l'encontre de dangers sérieux. Cette lecture me décida à écrire à Lombroso pour lui montrer la nécessité de nous réunir en congrès afin de résoudre quelques-unes des questions fondamentales, combattues et soutenues par des arguments opposés, au sujet de la responsabilité des délinquants. Lombroso ne crut ni nécessaire, ni peut-être même utile de convoquer un congrès, n'espérant peut-être pas qu'un accord fût possible entre des criminalistes aux idées si disparates. Le besoin d'une réunion s'affirma de plus en plus, à mesure que des recrues nouvelles vinrent grossir la petite phalange des maîtres et de leurs premiers disciples. Le congrès de Rome répond à ce besoin.

Je ne m'étendrai pas davantage sur la démonstration de la nécessité qu'il y a à réformer le code pénal selon les derniers principes de la science. Je me borne à répéter ce que j'ai dit ailleurs et ce qui résume ce que je pourrais dire de plus: « La nécessité de réformer le code pénal en vigueur, dans quelques-unes « au moins de ses dispositions, est chose évidente, parce que sans « de telles réformes la contradiction, pernicieuse pour l'ordre social, « qui existe entre la *science moderne* et *la loi positive* ne saurait disparaître, ni les citoyens se sentir rassurés, alarmés comme « ils le sont par les renvois fréquents et la mise en liberté « de délinquants redoutables par leur perversité (*temibili*), à la « suite de verdicts qui admettent la *force irrésistible* ou *semi-irré-* « *sistible* ou d'autres circonstances que la doctrine ordinaire regarde comme circonstances atténuantes, tandis qu'une doctrine « plus positive y voit souvent, au contraire, des circonstances aggravantes. »

Mais quelles sont les réformes à introduire dans le code pénal aujourd'hu' qu'un nouveau projet doit être discuté par les Chambres? Disons le franchement: si le code devait être réformé selon les doctrines de l'anthropologie et de la sociologie criminelle, il faudrait rayer du code un grand nombre de dispositions concernant non seulement la *partie générale* mais aussi la *partie spéciale* de la législation pénale. J'ai essayé, il y a deux ans, de rédiger un projet de code pénal dont l'anthropologie était la base, par rapport à la première partie. J'y établissais par un article spécial le *critérium juridique* apte à déterminer, selon moi, la responsabilité des délinquants. D'autres articles suivaient concernant la classification des délinquants et les règles générales correspondantes de répression du délit. Une suite d'articles traçaient les règles juridiques appelées à rendre complet le développement des principes fondamentaux de l'école criminelle anthropologique, pour autant que la chose était faisable dans les limites étroites d'un projet de code pénal. Mais nous faisions œuvre vaine, du moins pour la pratique. Serait-il possible, en effet, à l'état actuel des choses, avec la lutte engagée entre les deux écoles, de réclamer la rédaction et la mise en vigueur d'un code inspiré aux idées positivistes? Nous ne le croyons pas, les principes de la nouvelle école n'ayant pas encore acquis la popularité, condition nécessaire pour qu'une idée scientifique devienne *opérative* et *efficiente* dans la vie sociale. Il est toutefois du devoir des *naturalistes juridiques* de proposer, dès maintenant, les réformes qu'un code pourrait admettre, indépendamment de l'acceptation ou non des principes fondamentaux de tel ou tel autre système scientifique, car il est des vérités de fait dont l'évidence est telle que même des adversaires ne les peuvent nier, pour peu qu'ils consentent à envisager et à discuter les questions sans préjugés, et sans parti pris systématique. Examinons donc quelles sont les réformes partielles que l'on pourrait dès aujourd'hui porter dans le domaine pratique du code pénal.

Nous croyons devoir, avant tout, dire avec franchise que le projet de l'illustre Mancini mis en comparaison avec ceux de MM. Zanardelli et Giannuzzi-Savelli présente une différence profonde dans les dispositions principales de la partie générale. Le projet Mancini contenait quelques dispositions qui pouvaient être admises par les criminalistes positivistes et anthropologistes, sauf à les mettre plus tard en harmonie avec d'autres règles juridiques également fondées sur le naturalisme. Il serait inopportun d'en venir ici à un examen détaillé de ces dispositions. Je me bornerai à la remarque que le projet en question s'inspirait à un des principes les plus importants de l'anthropologie criminelle, celui des caractères de la *passion* ou *impulsion criminelle*, comme constituant un des éléments essentiels à l'évaluation des différents degrés de responsabilité des délinquants. En effet, le premier alinéa de l'art. 90 déclarait *circonstances aggravantes* du crime, les *passions* honteuses et déshonorantes, les *causes légères* et *frivoles* qui déterminent la volonté du délinquant. On venait par là à rayer la *préméditation* du nombre des circonstances aggravantes, et avec raison; car la préméditation n'est pas toujours la révélation d'une plus grande perversité. Or, les projets de MM. Zanardelli et Giannuzzi-Savelli ont effacé cette disposition, ainsi que d'autres non moins importantes qui constituaient une innovation des plus utiles. Les projets en question marquent donc, d'après nous, un pas en arrière en comparaison de celui de M. Mancini.

Mais laissons là ces considérations sur les côtés bons ou mauvais des projets présentés et revenons à notre sujet.

Un article de loi dont la compilation requiert la plus grande attention est celui qui établit le principe fondamental sur lequel se fonde le code pénal: la détermination des éléments constituant l'imputabilité juridico-pénale.

La première question à résoudre, celle qui se présente dès l'abord, c'est la question de la nécessité ou non-nécessité que le code admette et sanctionne la *force irrésistible intérieure* comme circonstance *dirimante* de la responsabilité.

On connaît les idées des plus insignes jurisconsultes de l'école métaphysique pour et contre cette nécessité. Beaucoup d'entre eux croient que la seule *force irrésistible* qui puisse avoir une efficacité criminelle est la *force irrésistible extérieure*. Ils n'ont donc voulu faire mention que de celle-là dans le code. D'autres, en bon nombre, ont fait remarquer que la *force irrésistible intérieure*, en tant que circonstance annulant ou diminuant la responsabilité, ne saurait être effacée des lois, puisqu'il est des cas où une puissante force morale, comme par exemple le sentiment de l'honneur, peut pousser irrésistiblement un individu de conduite morale et soumis aux lois, à commettre tel ou tel délit, spécialement contre les personnes.

D'autre part, quelques criminalistes de l'école positive se sont montrés hostiles à cette dernière doctrine, se basant sur ce que le libre arbitre étant inadmissible d'après les résultats de l'expérimentalisme moderne, tout délit est nécessairement l'effet d'une force plus ou moins irrésistible.

Nous ne saurions, quant à nous, partager l'idée que la négation du libre arbitre doive de nécessité faire envisager le délit comme l'effet d'une force irrésistible; nous voyons plutôt dans le délit le résultat de différents facteurs qui ont *nécessairement* déterminé son apparition. Mais admettons seulement la vérité de cette doctrine: nous ne croyons pas que pour cela l'on doive en venir à la conséquence d'effacer du code toute disposition qui contemple le cas d'un délit commis sous l'influence d'une *impulsion morale irrésistible*. De même qu'il est juste d'admettre que les *passions honteuses et déshonorantes*, les *causes frivoles et légères* constituent des circonstances aggravantes du crime, de même nous devons admettre comme circonstance atténuante la passion morale et honorable, et comme circonstances annulant la responsabilité, ces puissantes impulsions éthiques qui poussent au délit des personnes d'une conduite morale précédente irréprochable.

C'est pourquoi, ne voulant pas apporter une profonde innovation dans le code pénal par rapport aux causes qui excluent l'imputabilité selon les enseignements de l'école criminelle positive, nous croirions nécessaire d'introduire dans le code un article dont la teneur se rapproche de la suivante:

« N'est pas imputable du délit commis celui qui, au moment « où il agissait, se trouvait en état d'aliénation mentale ou fut « contraint à le commettre par une impulsion morale à laquelle « il ne pouvait résister ».

Nous ne croyons pas devoir parler de force *semi-irrésistible*. Cette expression est absurde, car il est impossible de concevoir des degrés différents d'*irrésistibilité*, ce mot signifiant le degré extrême de la *nécessité psychique*.

Une autre disposition à introduire dans le projet de code

pénal nous paraît celle qui doit régler le sort des délinquants *fous* ou à *demi fous*. Désormais tout le monde reconnaît la nécessité de fonder des asiles de criminels-aliénés (*manicomi criminali*) pour cette catégorie de délinquants. Mais il faut que le code règle convenablement les mesures de sûreté sociale à adopter à leur égard. Nous croyons qu'un article de loi rédigé dans le sens suivant répondrait à ce *desideratum*.

« Les délinquants aliénés ou semi-aliénés seront renfermés
« dans des asiles spéciaux. Ils ne pourront être remis en liberté
« sinon en vertu de délibération prise par un collège d'experts
« phréniatres désignés pour les examiner par l'autorité administra-
« tive, sur la demande du directeur de l'asile ».

On éviterait par là les effets du bon plaisir, soit du directeur de l'asile soit du Conseil d'administration, et l'on éliminerait l'ingérence de l'autorité judiciaire qui, organisée comme elle l'est actuellement, cause peut-être plus de dommages qu'elle ne rend de services à la bonne administration de la justice pénale.

Les délinquants incorrigibles et les délinquants d'habitude devraient être l'objet de dispositions spéciales. Les Chambres françaises se sont déjà occupées des incorrigibles: il serait bon que les nôtres suivissent leur exemple. L'expérience ne nous démontre que trop l'existence de semblables individus et l'anthropologie criminelle nous les explique scientifiquement. Mais tous les délinquants incorrigibles ne sont pas également dangereux pour l'ordre social. Il en est dont les penchants criminels se manifestent par des délits de nature légère. Une disposition dans le sens qui suit préviendrait la sanction de condamnations disproportionnées au degré de crainte qu'inspirent certains délinquants:

« Les délinquants nés et incorrigibles seront condamnés à la
« réclusion perpétuelle lorsqu'ils sont reconnus dangereux pour
« l'ordre social ».

La *préméditation* comme circonstance aggravant la responsabilité, devrait être remplacée par d'autres circonstances bien plus aptes à déterminer la *nature perverse* du délinquant, ou pour mieux dire le degré de danger dont il menace la société. L'art. 90 du projet Mancini s'inspire de la même pensée. La formule législative à adopter pourrait être la suivante:

« Il est des circonstances aggravantes communes à tous les dé-
« lits. Tels sont :

« 1° les cas où des passions honteuses et déshonorantes, des
« causes légères ou frivoles déterminent la volonté des délinquants;

« 2° ceux où le fait en lui-même renferme la violation de
« devoirs graves et spéciaux, ou constitue une offense aux senti-
« ments d'humanité, de patrie, de famille;

« 3° ceux enfin où l'exécution du délit a été accompagnée
« de perfidie, ingratitude, fraude et astuce, abus d'autorité, sévices
« ou actes de cruanté ».

La raison qui conseille de ne pas tenir compte de la préméditation est la suivante: le temps plus ou moins long qui passe
entre la conception du dessein criminel et son exécution, le plus ou
moins de sangfroid et de calme dans la détermination, ne sont pas
des circonstances qui, par elles-mêmes, révèlent un degré plus élevé
de perversité (*temibilità*) du délinquant. C'est plutôt la nature de
la passion, ou celle des motifs ayant déterminé le délit qui doit être
prise en considération; ces derniers constituent en effet l'essence de
l'acte psychologique, base de la responsabilité pénale.

Telles sont, selon moi, les réformes les plus urgentes à introduire dans le code pénal, si l'on ne veut pas aborder dès maintenant les plus graves problèmes de la criminalité. Les inconvénients
qu'on déplore dans l'administration de la justice pénale, résultent
du défaut de dispositions législatives opportunes et conformes aux
résultats de la science positive, notamment de l'anthropologie criminelle. Tant que certains anachronismes n'auront par disparu des
codes, l'ordre juridique ne pourra être convenablement réintégré.

Note sur le mouvement de la criminalité en Italie, par M. L. Bodio, directeur général de la Statistique italienne.

Dans un rapport présenté à la Commission de la statistique
judiciaire on a essayé de déterminer le mouvement de la criminalité dans son ensemble et pour chacune des espèces principales
d'infraction.

La Commission, ayant approfondi le sujet par une ample discussion, a prononcé son verdict, en déclarant que la tendance à diminuer est évidente pour l'ensemble des crimes et délits et spécialement pour les plus graves; que cette tendance est surtout reconnaissable à partir de 1879. Elle a, d'autre part, ajouté, dans une série de *considérants*, que les comparaisons ne sont point aisées à établir; qu'elles sont même, à plusieurs points de vue, impossibles entre les chiffres postérieurs à 1878 et ceux qui arrivent jusqu'à cette année-là, à cause des méthodes différentes suivies dans les deux périodes pour la classification des figures et pour le choix des moments auxquels la marche du procès pénal était fixée et retracée.

Dans ces notes, que nous tenons à offrir aux membres du congrès international d'anthropologie criminelle, comme souvenir des cartes de géographie pénale qu'ils ont vues exposées autour de la salle de leur savants débats, nous croyons devoir nous borner à la période la plus récente; nous ferons grâce aux lecteurs des explications et réserves qu'il serait indispensable de joindre aux données numériques antérieures à 1879, si l'on voulait remonter plus haut par les aperçus comparatifs (1).

Mais si nous devons renoncer à remonter plus haut que l'année 1879 pour ne pas être forcés d'entrer dans un labyrinthe d'explications qui seraient excessivement fatigantes pour des lecteurs peu familiers avec nos lois de procédure, nous avons aujourd'hui l'avantage, en rédigeant ces quelques pages, à plus d'une année de distance du Congrès, de pouvoir ajouter les notices d'une année de plus, celles de 1885 (2), qui sont venues confirmer les conclusions

---

(1) Voir les compte rendus de la Commission pour la statistique judiciaire. Session de novembre et décembre 1885.

Voir aussi le volume ayant pour titre: *Movimento della delinquenza secondo le statistiche degli anni 1873-83*, Roma, tip. Botta, 1886.

Depuis 1879 les renseignements de la statistique judiciaire sont consignés chaque jour par les soins des greffiers *(cancellieri)* dans des régistres spécialement destinés à la statistique, au moment où chaque procès est *épuisé*. Cette registration continuelle et journalière donne une garantie bien plus grande d'exactitude que ne pouvait le faire l'ancienne methode, qui consistait à demander aux greffiers *(cancellieri)* une recherche rétrospective sur la marche des affaires judiciaires pendant l'année écoulée.

Il y a, en outre, des défauts d'homogénéité qui affectent plus spécialement l'une ou l'autre catégorie d'affaires judiciaires, et qu'on trouve expliqués dans les publications citées.

(2) Les notices de l'année 1885 sont empruntées aux comptes rendus sommaires annexés aux discours de rentrée des Procureurs généraux; par conséquent elles pourraient subir quelques legères corrections dans la publication définitive de la statistique judiciaire.

formulées par la commission, savoir que la criminalité tend à décroitre, notamment pour les infractions les plus graves.

Il est clair que la physionomie de la criminalité en Italie abandonne, peu à peu, ce caractère de violence sanguinaire qu'elle affectait et tend à se rapprocher des caractères qui sont plus communs aux Etats de l'Europe centrale et nord-occidentale.

Cependant l'infraction pénale est un phénomène très complexe. L'analyse statistique de cet ensemble de faits doit le retracer à de différents points de vue, avant d'essayer d'indiquer la résultante des éléments de ce système.

Ce n'est pas, à coup sûr, une tâche facile que d'établir si, à un moment donné, la criminalité tend à s'aggraver ou à se réduire, car il n'arrive jamais que toutes les espèces de crimes diminuent ou s'accroissent à la fois, et encore moins que les variations se produisent dans le même sens et au même degré dans toutes les provinces. Notons encore qu'il ne pourrait y avoir une aggravation ou un allègement continuel sans qu'il y ait des moments d'arrêt ou de marche à rebours.

C'est pourquoi il sera utile de commencer par tracer la courbe générale, pour ainsi dire, ou le mouvement de l'ensemble des infractions, pour passer ensuite à marquer les courbes spécifiques des principaux types d'infractions. Il suffira, enfin, de quelques mots pour indiquer les traits les plus saillants de la géographie criminelle de l'Italie, puisque les tableaux graphiques parlent clairement d'eux-mêmes.

Étudions la marche successive des affaires. Commençons par les dénonciations, et voyons, à côté du nombre des affaires dont ont été saisis les représentants du Ministère Public, le nombre des prévenus et celui des infractions dont il s'agissait pour chaque année successive à partir de 1879.

La marche descendante de ces faits est évidente. Il y a eu des limites de *maximum* en 1880 ; les chiffres les plus réduits sont ceux de la dernière année.

Table L.

Dénonciations sur lesque'les les représentants du Ministère public ont pris une détermination.

Années	Affaires terminées (non compris celles renvoyées aux archives)	Infractions	Prévenus (a)
		Chiffres effectifs.	
1879	247,980	273,251	267,485
1880	268 942	290,432	280,500
1881	240,950	264,529	256,324
1882	237,975	263,019	260,868
1883	235,087	260,276	256,354
1884	226,4'2	253,275	253,009
1885	219,013	241,926	» (b)
		Rapports proportionnels à 10,000 habitants (c).	
1879	87.20	96.09	94.66
1830	94.28	101.82	95.82
1881	84.66	92.95	90.27
1882	82.82	91.54	90.79
1883	81.68	89.72	88.87
1884	77.11	86.26	88.22
1885	73.74	81.26	» (d)

En suivant les phases du procès pénal, passons aux instructions sur lesquelles on a rendu une ordonnance.

Ici nous remarquons, depuis 1880, une diminution constante dans le nombre des prévenus et dans celui des infractions, devant les chambres d'accusation et devant les juges d'instruction. Il est

---

(a) Il faut remarquer que tandis que les chiffres des infractions se réfèrent à toutes les affaires, ceux des prévenus se réfèrent seulement aux affaires dont on connaissaient les auteurs.

(b) Cette notice pour l'année 1885 ne se trouve pas dans le compte rendu sommaire d'où les données ont été tirées.

(c) La population sur laquelle sont établis les rapports est celle qui est calculée à la fin de chaque année d'après les recensements et le mouvement annuel de l'état civil.

même aisé de voir que la diminution est plus rapide dans la phase la plus avancée des deux, ce qui revient à dire que la réduction est plus grande pour les crimes que pour les délits. Nous aurons l'occasion tout à l'heure de trouver cette conclusion confirmée directement par les faits.

Table **II.**

INSTRUCTIONS *sur lesquelles les juges d'instruction et les cha* b *es d'accusation ont pris une détermination.*

Années	Cabinets des juges d'instruction		Chambres d'accusation	
	Prévenus	Infractions	Prévenus	Infractions
Chiffres effectifs.				
1879	240,010	230,678	34,766	27,800
1880	253,823	241,985	39,300	28,774
1881	212,431	204,215	32,899	24,953
1882	217,715	208,643	30,034	24,372
1883	218,818	206,636	30,355	22,613
1884	224,313	202,054	30,021	22,713
1885	215,451	197,944	29,694	» (a)
Chiffres proportionnels à 10,000 habitants *b)*				
1879	84.40	81.12	12.23	9.78
1880	83.98	85.48	13.78	10.09
1881	74.64	71.76	11.56	8.77
1882	75.77	72.61	10.45	8.48
1883	75.43	71.28	10.46	7.79
1884	76.40	68.82	10.22	7.74
1885	72.54	66 65	9.66	»

Ajoutons encore, pour ce qui concerne la période de l'instruction, qu'il est intéressant d'observer combien de procès sont arrêtés parce qu'on n'a pas réussi à découvrir les coupables, et combien de prévenus

---

(a) Cette notice pour l'année 1885 ne se trouve pas dans le « Prospetto sommario » d'où les données ont été tirées.

(b) La population sur laquelle sont dressés les rapports est celle qui est calculée à la fin de chaque année d'après les résultats du mouvement de l'état civil.

ont du être acquittés parce que l'infraction n'a pas été prouvée, ou par insuffisance d'indices à leur charge ou par suite de la prescription.

Ces distinctions sont faites dans le tableau suivant, qui donne en même temps les chiffres effectifs et les rapports proportionnels, et qui confirme les conclusions avancées sur le fondement des tableaux précédents, par la comparaison des six années composant la période examinée.

Table III.

CABINETS *des juges d'instruction*

Années	Affaires terminées par des ordonnances			Prévenus		
	Total	de non-lieu, attendu que les auteurs sont restés inconnus		Total	impliqués dans les arrêts de non-lieu, attendu qu'il n'y avait ni crime, ni délit, que les charges étaient insuffisantes ou qu'il y avait prescription	
		chiffres effectifs	pour 100 affaires		Chiffres effectifs	pour 100 prévenus
1879	192,708	65,461	33.96	240,010	73,602	30.67
1880	227,352	72 688	31.97	253,823	78,458	30.91
1881	188,814	59,098	31.27	212,431	65,181	30.68
1882	191,281	58,344	30.50	217,715	64,938	29.82
1883	187,921	57,010	30.34	218,818	64,667	29.55
1884	185,469	52,573	28.35	224,913	64,082	28.57
1885	179,019	48,606	27.15	215,451	62,144	28.84

Si nous examinons maintenant les résultats des jugements rendus par les trois ordres de la magistrature, préteurs, tribunaux correctionnels et cours d'assises, nous avons la dernière preuve, et la plus décisive, de la diminution de la criminalité haute et moyenne, tandis que le nombre des contraventions du ressort des préteurs s'est légèrement accru dans les deux dernières années.

Le léger accroissement des chiffres des individus jugés et de ceux condamnés par les Cours d'assises en 1885, vis-à-vis des chiffres correspondants de l'année précédente, s'explique par un arrérage considérable que le parquet de Naples a dû consigner au jury de 1885, à cause du choléra qui avait sévi dans cette grande ville et qui avait interrompu la session de la Cour d'assises.

Table **IV.**

Affaires jugées *par les préteurs, les Tribunaux et les Cours d'Assises.*

| Années | Preteurs (a) | | | Tribunaux (a) | | | Cours d'Assises (a) | | |
| | Infractions qui ont donné lieu à des condamnations | Prévenus | | Infractions jugées (b) | Prévenus | | Infractions jugées | Accusés | |
		jugés	condamnés		jugés	condamnés (c)		jugés	condamnés
				Chiffres eTectifs.					
1879	193,559	328,538	231,735	79,962	77,612	......	7 413	9,475	7,10..
1880	210,455	361,991	262,035	93 170	95,310	.... .	8,807	10,581	7,80.
1881	189,288	328,577	231,665	88,196	88,575	66,244	8,351	10,304	7,684
1882	196,536	338,252	235,808	83,131	80,979	61,509	7,468	8,228	6,665
1883	181,951	335,870	232,594	80,860	75,816	58,414	7,445	8,127	5,702
1884	203,202	348,465	254,930	77,916	72,650	55,168	6,668	7,533	5.311
1885	213,095	275,765	273,776	77,353	70,509	53,028	5,594	8,125	5,776
				Chiffres proportionnels à 10,000 habitants.					
1879	68.07	115 53	81.49	28.12	27.29	......	2.61	3.33	2.50
1880	73.78	127.05	91.86	32.66	33 41	......	3.09	3.71	2.74
1881	66.51	115.45	81.40	30.98	31.12	23.28	2.93	3.64	2.70
1882	68.40	117.72	82.07	28.93	28.18	21.41	2.60	2.86	2.11
1883	62.72	115.75	80.18	27.87	26.13	20.14	2.57	2.80	1.97
1884	69.21	118.64	86.83	26.54	24.74	18.79	2.27	2.57	1.81
1885	71.02	126.52	92.18	26.04	23.74	17.85	1.95	2.74	1.94

(*a*) Il importe de savoir que dans les totaux des individus jugés et condamnés (ainsi que dans les chiffres totaux des infractions) ceux qui ont été jugés ou condamnés à la suite d'opposition à un arrêt contumacial ou de purgation de contumace ou de renvoi de la Cour de cassation, figurent en double, soit dans la même année, soit une première fois dans les chiffres d'une année et une seconde dans les chiffres d'un autre année. Néanmoins ces chiffres qui font double emploi, quoiqu'ils ne soient pas exactement connus, ne pourraient influencer dans une mesure sensible les rapports proportionnels établis ex-epté pour ce qui regarde les jugements devant les Cours d'assises, pour lesquels, suivant des recherches faites récemment, les doubles emplois varient entre 7 et 8 pour 100.

(*b*) Ces chiffres des infractions jugées par les tribunaux correctionnels comprennent celles du premier ressort et celles qui avaient été portées en appel correctionnel. Seulement pour l'année 1885 on avait fait cette séparation dans les relevés originaux; dans cette dernière année les infractions jugés par les tribunaux correctionnels en premier ressort étaient au nombre de 55,326 (soit 18. 63 pour 10,000 habitants) sur l'ensemble de 77,353. Pour ne pas renoncer à donner une série de chiffres on a dû réunir les deux espèces de jugement aussi pour l'année 1885, le but principal étant celui d'étudier la marche des affaires.

(*c*) On ne peut pas donner les chiffres des condamnés en 1879 et 1880 en première instance séparément de ceux des condamnés par jugement d'appel correctionnel. Par conséquent, on s'est limité à donner les chiffres des condamnés en premier ressort par les tribunaux correctionnels à partir de 1881.

On s'est demandé si la diminution du nombre des condamnations prononcées par les Cours d'assises était la conséquence de
l'emploi, qu'on prétend être devenu plus fréquent dans les dernières années, de ce qu'on appelle la *correctionalisation;* cependant,
même si l'on admet qu'on ait eu recours plus souvent à la faculté de
renvoyer les procès devant les tribunaux correctionnels pour titre
de circonstances atténuantes, toujours est-il que la diminution s'est
déclarée aussi dans l'ensemble des jugements prononcés par les
tribunaux, pour toutes les infractions portées devant eux, sans
distinction de la compétence originaire en raison du titre de l'infraction.

Nous allons à présent étudier séparément la fréquence des
principales espèces de crimes et délits, toujours pour la période
1879-85. Nous avons dressé pour cela une série de tableaux, dont
le premier donne les chiffres des infractions dénoncées, qui ont été
portées à la connaissance du Ministère Public; le second et le troisième
considèrent l'activité des juges d'instruction et des chambres
d'accusation; les trois derniers présentent le nombre des infractions
qui ont été suivies de condamnation par les préteurs, ou qui ont
été jugées par les tribunaux correctionnels et par les C urs d'assises.

INFRACTIONS DÉNONCÉES, *sur lesquelles les représentants du Ministère public ont pris une détermination.*   Table V.

Années	Contre la sûreté de l'État	Contre la religion de l'État et les autres cultes	Rébellions, violences envers des fonctionnaires ou agents de la force publique	Autres infractions contre l'administration publique	Fausse monnaie et faux divers	Banqueroutes et autres infractions contre le commerce	Contre les mœurs	Contre l'ordre public	Viol, avortement, bigamie et autres infractions contre l'ordre des familles	Assassinats	Meurtres et blessures suivies de mort	Coups et blessures et autres infractions contre les personnes	Vols à l'aide de violences et extorsions (avec meurtre)	Vols à l'aide de violences et extorsions (sans meurtre)	Vols qualifiés	Autres infractions contre les propriétés	Autres infractions prévues par le Code pénal	Délits de presse	Infractions prévues par des lois spéciales	Totaux
										Chiffres effectifs.										
1879	129	341	6,669	8,316	11,821	842	982	33,298	3,308	1,861	3,924	55,190	255	4,489	48,980	65,555	5,307	574	21,410	273,251
1880	105	393	7,110	8,545	15,266	1,028	884	36,954	3,258	1,671	3,551	53,692	196	3,947	56,021	70,738	3,811	603	22,679	290,432
1881	98	483	7,904	8,898	15,293	1,073	1,126	36,139	3,518	1,523	3,152	55,422	183	3,121	41,681	59,815	4,005	659	20,936	264,529
1882	106	564	8,033	8,171	16,280	1,126	1,081	34,580	3,518	1,592	2,922	57,564	131	2,522	40,511	59,652	3,908	648	20,110	263,019
1883	193	529	8,763	8,137	16,812	1,183	1,060	33,551	3,579	1,444	2,925	60,071	113	2,221	38,024	56,618	4,183	812	20,058	260,276
1884	180	593	9,560	8,109	16,964	1,354	1,209	32,268	3,429	1,475	2,843	61,831	113	1,972	34,284	53,765	4,705	679	17,942	253,275
1885	134	430	9,726	7,728	14,239	1,903	1,307	29,115	3,421	1,363	2,745	57,156	136	1,956	24,118	53,782	4,609	894	16,574	241,326
										Proportions à 100,000 habitants.										
1879	0.45	1.20	23.46	29.24	41.57	2.96	3.45	117.10	11.64	6.54	13.80	194.07	0.89	15.70	172.23	230.52	18.67	2.01	75.29	960.89
1880	0.37	1.38	24.93	29.95	53.52	3.60	3.10	129.54	11.43	5.85	12.45	188.23	0.69	13.83	196.39	247.99	13.37	2.12	79.44	1,018.10
1881	0.34	1.69	27.77	29.50	53.73	3.77	3.95	126.99	12.37	5.35	11.08	194.74	0.64	10.97	146.46	210.17	14.07	2.32	73.57	929.48
1882	0.37	1.96	27.96	28.43	56.66	3.92	3.77	120.34	12.25	5.54	10.17	200.33	0.46	8.77	140.99	207.60	13.61	2.25	69.93	915.37
1883	0.67	1.82	30.21	28.05	57.95	4.07	3.66	115.65	12.33	4.97	10.08	207.06	0.38	7.65	131.06	195.16	14.41	2.79	69.14	897.17
1884	0.62	2.02	32.57	27.62	57.78	4.62	4.12	109.91	11.68	5.02	9.69	210.50	0.39	6.72	116.77	183.12	16.03	2.31	61.10	862.63
1885	0.45	1.45	32.75	26.02	47.94	6.41	4.40	98.03	11.52	4.56	9.24	192.45	0.46	6.59	114.87	181.09	15.51	3.01	55.80	812.55

INFRACTIONS *sur lesquelles les juges d'instruction ont rendu une ordonnance pendant les années 1879-1885.* Table VI.

Années	Contre la sûreté de l'État	Contre la religion de l'État et les autres cultes	Rébellions, violences envers des fonctionnaires ou agents de la force publique	Autres infractions contre l'administration publique	Fausse monnaie et faux divers	Banqueroutes et autres infractions contre le commerce	Contre les mœurs	Contre l'ordre public	Viol, avortement, bigamie et autres infractions contre l'ordre des familles	Assassinats	Meurtres et blessures suivies de mort	Coups et blessures et autres infractions contre les personnes	Vols à l'aide de violences et extorsions (avec meurtre)	Vols à l'aide de violences et extorsions (sans meurtre)	Vols qualifiés	Autres infractions contre les propriétés	Autres infractions prévues par le Code pénal	Délits de presse	Infractions prévues par des lois spéciales	Totaux
Chiffres effectifs.																				
1879	174	239	4 859	7,603	12,159	1,024	1,098	17,914	3,212	2,262	3,594	49,593	375	4,519	46,640	61,481	3,695	468	9,706	230,678
1880	98	261	4,354	8,279	15,401	999	834	18,449	3,021	2,027	3,136	46,021	415	4,213	57,657	66,780	2,986	349	9,402	244,985
1881	56	287	4,342	7,220	14,821	987	919	15,872	3,089	1,500	2,903	44,746	277	3,011	41,159	52,534	2,786	292	7,184	204,215
1882	60	346	4,926	6,929	16,117	956	959	14,725	3,058	1,731	2,602	46,109	263	2,493	41,590	51,990	2,811	35	7,555	208,643
1883	131	385	5,292	7,302	16,129	1,106	1,045	14,972	3,079	1,495	2,670	50,017	198	2,140	37,175	52,061	3,071	573	7,794	206,636
1884	123	358	6,081	7,101	16,340	1,123	1,095	15,623	3,046	1,455	2,714	51,321	187	1,889	32,215	49,241	2,843	462	8,246	202,054
1885	95	305	6,839	7,074	13,523	1,528	1,128	15,046	2,938	1,368	2,486	49,027	303	1,952	32 536	50,853	3,087	486	7,319	197,944
Chiffres proportionnels à 100,000 habitants.																				
1879	0.61	0.84	17.69	26.95	42.76	3.69	3.86	63.00	11.29	7.95	12.64	174.39	1.32	15.89	164.01	216 20	12.99	1 65	31.14	811.18
1880	0.34	0.92	15.26	29.02	53.91	3.50	2.92	61.68	10.59	7.11	12.05	161.35	1.15	14.77	202.13	234.11	10.47	1.22	32.95	858.84
1881	0.19	1.01	15.26	25.37	52 08	3.29	3.33	55.77	10.68	5.27	10 29	157.23	0.97	10.58	141.6	181.59	9.79	1.03	26.36	747.56
1882	0.21	1.21	17.14	21 12	56.09	3.33	3.34	51.25	10.64	6.03	9.26	160.4.	0.92	8.68	141.74	191 38	9.78	1,25	26.29	726.13
1883	0.45	1.33	18.21	25.17	55.66	3.81	3.60	51.54	10.61	5.15	9.23	172.51	0.69	7.38	128.14	179.45	10.58	1.98	26.87	712.27
1884	0.42	1.22	22 75	24.19	75.65	3.83	3.73	53.21	10 37	4.96	9.24	174.79	0.64	6.40	109.72	167.71	9.68	1.57	28.09	688.17
1885	0.32	1.03	22.09	23.82	45.53	5.14	3 80	50.66	10.00	4.61	8.37	165.07	1.02	6.57	109.55	171.22	10 39	1.64	24.65	606.48

INFRACTIONS *sur lesquelles les chambres d'accusation ont rendu un arrêt pendant les années 1879-85.* Table VII.

Années	Contre la sûreté de l'État	Contre la religion de l'État et les autres cultes	Rébellions, violences envers des fonctionnaires ou agents de la force publique	Autres infractions contre l'administration publique	Fausse monnaie et faux divers	Banqueroutes et autres infractions contre le commerce	Contre les mœurs	Contre l'ordre public	Viol, avortement, bigamie et autres infractions contre l'ordre des familles	Assassinats	Meurtres et blessures suivies de mort	Coups et blessures et autres infractions contre les personnes	Vols à l'aide de violences et extorsions (avec meurtre)	Vols à l'aide de violences et extorsions (sans meurtre)	Vols qualifiés	Autres infractions contre les propriétés	Autres infractions prévues par le Code pénal	Délits de presse	Infractions prévues par des lois spéciales	Totaux
Chiffres effectifs.																				
1879	33	2	571	631	1,867	170	138	1,165	874	761	2,373	4,731	88	1,0[illegible]	9,463	1,557	301	78	1,916	27,800
1880	8	6	577	628	1,837	172	141	962	813	792	2,098	4,404	123	1,1[illegible]8	12,3[illegible]	2,225	179	80	193	28,774
1881	[illegible]	6	529	610	2,000	153	161	1,[illegible]67	890	721	2,[illegible]0	4,334	115	801	9.159	1,839	110	54	[illegible]	24,953
1882	8	3	5[illegible]	600	1,670	187	189	1,319	780	915	2,275	3,611	84	842	8,817	2,027	52	26	461	24,372
1883	32	7	58[illegible]	464	1,569	165	164	1,070	936	681	1,765	4,192	97	707	8,186	1,665	121	105	107	22 613
1884	20	14	485	547	1,751	168	191	928	934	741	1,671	4,709	[illegible]	6[illegible]2	7,618	1,903	102	73	16[illegible]	22,713
1885	»	»	»	»	»	»	»	»	»	»	»	»	»	»	»	»	»	»	»	»
Chiffres proportionnels à 100,000 habitants.																				
1879	0.11	0.01	2.00	2.22	6.[illegible]	0.00	0.48	4.12	3.07	2.68	8.34	16.65	0.31	3 79	33.23	5.47	1.06	0.27	6.74	97.76
1880	0.03	0.02	2.02	2.20	6.44	0.60	0.49	3.37	2.[illegible]5	2.78	7.36	15.44	0.43	4 06	43 39	7.80	0.63	0.28	0 68	100.87
1881	0.10	0.02	1.86	2.14	7.03	0.[illegible]4	0.57	3.75	3.13	2.53	7.17	15.23	0.40	2.81	32 18	6.46	0.39	0.19	1.18	87.68
1882	0.03	0.01	1.76	2 09	5 81	0.65	0.66	4.59	2.72	3.18	7.[illegible]2	12.57	0 29	2.98	30.69	7.05	0 18	0.09	1.60	84.82
1883	0.11	0.02	2 00	1.60	5.41	0.57	0.57	3.69	3.22	2.35	6.08	14.45	0.33	2 44	28.22	5.74	0.42	0.36	0 37	[illegible].95
1884	0.07	0.05	1.65	1.86	5.[illegible]	0.57	0.65	3.16	3.18	2.53	5.69	16.04	0.32	2.05	25.95	6.48	0.35	0.25	0.55	77.36
1885	»	»	»	»	»	»	»	»	»	»	»	»	»	»	»	»	»	»	»	»

Table VIII.

INFRACTIONS *qui ont donné lieu à des condamnations par les préteurs.*

Années	Infrac-tions contre les per-sonnes	Vols ruraux (Marau-dage)	Autres infractions contre les propriétés	Autres infractions prévues par le Code pénal	Infractions prévues par des lois spéciales	Nombre total des infractions		
						Délits	Contra-ven-tions	Totaux
Chiffres effectifs.								
1879	55,662	19,969	28,012	37,262	52,654	103,502	90,057	198,559
1880	56,392	26,986	33,006	36,974	57,097	115,728	94,727	210,455
1881	53,864	22,458	25,742	31,760	55,464	98,790	90,498	189,288
1882	55,505	22,708	27,890	33,492	56,941	100,640	95,896	196,536
1883	50,549	20,777	24,456	30,418	55,751	93,379	88,572	181,951
1884	61,346	19,507	26,125	36,455	59,769	119,345	83,857	203,202
1885	60,050	23,482	25,215	35,920	68,938	»	»	213,605
Chiffres proportionnels à 100,000 habitants.								
1879	195.74	70.22	98.51	131.03	185.16	363.93	316.73	680.66
1880	197.69	94.61	115.71	129.62	200.16	405.71	332.08	737.79
1881	189.26	78.91	90.45	111.60	194.89	347.12	317.99	665.11
1882	193.17	79.03	97.07	116.56	198.17	350.26	333.74	684.00
1883	174.24	71.62	84.31	104.85	192.17	321.88	305.31	627.19
1884	208.94	66.44	88.98	124.16	203.56	406.47	285.61	692.08
1885	202.19	79.06	84.89	120.94	232.12	»	»	719.20

INFRACTIONS *jugées par les Tribunaux correctionnels pendant les années 1879-85.*   Table IX.

Années	Contre la sûreté de l'Etat	Contre la religion de l'Etat et les autres cultes	Rébellions, violences envers des fonctionnaires ou agents de la force publique	Autres infractions contre l'administration publique	Fausse monnaie et faux divers	Banqueroutes et autres infractions contre le commerce	Contre les mœurs	Contre l'ordre public	Viol, avortement, bigamie et autres infractions contre l'ordre des familles	Assassinats	Meurtres et blessures suivies de mort	Coups et blessures et autres infractions contre les personnes	Vols à l'aide de violences et extorsions (avec meurtre)	Vols à l'aide de violences et extorsions (sans meurtre)	Vols qualifiés	Autres infractions contre les propriétés	Autres infractions prévues par le Code pénal	Délits de presse	Infractions prévues par des lois spéciales	Totaux
									Chiffres effectifs.											
1879	26	122	3,159	2,804	1,240	354	498	17,233	803	53	290	17,607	21	225	7,163	14,655	937	301	12,471	79,962
1880	10	109	4,153	2,677	1,658	438	534	20,054	924	61	240	17,594	25	241	10,152	18,648	1,359	264	14,029	93,170
1881	14	146	4,659	2,848	1,374	394	615	19,840	910	35	226	18,424	26	206	7,486	16,733	1,317	259	12,684	88,196
1882	22	220	4,443	2,510	1,284	424	646	18,910	945	41	260	17,020	15	140	7,256	15,982	1,160	336	11,517	83,131
1883	23	139	4,644	2,225	1,263	372	640	17,827	994	25	253	18,200	9	144	6,689	14,490	1,169	341	11,413	80,860
1884	56	152	4,636	2,327	1,269	512	652	16,320	953	18	268	18,702	14	123	6,361	13,583	1,293	286	10,391	77,916
1885	16	72	3,448	1,311	1,188	493	563	13,218	842	19	192	10,720	12	168	6,166	8,823	587	358	7,130	55,326
									Chiffres proportionnels à 100,000 habitants.											
1879	0.09	0.43	11.11	9.86	4.36	1.24	1.75	60.60	2.82	0.19	1.02	61.92	0.07	0.79	25.19	51.54	3.29	1.06	43.86	281.19
1880	0.04	0.38	14.56	9.38	5.81	1.54	1.87	70.30	3.24	0.22	0.84	61.68	0.09	0.84	35.59	65.37	4.76	0.93	49.18	326.62
1881	0.05	0.51	16.37	10.01	4.83	1.38	2.16	69.71	3.20	0.12	0.79	64.74	0.09	0.72	26.30	58.80	4.63	0.91	44.57	309.89
1882	0.08	0.77	15.46	8.74	4.47	1.48	2.25	65.81	3.29	0.14	0.90	59.23	0.05	0.49	25.25	55.62	4.04	1.17	40.08	289.32
1883	0.07	0.48	16.00	7.67	4.35	1.28	2.20	61.45	3.43	0.09	0.87	62.74	0.03	0.50	23.06	49.95	4.03	1.18	39.34	278.72
1884	0.20	0.52	15.79	7.93	4.32	1.74	2.29	55.78	3.25	0.06	0.91	63.70	0.05	0.42	21.66	46.26	4.40	0.97	35.39	265.37
1885	0.05	0.24	11.61	4.41	4.00	1.66	1.90	44.50	2.83	0.06	0.65	36.09	0.04	0.57	20.76	29.71	1.98	1.21	24.01	186.28

(*a*) Les données de 1879 à 1884 comprennent aussi les infractions jugées en appel; celles de 1885 comprennent seulement les infractions jugées en première instance.

INFRACTIONS *jugées par les Cours d'Assises pendant les années 1879-85.* Table 1.

Années	Contre la sûreté de l'État	Contre la religion de l'État et les autres cultes	Rébellions, violences envers des fonctionnaires ou agents de la force publique	Autres infractions contre l'administration publique	Fausse monnaie et faux divers	Banqueroutes et autres infractions contre le commerce	Contre les mœurs	Contre l'ordre public	Viol, avortement, bigamie et autres infractions contre l'ordre des familles	Assassinats	Meurtres et blessures suivies de mort	Coups et blessures et autres infractions contre les personnes	Vols à l'aide de violences et extorsions (avec meurtre)	Vols à l'aide de violences et extorsions (sans meurtre)	Vols qualifiés	Autres infractions contre les propriétés	Autres infractions prévues par le Code pénal	Délits de presse	Infractions prévues par des lois spéciales	Total
												INFRACTIONS								
						Chiffres effectifs.														
1879	62	»	69	99	446	22	67	188	251	770	2,045	417	112	816	1,658	350	»	31	4	7,413
1880	.	2	86	134	634	42	80	312	275	882	2,000	550	118	971	2,042	625	26	17	1	8,807
1881	»	1	91	132	594	37	101	315	284	817	1,971	513	142	755	2,040	529	7	11	5	8,351
1882	2	5	97	137	626	37	130	328	263	763	1,688	533	104	565	1,629	547	8	4	2	7,468
1883	5	4	98	151	697	40	105	396	230	757	1,539	531	110	591	1,588	561	5	2	3	7,445
1884	2	5	63	127	514	59	125	401	322	672	1,534	505	66	510	1,262	440	20	»	4	6,668
1885	3	1	{ 127	}	{ 647	}	159	123	224	612	1,381	521	77	344	1,079	342	»	130	21	5,794
						Chiffres proportionnels à 100,000 habitants.														
1879	0.22	»	0.24	0.35	1.57	0.08	0.23	0.66	0.89	2.71	7.19	1.47	0.39	2.87	5.83	1.23	»	0.12	0.03	26.00
1880	0.00	0.01	0.30	0.47	2.22	0.15	0.31	1.09	0.97	3.09	7.01	1.93	0.41	3.41	7.16	2.19	0.09	0.06	0.00	30.87
1881	»	0.00	0.32	0.46	2.09	0.13	0.36	1.11	1.00	2.87	6.93	1.80	0.50	2.65	7.19	1.86	0.02	0.03	0.02	29.34
1882	0.01	0.02	0.34	0.48	2.18	0.13	0.45	1.14	0.92	2.65	5.87	1.85	0.36	1.97	5.67	1.90	0.03	0.01	0.01	25.99
1883	0.02	0.01	0.33	0.53	2.40	0.14	0.36	1.37	0.90	2.61	5.31	1.84	0.38	2.04	5.47	1.53	0.01	0.00	0.01	25.66
1884	0.01	0.02	0.22	0.44	1.75	0.20	0.43	1.37	1.09	2.29	5.22	1.70	0.23	1.84	4.30	1.50	0.07	»	0.02	22.71
1885	0.01	0.00	{ 0.43	}	{ 2.18	}	0.53	0.41	0.75	2.06	4.65	1.76	0.26	1.16	3.64	1.15	»	0.44	0.07	19.50

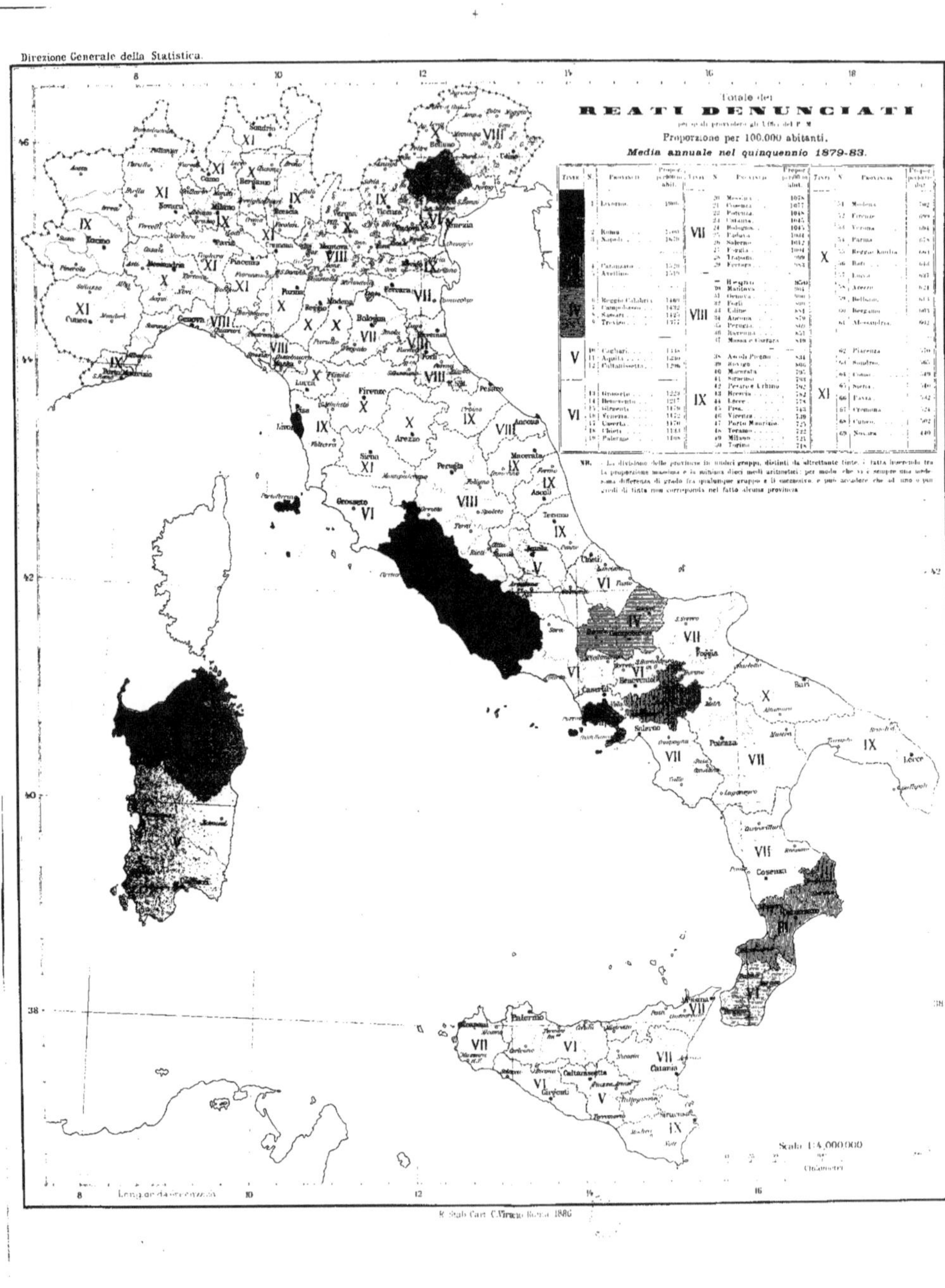
Totale dei
REATI DENUNCIATI
per quali provvedono gli Uffici del P. M.
Proporzione per 100.000 abitanti.
Media annuale nel quinquennio 1879-83.

Tinte | N. | Provincia | Propor. per 100.000 abit.
1 Livorno 1900
2 Roma
3 Napoli 1620
4 Catanzaro 1520
5 Avellino 1519
6 Reggio Calabria 1490
7 Campobasso 1432
8 Sassari 1425
9 Treviso 1377
V 10 Cagliari 1318
11 Aquila 1300
12 Caltanissetta 1296
VI 13 Grosseto 1229
14 Benevento 1217
15 Girgenti 1179
16 Venezia 1172
17 Caserta 1170
18 Chieti 1144
19 Palermo 1108

VII 20 Messina 1078
21 Cosenza 1077
22 Potenza 1048
23 Catania 1045
24 Bologna 1045
25 Padova 1044
26 Salerno 1012
27 Foggia 1004
28 Trapani 989
29 Ferrara 983
— Regno 960
30 Mantova 904
31 Genova 900
32 Forlì 900
VIII 33 Udine 884
34 Ancona 879
35 Perugia 865
36 Ravenna 851
37 Massa e Carrara 849
38 Ascoli Piceno 834
39 Rovigo 805
40 Macerata 795
41 Siracusa 793
42 Pesaro e Urbino 792
IX 43 Brescia 782
44 Lecce 778
45 Pisa 743
46 Vicenza 739
47 Porto Maurizio 725
48 Teramo 722
49 Milano 721
50 Torino 718

51 Modena 702
52 Firenze 699
53 Verona 694
54 Parma 678
X 55 Reggio Emilia 664
56 Bari 644
57 Lucca 643
58 Arezzo 624
59 Belluno 614
60 Bergamo 605
61 Alessandria 602
62 Piacenza 570
63 Sondrio 565
64 Como 549
XI 65 Siena 540
66 Pavia 542
67 Cremona 524
68 Cuneo 502
69 Novara 449

NB. — La divisione delle province in undici gruppi, distinti da altrettante tinte, è fatta inserendo tra la proporzione massima e la minima dieci medi aritmetici: per modo che vi è sempre una medesima differenza di grado fra qualunque gruppo e il successivo, e può accadere che ad uno o più gradi di tinta non corrisponda nel fatto alcuna provincia.

Scala 1:4.000.000

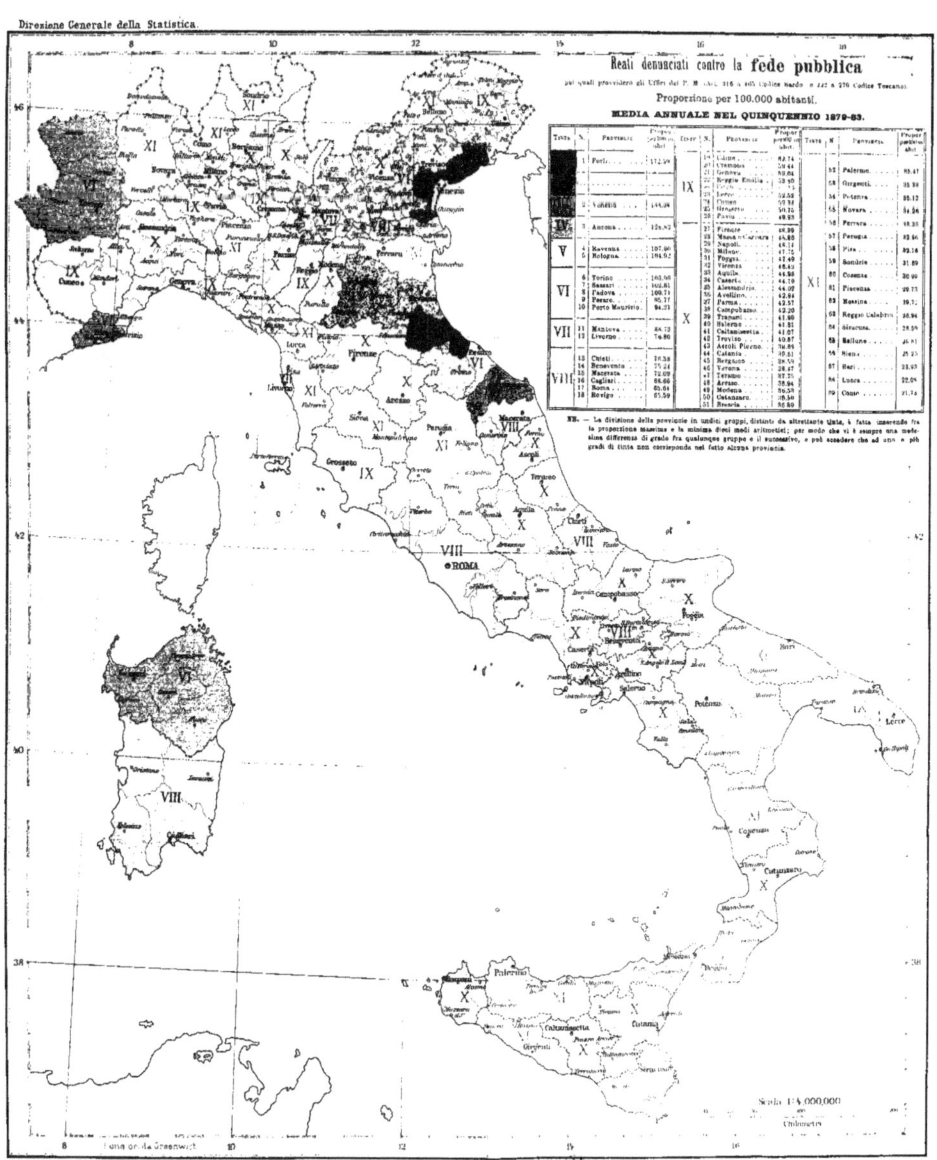

Reati denunciati contro la fede pubblica

pei quali provvidero gli Uffici del P. M. (Art. 316 a 405 Codice Sardo e 442 a 270 Codice Toscano).

Proporzione per 100.000 abitanti.

MEDIA ANNUALE NEL QUINQUENNIO 1879-83.

Tinta	N.	Provincie	Proporz. per 100.000 abit.
	1	Forlì	172.59
	2	Venezia	149.04
IV	3	Ancona	128.87
V	4	Ravenna	107.90
	5	Bologna	104.92
VI	6	Torino	103.09
	7	Sassari	102.81
	8	Padova	100.71
	9	Pesaro	95.77
	10	Porto Maurizio	94.21
VII	11	Mantova	88.73
	12	Livorno	76.80
VIII	13	Chieti	76.38
	14	Benevento	75.24
	15	Macerata	72.09
	16	Cagliari	66.68
	17	Roma	65.64
	18	Rovigo	65.59
IX	19	Udine	52.74
	20	Cremona	54.44
	21	Genova	53.64
	22	Reggio Emilia	53.90
	23	Lecce	52.53
	24	Cuneo	52.34
	25	Grosseto	50.75
	26	Pavia	49.93
X	27	Firenze	48.99
	28	Massa e Carrara	45.85
	29	Napoli	48.14
	30	Milano	47.75
	31	Foggia	47.49
	32	Vicenza	46.43
	33	Aquila	44.98
	34	Caserta	44.19
	35	Alessandria	44.07
	36	Avellino	42.84
	37	Parma	42.57
	38	Campobasso	42.20
	39	Trapani	41.90
	40	Salerno	41.81
	41	Caltanissetta	41.07
	42	Treviso	40.87
	43	Ascoli Piceno	39.83
	44	Catania	39.61
	45	Bergamo	38.59
	46	Verona	38.47
	47	Teramo	37.75
	48	Arezzo	36.94
	49	Modena	36.53
	50	Catanzaro	36.50
	51	Brescia	36.89
XI	52	Palermo	38.47
	53	Girgenti	35.98
	54	Potenza	35.12
	55	Novara	34.26
	56	Ferrara	33.30
	57	Perugia	32.66
	58	Pisa	32.16
	59	Sondrio	31.89
	60	Cosenza	30.99
	61	Piacenza	29.73
	62	Messina	29.72
	63	Reggio Calabria	28.94
	64	Siracusa	26.59
	65	Belluno	26.61
	66	Siena	25.25
	67	Bari	23.93
	68	Lucca	22.04
	69	Como	21.73

NB. — La divisione delle provincie in undici gruppi, distinte da altrettante tinte, è fatta inserendo fra la proporzione massima e la minima dieci medi aritmetici; per modo che vi è sempre una medesima differenza di grado fra qualunque gruppo e il successivo, e può accadere che ad uno o più gradi di tinta non corrisponda nel fatto alcuna provincia.

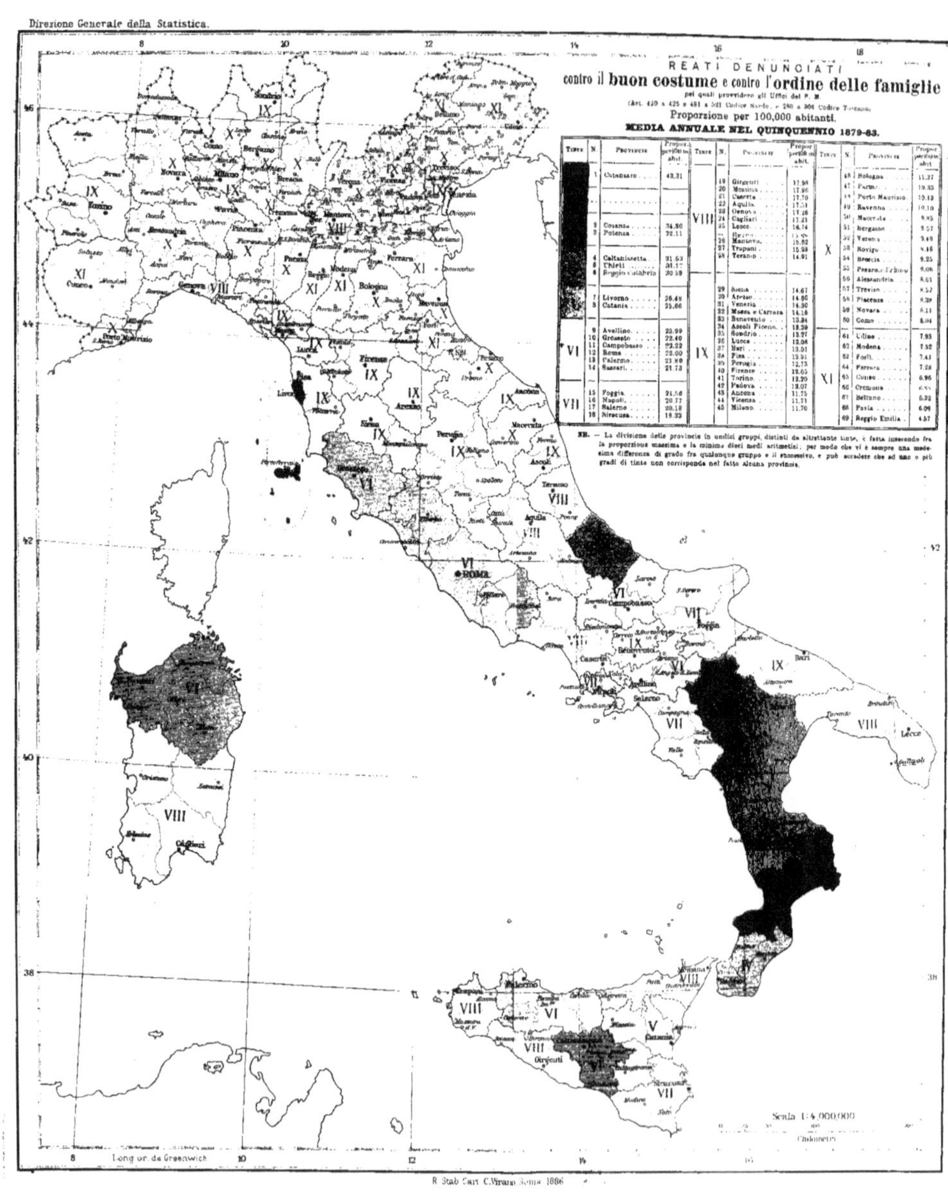

Tinte	N.	Provincie	Proporzione per 100,000 abit.
	1	Catanzaro	42.31
	2	Cosenza	34.80
	3	Potenza	32.11
	4	Caltanissetta	31.63
	5	Chieti	31.17
	6	Reggio Calabria	30.59
	7	Livorno	26.48
	8	Catania	25.66
VI	9	Avellino	23.99
	10	Grosseto	22.40
	11	Campobasso	22.22
	12	Roma	22.00
	13	Palermo	21.80
	14	Sassari	21.73
VII	15	Foggia	21.56
	16	Napoli	20.77
	17	Salerno	20.18
	18	Siracusa	19.33

Tinte	N.	Provincie	Proporzione per 100,000 abit.
VIII	19	Girgenti	17.98
	20	Messina	17.96
	21	Caserta	17.70
	22	Aquila	17.51
	23	Genova	17.26
	24	Cagliari	17.21
	25	Lecce	16.74
	—	[illegible]	15.98
	26	Mantova	15.82
	27	Trapani	15.28
	28	Teramo	14.91
IX	29	Siena	14.67
	30	Arezzo	14.60
	31	Venezia	14.30
	32	Massa e Carrara	14.16
	33	Benevento	13.84
	34	Ascoli Piceno	13.39
	35	Sondrio	13.27
	36	Lucca	13.04
	37	Bari	13.01
	38	Pisa	12.91
	39	Perugia	12.73
	40	Firenze	12.65
	41	Torino	12.20
	42	Padova	12.07
	43	Ancona	11.75
	44	Vicenza	11.71
	45	Milano	11.70

Tinte	N.	Provincie	Proporzione per 100,000 abit.
X	46	Bologna	11.37
	47	Parma	10.33
	48	Porto Maurizio	10.13
	49	Ravenna	10.10
	50	Macerata	9.95
	51	Bergamo	9.57
	52	Verona	9.49
	53	Rovigo	9.46
	54	Brescia	9.25
	55	Pesaro e Urbino	9.06
	56	Alessandria	8.61
	57	Treviso	8.52
	58	Piacenza	8.39
	59	Novara	8.11
	60	Como	8.04
XI	61	Udine	7.93
	62	Modena	7.52
	63	Forlì	7.41
	64	Ferrara	7.28
	65	Cuneo	6.96
	66	Cremona	6.88
	67	Belluno	6.32
	68	Pavia	6.09
	69	Reggio Emilia	4.57

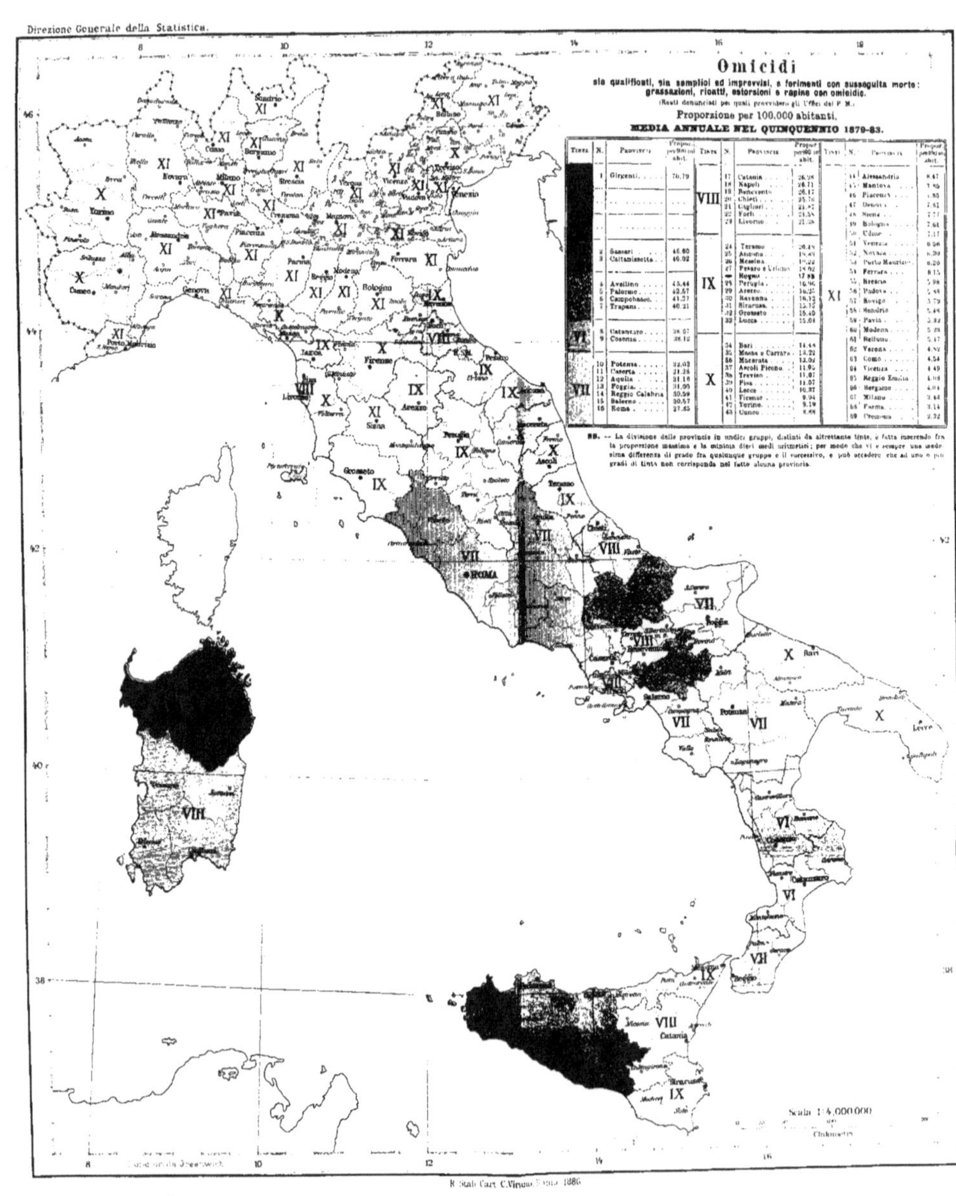

Tinta	N.	Provincia	Propor. per 100,000 abit.	Tinta	N.	Provincia	Propor. per 100,000 abit.	Tinta	N.	Provincia	Propor. per 100,000 abit.
	1	Girgenti	76.79	VIII	17	Catania	26.98		44	Alessandria	8.47
					18	Napoli	26.71		45	Mantova	7.85
					19	Benevento	26.17		46	Piacenza	7.85
					20	Chieti	25.76		47	Genova	7.61
					21	Cagliari	23.57		48	Siena	7.77
					22	Forlì	21.58		49	Bologna	7.64
					23	Livorno	21.38		50	Udine	7.17
	2	Sassari	46.60	IX	24	Teramo	20.14		51	Venezia	6.96
	3	Caltanissetta	46.02		25	Ancona	19.49		52	Novara	6.30
					26	Messina	19.22		53	Porto Maurizio	6.20
					27	Pesaro e Urbino	18.02		54	Ferrara	6.15
					—	Regno	17.88		55	Brescia	5.98
	4	Avellino	45.44		28	Perugia	16.96	XI	56	Padova	5.49
	5	Palermo	43.57		29	Arezzo	16.35		57	Rovigo	5.79
	6	Campobasso	41.57		30	Ravenna	16.13		58	Sondrio	5.44
	7	Trapani	40.21		31	Siracusa	15.73		59	Pavia	5.82
					32	Grosseto	15.40		60	Modena	5.28
VI	8	Catanzaro	38.07		33	Lucca	15.04		61	Belluno	5.17
	9	Cosenza	38.12						62	Verona	4.82
				X	34	Bari	14.44		63	Como	4.54
					35	Massa e Carrara	13.22		64	Vicenza	4.49
	10	Potenza	32.03		36	Macerata	13.02		65	Reggio Emilia	4.09
	11	Caserta	31.38		37	Ascoli Piceno	11.95		66	Bergamo	4.04
	12	Aquila	31.16		38	Treviso	11.07		67	Milano	3.44
VII	13	Foggia	31.00		39	Pisa	11.07		68	Parma	3.14
	14	Reggio Calabria	30.59		40	Lecce	10.37		69	Cremona	2.32
	15	Salerno	30.57		41	Firenze	9.94				
	16	Roma	27.55		42	Torino	9.19				
					43	Cuneo	8.88				

R. Stab. Cart. C.Vinum Roma 1886

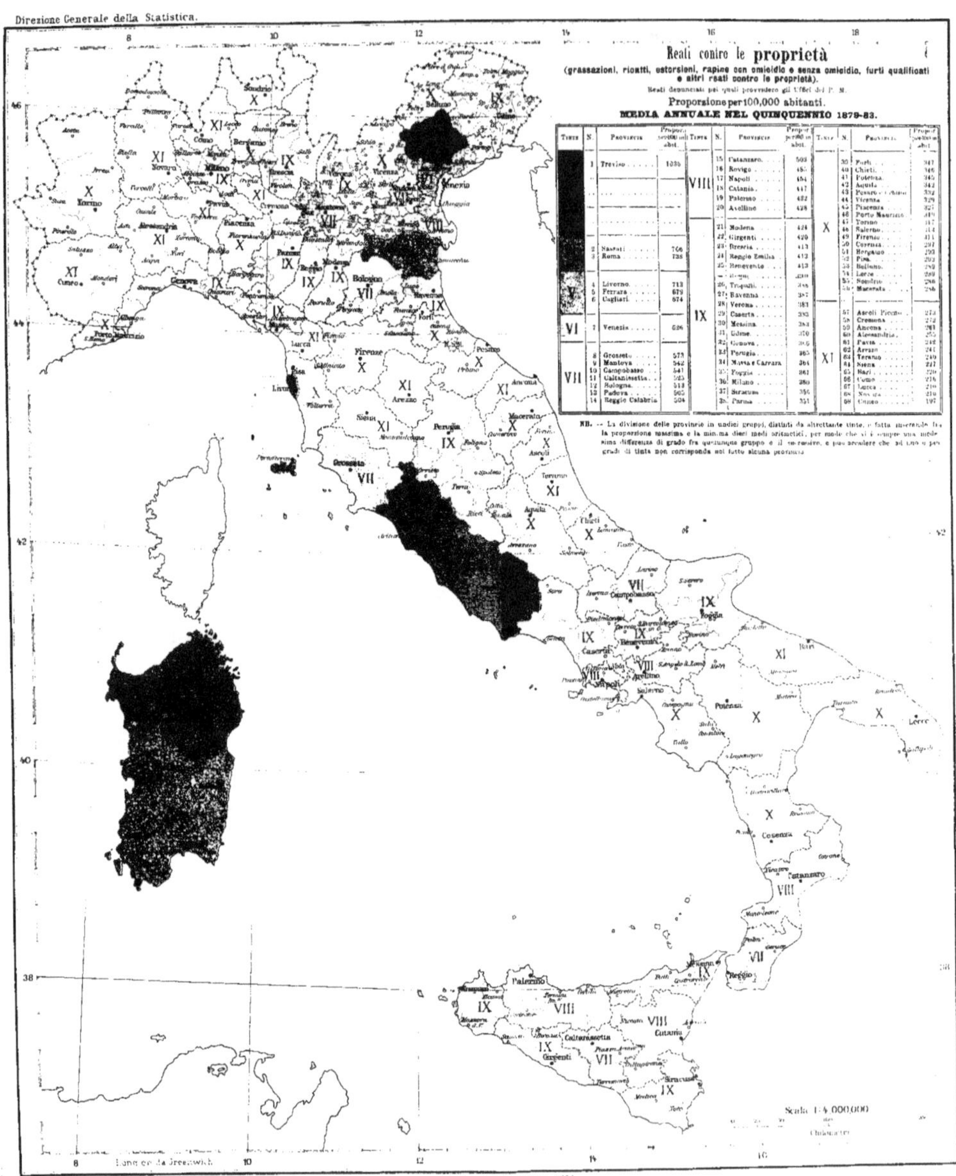

Tinta	N.	Provincia	Prop. per 100,000 abit.
I	1	Treviso	1036
	2	Napoli	766
	3	Roma	738
V	4	Livorno	713
	5	Ferrara	679
	6	Cagliari	674
VI	7	Venezia	626
VII	8	Grosseto	573
	9	Mantova	542
	10	Campobasso	541
	11	Caltanissetta	525
	12	Bologna	513
	13	Padova	505
	14	Reggio Calabria	504

Tinta	N.	Provincia	Prop. per 100,000 abit.
VIII	15	Catanzaro	503
	16	Rovigo	485
	17	Napoli	454
	18	Catania	447
	19	Palermo	432
	20	Avellino	428
IX	21	Modena	424
	22	Girgenti	420
	23	Brescia	413
	24	Reggio Emilia	413
	25	Benevento	413
		Reggio	410
	26	Trapani	388
	27	Ravenna	387
	28	Verona	383
	29	Caserta	383
	30	Messina	383
	31	Udine	370
	32	Genova	366
	33	Perugia	365
	34	Massa e Carrara	364
	35	Foggia	363
	36	Milano	360
	37	Siracusa	356
	38	Parma	351

Tinta	N.	Provincia	Prop. per 100,000 abit.
X	39	Forlì	347
	40	Chieti	346
	41	Potenza	345
	42	Aquila	342
	43	Pesaro e Urbino	332
	44	Vicenza	329
	45	Piacenza	327
	46	Porto Maurizio	419
	47	Torino	317
	48	Salerno	314
	49	Firenze	311
	50	Cosenza	297
	51	Bergamo	293
	52	Pisa	293
	53	Belluno	289
	54	Lecce	289
	55	Sondrio	286
	56	Macerata	286
XI	57	Ascoli Piceno	273
	58	Cremona	272
	59	Ancona	261
	60	Alessandria	255
	61	Pavia	242
	62	Arezzo	241
	63	Teramo	240
	64	Siena	237
	65	Bari	220
	66	Como	216
	67	Lucca	210
	68	Novara	210
	69	Cuneo	197

Les tableaux graphiques joints à cette note démontrent l'intensité de la criminalité dans chacune des 69 provinces du Royaume pour quatre principaux groupes d'infractions, à savoir:

1º Total des infractions dénoncées;

2º Fausse monnaie et faux divers;

3º Infractions contre les mœurs;

4º Homicides (assassinats. meurtres, etc.).

5º Infractions contre les propriétés.

Les données sur lesquelles ont été calculés les rapports moyens annuels à 100,000 habitants sont celles de la période 1879-83.

Nous possédons maintenant les statistiques de 1884 et 1885. Seulement, pour ne pas refaire les tableaux graphiques et ne pas trop charger non plus cette esquisse par l'addition de tableaux numériques très étendus (ce qui serait inévitable si l'on voulait joindre les relevés par province) nous préférons grouper les chiffres des deux dernières années par grandes régions, réunissant dans la première les provinces de la Haute Italie y compris la Ligurie, les anciens Duchés et les quatre anciennes Légations pontificales; dans la seconde, l'Italie Centrale, c'est-à-dire la Toscane, les Marches, l'Ombrie et la province de Rome; dans la troisième région, la partie péninsulaire de l'ancien Royaume des Deux-Siciles et enfin les deux grandes îles considérées chacune séparément. Nous avons même cru opportun de réunir par régions les données 1879-83 pour les mettre en regard de celles des deux années plus récentes.

DISTRIBUTION GÉOGRAPHIQUE *de la criminalité en Italie pendant les années 1879-85.*

Régions	Années	Nombre total des infractions		Fausse monnaie et faux divers (Infractions contre la foi publique)		Infractions contre les mœurs et contre l'ordre des familles		Homicides (qualifiés et simples, blessures suivies de mort, meurtres dans un but de vol)		Infractions contre la propriété	
		en chiffres effectifs	en rapport à 100,000 habitants	en chiffres effectifs	en rapport à 100,000 habitants	en chiffres effectifs	en rapport à 100,000 habitants	en chiffres effectifs	en rapport à 100,000 habitants	en chiffres effectifs	en rapport à 100,000 habitants
Italie septentrionale	1879	80,269	750.02	4,301	40.19	1,075	10 05	796	7.44	42,148	393.87
	1880	81,723	759.44	6,675	62.03	1,004	9.03	762	7.08	41,897	388.78
	1881	77,037	714.93	7,351	69.17	1,1-6	10.88	684	6.44	35,993	348.70
	1882	75,370	703 10	6,348	59.22	1,141	10.64	606	5.65	35,888	334.27
	1883	75,191	695.12	6,174	57.08	1,157	10 70	630	5.82	34,713	320.91
	1884	73,007	667.78	6,826	62.42	1,194	10 92	629	5.75	31,793	290.72
	1885	71,256	644.10	5,150	46.55	1,207	10.91	604	5.46	31,840	287 81
Italie centrale	1879	58,329	877.02	3,342	50.25	805	12 10	1,127	16.92	27,581	414.70
	1880	67,362	1,014 00	4,039	60.80	822	12.37	901	15.56	32,898	495.21
	1881	62,512	941.79	3,929	59.19	893	13.45	- 882	13.29	27,113	408.48
	1882	61,415	918.35	4,546	67.98	918	13.74	917	13.71	25,828	386.21
	1883	59,123	876.73	4,528	67.15	864	12 81	873	12.94	23,756	352.28
	1884	55,968	821.54	3,819	56.06	864	12.68	730	10.80	21,894	321.30
	1885	53,165	771.23	3,936	57.10	980	14.22	734	10.65	20,584	298.60
Italie mérid. pénins.	1879	92,744	1,223.43	2,788	36.78	1,680	22.16	2,534	33.43	30,803	406.33
	1880	98,612	1,298.24	3,045	40.09	1,629	21.44	2,467	32.48	36,680	469.73
	1881	85,517	1,127.41	2,762	36.42	1,853	21.43	2,098	27 66	25,347	334.08
	1882	86,365	1,026.64	3,707	48.36	1,744	22.75	1,977	25.79	24,866	324.88
	1883	86,740	1,120.01	3,963	51.17	1,796	23.19	1,872	24.19	28,550	304.08
	1884	86,038	1,096.78	4,314	54.98	1,724	21 98	1,933	24.63	22,618	288.81
	1885	79,349	1,000.53	3,296	41.57	1 671	20.95	1,913	24.13	23,365	294.94
Sicile	1879	32,591	1,150.47	950	33.54	627	22.13	1,305	46 07	13,847	488.80
	1880	32,746	1,148.21	926	32.47	562	19.71	1,063	37.27	13,927	488.84
	1881	30,581	1,044.47	837	28.58	624	21.31	1,001	34.19	11,769	401.96
	1882	31,279	1,053.59	1,071	36.08	665	22.40	938	34.63	11,963	403.68
	1883	29,256	973.26	1,405	46.74	652	21.69	943	31.37	10,130	336.99
	1884	29,571	966.02	1,445	47 20	660	21.56	949	31.00	9,740	319.49
	1885	28,388	914.51	1,398	45.05	718	23.14	822	26.49	9,759	314.48
Sardaigne	1879	9,327	1,388.42	440	65.50	103	15.33	280	41.68	4,900	729.41
	1880	9,989	1,484.14	581	86.32	125	18.57	225	33 43	5,590	826.09
	1881	8,832	1,302.34	414	60.70	118	17 30	193	28.29	4,588	672.73
	1882	8,590	1,241.88	608	87.90	130	18.79	207	29.93	4,308	622.53
	1883	9,906	1,424.59	742	106.07	170	24 30	164	23.44	4,827	689.99
	1884	8,691	1,230.68	560	79.30	196	27.75	184	26.06	4,049	573.86
	1885	9,188	1,291.32	459	61.51	152	21.36	161	22.63	4,424	621.77

Maintenant, après avoir donné les profils généraux de la criminalité dans le royaume et dans chaque province et région, il nous semble utile de déterminer, pour chaque magistrature, en quelles proportions se retrouvent les condamnés au total des individus jugés.

Les variations sont peu s nsibles d'une année à l'autre, et, ce qui est plus remarquable, il n'y a presque pas de différence entre ces rapports proportionnels, que les jugements soient rendus par verdict du jury (cours d'assises) ou par les magistrats sans jury (prétures et tribunaux).

Table **XII.**

RÉSULTATS *des poursuites.*

ANNÉES	Individus jugés			
	acquittés		condamnés	
	chiffres effectifs	pour 100 individus jugés	chiffres effectifs	pour 100 individus jugés
Préteurs.				
1879	96,803	29.46	231,735	70.54
1880	102,956	28.21	262,035	71.79
1881	96,912	29.49	231,665	70.51
1882	102,444	30.29	235,808	69 71
1883	103,206	30.73	232,594	69.27
1884	92,466	26.53	254,930	73 16
1885	100,848	26.84	273,776	72.86
Tribunaux correctionnels (*a*).				
1879	..	..	..	..
1880	..	..	..	..
1881	21,748	24.55	66,244	74.79
1882	18,984	23.44	61,509	75.96
1883	16,851	22.23	58,414	77.65
1884	16,937	23.31	55,168	75.94
1885	16,958	24.01	53,028	75.20
Cours d'assises.				
1879	2,366	24.97	7,109	75.03
1880	2,776	26.24	7,805	73.76
1881	2,680	25.86	7,684	74.14
1882	2,163	26.29	6,065	73.71
1883	2,425	29.84	5,702	70.16
1884	2,222	29.50	5,311	70.50
1885	2,349	28.91	5,776	71.09

(*a*) Le total des individus jugés par les tribunaux correctionnels résultant du present tableau, si l'on additionne les acquittés et les condamnes, est légèrement inférieur à celui qui est exposé dans le tableau N. IV, parce que ce dernier comprend aussi les individus renvoyés devant une autre autorité judiciaire par arrêt d'incompétence.

Le tableau suivant distingue les individus jugés ou condamnés d'après le sexe, l'âge, l'état civil et le degré d'instruction; malheureusement ces distinctions ne sont pas données pour le même moment du procès devant les différentes magistratures; tandis que pour les tribunaux correctionnels, elles concernent les prévenus jugés, pour les prétures et les cours d'assises elles se rapportent aux condamnés.

Il y a lieu de remarquer que la proportion des femmes est beaucoup plus faible dans les procès en Cours d'assises que devant les autres magistratures; ce qu'il était d'ailleurs facile de prévoir, attendu que les femmes sont rarement mêlées comme auteurs dans les crimes de violence.

Condition individuelle *des prévenus et des accusés.*

Année	hommes	femmes	jusqu'à 18 ans	de 18 à 21	au-dessus de 21	célibataires	mariés	veufs	ne sachant ni lire ni écrire	sachant lire	sachant lire et écrire	superieure à l'élémentaire
	Sexe		**Age**			**État civil**			**Degré d'instruction**			

I. Préteurs.

PRÉVENUS CONDAMNÉS.

Chiffres effectifs.

Année	hommes	femmes	jusqu'à 18 ans	de 18 à 21	au-dessus de 21	célibataires	mariés	veufs	ne sachant ni lire ni écrire	sachant lire	sachant lire et écrire	superieure à l'élémentaire
1884	208,247	46,683	26,416	36,092	191,822	»	»	»	»	»	»	»

Chiffres proportionnels pour 100 condamnés.

Année	hommes	femmes	jusqu'à 18 ans	de 18 à 21	au-dessus de 21	célibataires	mariés	veufs	ne sachant ni lire ni écrire	sachant lire	sachant lire et écrire	superieure à l'élémentaire
1884	81.69	18.31	10.36	14.39	75.24	»	»	»	»	»	»	»

II. Tribunaux correctionnels *(a).*

PRÉVENUS JUGÉS.

Chiffres effectifs.

Année	hommes	femmes	jusqu'à 18 ans	de 18 à 21	au-dessus de 21	célibataires	mariés	veufs	ne sachant ni lire ni écrire	sachant lire	sachant lire et écrire	superieure à l'élémentaire
1879	88,776	8,780	6,392	10,920	80,244	49,365	41,200	3,238	62,482	1,718	27,827	2,868
1880	107,272	10,864	7,515	13,826	96,795	59,862	50,406	3,658	78,273	2,212	31,622	2,843
1881	100,148	9,942	6,800	12,455	90,835	58,428	45,724	3,102	73,640	1,878	29,186	2,692
1882	94,445	9,243	7,561	14,008	82,109	56,360	42,361	2,854	69,116	1,640	28,075	2,923
1883	89,984	8,915	6,574	12,575	79,750	52,901	41,239	2,639	64,371	1,760	27,852	2,895
1884	88,928	8,356	6,451	11,950	78,883	52,336	40,361	2,735	61,448	1,631	28,624	3,401

Chiffres proportionnels pour 100 prévenus.

Année	hommes	femmes	jusqu'à 18 ans	de 18 à 21	au-dessus de 21	célibataires	mariés	veufs	ne sachant ni lire ni écrire	sachant lire	sachant lire et écrire	superieure à l'élémentaire
1879	90.12	8.91	6.49	11.08	81.46	50.11	41.82	3.29	63.43	1.74	28.25	2.91
1880	89.46	9.06	6.27	11.53	80.72	49.92	42.04	3.05	65.26	1.85	26.37	2.37
1881	89.44	8.88	6.07	11.12	81.12	52.21	40.83	2.77	65.76	1.68	26.53	2.40
1882	90.08	8.81	7.21	13.36	78.31	53.75	40.40	2.72	65.92	1.56	26.78	2.74
1883	89.78	8.89	6.55	12.55	79.57	52.78	41.15	2.63	64.23	1.76	27.77	2.89
1884	89.95	8.45	6.53	12.09	79.79	52.94	40.82	2.77	62.15	1.65	28.95	3.40

III. Cours d'Assises *(b).*

ACCUSÉS CONDAMNÉS.

Chiffres effectifs.

Année	hommes	femmes	jusqu'à 18 ans	de 18 à 21	au-dessus de 21	célibataires	mariés	veufs	ne sachant ni lire ni écrire	sachant lire	sachant lire et écrire	superieure à l'élémentaire
1879	6,696	413		859	6,250	3,785	3,008	316	4,537		2,460	112
1880	7,367	458		1,186	6,619	4,139	3,382	311	5,374		2,292	159
1881	7,238	446		1,146	6,538	3,902	3,439	343	4,946		2,604	134
1882	6,755	415	257	725	6,160	3,894	2,893	262	4,139		2,671	199
1883	6,301	351	264	781	5,598	3,566	2,734	229	3,741		2,486	158
1884	4,759	304	228	672	4,138	2,677	2,167	215	2,930		1,925	112

Chiffres proportionnels pour 100 condamnés.

Année	hommes	femmes	jusqu'à 18 ans	de 18 à 21	au-dessus de 21	célibataires	mariés	veufs	ne sachant ni lire ni écrire	sachant lire	sachant lire et écrire	superieure à l'élémentaire
1879	94.19	5.81		12.08	87.92	53.24	42.31	4.45	63.82		31.60	1.58
1880	94.39	5.61		15.20	84.81	53.03	42.60	4.36	68.85		29.37	1.78
1881	94.20	5.80		14.91	85.09	50.78	44.76	4.46	64.37		33.89	1.74
1882	94.20	5.80	3.59	10.14	86.00	54.52	40.04	3.66	57.89		37.36	2.78
1883	94.72	5.28	3.97	11.79	84.16	53.61	41.10	3.44	56.24		39.03	2.30
1884	94.00	6.00	4.40	13.27	81.73	52.87	41.61	4.25	57.87		38.02	2.21

(a) Il y a lieu de remarquer que soit pour les Tribunaux correctionnels, soit pour les Cours d'Assises, le total des prévenus qui résulte de cette table n'est pas égal au total général des mêmes prévenus qui furent jugés pendant chaque année par les Tribunaux ou par les Cours d'Assises (Voir Table IV), la différence représentant le nombre des prévenus dont la condition individuelle était inconnue. Les chiffres proportionnels sont calculés sur le total des prévenus jugés.

(b) Pour ce qui concerne les condamnés par les cours d'assises, on doit distinguer l'année 1884 des années antérieures. Dans la période 1879-83 ils sont comptés autant de fois que sont les crimes ou délits dont ils sont condamnés; dans la dernière année ils sont comptés une seule fois, quel que soit le nombre des infractions. Pour toutes les années 1879-84 les chiffres du tableau comprennent aussi bien les condamnés par contumace que les condamnés contradictoirement.

Un dernier mot sur la récidive. En général on trouve que
le nombre des récidivistes s'accroit d'année en année, en Italie
comme dans les autres États de l'Europe; néanmoins les proportions que l'on observe en Italie sont inférieures à celles que donnent les statistiques de plusieurs autres pays, que nous avons
sous les yeux.

Table **XIV.**

NOMBRE *des récidivistes jugés pendant les années 1880-84.*

Années	Par les tribunaux correctionnels		Par les Cours d'assises	
	chiffres effectifs	pour 100 individus jugés	chiffres effectifs	pour 100 individus jugés
1880	23,326	19.45	1,684	21.58
1881	22,661	20.24	2,041	26.56
1882	22,141	21.12	1,749	28.84
1883	22,666	22 61	1,680	29.46
1884	23,386	23.65	1,663	32.85

Nous sommes loin cependant de nous reposer sur la valeur de
ces chiffres; et de la même façon que nous renonçons à tirer vanité
de cette moindre fréquence des récidives chez nous, de même nous
ne prenons pas l'élévation du rapport dans la période 1880 à 1884
comme un indice sûr de l'accroissement véritable de la récidive
en Italie, car nous sommes fondés à croire que la constatation de
la récidive n'est pas encore faite d'une manière à éviter toute lacune, quoique le service des casiers judiciaires soit en voie d'amélioration.

L'anthropologie dans les prisons, par M. G. Benelli.

Le droit pénal, comme science positive, se base sur la connaissance du criminel. Pour connaître le criminel il faut multiplier les observations, accumuler les faits. Ce n'est qu'à l'aide de grandes séries de faits qu'on peut entrevoir les lois qui le concernent.

Les délinquants étudiés par Lombroso jusqu'au jour où il publiait la première édition de son *Uomo delinquente* (1876) n'étaient qu'au nombre de 830 : lors de la publication de la troisième édition, ils étaient 3839. Cela ne suffit pas encore. Il faut des milliers de données prises avec ordre, méthode, uniformité de recherches; il faut que les mêmes faits puissent se grouper et s'additionner ensemble, pour être comparés à d'autres, groupés et additionnés de la même façon.

Le système suivi jusqu'à présent me paraît défectueux. On entre dans un pénitencier ; on s'arrête à quelques délinquants qui présentent à première vue des anomalies plus caractéristiques, plus nombreuses ou plus intenses, ou à d'autres que la nature de leur crime ou d'autres circonstances, la récidive, par exemple, signalent à l'attention du visiteur. On les observe, on les étudie, on les mesure, en négligeant les autres. C'est un tort. Il ne suffit pas d'examiner tels ou tels individus d'un intérêt plus saillant, car on établit ainsi des sélections artificielles; il faut étudier tous les délinquants, du moins autant que la chose est possible. L'examen ne doit pas, non plus, se borner à des mensurations et à des recherches somatiques; il convient de recourir à l'examen anamnestique, de rechercher des données sur la vie de chaque délinquant, sur ses antécédents, sur ceux de sa famille. Cette étude pratiquée uniformément pour tous les détenus de tous les pénitenciers finirait par assurer à la science un grand nombre de données positives d'une importance considérable.

On objectera que ce résultat ne pourrait être obtenu par les anthropologues et les pénalistes qu'au moyen de fortes dépenses de temps et d'argent et en surmontant des difficultés de tout genre. Cela est vrai; mais les savants, si l'administration s'y prêtait, pourraient trouver des collaborateurs assidus et précieux dans le personnel supérieur des établissements de peine.

L'administration italienne paraît s'être mise sur la bonne voïe. Le manuel pour les autopsies des condamnés morts dans les prisons, qu'elle a fait compiler par le prof. Sciamanna, en est un premier indice. Mais l'étude du cadavre ne suffit pas, à elle seule. L'examen du délinquant vivant a bien plus d'importance, et présente, à beaucoup de points de vue, moins de difficultés. Le médecin de chaque établissement, secondé au besoin par un employé de l'administration adonné à ce genre d'études, pourrait être chargé des recherches à faire.

Je présente un modèle de feuille qui pourrait être adopté dans les pénitentiers et où se résume presque synoptiquement l'examen anthropologique du délinquant. Cette feuille devrait toujours faire partir de son dossier (Annexe *A*). Elle comprend les résultats des recherches anamnestiques, de l'étude psychique et de l'examen somatique et anthropométrique.

Les recherches anamnestiques laissent souvent quelque incertitude si le délinquant est seul interrogé. Je propose donc aussi un questionnaire à adresser aux autorités municipales ou judiciaires, aux directeurs d'autres établissements de peine ou de santé, etc. qui pourraient être à même de fournir des données sur les précédents des délinquants.

Il serait utile d'avoir un manuel élémentaire pour l'examen du délinquant vivant. On pourrait le compiler d'après le manuel de M. Sciamanna pour ce qui concerne l'examen anthropométrique, d'après les *Instructions générales pour les recherches anthropologiques sur le vivant* par Broca, l'*Anthropologie* de Topinard, le *Traité clinique des maladies mentales* de Kraft-Ebing et le *Manuel* de Novelli pour l'examen des fonctions et la recherche des anomalies anatomiques et fonctionnelles.

Examen anthropologique du détenu ....

Anamnésie

Généralités (Nom, prénoms, patrie, domicile, profession, date de la naissance, éducation reçue, etc.)........................

Cause de la mort des parents...........

Y a-t-il eu dans sa famille des cas de folie, névrose, crétinisme, perversité, excentricité, suicide, délit? ....

Maladies dont le détenu a souffert ou souffre, traumas, etc.....................

Délit commis, cause du délit...........

Autres renseignements divers...........

Examen psychique

Langage, écriture, argot...............

Sensibilité centrale (illusions, hallucinations) ....

Attention ....

Mémoire ....

Raisonnement ....

Sentiments { affectifs ....

moraux ....

religieux ....

Instincts et penchants ....

Sommeil ....

Caractère moral ....

Expression de la physionomie ....

Fonctions de la vie de relation et végétative.

<table>
<tr><td rowspan="13">VIE DE RELATION</td><td rowspan="8">Sensibilité</td><td>tactile ....</td><td></td></tr>
<tr><td>thermique...............</td><td></td></tr>
<tr><td>dolorifique .. ..</td><td></td></tr>
<tr><td>musculaire...............</td><td></td></tr>
<tr><td>visive.................</td><td></td></tr>
<tr><td>auditive................</td><td></td></tr>
<tr><td>olfactive et du goût......</td><td></td></tr>
<tr><td>(mancinisme sensoriel)....</td><td></td></tr>
<tr><td rowspan="4">Mobilité</td><td>(mancinisme moteur) .....</td><td></td></tr>
<tr><td>volontaire...............</td><td></td></tr>
<tr><td>réflexe (réflexe tendineux)</td><td></td></tr>
<tr><td>anormale (chorée) ....</td><td></td></tr>
<tr><td colspan="2">Force musculaire....................</td><td></td></tr>
<tr><td></td><td colspan="2">Dynanométrie ....</td><td>à droite k.   à gauche k.   deux mains k.</td></tr>
<tr><td rowspan="5">VIE VÉGÉTATIVE</td><td colspan="2">Circulation......................</td><td></td></tr>
<tr><td colspan="2">Respiration......................</td><td></td></tr>
<tr><td colspan="2">Thermogenèse...., ...</td><td></td></tr>
<tr><td colspan="2">Digestion (rumination, boulimie, dys-
pepsie, diarrhée, constipation, etc.)..</td><td></td></tr>
<tr><td colspan="2">Secrétions (lactée, salivaire, sudoro-
fique, urinaire, menstruelle)........</td><td></td></tr>
</table>

Examen anthropométrique

Dévelop. squelettique... |__________| Couleur { de la peau... |__________|
Taille............... m. |__________| { des cheveux. |__________|
Grande envergure...... |__________| { de l'iris...... |__________|

Système pileux (quantité et distribution des poils) .... |__________|

Dévelop. musculaire.... |__________|

Poids du corps (à différentes dates)........ kil. |__________| Tatouage.............. |__________|

Crâniométrie

Diam. antéro-postérieur. |__________| Type du crâne........ |__________|

» transverse....... |__________| Circonférence totale.... |__________|

Courbe ant.-postérieure. |__________| Demi-circonférence { antérieure... |__________|

» transverse...... |__________| { postérieure.. |__________|

Index céphalique....... |__________| Front................. haut.____ lar.____

F a c e

Hauteur............... |__________| Type facial........... |__________|

Diamètre bizygomatique |__________| Index facial. .... |__________|

Anomalies de conformation ou de développement

Dans le crâne____

» la face____

» les oreilles____

» les yeux____

» les dents____

» d'autres parties du corps____

Questionnaire au sujet du détenu

1° Informations sur les parents et la famille en général ....

Délits ou crimes commis ....

Cas de folie, maladies nerveuses, crétinisme, excentricité, perversité, alcoolisme, suicide ....

Maladies dont les parents et les consanguins les plus rapprochés ont souffert ou sont morts ....

2° Renseignements sur les précédents
Éducation reçue, profit ....

Développement intellectuel (normal, limité, etc.)........................

Maladies dans l'enfance et la jeunesse
Chutes ou coups à la tête..........

Caractère, naturel, conduite habituelle ....

3° Délits commis précédemment, condamnations subies ....

4° A-t-il présenté des indices d'altération mentale? Lesquels? Où et comment a-t-il été soigné? Guérison complète ou imparfaite? Maladies nerveuses...........

5° Causes impulsives du délit commis. Symptômes ou indices d'altérations mentales au moment du crime ....

6° Circonstances de tout genre concernant le détenu, d'après la voix publique, les dépositions des témoins dans le procès, etc. au sujet de l'état mental du détenu..

7° Observations diverses..............

Catalogue des pièces composant la première exposition internationale d'anthropologie criminelle (1)

NOMS DES EXPOSANTS.	OBJETS EXPOSÉS.

Adriani. . . . . . Très belle collection de crânes et masques d'épileptiques, de fous moraux et de criminels aliénés.

Albrecht . . . . . Préparations anatomiques recueillies par l'exposant dans
ses voyages scientifiques. Quelques-unes de ces
pièces ont été illustrées devant le Congrès par
M. Albrecht (v. p. 104 et suiv) pour démontrer la place
morphologique de l'homme dans la série des mammifères.

Angelucci . . . . . 17 crânes, dont 16 d'épileptiques et un de folle-voleuse,
asymétrique, avec soudure de la sagittale.
31 photographies de délinquants.

Benelli. . . . . . Tableau pour l'examen anthropologique des délinquants.

Bocca (frères) éditeurs-libraires (Turin, Rome, Florence), représentés par
M. J. Lerda. Bibliothèque d'anthropologie criminelle,
se composant des volumes suivants :
Première série :
Vol. I. — Lombroso prcf. Cesare — *L'uomo delinquente
in rappo'to all'antropologia, alla giurisprudenza ed
alle discipline carcerarie — Delinquente nato e pazzo
morale* — Turin, 1884, troisième édition (2);
Vol. II. — Garofalo Raffaele — *Criminologia, Studio sul
delitto, sulle sue cause e sui mezzi di repressione*
— Turin, 1881.
Seconde série :
Vol. I. — Puglia Ferdinando — *Prolegomeni allo studio
del diritto repressivo* — Turin, 1883;
Vol. II. — Ferri Enrico — *Socialismo e criminalità —
Appunti.* — Turin, 1883;
Vol. III. — Setti Augusto — *La forza irresistibile, studio.*
— Turin, 1884;
Vol. IV. — Ferri Enrico — *L'o. icidio-suicidio, respon-
sabilità giuridica* — Turin, 1884;
Vol. V. — Cogliolo Pietro — *Saggi sopra l'evoluzione
del diritto privato* — Turin, 1884;
Vol. VI. Fioretti avv. Giulio — *Su la legittima difesa,
studio* — Turin, 1886;

Vol. VII. — Varaglia S. et Silva B. — *Note anatomiche ed antropologi·he sopra 60 crani e 42 encefali di donne criminali ita/iane* — Turin, 1886;

Vol. VIII. — Tonnini D. S.— *Le epilessie* — Turin, 1886, opusc;

Archivio di psichiatria, scienze penali ed antropologia criminale, per servire allo studio dell'uomo alienato e delinquente, dirigé par MM. Lombroso, Garofalo, Ferri et Puglia — quatrième, cinquième et sixième années (3);

Autres ouvrages exposés par MM. Bocca frères:

Lombroso prof. Cesare — *Genio e follia, in rapporto alla medicina legale, alla critica od alla storia* — Quatrième édition, Turin, 1882;

    Id. — *Sull'incremento del delitto in Italia e sui mezzi per arrestarlo* — Deuxième édition, Turin, 1872.

    Id. — *Sulla medicina legale del cadavere, secondo gli ultimi studi di Germania e d'italia* — Turin, 1877.

Lombroso et Bianchi. — *Misdea e la nuova scuola penale* — Turin, 1884.

Bodio . . . . . 7 cartes murales sur la statistique criminelle en Italie (4).

Buonomo et Bianchi Photographies de criminels-nés (l'un desquels tatoué), renfermés dans le manicome que les exposants dirigent.

Cividalli . . . . 17 crânes d'épileptiques. — Illustrés par M. Lombroso devant le Congrès (V. p. 58 et suiv.) (5);

3 tables de caricatures par des épileptiques.

D'Albertis . . . . 3 crânes, dont deux de voleurs de grands chemins et un de violateur-homicide;

4 cerveaux;

4 figures plastiques en cire, de délinquants;

Masque de Giona La Gala, jeté en bronze.

Ferri . . . . . . Ouvrages publiés sur l'anthropologie criminelle:

— *La teorica dell'imputabilità e la negazione del libero arbitrio,* Firenze, 1878.

— *Das Verbrechen in seiner Abhängigkeit von dem jährlichen Temperaturwechsel,* Berlino, 1882.

— *Studi sulla criminalità in Francia dal 1826 al 1878,* Roma, 1881.

— *I nuovi orizzonti del diritto e della procedura penale,* Bologna, 1884.

— *Socialismo e criminalità,* Torino, 1883.

— *L'omicidio-suicidio,* Torino, 1883.

Calotte crânienne d'assassin-suicide.

Matériel réuni pour la compilation de l'ouvrage *L'omicidio,* de prochaine publication: 300 portraits au crayon des délinquants les plus notables étudiés par l'exposant au bagne de Pesaro et dans les prisons de Castelfranco; résultats numériques d'observations anthropométriques faites sur 1700 normaux, fous et délinquants (2898 séries numériques, résumées en 322 cartes graphiques); — 50 diagrammes sur la statistique de la criminalité en France de 1826 à 1884; — 26 cartes indiquant la distribution géographique des délits de sang et des causes de ces délits en Italie, en France et en Angleterre; — nombreuses observations statistiques sur la criminalité des principaux Etats d'Europe.

Fiordispini . . . Tableau réunissant des photographies de criminels et de fous moraux, pour l'étude du prognathisme et pour montrer la complète identité de type des fous-moraux et des délinquants-nés.

Collection de caricatures de fous, dessinées très habilement par un fou épileptique.

Flesch . . . . . 5 crânes de délinquants, dont deux submicrocéphales.

Frigerio (4) . . . 22 crânes et calottes crâniennes d'épileptiques, de délinquants et de fous moraux, ainsi spécifiés:

5 calottes métopiques d'épileptiques;

3 crânes d'épileptiques avec de larges os wormiens au bregma et des sinus frontaux proéminents;

4 crânes d'épileptiques, d'énorme épaisseur, d'un poids exceptionnel, avec suture frontale soudée prématurément;

2 crânes d'épileptiques, avec de nombreux ostéophites à la voûte;

2 crânes de fous-moraux asymétriques et de notable épaisseur:

1 crâne de délinquant, avec os wormien au ptérion;

5 crânes de délinquants, asymétriques, avec sinus frontaux d'une proéminence marquée.

N.B. — La collection qui précède a été commencée par MM. Ponza et Ronconi, prédécesseurs de l'exposant dans la direction du manicome d'Alexandrie. M. Frigerio l'a continuée, classée et illustrée. Le catalogue est sous presse.

Collection de portraits d'épileptiques, de dégénérés, de fous-moraux et de délinquants aliénés, parmi lesquels un épileptique parricide du manicome de Pesaro; un parricide, deux uxoricides, deux incendiaires, trois voleurs de grand chemin, du manicome d'Alexandrie, et 40 profils de violateurs, homicides, pédérastes, escrocs, dessinés d'après nature par l'exposant dans les prisons d'Urbino, ainsi que dans le pénitencier et à la Cour d'assises de Pesaro.

Collection de préparations en plâtre, reproduisant
les anomalies de forme et de position du pavillon
de l'oreille chez les délinquants-aliénés, les épileptiques et les dégénérés du manicome d'Alexandrie.

Collection de statuettes en terre cuite de style primitif, archaïque, modelées dans les jours qui précé-
daient la période d'agitation, par un fou qui n'a reçu
aucun principe d'éducation artistique.

Collection de tatouages réunis dans les pénitenciers
d'Alexandrie et de Pesaro, ainsi que sur des aliénés
du manicome d'Alexandrie.

Gamba . . . . . Crânes et masques de justiciés.

Le but de l'exposition de M. le professeur
Gamba était de démontrer la ressemblance de type
et de forme du crâne des grands délinquants.

Pour cela M. Gamba a choisi dans sa collection
les crânes les mieux conservés, car un grand nombre
des crânes des justiciés exhumés à Saint-Pierre
in vinculis (Turin) sont corrodés ou réduits en morceaux.

Voici la description sommaire qui peut s'appliquer à tous ou presque tous:

Volume moyen ou petit (circonférence moyenne
53 cent.); brachycéphale (index moyen 85) (1); poids
plutôt considérable. Sutures presque toutes ossi-
fiées, bien qu'il s'agisse d'individus dont l'âge variait de 20 à 31 ans. Front bas, ou fuyant, étroit;
dans quelques crânes le diamètre transverse maximum se trouve plus en avant que d'habitude chez les
normaux. Dans d'autres le trou auriculaire se trouve
au milieu du diamètre antéro-postérieur. Aplatissement singulier et constant dans tous de l'os occipital,
de façon que placés sur une surface plane, et appuyés
sur l'occiput, quelques-uns de ces crânes trouvent
un équilibre stable. Le trou occipital situé plus en arrière de la moitié de l'ovale de la base; dans un
de ces crânes le trou occipital se voit en partie
découvert postérieurement si le crâne est posé sur
la table, appuyé sur sa base. La face est généralement carrée; zygomas très prononcés chez quelques-
uns, prognathisme, angle facial moyen 75.

Tous ces crânes dénotent:

1° un volume défectueux de l'organe cérébral;

2° le prédominance des facultés animales;

---

(1) Le type piémontais est brachycéphale.

3º le défaut presque complet des facultés affectives ;

4º un développement imparfait des facultés de réflexion, de perception et de création.

Le crâne d'un nommé Orsolano contraste d'une manière surprenante avec les crânes des autres justiciers. Il est d'un volume juste et proportionné; la brachycéphalie est moins prononcée, le front est haut et vertical; le visage est ovale. Mais on observe aussi dans ce crâne l'aplatissement occipital que M. Gamba donne comme fait constant et typique.

L'histoire criminelle de quelques-uns de ces sujets a pu être connue; elle correspond aux données que fournissent la forme et les modalités de conformation du crâne.

L'exposition de M. Gamba avait encore pour but d'apporter un argument aux opposants de la strangulation par pendaison comme moyen de procurer la mort au condamnés. Il est notoire que, si l'exécution a lieu dans un lieu public, tout retard et toute lenteur de la part des exécuteurs des hautes œuvres, provoquent les réprobations de la foule. Or il est arrivé assez souvent que, par suite de la force de résistance et du volume des muscles du cou, la strangulation n'a pas produit la luxation des vertèbres ni par conséquent la pression mortelle sur la moelle allongée. On sait d'ailleurs que l'asphyxie par strangulation n'est mortelle qu'après une ou eux minutes. Il est donc arrivé parfois de porter au cimetière un justicié avant que la mort ait eu lieu C'est le cas de Becchio, pendu à Turin en 1849. Le cercueil renfermant ce que l'on croyait son cadavre fut porté à l'église. On en entendit sortir un bruit de respiration angoissée. Le supplicié vivait encore. Porté chez l'aumônier, il n'expira que quarante-huit heures plus tard. L'autopsie faite, d'ordre de l'autorité judiciaire, par M. Gamba, montra une demi-luxation des vertèbres cervicales sans aucune lacération des tissus.

Le peuple croyait en Piémont que le bourreau enfonçait un clou dans le crâne des pendus pour les achever, avant de les jeter dans la fosse. Cette opinion avait un fond de vérité. Parmi les crânes de suppliciés exposés par M Gamba, l'un porte encore un clou de la longueur de 20 centimètres. Il fut exhumé du cimetière des suppliciés de St.-Pierre *in vinculis*.

Giacchi. . . . . 39 crânes complets } d'épileptiques, fous-moraux et
33 calottes crâniennes }   délinquants (7);
Manuscrits et dessins; spécimens d'écritures symboliques, l'un desquels a été illustré dans l'ouvrage *Genio e Follia* de Lombroso.

Giacomini. . . . Sections de cerveau préparées à la gélatine d'après la méthode spéciale dont M. Giacomini est l'inventeur. Cette méthode permet de conserver des sections d'un hémisphère entier du cerveau, pour l'examen microscopique et notamment pour l'étude des fibres nerveuses. Ces sections sont d'une telle finesse et d'une telle résistance qu'on peut sans inconvénient les expédier, sous simple enveloppe, par la poste.

Lacassagne . . . 26 cartes murales sur la statistique criminelle de la France, exécutées en collaboration avec M. Couette.
Très riche collection de tatouages réunis dans le laboratoire de médecine légale de la Faculté de Lyon;
Collection unique de 2000 tatouages copiés sur la toile par des dessinateurs, et décrits dans l'ouvrage de l'exposant *Les tatouages, études anthropologiques et médico-légales* (Paris, 1881).
Tables explicatives.

Laschi (en collaboration avec Lombroso)
Quatre tableaux contenant des portraits (36 dessins et photographies) de délinquants politiques, selon la classification adoptée par les exposants: Criminels politiques passionnés et d'occasion (prototype: Orsini); criminels politiques nés (Marat); criminels politiques fous (Lazzaretti); criminels politiques mattoïds (Guiteau);
Table explicative des tableaux précédents;
Deux cartes géographiques murales pour la répartition du délit politique associé (révolutions), en Europe, et dans les autres parties du monde;
Table graphique démontrant l'influence de la température sur le délit politique associé (révolutions) (8).

Lenhossek (de) . . 12 crânes de criminels, pour la plupart assassins et voleurs de grands chemins, autrichiens et hongrois. L'un de ces crânes, illustré par M. Benedikt devant le Congrès (V. p. 100), présente une forte brachycéphalie postérieure et une énorme dépression frontale.
Ouvrage: *Ausgrabungen zu Szeged - Ottlaona in Ungarn*.

Lombroso . . . . 70 crânes de délinquants italiens et 30 crânes d'épileptiques, illustrés dans l'*Uomo delinquente* (Bocca, éditeur, Turin);
1 squelette de délinquant (voleur);

2 têtes de délinquants — reproduction en plâtre;

Une cruche de prison avec graphites de Cavaglià, dit *Fusil,*
 homicide, voleur, suicide, — illustrée dans l'*Archivio
 di psichiatria, scienze penali ed antropologia criminale* (Turin);

800 photographies d'épileptiques;

Album contenant des portraits de criminels allemands
 (300 photographies);

24 portraits de criminels italiens et étrangers (dessins
 de grandeur naturelle), avec biographies;

Tables graphiques;

Spécimens d'écritures de délinquants;

Lambeaux de peau avec tatouages de délinquants (donnés par M. Filippi);

25 tabl s, publications, prospectus, avis polychromes de
 mattoïdes, avec gravures, dessins, imprimés;

200 manuscrits et imprimés de *mattoïdes*, illustrés dans
 l'ouvrage *Genio e follia;*

Tables hydrosphygmographiques et pléthysphygmogra-
 phiques de fous et criminels.

Manicome de Naples Photographies de délinquants.

Manouvier . . . Tableau représentant, par un nouveau procédé graphique,
 la capacité crânienne de séries données — illustré
 devant le Congrès par M. Magitot (V. p. 115 et 146
 et suiv.).

Marchiafava . · . . 2 crânes·de microcéphales-idiots avec leurs cerveaux;
 Un crâne de mégalocéphale;
 Un cerveau avec atrophie complète de l'hémisphère droit;
 — illustré devant le Congrès par M. Todaro (v. p. 182
 et suiv.);
 Tête de nihiliste conservée;
 Appareil pour mesurer le crâne des personnes vivantes.

Mayor . . . . . Photographies des Césars d'après les bustes et statues
 des Musées de Rome, Florence et Naples, - de Jules-
 César à Trajan;
 Tableau synoptique de la famille d'Auguste, étudiée
 aux points de vue moral, psychique et somatique,
 physiologique et pathologique (d'après le docteur
 P Jacoby);
 *Notes fragmentaires pour servir à une iconographie des
 Césars au point de vue anthropologique* (Rome, 1885).
 Ces *Notes* illustrent la collection des photographies
 des Césars.

Morselli . . . . . Tables murales représentant l'augmentation du suicide
 et de la folie en rapport avec le mouvement de la
 criminalité;

Photographies d'aliénés criminels;

Manuscrits de Carlino Grandi (le tueur d'enfants) condamné par la Cour d'assises de Florence en décembre 1876;

Objets travaillés par des fous renfermés dans des asiles, pour démontrer leurs analogies avec les objets travaillés par les délinquants dans les prisons;

Quelques crânes d'aliénés criminels;

Publications diverses.

Pénitencier de Gênes Cerveau et tête de Giona La Gala, conservés dans l'alcool; tatouages du même; calculs biliaires trouvés à son autopsie.

Pénitencier d'Oneglia 5 cerveaux de délinquants; 3 crânes de délinquants.

Rieger . . . . . Crâniographe de son invention.

Roggero . . . . 18 crânes de délinquants provenant du pénitencier d'Alexandrie (Piémont), dont 4 submicrocéphales, 2 ayant la fossette occipitale médiane, 7 avec des tissus frontaux énormes et des scléroses;

Romiti . . . . . 8 crânes et 12 cerveaux de criminels, suicides et femmes de mauvaise vie, préparés selon la méthode Giacomini, et appartenant à l'Institut anatomique de Sienne. Les crânes sont remarquables par la fréquence des sutures précocement fermées, de la fossette occipitale médiane, par la grosseur des mâchoires, etc. Dans les cerveaux, la division de quelque circonvolution frontale n'est pas rare. Crâne d'uxoricide parfaitement régulier, auquel correspondait un encéphale volumineux.

Rossi. . . . . . Deux tables graphiques, dressées dans le laboratoire de M. Lombroso; l'une marquant l'influence du prix du vin de 1878 à 1883 sur la criminalité dans les provinces de Rome et de Cagliari; l'autre marquant l'influence de la température et du prix des grains alimentaires (froment, maïs, etc.) sur la criminalité italienne; — Illustrées dans l'*Archivio di psichiatria*, etc., Vol. VI;

Roukavichnikoff. . Album de portraits de jeunes délinquants photographiés à leur entrée à l'asile Roukavichnikoff et à leur sortie du même asile; — illustré par l'exposant devant le Congrès (V. p. 209) et examiné par une commission désignée *ad hoc* (V. p. 303).

Scarenzio et Soffiantini 5 cerveaux de prostituées (préparés selon la méthode Giacomini);

17 crânes de *ruffiani* (entremetteurs et souteneurs) et de prostituées (9);

1 crâne (modèle en plâtre) de prostituée;
2 bases crâniennes de prostituées;
1 masque en cire de *ruffiano*;
3 masques en cire de prostituées.
4 masques en plâtre de prostituées;
Un album contenant 42 photographies de prostituées.

Sciamanna . . . 1 cerveau avec atrophie à droite;
Crâne et bras d'un charretier des Abruzzes, homicide-suicide.

Severi . . . . . Un crâne de suicide, remarquable par la division de l'aile droite du sphénoïde;
Tatouages de fous toscans; – illustrés par l'exposant dans sa monographie : *Il tatuaggio nei pazzi* (*Archivio di psichiatria, scienze penali ed antropologia criminale*, 1885).

Socquet . . . . 4 tables montrant graphiquement 1º la moyenne annuelle, par périodes de cinq années, des viols et des attentats à la pudeur commis en France, de 1826 à 1880, sur des enfants au-dessous de 15 ans et sur des adultes. Le maximum (780) des attentats sur les enfants a été atteint dans la dernière période quinquennale, et correspond au minimum des attentats sur les adultes (100); 2º le rapport des accusations d'infanticide dans les différents départements de la France, par 1,000,000 d'habitants, avant et après la suppression (1852) des roues. Le nombre des accusations — sauf de rares et minimes exceptions — a continuellement augmenté: il a même souvent doublé; 3º le nombre total, par périodes de cinq années, des accusations d'avortement provoqué et d'infanticides, de 1826 à 1886. Les dernières périodes présentent une certaine diminution dans ces deux catégories de crimes; 4º la moyenne annuelle des accusations d'assassinat, de 1826 à 1880, par périodes de cinq années. Là aussi, on remarque une diminution dans les dernières périodes.
Ces tables, accompagnées de cartes géographiques correspondantes, ont été illustrées dans l'ouvrage: *Contribution à l'étude statistique de la criminalité en France de 1826 à 1880.*

Soliveti . . . . 9 crânes anormaux de fous et d'épileptiques (1 scaphocéphales, 2 hydrocéphales, 1 oxycéphale, 1 clinocéphale. avec métopisme) — illustrés par M. Lombroso devant le Congrès (V. p. 57 et suiv.).

Tamburini. . . . Photographies de fous criminels et d'idiots condamnés
comme semi-responsables pour homicide;

Crâne typique de délinquant (voleur), réunissant de
nombreux caractères de la criminalité;

Crâne d'escroc-fou;

Crâne d'un fou qui tua trois personnes, en blessa deux
et se suicida en se faisant pénétrer un clou dans
le cerveau;

Objets fabriqués par des fous-faussaires;

Pièces sculptées par un paranoïque, fou-pédéraste, rappelant les sculptures primitives;

Cerveau de Gasparone.

Tenchini . . . . 33 cerveaux de délinquants préparés d'après la méthode
Giacomini, et illustrés dans l'ouvrage *Cervelli di
delinquenti*, récemment publié (Parme, 1885);

2 crânes de délinquants;

2 têtes de délinquants conservées;

5 masques en plâtre de délinquants;

Atlas de cerveaux de délinquants illustrés dans l'ouvrage susmentionné;

Manuscrits contenant la biographie des délinquants illustrés dans ledit ouvrage.

Todaro et Mingazzini Cerveaux de fœtus humains à différents points de développement, appartenant à l'Institut anatomique
de Rome, dirigé par M. Todaro.

Toninetti . . . . Tête de nihiliste affilié à la police, condamné à mort
et étranglé en prison par ses camarades — préparée
à sec selon la méthode de l'exposant.

Venturi . . . . . Un cerveau avec atrophie du lobe frontal de droite, circonvolution petite et le cerveau tellement contracté
que le lobe occipital ne recouvre plus le cervelet.
Les symptômes observés pendant la vie ne répondaient pas à de pareilles lésions.

Virgilio . . . . . 8 tableaux (dessins et photographies) représentant des
fous moraux et des délinquants.

Deux dessins coloriés par un fou, dont l'un représente
un fou dans un accès de folie furieuse, l'autre un
fou dans un accès de mélancolie (10).

NOTES.

(1) Ce catalogue de la première Exposition internationale d'anthropologie criminelle a été compilé sur celui que M. Sergi a présenté au Congrès dans la séance du matin du 18 novembre, sur les rapports de MM. A. Severi et C. Lombroso, et sur des notes personnelles du secrétaire général du Congrès. L'exposition d'anthropologie criminelle a été l'objet de travaux séparés. Les suivants sont parvenus à notre connaissance:

Docteur E. Magitot, Lettres ayant paru dans le *National* (Paris) et correspondances télégraphiques envoyées à la *Semaine médicale* (Paris).

Docteur A. Motet, *Rapport sur l'exposition d'anthropologie criminelle* (de Rome) inséré dans les *Archives d'anthropologie criminelle et des sciences pénales*, revue bimestrale (Paris-Lyon), tome I.

Professeur A. Severi, *La prima esposizione internazionale di antropologia criminale a Roma, cenno narrativo*, dans *Lo Sperimentale*, journal de médecine (Florence) et à part en brochure.

Edmond Mayor, *Le premier Congrès d'anthropologie criminelle*, dans la *Revue internationale* (Florence) et à part en brochure.

Professeur A. Severi et professeur C. Lombroso — *La 1ª esposizione internazionale d'antropologia criminale a Roma* dans l'*Archivio di psichiatria, scienze penali ed antropologia criminale*, première livraison de la sixième année.

Ajoutons, pour être aussi complet que possible, que M. P. Topinard a consacré quelques lignes à notre Exposition dans la livraison du 15 avril 1886 de la *Revue d'anthropologie*.

(2) La première édition française vient de paraître.

(3) Les trois premières années (1880-82) ont été publiées par M. Ermanno Loescher, éditeur-libraire (Turin, Rome, Florence).

(4) L'examen de 42 détenus tatoués de la maison de peine d'Alexandrie, fait par M. Frigerio, a donné les résultats suivants:

Naissance: Enfants legitimes, 39, illégitimes, 2, enfants trouvés, 1;

Age: de 19 à 29 ans, 26; de 30 à 56 ans, 16;

Orphelins, 11; ayant père et mère, 25; n'ayant qu'un seul des parents, 6;

Appartenant aux campagnes, 20; aux villes, 22;

Crimes connus: vols avec violence ou vols par adresse, 29; homicides, 7; incendiés, 2; mise en circulation de fausse monnaie. 2; inceste et viol, 2;

Récidivistes: de 1 à 2 fois, 11; de 3 à 5 fois, 12; de 10 à 15 fois, 3, au-dessus, 1; non-récidivistes, 15.

(5) M. le docteur Cividalli accompagnait son exposition de la note suivante:

« Sur ces 17 crânes d'épileptiques on trouve: fronts fuyants, 4; scléroses osseuses, 6, fossette occipitale médiane, 2; soudure des sutures, 6; sinus frontaux proéminents, 10; plagiocéphalies, 8; métopisme, 1; platycéphalies, 3; oxycéphalies, 2; asymétries de la base crânienne, 8; macrocéphalies, 2; sténocrotaphie, 1; asymétrie faciale, 10; zygomas saillants, 10; capacité orbitales considérables, 3; orbites obliques, 4; prognathisme, 2; mâchoires volumineuses, 6 ».

(6) Cinq des cartes dressées par la Direction générale de la statistique italienne pour l'exposition d'anthropologie criminelle, figurent, réduites à une moindre échelle, dans le présent volume et sont illustrées par une note. Nous devons le tout à l'inépuisable obligeance de M. le commandeur Bodio, l'eminent directeur général de ce service.

(7) Trois de ces crânes ont la voûte crânienne criblée de coups de couteau ou de stylet. L'un présente une thèque très mince et compacte, est trochocéphale, avec les sinus frontaux proéminents, les arcades sourcilières très prononcées, la mâchoire inférieure forte et prognathique. Ce crâne était celui d'un garnement de la pire espèce, d'une force physique et d'une audace peu communes. Des deux autres crânes en question, l'un est platycéphale; l'autre offre une magnifique hypsocéphalie; l'un et l'autre présentent les signes pathologiques d'une pachyméningite chronique.

(8) Ces études serviront à un ouvrage en préparation de MM. Laschi et Lombroso : *Il delitto politico e la scuola antropologica penale.*

(9) MM. Scarenzio et Soffiantini ont accompagné leur envoi à l'exposition d'anthropologie criminelle de la note suivante :

Crâniométrie de la prostitution.

N. progressif	N. du catalogue du cabinet dermo-siphylo-pathique		Age	Conférence horizontale en millimètres	Diamètre antéro-postérieur	Diamètre transverse	Diamètre vertical	Ind. céphalique	Capacité en centimètres cubes	Poids total
1	35	Crâne de *ruffiano*	65	546	200	150	141	75,00	1490	943
2	91	Crâne de *ruffiana*	55	520	180	150	144	83,33	1380	688
3	73	Id.	60	531	190	152	139	80,00	1500	561
4	158	Crâne de prostituée	18	512	178	140	125	78,65	1300	659
5	57	Id.	24	483	170	140	129	82,98	1180	509
6	59	Id.	?	480	170	142	123	83,52	1280	430
7	62	Id.	?	486	169	144	128	81,61	1250	484
8	60	Id.	43	490	172	142	132	82 55	1240	612
9	66	Id.	19	493	178	140	135	78,68	1252	627
10	67	Id.	40	489	168	154	130	91,66	1280	595
11	68	Id.	27	510	183	147	131	80,32	1325	504
12	69	Id.	?	491	170	143	125	84.11	1240	580
13	71	Id.	33	482	168	145	128	86,30	1275	335
14	72	Id.	30	472	161	140	120	86,95	1060	458
15	113	Id.	22	493	170	142	120	81,19	1240	552
16	133	Id.	1	497	180	142	135	78,88	1280	679
17	148	Id.	20	491	171	149	126	87,13	1240	576
18	149	Id.	22	492	172	149	132	86,62	1220	535

Sur 14 prostituées, 3 étaient donc presque microcéphales, 12 brachyphales, et de ces dernières, une était même trochocéphale.

Sur 1 de ces crânes, l'un (celui du ruffian, âgé de 65 ans), présente la suture médio-frontale ou métopique; deux (de prostituées) présentent un os épactal. Sur un troisième crâne de prostituée, le prof. Zoia a, paraît-il, observé et décrit la division de l'ouverture optique droite.

Parmi les cerveaux conservés, l'un (n. 124 du catalogue du Cabinet dermo-syphilo-pathique de Pavie) présente l'insula de Reil du côté gauche presque entièrement à découvert. C'était le crâne d'une prostituée de Mantoue, morte à 22 ans d'un cancer à l'utérus. Le crâne est brachycéphale.

La fossette occipitale médiane très prononcée, au point de pouvoir contenir une tranche de grosse orange, se retrouve dans un crâne. Deux autres l'offrent un peu plus petite. Plusieurs crânes présentent une asymétrie marquée des fossettes occipitales inférieures (le double presque de la fossette homonyme du côté opposé).

Dans presque tous les crânes le développement de la moitié postérieure de la thèque crânienne est plus fort que celui de la moitié antérieure.

(10) On se souvient que le peintre-caricaturiste parisien André Gill, plusieurs fois enfermé à Charenton et mort fou (1885), avait exposé au Salon du 1884 un *Fou furieux* dans son cabanon.

Liste des ouvrages reçus par le premier Congrès international d'anthropologie criminelle [1]

Aguglia . . . . . . Moduli per autopsie medico-legali.
L'impotenza dell'azione repressiva in Italia e sue cause.

Albrecht . . . . . . Sur les éléments morphologiques du manubrium du sternum chez les mammifères.
Sur la fossette vermienne du crâne des mammifères.
Ueber Existenz oder Nicht-Existenz der Rathke' schen Tasche.
Sur les homodynamies qui existent entre la main et le pied des mammifères. (Extrait du bulletin de la Société d'anthropologie de Bruxelles).
Ueber die morphologische Bedeutung der Kiefer-, Lippen- und Gesichtsspluten.
Mémoire sur le basiotique, un nouvel os de la base du crâne situé entre l'occipital et le sphénoïde.
Offener Brief an Hern Professor W. Krause in Göttingen.
Note sur la présence d'un rudiment de proatlas sur un exemplaire de hatteria punctata (Gray).
Sur les quatre os intermaxillaires, le bec-de-lièvre et la valeur morphologique des dents incisives supérieures de l'homme.
Note sur le basi-occipital des batraciens anoures.
Sur les copules intercostoïdales et les hémisternoïdes du sacrum des mammifères.
Sur les spondylocentres épipituitaires du crâne, la non-existence de la poche de Rathke et la présence de la chorda dorsalis et de spondylocentres dans le cartilage de la cloison du nez des vertébrés.
Epiphyses osseuses sur les apophyses épineuses des vertèbres d'un reptile (hatteria punctata, Gray).
Ueber den morphologischen Werth des Unterkieferlenkes, der Gehörknöchelchen, und des mittleren und äusseren Ohres der Säugethiere.
Ueber die Chorda dorsalis und 7 knöcherne Wirbelzentren im Knorpeligen Nasenseptum eines ervachsenen Rindes.

---

(1) La plupart des ouvrages reçus par le Congrès est passée, de consentement commun, à la bibliothèque du Cabinet d'anthropologie de l'Université de Rome.

Sur la valeur morphologique de la trompe d'Eusta-
che et les dérivés de l'arc palatin, de l'arc mandibulaire et de l'arc hyoïdien des vertébrés, suivi
de la preuve que le « simplectico-hyomandibu-
laire » est morphologiquement indépendant de
l'arc hyoïdien.

Ueber die Wirbelkörperepiphysen und Wirbelkör-
pergelenke zwischen dem Epistropheus, Atlas und
Occipitale der Säugethiere.

Sur le crâne remarquable d'une idiote de 21 ans,
avec des observations sur le basiotique, le squa-
mosal, le quadratum le quadrato-jugal, le jugal,
le postfrontal postérieur et le postfrontal anté-
rieur de l'homme.

Alimena . . . . . . Sulla psicologia della premeditazione.

Barzilai . . . . . . La recidiva e il metodo sperimentale, appunti critici
sulla « Recidiva nei reati » dell'avv. Giuseppe Orano.

Benedikt . . . . . Des rapports qui existent entre la folie et la criminalité. Discours prononcé au Congrès de phé-
niatrie et de névropatologie à Anvers.
Vortrag über die Todesstrafe.
Demonstration eines Verbrechergehirnes.

Bertillon (Alphonse) . Notice sur le fonctionnement du service d'identification par les signalements anthropométriques
au dépôt de la Préfecture de police.

Cavagnari . . . . Opuscoli di diritto e procedura criminale.

Dally . . . . . . L'hygiène au point de vue des devoirs sociaux. Le
danger de la prématuration;
Sur la prétendue irresponsabilité des alcooliques
criminels;
Remarques sur les aliénés et les criminels au point
de vue de la responsabilité morale et légale.

Diaz Moreu (Don Luis) Causas celebres españolas. — El proceso de la Calle
de la luna, etc.

Direzione generale di Statistica. Movimento della criminalità in Italia nell'un-
d'cennio 1873-1883.

Dossi Carlo . . . . I mattoidi al primo concorso pel monumento in Roma
a Vittorio Emanuele. — Note critiche.
La Colonia felice. — Utopia lirica.

Drouhin . . . . . L'identification des récidivistes par la forme du volume de la tête.

Fioretti . . . . . Sulla legittima difesa.

Gamba . . . . . . Rapporto sulle endemie del cretinismo e gozzo co-
stituzionale nelle valli della provincia di Torino.

Contributo allo studio della espressione fisionomica dei muscoli faciali dell'uomo.

Nota sopra alcuni crani rinvenuti nel sottosuolo del campanile di Sant'Agostino in Torino.

Nota sopra alcuni crani sardi, letta alla R. Accademia di medicina di Torino.

Acclimatazione, colonizzazione; note estratte dalla *Nuova Rivista* di Torino.

Galippe . . . . Du système dentaire chez les suppliciés.

Giacchi . . . . . . Igiene carceraria.

Gloria Francesco . . Alcune osservazioni sulle perizie in materia penale (Extrait de la *Rivista di Giureprudenza* de Trani).

Kirchenheim . . . . Criminalstatistiche Notizen.

Centralblatt für Rechtswissenchaft.

System des Strafrechts.

Kraepelin . . . . . Die Abschaffung des Strafmakes.

La colpa e la pena.

Lenhossék . . . . Die Ausgrabungen zu Szeged-Othalom in Ungarn.

Leo . . . . *Proximus noster*, ossia l'Uomo e l'attuale sistema penitenziario.

Marro . . . . I carcerati.

Mayer . . . . . . Nota sul gergo francese.

Motet . . . . . . Broadmoor's lunatic Asylum.

Pugliese . . . . . Rivista di giureprudenza.

Studi di diritto penale.

Ricco e Venturi . . *Il manicomio*, giornale di psichiatria.

Rieger . . . . . . Eine exacte Methode der Craniographie.

Roussel . . . . . . Rapport au Sénat français, au nom de la Commission chargée d'examiner le projet de loi portant révision de la loi du 30 juin 1883 sur les aliénés, 2 volumes.

De l'exécution de la loi du 23 décembre 1874 sur la protection des enfants du premier âge.

L'éducation nationale (discours).

Sammito (M. Aldisio) . Sul diritto penale nei rapporti colla natura e colla società.

Sciamanna . . . . Fenomeni prodotti dall'applicazione della corrente elettrica sulla dura madre e modificazione del polso cerebrale.

Sopra un caso di rammollimenti cerebrali ischemici della corteccia.

Diagnosi di sede delle emorragie cerebrali.
Contribuzione alla diagnosi dei tumori cerebrali.
Isteria in seguito a trauma.
Un caso di emorragia cerebrale con emianestesia.
Guida nelle ricerche anatomiche e antropologiche
    nei cadaveri dei condannati.

Sciamanna e Ferraresi Contribuzione allo studio delle lesioni del peduncolo
    cerebrale medio.

Socquet . . . . . Contribution à l'étude statistique de la criminalité
    en France, de 1826 à 1880. (Offert, au nom de
    l'auteur, par M. le docteur Motet.)

Tenchini Lorenzo . . Cervelli di delinquenti, — ricerche di anatomia, con
    atlante.

Ventra . . . . . La corea ed il suo trattamento col curaro.
    Su d'un caso di tetano da malaria.
    Frammento di osservazioni terapico-cliniche.

Zuccarelli . . . . . Gazzetta napolitana di psichiatria, medicina, legale
    malattie nervose.
    La cura sintomatica efficace del colera.
    La legge di compenso ed equilibrio.
    Le malattie mentali in ordine alla medicina legale.
    A proposito di Misdea.
    La struttura, le funzioni e le malattie del corpo
    umano.
    Contributo allo studio medico-legale della paranoia.

NOTES au volume des Actes du premier Congrès international d'anthropologie criminelle.

Page IX et 508. — M. Rieger a présenté deux méthodes nouvelles de crâniographie, qui se complètent l'une par l'autre. La première est déjà décrite explicitement dans sa brochure : *Eine exacte Methode der Craniographie* (Jena, 1885). Cette méthode est destinée principalement aux recherches sur le sujet vivant et a pour but unique de donner le graphique de la *boîte* du *cerveau*, sans la face. Elle est fondée sur des principes géométriques d'une exactitude absolue et ne donne que des axes rectangulaires et des courbes déterminées rigoureusement par ces axes. On obtient par cette méthode le graphique exact de la boîte du crâne dans les trois dimensions. Pour l'application de cette méthode on n'a besoin que des moyens les plus simples et les plus ordinaires: compas, anneaux de caoutchouc, etc. Naturellement, sur le vivant elle ne saurait donner, malgré ses principes rigoureux, des résultats infaillibles, par la simple raison qu'il y a trop de causes (les cheveux, par exemple) qui ne permettent de déterminer qu'avec approximation la véritable forme de la boîte osseuse. Mais pour le crâne squeletté, cette méthode est d'une exactitude très suffisante, si, comme nous l'avons dit, l'on s'en tient seulement à la boîte du cerveau, sans la face.

Pour combler la lacune que cette méthode présente et satisfaire aux exigences les plus rigoureuses, M. Rieger a imaginé un autre appareil, celui qu'il a exposé, destiné exclusivement aux études sur le crâne du mort. Il s'agit d'un appareil de projection géométrique pouvant servir d'instrument de précision dans toutes les recherches qui ont pour but le mesurage et le graphique exacts d'un objet quelconque ne dépassant pas certaines dimensions. Adapté au mesurage du crâne, l'appareil Rieger nécessite un mode particulier de fixation sur l'appareil. Tandis que les objets qui présentent des bases plus ou moins planes, peuvent être tout simplement posés sur une planchette rangée sur l'appareil, le crâne avec sa base inférieure irrégulière doit être fixé à l'appareil d'une manière spéciale. La description suivante, qui nous est communiquée par M. Rieger lui-même, se borne à l'application crâniographique de l'appareil.

« Tout plan coupant le crâne doit être facilement mis en position horizontale par le mouvement d'un axe sagittal et par celui d'un axe transverse. La position horizontale est donnée par le parallélisme du plan que détermine la rencontre de ces deux axes, avec une surface plane servant de base à tout l'appareil. On obtient ce parallélisme à l'aide d'une sorte de compas, ou parallélographe ayant un axe vertical et un axe horizontal. Le parallélisme de ce dernier avec la surface-base doit être rigoureusement établie dans la construction de l'appareil.

« L'instrument possède une seconde branche horizontale inférieure dont une extrémité est munie d'un porte-crayon vertical servant de parallélographe et inscrivant sur une feuille de papier fixée à la surface-base, d'une manière qui sera expliquée plus bas, toute ligne tracée par la branche supérieure sur le crâne même.

« Le plan de base est forcément en bois, bien sec, malgré le danger que le bois se courbe. Le métal serait trop couteux et trop lourd. On prévient le danger des courbures ou voussures en composant le plan de trois couches de bois, étroitement jointes, dont celle du milieu ait les fibres croisant les fibres des deux autres. La crâniométrie peut d'ailleurs raisonnablement se contenter de ce qui, dans maint cas exigeant de la précision, suffit aux physiciens. On pourrait, en adaptant à ce plan des vis micrométriques, en obtenir la parfaite horizontalité sur n'importe quelle table.

« Il est évident que si l'on ne désire pas de tracé graphique des courbes horizontales, on peut laisser de côté la branche inférieure du parallélographe et faire usage seulement de la branche supérieure.

« La pointe aiguë par laquelle se termine la branche supérieure touche le crâne sur un point minime. On peut la transporter dans toutes les directions. Le mouvement horizontal se fait simplement par le mouvement du pied de l'instrument entier sur le plan de base, mouvement dont il sera question plus loin. Quand on veut rapprocher de l'objet la pointe de l'axe horizontal, ou l'en éloigner, on peut exécuter très facilement ce mouvement en faisant glisser la branche dans une coulisse métallique. Il en est de même d'un mouvement vertical à exécuter le long de l'axe vertical. Veut-on donner au crâne une position horizontale quelconque déterminée par deux axes, l'un longitudinal, l'autre transversal? On fixe sur le crâne deux points pour le premier, et deux pour le second. On peut ensuite avec la plus grande facilité mettre en contact chacun de ces quatre points avec la pointe de l'axe horizontal, qui est toujours à la même hauteur par rapport au plan de base.

« La fixation du crâne se fait de la manière suivante:

« Les deux condyles de l'os occipital reposent sur deux petites écuelles mobiles le long d'un axe transverse placé au bout de l'axe vertical. La distance des écuelles se mesure d'après celle des condyles. Chacune des écuelles-supports peut se hausser et s'abaisser à l'aide d'une vis, pour le cas fréquent où les deux condyles ne se trouvent pas sur le même plan horizontal.

« Outre les deux écuelles, le crâne a un troisième support à l'occiput, consistant en un demi-cercle de métal placé la convexité en bas, et dont l'extrémité postérieure soutient l'os occipital. Ce bout possède une légère rainure, dans laquelle peut reposer la crête occipitale médiane. Mais ces trois points ne suffisent pas encore à assurer une position fixe, le crâne ayant l'excès de poids en avant. Aussi est-il nécessaire de lui donner un fort contrepoids au moyen d'un ressort fixé à un crochet qui pénètre dans le trou occipital. Lorsque le ressort est tendu, le crâne se trouve fixé et l'on peut même incliner fortement la table sans qu'il se produise de changement dans sa position.

« Le demi-cercle métallique porte une échelle graduée permettant de comparer très vite les positions différentes.

« Si l'on veut prendre des mesures sur le crâne, on place un papier quadrillé (divisé en millimètres) entre le plan de bois et la tablette ronde en métal constituant le pied de l'appareil. Ce papier, sur lequel on trace aussi les courbes horizontales, couvre alors tout le plan de base. Il est préparé de manière que deux trous qui y sont percés se trouvent précisément sur la ligne sagittale du plan de base. Les deux vis du pied de l'appareil entrent dans ces trous et fixent le papier de manière qu'une de ses lignes correspond exactement à l'axe sagittal du plan de base, et une autre, perpendiculaire à la première, correspond à l'axe transverse. Toutes les lignes du quadrillé sont donc parallèles ou à l'axe sagittal ou à l'axe transverse du plan. Or le demi-cercle de l'appareil se trouvant exactement sur le même plan vertical que l'axe sagittal du plan base et l'axe transverse de l'appareil étant perpendiculaire à l'axe sagittal, aussi bien que les deux axes du plan de base sont perpendiculaires l'un à l'autre, on peut très facilement déterminer chaque axe du crâne sur le papier. Le pied du parallélographe a deux pointes, l'une en avant et l'autre en arrière, qui correspondent exactement à la branche horizontale, de sorte que cette dernière se trouve sur le même plan vertical que la ligne du papier que l'on met en contact avec les deux pointes de la base.

« C'est ainsi qu'il est facile de déterminer, par le simple mouvement du pied du parallélographe, chaque distance horizontale sur le crâne, tandis que les distances verticales sont déterminées d'une manière non moins exacte et non moins simple par le mouvement de la branche horizontale le long de l'axe vertical ».

Page X. — Parmi les noms des adhérents au Congrès qui devait se tenir à Turin au mois de septembre 1884, figuraient ceux de MM. Moleschott, Brouardel, De Renzis, Caperle, Giuriati, Guala, Lacassagne, Virgilio, Bofaffio, Tenchini, Puglia, Traversa. Pugliese, Sarlo, Amadei, Caluci, Filippi, Pascolato, L. Pullè, Massimino, Sanguinetti (Cesare), Faraone, etc., etc.

M. Giuriati écrivait, à cette occasion, à M. Lombroso:

« Grazie dell'onore fattomi nel chiamarmi in tanto eletta compagnia. Ponete liberamente il mio povero nome, e se credete che la questione faccia parte del vostro programma, ammettetemi a riferire sopra il seguente tema « Del modo con cui si possono rendere autorevoli le perizie nei processi penali »…..

M. De Renzis disait dans un billet adressé au même :

« …. Le confermo il mio desiderio di rendere omaggio pubblico ai principii onde s'informa la progettata riunione ».

M. Trezza écrivait, dans la même circonstance, à M. Lombroso, faisant allusion à une polémique récente:

« Mio illustre e simpatico collega. — Grazie delle affettuose parole che un fratello di spirito mandò ad un altro fratello di spirito. Benedico le insolenze di quel povero fanatico……. che mi procurarono questa cara corrispondenza con uno degli ingegni più liberi e più originalmente arditi del nostro paese, e che, per mia grande ventura, è anche mio concittadino. Io simpatizzavo da un pezzo col prof. Cesare Lombroso, ed affrettavo l'occasione di manifestarglielo. Ella mi previene e ne godo come di un gran bene toccatomi.

« Ricordo ancora le sciocche e ridicole accuse che il M. lanciava contro di Lei, contro il prof. Enrico Ferri, e gli altri di questa nobile scuola che onora la scienza italiana. Ne provai lo stesso disgusto che Ella provò a mio riguardo. Alcuni anni sono mi avrebbero contristato certi vituperi, ma ora comincio a riderne e non ci bado più. Stringiamoci dunque insieme e combattiamo, ciascuno secondo le proprie forze, contro l'ignoranza che monta sul tripode e si fa maestra di sofismi e di ingiurie.

« Farò quanto è in me per non mancare al Congresso, non fosse altro che per protestare contro il dogmatismo dei filosofi *a priori*. Mi saluti l'egregio prof. E. Ferri, se lò vede, e gli dica che non fui degli ultimi ad indovinare la potenza del suo ingegno.

« Mi voglia dunque bene e stia certo che n'è largamente corrisposto..... ».

Page 45. — À ajouter les noms de MM. le Dr. **Frenkel** et le Dr. **Kirchenhelm**.

Page 149. — Voici les lettres échangées entre MM. Salvatore Tommasi et Jac. Moleschott.

I. — *Lettre de M. le comm. Salvatore Tommasi, sénateur du Royaume, professeur à l'Université de Naples, à M. le comm. Jac. Moleschott, sénateur du Royaume, professeur à l'Université de Rome.*

« Caro ed illustre amico,

Leggo con piacere che il tuo nome risuona tra i professori di antropologia in codesto Congresso; e nessuno più di te è capace a discutere i tanti problemi che vi siete proposti in relazione alla criminalità delle azioni umane.

Io ho scritto un articolo, due anni or sono, sulla *forza irresistibile, che* con tanto amore viene spesso invocata dagli avvocati criminali, i quali si fanno beffe dell'umanità pur coprendo di umanismo e di ragione la difesa dei loro clienti. E ne ho discorso ancora in una lezione di *psichiatria*, dove mi addentro con qualche serietà nella pedagogia e nella psicologia delle azioni umane.

Da mia parte fo lieti augurii a codesto Congresso, composto dalle più alte illustrazioni dell'Europa: però temo che nella discussione verrà innanzi ai due Congressi una tesi gigantesca, che a me pare non possa definirsi nè dalla scienza giuridica nè dall'antropologia. La tesi è questa: Temperare ed armonizzare il grande principio della difesa sociale coll'entità del crimine in mezzo ai dati spesso ereditarii dell'organismo cerebrale, e quando il colpevole e l'assassino nacque e visse senza educazione e senza religione in un ambiente immorale. Se si tien poco o nessun conto, come mi pare sia accaduto fin'ora, del diritto che ha la società di essere difesa o di non essere offesa dai crimini, credo che non ci sarà più bisogno o quasi di avvocati sapienti, nè di carceri, nè di ergastoli: in cambio questi luoghi di pena saranno sostituiti da altrettanti ospedali penitenziarii. Se poi prevalesse l'altro principio della responsabilità individuale di quasi tutte le azioni criminose — ma son persuaso che l'umanismo, che avvolge nell'epoca attuale la mente dei penalisti non permetterà che si offenda il regno delle passioni — se si ammettesse, dicevo, questo principio, verrebbero meno in molti casi i dettami della scienza sostenuti dalla fisiologia e dalle ricerche sperimentali. Bisogna dunque contemperare i due dati della tesi e questo è appunto il difficile.

Io non nego la mancanza in molti uomini del senso intimo della moralità, che si è generato a traverso la storia poco per volta, come gl'istinti negli animali; non nego la qualità dell'ambiente morale e l'influenza delle epidemie sociali, che ricorrono di tratto in tratto a promuovere nuovi indirizzi all'educazione e alle azioni umane; non nego l'organismo del delitto che spesso può essere ben definito nella struttura del cervello; ma sarebbe da deplorare finalmente che questi fatti e queste ragioni trionfassero sopra ogni altra considerazione. Io credo che il delitto sia sempre figlio della colpa, se non dell'individuo che lo commette, forse dei suoi avi o dei suoi bisavi vissuti in mezzo al vizio e alle sregolatezze della vita, forse di matrimoni mal combinati, forse dell'ubriachezza dei genitori, forse della qualità dei tempi e dell'educazione.

In ogni caso il delitto è un fatto contro natura, è un attentato alle leggi immortali che reggono la Storia e l'Umanità. E il ciclo della storia e dei dettami sovrasta infinitamente sulle colpe di questi uomini, che hanno dell'umano sol perchè non son simili alle tigri e alle pantere.

E si vorrebbe forse che questo ciclo, in cui viviamo tutti e in cui si svolge il progresso e la storia umana, dovesse crollare e sconvolgersi nelle sue leggi immutabili ed eterne per opera di pochi assassini?

Ecco, mio caro Moleschott, quale sia il mio *credo*. Tu mi hai capito: non so se ti ho persuaso o meglio se tu sii del mio parere. Io invoco con molto più amore in questo caso un Dio inesorabile che un Dio misericordioso; e chiunque, e per qualunque ragione, abbia tentato di rompere le leggi della natura e dell'umanità, non abbia più dritto a conviverci e rimanerci dentro.

Credi sempre alla mia grande stima ed amicizia.

Tommasi ».

II. *Lettre de M. le Comm. Jac. Moleschott, sénateur, etc., à M. le Comm. Salv. Tommasi, sénateur, etc.*

« Mio caro ed illustre amico!

Più tardi che non avrei voluto giungo a rispondere alla tua pregiatissima e graditissima lettera, pubblicata dal *Corriere del mattino*

Spero ad ogni modo che non sarà troppo tardi neppure oggi. Ho da pagare un debito d'onore dovendo ringraziarti non solo a nome mio, ma pure a quello dell'intiero Congresso di antropologia criminale.

Non ho da ripeterti quel che già ti scrissi privatamente, che la tua parola sonò riverita nel Congresso, il quale si ricordava con grato animo ed illimitata deferenza di quel che tu hai fatto per chiarire problemi, ai quali è rivolta l'attenzione di tutti coloro che coltivano l'antropologia come scienza e cercano dedurne le pratiche applicazioni.

Ed ho il coraggio di dirti che tu saresti stato contento del Congresso, se tu avessi potuto assistere alle sue sedute.

Egli è vero che queste furono nutrite di studii di antropologia patologica e criminale, che si riferivano alle condizioni organiche, ereditarie, atavistiche dall'individuo. Ma è pure vero che prevalse il concetto che l'antropologia sarebbe più che incompleta se non considerasse pure l'uomo in mezzo alla società, colla quale ei si tro.a nei continui rapporti del ricevere e del dare.

Il concetto che l'uomo è prodotto della natura e della coltura fu sempre presente alle nostre discussi ni, e ne viene di conseguenza che fu tenuto conto larghissimo dell'influenza che la società esercita come reagente in quegli esseri che, per costituzione fisica, per educaziono, per effetto dell'ambiente e della miseria si sono resi meno resistenti alla seduzione, più accessibili al traviamento.

La convinzione dei doveri che queste considerazioni impongono alla società e che la cura del delitto dev'essere innanzi tutto preventiva, in tutti quelli che presero parte al Congresso antropologico era così forte ed unanime, che involontariamente essi furono più preoccupati della difesa della società che non della commiserazione dei delinquenti.

Una cosa vuol essere riconosciuta e contemplata in ogni provvedimento, politico, sociale od umanitario che sia, ed è che la società sta al di sopra dell'individuo. Questa tesi, mi pare, elimina, se non vince, gran numero delle difficoltà che tu sollevi e che difatti fanno capo al còmpito di armonizzare la difesa sociale col riguardo che merita un delinquente, il quale è spinto al male per i difetti della propria organizzazione non solo, ma pure per colpe inerenti alle condizioni della società medesima.

Pur troppo bisogna riconoscere, che se la società umana si compone di tutti i suoi individui, ne fanno parte pure i delinquenti. In quanto la società è congiunta in un insieme d'individui, che non possono svolgere la loro vita nè soddisfare i loro bisogni fisici e morali senza far continuo appello gli uni agli altri, senza intrecciarsi in mille modi, senza che tutti influiscano sull'individuo e questo su tutti, è evidente che la società costituisce un vero organismo. Il delinquente rassomiglia ad un membro nocivo, e come l'organismo per necessità cerca di renderlo innocuo, così fa pure la società che mette l'ordine sociale al di sopra della responsabilità dell'individuo

A me pare che uno dei progressi che più chiaramente emanano dagli studii penitenziarii di un secolo intiero, si è, che per quanto possa diminuire la responsabilità delle persone, non per questo ci viene meno il diritto di punire. Basta ricordare che la pena non deve considerarsi come un atto vendicativo. Il diritto di taglione è inesorabilmente condannato ad essere una memoria storica, una triste memoria da relegarsi al medioevo. Quindi dalla pena rimane escluso ogni progetto di tortura. L'indulgenza che ci detta l'esame biologico del delinquente vieta di infliggere l'ignominia, poichè l'uomo criminale essendo pur sempre un membro della società, questa degrada sè stessa volendo avvilire il delinquente.

Renderlo innocuo, ecco il diritto non solo, ma il dovere che la società deve esercitare. Se vuole redimerlo, non avvi per questo altro mezzo che il lavoro, del quale la Scrittura dice bene che rende beati. E perchè la società non dovrebbe valersi della produttività dei suoi membri degenerati ma non guasti del tutto, purchè non si faccia con essa una concorrenza all'operaio onesto?

È gloria della chirurgia moderna l'essersi resa conservativa per eccellenza. Il diritto criminale si è fatto emulo dell'arte salutare. Ti confesso, mio caro Tommasi, che non mi sembra un gran male se ne risulterà che le carceri, i bagni, le colonie penitenziarie-agricole rassomiglino per ciò ad ospedali penitenziari.

Io presi occasione di visitare, con parecchi membri del Congresso penitenziario, fra i quali erano l'illustre Holtzendorff e l'operosissimo Guillaume, la colonia agricola di Castiadas in Sardegna, che fa tanto onore al nostro Beltrani Scalia. Ti assicuro che tu saresti stato edificato nel vedere un migliaio di uomini esclusi dal consorzio umano, cerniti dai colpevoli peggiori, di vedere questo migliaio d'uomini disciplinati, produttivi, custoditi come schiavi, non schiavi del loro simile, ma della legge. Io amo di parlare della ferrea necessità della natura, ma qui ci è dato di vedere la ferrea necessità della legge, che a mille disgraziati toglie la possibilità di abbandonarsi al vizio ed impone il lavoro che feconda la terra per moltiplicare gli uomini onesti. Pur troppo quella colonia rassomiglia ad uno spedale, perchè i suoi coloni sono ammalati, in parte forse perchè non sono a sufficienza nutriti, in parte — ed è la peggiore — perchè invece di essere pentiti, di riconoscere la loro colpa, i più si credono vittime e come tali si presentavano ai filantropici visitatori. Tu vedi quanta ragione avesse il Goethe, allorchè ricordava che le cime degli alberi non raggiungono il cielo.

Sarei lieto se queste righe ti avessero persuaso che il Congresso di antropologia criminale pensava non meno alla necessaria, legittima e santa difesa della società, che al còmpito di riconoscere le cause organiche, ereditarie, sociali del delitto. Ad ogni modo ti ringrazio, con cuore pieno di riverente amicizia, dell'aver creduto che tu ed io dovessimo intenderci in quistioni così gravi e palpitanti per la scienza come per il bene dell'umanità.

Sono

il tuo aff.mo.
JAC. MOLESCHOTT ».

Page 182. — La préparation anatomique s'étant décomposée dans l'entre-temps, M. **Todaro** n'a pu maintenir la promesse faite au Congrès et s'en est excusé.

Page 206, 379 et 413. — Le volume ne contient pas les deux importants écrits que M. Colaianni avaient envoyés au Congrès. Ces manuscrits, qui ont passé par plusieurs mains, ne sont pas parvenus dans celles du compilateur, dont toutes les recherches, directes ou indirectes, auprès de tierces personnes, ont été vaines.

Page 399 et 415. — Le manuscrit de M. Barzilai n'a été remis que fragmentairement au secrétariat.

Page 206 et 413. — Les considérations de M. Tarde sur l'homicide-suicide ont paru dans la *Revue philosophique* et dans le volume *La criminalité comparée* (Paris, Félix Alcan, 1886). Il nous a paru superflu de les réimprimer ici.

TABLE ANALYTIQUE DES MATIÈRES

Les noms des membres du Congrès sont imprimés en caractères égyptiens; les autres noms propres de personnes sont imprimés en petites majuscules; les noms géographiques sont imprimés en italiques.

C

S

ERRATA-CORRIGE

page	ligne		
62	14	primats	primates
67-68-91	—	hyperémie	hyperhémie
272	22	dypsomanes	dipsomanes
367	dernière	Fehring	Jehring
381	9	follie	folie
396	dernière	*approvations*	*approbations*
436	12	Bonelli	Benelli

Rome, 1887 — Ippolito Sciolla, imprimeur du Ministère des affaires étrangères.